人体解剖学
精要与图谱 原著第 3 版
Anatomy: An Essential Textbook

(Third Edition)

主编
Anne M. Gilroy

绘图
Markus Voll　Karl Wesker

主译
李云庆　寇珍珍

 上海科学技术出版社

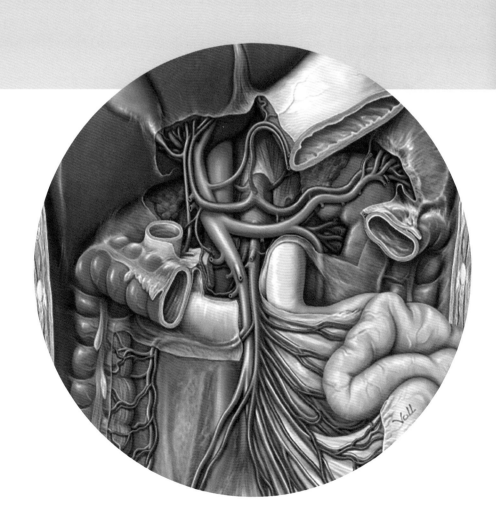

图书在版编目（CIP）数据

人体解剖学精要与图谱 /（美）安妮·M.吉尔罗伊
（Anne M. Gilroy）主编；李云庆，寇珍珍主译.
上海：上海科学技术出版社，2025. 1. -- ISBN 978-7
-5478-6967-3
Ⅰ．R322-64
中国国家版本馆CIP数据核字第2024LJ0584号

上海市版权局著作权合同登记号 图字：09-2022-0597 号

人体解剖学精要与图谱

主编　Anne M. Gilroy

绘图　Markus Voll　Karl Wesker

主译　李云庆　寇珍珍

上海世纪出版（集团）有限公司
上 海 科 学 技 术 出 版 社　出版、发行
（上海市闵行区号景路 159 弄 A 座 9F-10F）
邮政编码 201101　www.sstp.cn
山东韵杰文化科技有限公司印刷
开本 889×1194　1/16　印张 33.5
字数：1365 千字
2025 年 1 月第 1 版　2025 年 1 月第 1 次印刷
ISBN 978-7-5478-6967-3/R·3171
定价：448.00 元

本书如有缺页、错装或坏损等严重质量问题，
请向承印厂联系调换

内容提要

    本书原著由德国 Thieme 出版社出版，是一本集人体解剖学"教科书"和"图谱"于一体的经典之作。与国内外其他解剖学图书相比，本书的优势在于：①图文并茂——735 幅图片与必要的文字说明融为一体，方便读者理解和记忆人体解剖学知识，避免左手教科书、右手图谱的"左顾右盼"的场面；②内容丰富——本书包含大量影像学资料，并提供"知识拓展"模块，介绍必要的临床相关和发育学相关的知识，既能方便读者紧密联系临床实践，又能让读者更好地理解解剖学和组织胚胎学的关联；③与时俱进——本书紧跟医学概念、术语和诊疗技术的发展，较前一版新增了 100 多幅图片，并对许多原有的图片进行了更新。因此，本书弥补了国内外人体解剖学教科书和图谱的不足，便于医学生早期接触临床知识，提高学习兴趣。同时，本书也可供临床医师、解剖学教师及对人体解剖感兴趣的读者阅读与参考。

献　词

献给我的母亲 Mary Gilroy，她是一位充满勇气和爱心的女性。

献给 Colin 和 Bryan，感谢他们给予我力量与智慧。

再一次地，献给我的父亲。

译者名单

主　译

李云庆　寇珍珍

副主译

田　苗　闫　昭

译　者

(按姓氏笔画排序)

王　兮　王曼雨　王鹏宇　田　苗

刘　莹　刘宇轩　闫　昭　孙珩超

李云庆　李依峣　周一航　寇珍珍

编者名单

主 编

Anne M. Gilroy, MA

Professor Emeritus
Department of Radiology
University of Massachusetts Medical School
Worcester, Massachusetts

绘 图

Markus Voll

Karl Wesker

中文版前言

对于医学生而言，人体解剖学因其知识的重要性、复杂性和丰富性，往往被视为一门难以全面把握与深刻理解的学科，学习过程也充满了重重挑战与不易。由美国马萨诸塞大学医学院放射科名誉教授 Anne M. Gilroy 编撰的《人体解剖学精要与图谱》自出版以来，广受读者欢迎和喜爱，至今已是第 3 版。第 3 版在保持前两版内容全面性和系统性的基础上，进行了必要的更新和修订，以反映最新的解剖学研究成果和教学理念。本书尝试将复杂的解剖知识化繁为简，在严格把握要求医学生掌握的知识范围及深度的基础上，辅以大量颜色丰富、层次分明的插图，突出了简明扼要、内容翔实、生动具体的特点。

本书分为解剖系统和术语导论、背部、胸部、腹部、盆部和会阴、上肢、下肢、头颈部等八个部分。本书从系统解剖学的基础知识到局部解剖学的详细结构，再到临床应用相关内容，进行了全面而系统的阐述。这种内容布局使得读者能够系统地学习和掌握解剖学知识，形成完整的人体结构知识体系。

除了上述特色之外，本书还具备下列特点。①图文并茂，易于理解：书中配有大量高质量的解剖插图，这些图片不仅精美、细致，而且准确反映了人体结构的真实情况。插图与文字内容紧密结合，使得复杂的解剖学知识变得直观易懂。这种图文并茂的呈现方式大大提高了读者的学习效果和兴趣。②强调实践，注重应用：本书不仅关注解剖学理论知识，还注重其在临床实践中的应用。书中通过知识拓展版块及大量真实的影像学资料，介绍了许多解剖学知识在临床实践中应用的案例，使读者能够将所学知识与实际临床工作相结合。这种实践导向的教学方法有助于读者更好地理解和记忆解剖学知识，充分体现了"形态决定功能，功能影响形态"的解剖学观念。③简洁清晰，重点突出：在本书中，除了插图之外，还采用了大量表格，这种形式有助于对所学知识进行归纳、总结和对比，帮助医学生轻松掌握解剖学知识，享受学习的乐趣。

　　综上所述,《人体解剖学精要与图谱》以其内容全面、图文并茂、实践导向、简明扼要等特色,在解剖学教材及辅助教材中独树一帜。无论是对于医学专业的学生还是对于解剖学知识的爱好者,本书都具有很高的参考价值和学习价值。

2024 年 11 月于西安

英文版前言

自从第 1 版出版以来，本书的宗旨一直是为学习解剖学的医学生提供准确、最新和便于使用的学习资源。除了这些基本的考虑之外，书中还包括临床相关的内容、精美的插图和精心的编排，这些都是为了使医学生们充分意识到解剖学在他们的医学生涯中所扮演的重要角色。解剖学与临床诊断和治疗的相关性不断增加，我希望本书能帮助医学生掌握在现今及未来的医学环境中均能受用的基础知识。

与第 2 版一样，本书遵循了初版的总体方案。第 1 部分包括人体解剖学系统的基本概念和总体概述，后续的部分则侧重于局部解剖学。每个部分的首章为系统的概述，随后的章节更关注单个系统的结构和功能。每个部分均包括临床影像学基础的介绍。

在第 3 版中，我们也进行了一些完善。在每个部分的开头添加了目录，列出了章名以及各章中出现的表格和知识拓展栏目。我们努力与 Thieme 出版社的《人体解剖学图谱》(第 4 版) 相匹配，后者通常被用作配套资源。在使用这两本书的过程中，读者可以通过页面左 / 右上角的色块标签，快速找到这两本书相互对应的章节。此外，本书将"颈部"一章向前调整，使其紧接着"头颈部概述"一章——该顺序的调整是遵照《人体解剖学图谱》进行的修订，也与大多数大体解剖学课程中的顺序相一致。

在之前版本的基础上，本书新增了 100 多幅图片，并更新了许多原有的图片。其中，所有绘制的原理图均进行了修订。本书进一步丰富了临床相关和发育相关的拓展性内容，如临床上重要的血管吻合、脊髓发育和常见的解剖异常。另外，本书新增了 50 幅示意图或影像学图片，对临床相关和发育相关内容进行了阐述。

本书还对排便和控便、尿道括约肌结构和腕尺复合体等几个方面的内容进行了扩展、梳理和更新。临床影像学基础章节在第 2 版被首次引入后，广受学生和老师的欢迎；在本书中，我们对其进行了修订，并增加了新的图像。

与之前的版本一样，本书的出版得益于一个富有才华且敬业的团队。我非常感谢内容编辑 Judith Tomat、生产编辑 Barbara Chernow 博士和资深内容编辑 Torsten Scheihagen 坚定的支持、耐心的处理和专业的指导。没有他们倾尽全力的帮助，本书的面世也无从谈起。同时，感谢我的同事 Joseph Makris 博士，他凭借其作为医学教育工作者和临床医生的丰富经验，在第 2 版中首次增加了临床影像学基础章节，并在这一版中进行了进一步完善。

特别感谢三卷本 *Thieme Atlas of Anatomy* 的作者 Michael Schuenke、Erik Schulte 和 Udo Schumacher，以及绘图师 Markus Voll 和 Karl Wesker。

最后，我非常感谢各位老师和同学，他们提供了宝贵的意见、建议和对内容的更正，他们的反馈很大程度上推动了每个新版本的更新与完善。特别感谢 William Swartz 博士，他的审校工作非常细致、彻底。我期待着各位读者对这版新书的意见或建议。

Anne M Gilroy
Worcester, Massachusetts

致　谢

特别感谢三卷本 *Thieme Atlas of Anatomy* 的作者 Michael Schuenke、Erik Schulte 和 Udo Schumacher，以及绘图师 Markus Voll 和 Karl Wesker 多年来的工作。

感谢以下人员对书稿认真、细致的审阅：

William J. Swartz, PhD
Department of Cell Biology and Anatomy
LSU Health Sciences Center
New Orleans, Louisiana

感谢以下人员对"临床影像学基础"部分的贡献：

Joseph Makris, MD
Department of Radiology
Baystate Medical Center
Springfield, Massachusetts

感谢以下人员对书稿的贡献：

Frank J. Daly, PhD
Department of Biomedical Sciences
University of New England
School of Osteopathic Medicine
Biddeford, Maine

Geoffrey Guttman, PhD
Department of Cell Biology and Anatomy
University of North Texas Health Science Center
Texas College of Osteopathic Medicine
Fort Worth, Texas

Krista S. Johansen, MD
Department of Medical Education
Tufts University School of Medicine
Boston, Massachusetts

Michelle Lazarus, PhD
Center for Human Anatomy Education
Monash University
Melbourne, Victoria, Australia

目　录

第 1 部分　解剖系统和术语导论

1　解剖系统和术语导论

人体解剖学可以通过观察分布于特定区域的所有系统来学习，也可以通过考虑特定系统在整个机体中的全局方面来学习。第一种方法往往侧重于解剖关系，而第二种方法更适合用于研究生理影响。当然，大多数系统都局限在一两个区域内，因此将在专门涉及这些区域的章节中进行探讨。然而，一些系统（本章中所提及的）会涉及全身，在研究这些系统之前对其基本组织进行了解很重要。

1.1　人体结构分区

对人体进行初步观察后会发现，人体在结构上分为头颈部、躯干，以及成对的上肢和下肢（四肢）。每个区域可进一步划分为更小的区域（**图 1.1**；**表 1.1**）。这些区域内的结构组成了执行机体基本功能的功能性器官系统（**表 1.2**）。虽然一个系统的主要器官通常局限于单个解剖区域（例如，大脑位于头部），但从解剖学和生理学角度来看，系统的影响会超越区域界限，以整合它们对机体正常功能和生长发育的作用。

表 1.1　人体区域细分

头部
颈部
躯干 　•胸部 　•腹部 　•盆部
上肢 　•上肢带骨 　•自由上肢骨
下肢 　•下肢带骨 　•自由下肢骨

表 1.2　器官系统的功能细分

运动系统（肌肉骨骼系统） 　•骨与骨连结（被动部分） 　•骨骼肌（主动部分）
内脏 　•心血管系统 　•血液、淋巴系统 　•内分泌系统 　•呼吸系统 　•消化系统 　•泌尿系统 　•生殖系统
神经系统 　•中枢和周围神经系统 　•感觉器官
皮肤及其附件

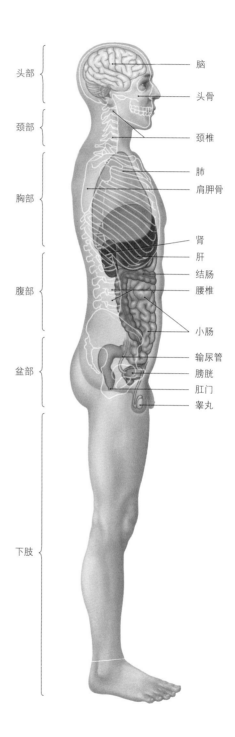

图 1.1　人体结构分区：内脏器官的位置

（引自 Schuenke M, Schulte E, Schumacher U. THIEME Atlas of Anatomy, Vol 1. Illustrations by Voll M and Wesker K. 3rd ed. New York: Thieme Publishers; 2020.）

1.2 解剖学方位与人体平面和轴的术语

- 在解剖学和医学实践中使用的所有方位术语都基于人体的**解剖学姿势**，即身体直立，手臂在身体两侧，目视向前，掌面和脚尖朝向前方（**图 1.2**；**表 1.3**）。
- 可以基于三个空间坐标绘制出穿过人体的三个互相垂直的基本平面和三个轴（**图 1.3**）。
  - **矢状面**由前向后穿过身体，将其分为左、右两侧。

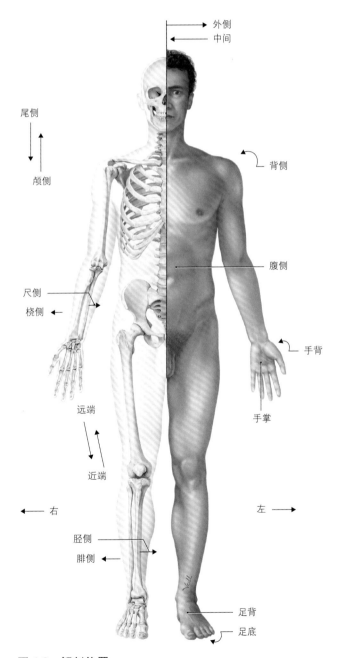

图 1.2　解剖位置

正面观。（引自 Schuenke M, Schulte E, Schumacher U. THIEME Atlas of Anatomy, Vol 1. Illustrations by Voll M and Wesker K. 3rd ed. New York: Thieme Publishers; 2020.）

表 1.3　方位术语

术语	说明
上半身（头部、颈部和躯干）	
颅侧（的）	与头部有关或位于头部的
尾侧（的）	与尾部（脊柱尾端）有关或位于尾部（脊柱尾端）的
前	与前部有关或位于正面；同义词：腹侧（用于所有动物）
后	与背部有关或位于背侧；同义词：背侧（用于所有动物）
上	上层或在上方
下	下层或在下方
轴向（的）	与人体长轴有关的
横向（的）	与人体长轴成直角的
纵向（的）	与人体长轴平行的
水平（的）	与地平线平行的
垂直（的）	垂直于地平线的
内侧（的）	朝向正中平面的
外侧（的）	远离正中平面的（向侧面）
中间（的）	位于正中平面或中线的
外周（的）	远离正中的
浅层的	位于或邻近体表的
深层的	位于表皮下深处的
外部（的）	外侧或侧面
内部（的）	内侧或中间
顶端的	与顶端或顶点有关的
基底的	与底部或基底有关的
矢状的	平行于矢状线的
冠状的	平行于冠状线的（与头顶有关的）
四肢	
近端（的）	靠近或朝向躯干的，或朝向结构或器官起始点的
远端（的）	远离躯干（朝向肢体末端）或远离结构或器官起始点的
桡侧（的）	与桡骨或前臂外侧有关的
尺侧（的）	与尺骨或前臂内侧有关的
胫侧（的）	与胫骨或腿内侧有关的
腓侧（的）	与腓骨或腿外侧有关的
手掌（的）	与手掌有关的
足底（的）	与脚底有关的
背侧（的）	与手背或脚背有关的

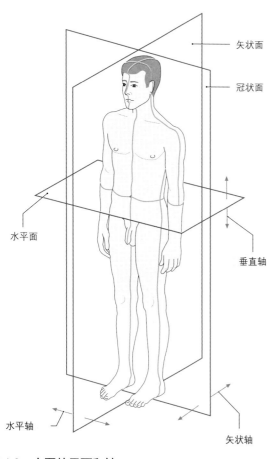

矢状面

冠状面

水平面

垂直轴

水平轴

矢状轴

- **冠状面**从侧面穿过身体，将其分为前部和后部。
- **水平面**将身体分为上、下两部分。描述特定的水平面通常以相应的锥体水平命名，如 T4 平面穿过第四胸椎。
- **纵轴**（垂直轴）沿颅尾方向贯穿身体。
- **矢状轴**沿腹背方向从身体的前面穿到后面（或从后面到前面）。
- **横轴**（水平轴）从身体的一侧穿到另一侧。

1.3 体表标志和参考线

- 在体表解剖学中，身体表面可触及的结构或可见的标记被用来确定内部结构的位置。**参考线**是指连接了可触及的结构或标记的垂直面或水平面（**表 1.4~表 1.6**；参见**图 1.3**）。

图 1.3 主要的平面和轴
中立位，左前外侧面观。（引自 Schuenke M, Schulte E, Schumacher U. THIEME Atlas of Anatomy, Vol 1. Illustrations by Voll M and Wesker K. 3rd ed. New York: Thieme Publishers; 2020.）

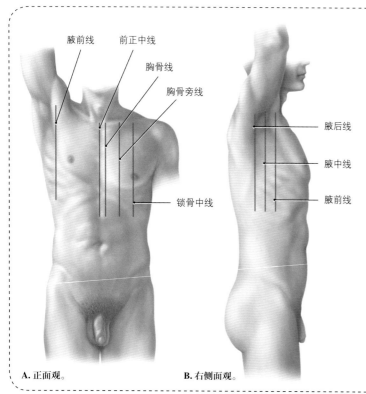

腋前线　前正中线
胸骨线
胸骨旁线

腋后线

腋中线

锁骨中线

腋前线

A. 正面观。　　**B. 右侧面观。**

表 1.4　躯干腹、侧面参考线

（引自 Schuenke M, Schulte E, Schumacher U. THIEME Atlas of Anatomy, Vol 1. Illustrations by Voll M and Wesker K. 3rd ed. New York: Thieme Publishers; 2020.）

前正中线	经胸骨正中
胸骨线	沿胸骨外侧边界
锁骨中线	经锁骨中点
胸骨旁线	经胸骨线和锁骨中线中间点
腋前线	标志由胸大肌形成的腋前皱襞
腋后线	标志由大圆肌形成的腋后皱襞
腋中线	标志腋前线与腋后线的中点

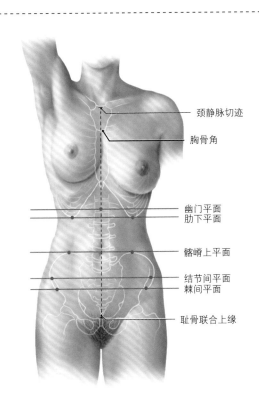

表 1.5　躯干腹、侧面体表标志和平面

（引自 Schuenke M, Schulte E, Schumacher U. THIEME Atlas of Anatomy, Vol 1. Illustrations by Voll M and Wesker K. 3rd ed. New York: Thieme Publishers; 2020.）

颈静脉切迹	标志胸骨柄上边界
胸骨角	标志胸骨柄和胸骨体的连接处
幽门平面	经颈静脉切迹和耻骨联合之间的中点
肋下平面	标志胸廓最低处，第 10 肋软骨
髂嵴上平面	连接髂嵴顶部
结节间平面	穿过髂结节
棘间平面	连接髂前上棘

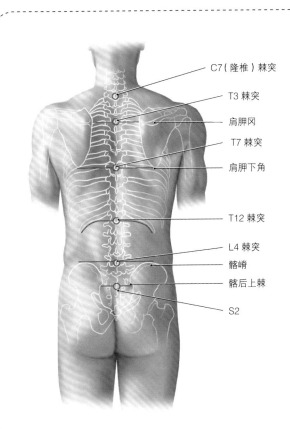

表 1.6　椎骨棘突和背侧面体表标志

（引自 Schuenke M, Schulte E, Schumacher U. THIEME Atlas of Anatomy, Vol 1. Illustrations by Voll M and Wesker K. 3rd ed. New York: Thieme Publishers; 2020.）

C7	隆椎水平
T3	肩胛冈内侧边缘水平
T7	肩胛下角水平
T12	胸廓下缘水平
L4	髂嵴水平
S2	髂后上棘水平

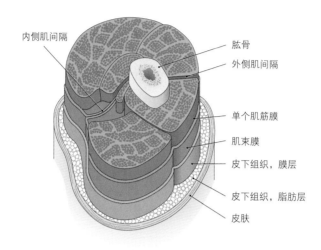

内侧肌间隔

肱骨

外侧肌间隔

单个肌筋膜

肌束膜

皮下组织，膜层

皮下组织，脂肪层

皮肤

图 1.4　筋膜

右臂近端横切面。（引自 Schuenke M, Schulte E, Schumacher U. THIEME Atlas of Anatomy, Vol 1. Illustrations by Voll M and Wesker K. 3rd ed. New York: Thieme Publishers; 2020.）

1.4　结缔组织和支持组织

– 结缔组织遍布全身，形态各异。其共同特征是细胞外物质占主导地位，主要由纤维蛋白和无定形基质组成，且细胞分布广泛，可能包括脂肪细胞、成纤维细胞、间充质干细胞以及巨噬细胞和淋巴细胞。骨和软骨是结缔组织的特殊类型。

– 结缔组织类型的划分基于纤维成分的排列疏密程度。

• 不规则类型包括：

松散的或网状的结缔组织：广泛分布于血管和神经周围以及器官内部，这些部位的结缔组织将肌束群结合在一起。它在允许肌肉结构移动的同时提供支撑。

致密结缔组织：支撑着承受机械应力的结构。它包裹着肌肉和神经，形成睾丸等器官的囊膜。

脂肪组织：存在于特定的区域，如皮肤的皮下组织、女性乳房、足底的衬垫和肾脏周围的肾床。

• 常规的结缔组织主要是纤维性的，但也可能含有弹性纤维，构成了肌腱、韧带、肌腱膜以及包裹肌肉和皮肤下层的筋膜层。

– 筋膜是近年来被重新定义的一个通用术语，用来描述任何容易辨认的结缔组织薄片或鞘。最常见的用法是指皮肤和肌肉之间的结缔组织层，以前称为浅筋膜和深筋膜。新术语将这些层称为**皮下结缔组织**，并细分为两层（**图 1.4**）：

• **脂肪层**：一种厚度不等的组织层，位于皮肤深层，由松散的结缔组织和脂肪组成，有浅神经和血管穿过。

• **膜层**：致密结缔组织层的膜状层，位于脂肪层之下，不含脂肪。它形成了一层保护膜，包裹着神经血管结构和四肢、躯干部、头部及颈部的肌肉。这一层膜内陷形成肌间隔，将四肢肌肉组织划分为各功能群。

1.5　皮肤系统

皮肤（外皮）是人体最大的器官，保护皮下组织免受生物、机械和化学伤害，调节体温，并参与代谢过程，如维生素 D 的合成。

– 皮肤组成包括：

• 外层是无血管的**表皮层**，其浅层是不断脱落的角化细胞，深层是可再生细胞构成的基底层。

• 内层是血管丰富、神经发达的**真皮层**，它支撑着表皮并含有毛囊。

1.6 骨骼系统

人体的骨和软骨构成了骨骼系统，为肌肉提供杠杆作用并保护内脏器官。骨骼也是钙储存和血细胞生成的场所。
- 骨可分为两种解剖学类型（**图 1.5**）：
  - **中轴骨**：由颅骨、椎骨、骶骨、尾骨、肋骨和胸骨组成。
  - **附肢骨**：包括上肢带骨的锁骨和肩胛骨，下肢带骨的髋骨，以及上、下肢的骨骼。

- **骨膜**是一薄层纤维结缔组织，覆盖在每块骨的外表面（**图 1.6**）。**软骨膜**在软骨结构周围形成类似的薄层。这些组织滋养骨并协助骨的愈合。
- 所有的骨骼表面都有一层致密的**骨密质**（骨皮质）包裹着不致密的**骨松质**（海绵状骨）。某些区域的骨骼**髓腔**内含有黄色（脂肪）或红色（血细胞或血小板形成）**骨髓**。
- 骨由**间质**（胚胎结缔组织）通过两种骨化（骨形成）过程发育而成。

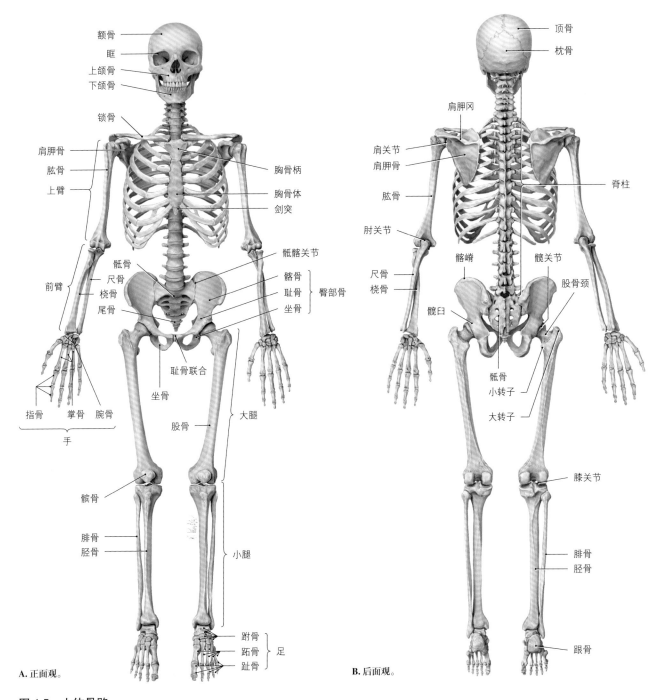

A. 正面观。

B. 后面观。

图 1.5 人体骨骼

左前臂内旋，双脚跖屈。（引自 Schuenke M, Schulte E, Schumacher U. THIEME Atlas of Anatomy, Vol 1. Illustrations by Voll M and Wesker K. 3rd ed. New York: Thieme Publishers; 2020.）

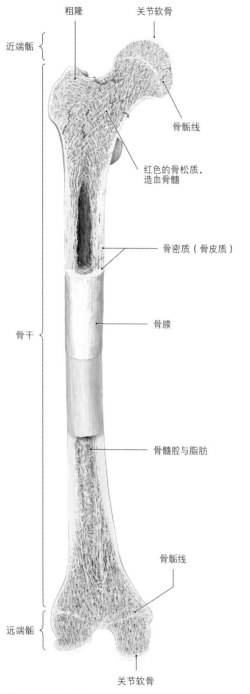

图 1.6　典型长骨的结构

以股骨为例。冠状切面穿过成人股骨的近端和远端。(引自 Schuenke M, Schulte E, Schumacher U. THIEME Atlas of Anatomy, Vol 1. Illustrations by Voll M and Wesker K. 3rd ed. New York: Thieme Publishers; 2020.)

- 锁骨和颅骨中的一些骨骼是通过**膜内成骨**而形成的，在这种情况下，骨骼是通过胚胎时期形成的间充质模板直接骨化而形成的。
- 大多数骨骼，包括四肢的长骨，都是通过**软骨内成骨**的方式发育成的，在此过程中，由间充质形成的软骨模板在胎儿时期形成。在 20 岁之前，大部分软骨被骨所取代。

  在发生软骨内成骨的每块骨中，骨形成首先发生在**初级骨化中心**，即长骨的**骨干**。**次级骨化中心**出现在骨的骺端（生长端）。

- 长骨通过**骺板**（中间的软骨区）两侧的骺和骨干的生长而增加长度。在儿童和青少年时期，骺板会逐渐被骨质取代而缩短。成年后，骺板区域完全骨化，只剩下细细的**骺线**。
- **骨突**是缺乏自身生长中心的骨质突起，是韧带或肌腱的附着点。特定的骨突被称为髁、结节、棘、嵴、转子或突。
- 韧带是连接骨与骨之间或骨与软骨之间的结缔组织带（在体腔内，韧带是指支撑内脏结构的浆膜或纤维膜的皱褶部分）。
- 关节根据连接骨的组织类型进行分类。
  - **纤维连结**：如在颅缝和前臂骨间膜等处的关节，由纤维组织连接，仅允许极小的活动度（**图 1.7**）。
  - **软骨连结**：由纤维软骨节段连接，如肋软骨、椎间盘和耻骨联合（**图 1.8A、B**），或由关节软骨连接，通常存在于临时性关节中，如连接髋骨的髂骨、坐骨和耻骨的联合处（**图 1.8C**）。这些临时性关节后续进行融合会产生**骨性结合**（骨融合部位）（**图 1.9**）。

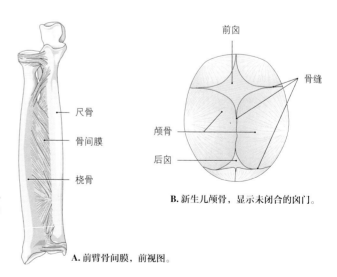

A. 前臂骨间膜，前视图。

B. 新生儿颅骨，显示未闭合的囟门。

图 1.7　韧带联合

(引自 Schuenke M, Schulte E, Schumacher U. THIEME Atlas of Anatomy, Vol 1. Illustrations by Voll M and Wesker K. 3rd ed. New York: Thieme Publishers; 2020.)

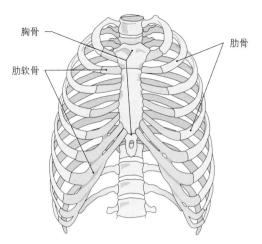

A. 肋软骨。

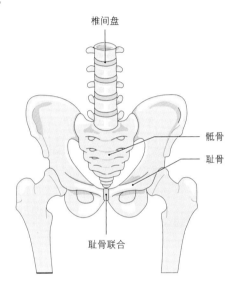

B. 耻骨联合和椎间盘。

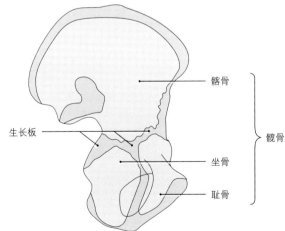

C. 生长板闭合前的尾骨。

图 1.8　软骨连结

（引自 Schuenke M, Schulte E, Schumacher U. THIEME Atlas of Anatomy, Vol 1. Illustrations by Voll M and Wesker K. 3rd ed. New York: Thieme Publishers; 2020.）

- **滑膜关节**：是最常见的关节类型，可自由运动（**图 1.10**），通常具有以下结构：

　　由纤维状**关节囊**包围形成的关节腔，内衬**滑膜**，分泌一层薄薄的**润滑液**。

　　由关节软骨（透明软骨）覆盖的骨的关节端。

　　外表面的韧带，用来加固关节。

　　一些滑膜关节也包含固有韧带和关节内纤维软骨结构。

- **滑囊**是含有薄层液体的封闭囊，并内衬有滑膜。滑囊通常见于四肢关节周围，能够缓冲突出的骨突免受外界压力，并防止肌腱与骨表面的摩擦。

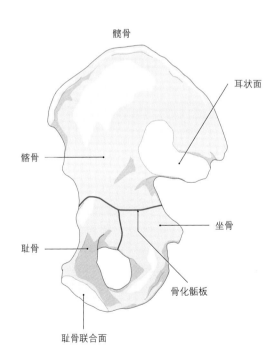

图 1.9　骨连结

髋骨（坐骨、髂骨和耻骨的融合）。（引自 From Schuenke M, Schulte E, Schumacher U. THIEME Atlas of Anatomy, Vol 1. Illustrations by Voll M and Wesker K. 3rd ed. New York: Thieme Publishers; 2020.）

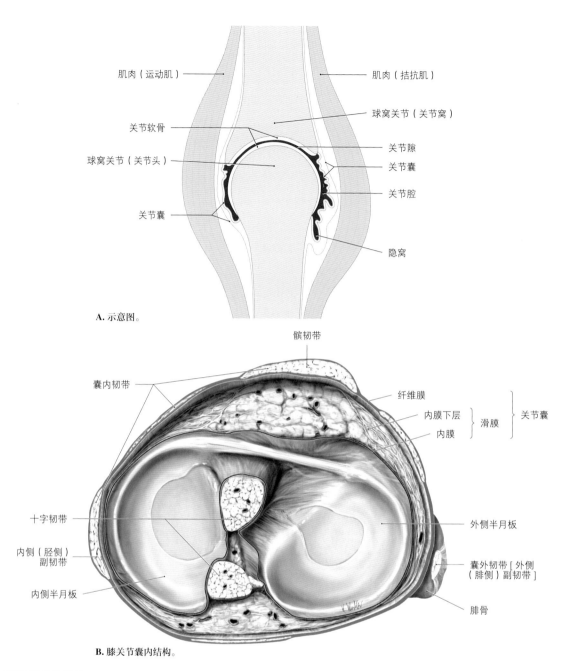

A. 示意图。

B. 膝关节囊内结构。

图 1.10　滑膜关节的结构

（引自 Schuenke M, Schulte E, Schumacher U. THIEME Atlas of Anatomy, Vol 1. Illustrations by Voll M and Wesker K. 3rd ed. New York: Thieme Publishers; 2020.）

知识拓展 1.1：解剖相关

滑膜关节的关节外和关节内结构（参见图 1.10）

　　滑膜关节的关节囊由外层纤维膜和内层滑膜组成。滑膜内膜（最内层）产生滑膜液，用于润滑和滋养关节内结构。

- 滑膜关节韧带主要起着稳定关节的作用。包括：
  - 囊外韧带，位于纤维囊外 [如膝关节外侧（腓侧）副韧带]。
  - 囊内韧带，位于纤维膜内 [如膝关节内侧（胫侧）副韧带] 或位于纤维膜和滑膜之间（如十字韧带）。
- 半月板、关节盘和关节唇是由结缔组织和纤维软骨组成的关

节内结构。

- 半月板是膝关节中的新月形结构，起减震的作用，并改善关节面的不协调运动。
- 关节盘将关节分成独立的腔室，存在于胸锁关节和腕关节近端。
- 关节唇是位于肩胛骨盂和髋臼之间的楔形结构，起到扩大肩关节和髋关节关节面的作用。

1.7 肌肉系统

　　肌肉系统由肌肉及其肌腱组成，通过肌肉细胞的收缩产生运动。

- **肌肉细胞**是肌肉系统的结构单元。结缔组织将肌肉细胞（纤维）结合在一起形成束，而肌束又结合在一起形成肌肉（**图1.11**）。
- **运动单元**是肌肉的功能单位，指的是由单个运动神经元支配的一组肌肉纤维。运动单元在执行精细运动的肌肉中相对较小，但在负责维持姿势或执行大体运动的肌肉中较大。
- 肌肉通过肌纤维的拉伸和收缩发挥作用，从而产生运动或保持稳定。
  - **节段性收缩**可以通过缩短（**向心收缩**）或延长（**离心收缩**）或仅仅通过增加肌肉张力（**等长收缩**）来改变肌肉的长度。
  - **强直收缩**有助于关节和位置的稳定，但不产生任何运动。
  - **反射性收缩**是不自主的，是对肌肉伸展的反应性收缩。
- 肌肉组织根据位置（躯体或内脏）、外观（横纹肌或非横纹肌）和神经支配（随意或不随意）来分类。
- **骨骼肌**是最常见的类型，分布在颈部、躯干壁和四肢，起到移动身体部位和支撑骨骼的作用（**图1.12**）。这种肌肉具有多细胞核、横纹和随意运动的特点。
  - 骨骼肌纤维与三层结缔组织鞘交织在一起，其中包括：**肌内膜**（最内层的鞘），它包裹肌纤维并组成初级肌束；**肌束膜**包裹初级肌束并汇合成次级肌束；**肌外膜**是一种包裹着肌肉的松散的结缔组织层，位于肌筋膜深处。
  - **肌筋膜**是包裹着肌肉的坚韧的结缔组织鞘，可保持肌肉的形状，并使得肌肉和肌群之间无摩擦运动。
  - **肌腱**是致密的纤维带，将肌肉与骨骼上的附着点连接起来。**腱膜**是薄片状的肌腱，将肌肉与骨骼、其他肌肉或器官相连。
  - 肌肉的形状可根据肌肉纤维的排列来描述，如羽状（单羽、双羽、多羽）、梭形、环形、聚拢状或平行状。
  - **腱（滑膜）鞘**，如在手腕和脚踝中的腱鞘，有助于骨面上肌腱的运动。腱鞘与滑膜关节囊相似，由一层纤维外膜和两层滑膜组成。两层滑膜之间的空隙充满了滑液。
- **内脏肌**被认为是非随意肌，可改变内脏（如心脏和胃肠道）的形状，可分为两种类型：
  - **横纹肌**：构成心脏厚肌层（心肌层），呈横纹状。
  - **平滑肌**：位于血管壁和空腔脏器壁上，无横纹。

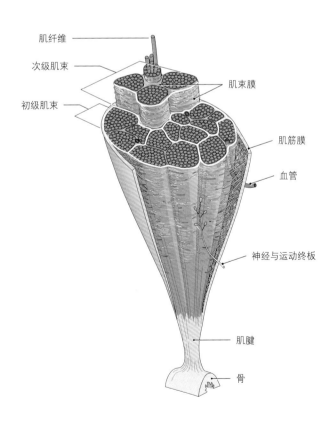

肌纤维

次级肌束

初级肌束

肌束膜

肌筋膜

血管

神经与运动终板

肌腱

骨

图 1.11　骨骼肌的结构

骨骼肌横切面。（引自 Schuenke M, Schulte E, Schumacher U. THIEME Atlas of Anatomy, Vol 1. Illustrations by Voll M and Wesker K. 3rd ed. New York: Thieme Publishers; 2020.）

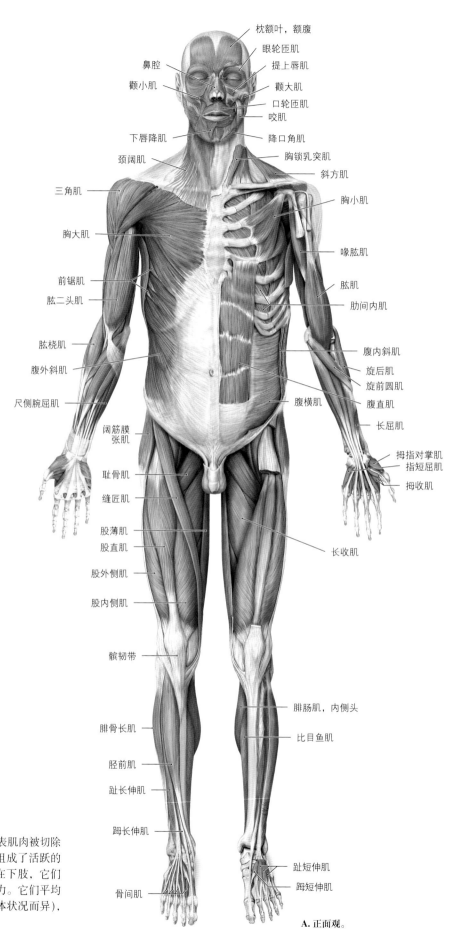

枕额叶，额腹
眼轮匝肌
提上唇肌
鼻腔
颧小肌
颧大肌
口轮匝肌
咬肌
下唇降肌
降口角肌
颈阔肌
胸锁乳突肌
斜方肌
三角肌
胸小肌
胸大肌
喙肱肌
前锯肌
肱肌
肱二头肌
肋间内肌
肱桡肌
腹内斜肌
腹外斜肌
旋后肌
旋前圆肌
尺侧腕屈肌
腹横肌
腹直肌
长屈肌
阔筋膜张肌
拇指对掌肌
指短屈肌
耻骨肌
拇收肌
缝匠肌
股薄肌
股直肌
长收肌
股外侧肌
股内侧肌
髌韧带
腓肠肌，内侧头
腓骨长肌
比目鱼肌
胫前肌
趾长伸肌
拇长伸肌
趾短伸肌
拇短伸肌
骨间肌

A. 正面观。

图 1.12　骨骼肌概述

身体左（**A**）和右（**B**）两侧的一些浅表肌肉被切除
或拨开。骨骼肌（大约 220 块肌肉）组成了活跃的
肌肉骨骼系统。这些肌肉的 2/3 分布在下肢，它们
在下肢支撑身体的直立姿势来抵抗重力。它们平均
占总体重的 40%（因性别、年龄和身体状况而异），
但随着年龄的增长体重也会下降。

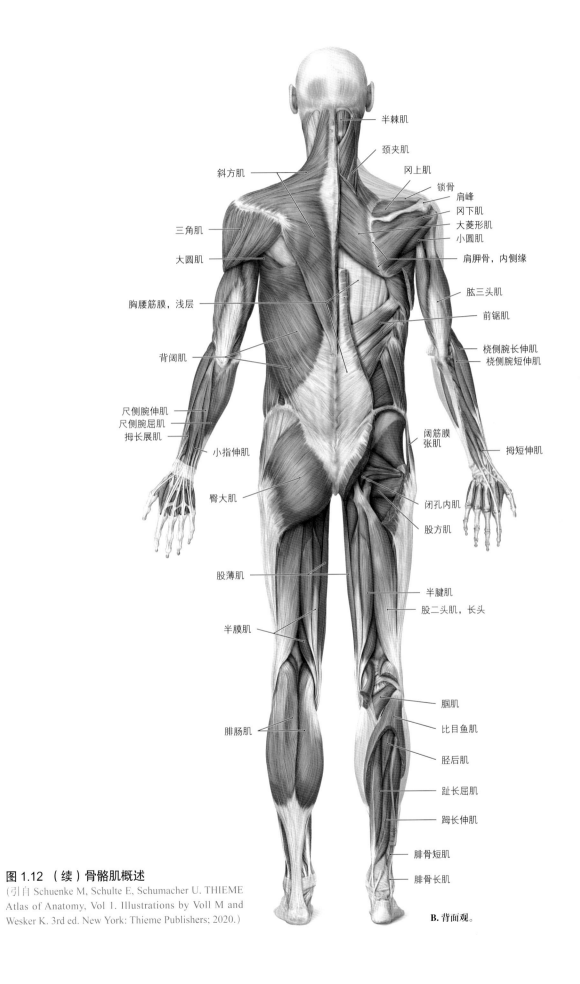

半棘肌

颈夹肌

斜方肌

冈上肌

锁骨

肩峰

冈下肌

大菱形肌

小圆肌

肩胛骨，内侧缘

三角肌

大圆肌

肱三头肌

前锯肌

胸腰筋膜，浅层

桡侧腕长伸肌

桡侧腕短伸肌

背阔肌

尺侧腕伸肌

尺侧腕屈肌

拇长展肌

小指伸肌

阔筋膜张肌

拇短伸肌

臀大肌

闭孔内肌

股方肌

股薄肌

半腱肌

股二头肌，长头

半膜肌

腘肌

比目鱼肌

胫后肌

趾长屈肌

腓肠肌

踇长伸肌

腓骨短肌

腓骨长肌

图 1.12 （续）骨骼肌概述

（引自 Schuenke M, Schulte E, Schumacher U. THIEME Atlas of Anatomy, Vol 1. Illustrations by Voll M and Wesker K. 3rd ed. New York: Thieme Publishers; 2020.）

B. 背面观。

1.8 循环系统

心脏和血管构成循环系统（**图 1.13** 和 **图 1.14**），将血液输送到身体各组织，以交换气体、废物和营养物质。
- 心肌提供泵血作用，维持血管中的血液流动。

- 循环系统的血管（**图 1.15**）分类如下：
  - **动脉**：将血液从心脏输送出去，分支成许多更小的小**动脉**。
  - **静脉**：将血液输送到心脏，由许多**小静脉**汇合而成。

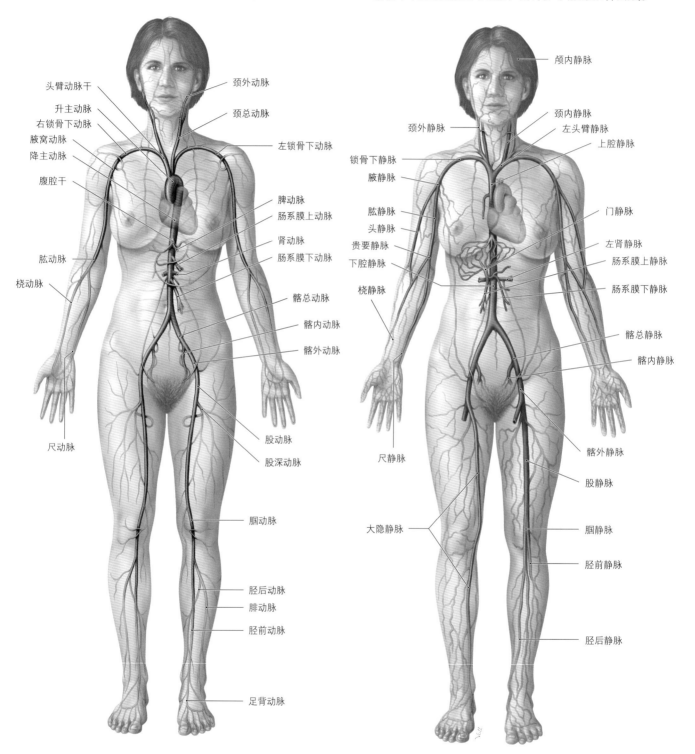

图 1.13　体循环主要动脉的概况
正面观。（引自 Schuenke M, Schulte E, Schumacher U. THIEME Atlas of Anatomy, Vol 2. Illustrations by Voll M and Wesker K. 3rd ed. New York: Thieme Publishers; 2020.）

图 1.14　体循环主要静脉的概况
正面观。肝脏门静脉循环呈紫色。左侧肢体显示深静脉，右侧肢体显示浅静脉。（引自 Schuenke M, Schulte E, Schumacher U. THIEME Atlas of Anatomy, Vol 2. Illustrations by Voll M and Wesker K. 3rd ed. New York: Thieme Publishers; 2020.）

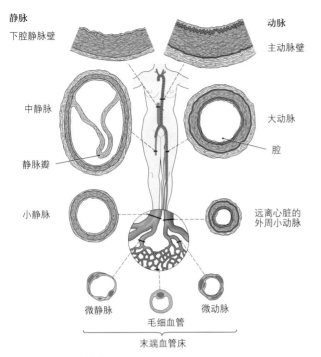

图 1.15　血管结构
横切面显示体循环不同区域的血管。(引自 Schuenke M, Schulte E, Schumacher U. THIEME Atlas of Anatomy, Vol 1. Illustrations by Voll M and Wesker K. 3rd ed. New York: Thieme Publishers; 2020.)

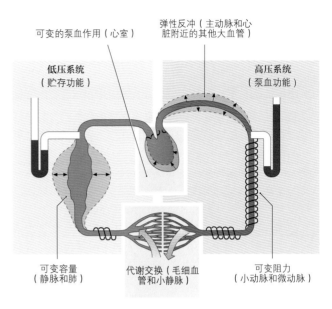

图 1.16　循环系统压力梯度
(引自 Note: No distinction is made between the systemic and pulmonary systems in the diagram; Klinke R, Sibernagel S. Lehbuch der Phyiologic. 3rd ed. Stuttgart: Thieme; 2001.)

知识拓展 1.2：解剖相关

循环系统的功能

　　血液沿压力梯度在循环系统中运输，压力梯度受血液流经的血管的大小、数量和结构的影响 (**图 1.16**)。动脉系统保持相对较高的压力。大的弹性动脉可以容纳心脏间歇射出的血量，而远端的动脉通过血管壁的扩张和收缩来控制血管阻力和调节局部血流。

　　静脉系统保持较低的压力，静脉壁相对较薄，直径较大。静脉可以容纳总血容量的80%，因此具有重要的储血功能。静脉血回流到心脏受到以下因素的影响：①静脉瓣可防止血液倒流；②动静脉吻合可将动脉脉搏传输到静脉；③周围肌肉可起泵血作用 (**图 1.17**)。

　　末端血管床由广泛的毛细血管分支形成，连接动脉和静脉循环。这些血管网络的特点是横截面积大幅增加，流速相应降低，而低流速是血液和细胞间液交换过程所必需的。流经这些血管床的血流可通过毛细血管前括约肌的收缩和松弛进行局部调节。在正常静息状态下，只有 1/4~1/3 的毛细血管网得到灌注。

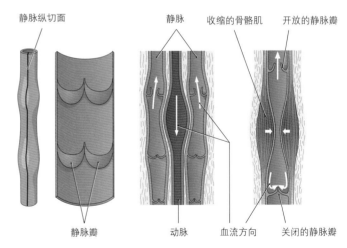

图 1.17　静脉回流心脏
(引自 Schuenke M, Schulte E, Schumacher U. THIEME Atlas of Anatomy, Vol 1. Illustrations by Voll M and Wesker K. 3rd ed. New York: Thieme Publishers; 2020.)

许多静脉，特别是四肢的静脉，沿着其走行方向有多个瓣膜，作用是防止由重力作用导致的回流。

静脉分为在皮下组织中的**浅静脉**和与动脉伴行的**深静脉**。**穿支静脉**连接浅静脉和深静脉循环。

静脉比动脉数量更多，变化更大，通常形成静脉丛（静脉网），静脉丛因其所环绕的结构而得名（如子宫静脉丛）。

- **毛细血管**：在末端血管床形成介于动脉和静脉之间的网络，气体、营养物质和废物在这里交换。
- **窦状血管**：是一种宽而壁薄的血管，在某些器官（如肝脏）中取代毛细血管。
- 循环系统有两个回路（**图 1.18**）：
  - **肺循环**通过肺动脉将不含氧的血液从右心输送到肺部。富含氧的血液从肺部通过**肺静脉**回流到左心。
  - **体循环**通过全身动脉（**主动脉**及其分支）将富氧血液从左心输送到全身组织。不含氧的血液通过全身静脉[上、**下腔静脉**及其支流（有时被称为**腔静脉系统**）以及冠状静脉窦]返回心脏。
- **门静脉循环**是体循环中的一条途径，它将血液转移到第二毛细血管网络，随后再返回全身静脉。其中最大的是肝脏的**门静脉系统**，它将血液从胃肠道转移到肝脏的毛细血管（血窦），随后再返回到全身静脉。脑垂体也有类似的门静脉系统。
- 吻合（即血管之间的连通）使血液绕过正常的路径，通过侧支路径流动。虽然通过吻合的血容量通常很小，但当正常路径上的血管管腔阻塞时，侧支路径的血容量会增加。
- 末端动脉是缺乏吻合支的血管，如视网膜中央动脉和肾动脉。末端动脉的逐渐狭窄会刺激新血管的形成，但末端动脉的突然阻塞会导致其营养的组织坏死。

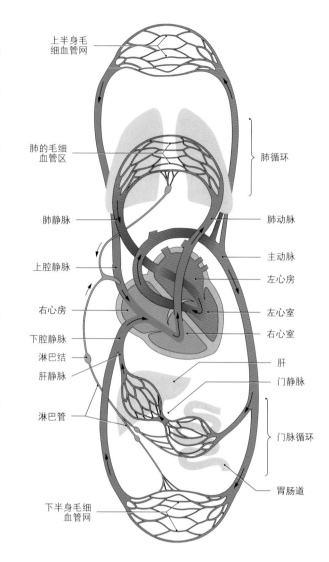

图 1.18　血液循环

肺循环和体循环示意图。通过肝脏的门静脉循环是体循环的一部分。动脉为红色，静脉为蓝色，淋巴管为绿色。（引自 Schuenke M, Schulte E, Schumacher U. THIEME Atlas of Anatomy, Vol 1. Illustrations by Voll M and Wesker K. 3rd ed. New York: Thieme Publishers; 2020.）

1.9 淋巴系统

淋巴系统与循环系统并列而行，由淋巴组织、淋巴管和淋巴器官组成。

- 淋巴系统有以下功能：
  - 排出全身组织中多余的细胞外液，并将其输送到体循环的静脉中。
  - 在体内引发免疫反应。
  - 运输不能被静脉毛细血管吸收的脂肪和大分子蛋白质。
- 淋巴器官和组织是机体免疫系统的一部分，包括：
  - 初级淋巴器官：胸腺和骨髓。
  - 次级淋巴器官：脾脏、淋巴结、黏膜相关淋巴组织（MALT）、咽部淋巴组织环（Waldeyer 环）、气道中的支气管相关淋巴组织（BALT）和胃肠道中的肠道相关淋巴组织（GALT），如派尔斑和阑尾（**图 1.19**）。

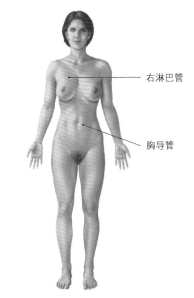

图 1.20　按身体象限分布的淋巴引流
(引自 Gilroy AM, MacPherson BR, Wikenheiser JC. Atlas of Anatomy. Illustrations by Voll M and Wesker K. 4th Edition. New York: Thieme Publishers; 2020.)

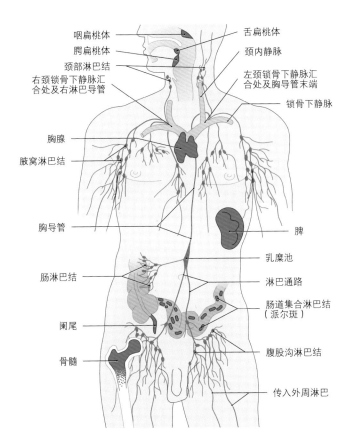

图 1.19　淋巴系统
淋巴系统与循环系统的静脉伴行，包括淋巴组织、淋巴管和淋巴器官。(引自 Schuenke M, Schulte E. Schumacher U. THIEME Atlas of Anatomy, Vol 1. Illustrations by Voll M and Wesker K. 3rd ed. New York: Thieme Publishers; 2020.)

- **淋巴液**是一种细胞外液，经毛细淋巴管提取出后由淋巴管输送，是一种透明的水样物质，与血浆相似。
- 淋巴系统的传导通路包括：
  - 盲端**毛细淋巴管**：起源于组织并汇入淋巴管。
  - **淋巴管**：沿其走行方向穿插有淋巴结并汇入淋巴干。
  - 两个主要的**淋巴干**：即胸导管（左淋巴干）和右淋巴干，它们汇入颈部的大静脉。
- 左淋巴干或胸导管（约 40 cm 长）是两个主要淋巴干中较大的一个。它起源于腹部扩张的淋巴管池即**乳糜池**，引流身体的左下、右下和左上象限的淋巴液。较小的**右淋巴管**（约 1 cm 长）仅引流身体右上象限的淋巴液（**图 1.20**）。
- 胸导管和右淋巴管携带的淋巴液在颈部的左、右静脉角（颈内静脉和锁骨下静脉的交界处，也称为颈锁骨下静脉汇合处）返回全身静脉循环（**图 1.21**）。
- 胸导管（左淋巴干）的分支包括：
  - 左颈干：引流头颈部左半边的淋巴液。

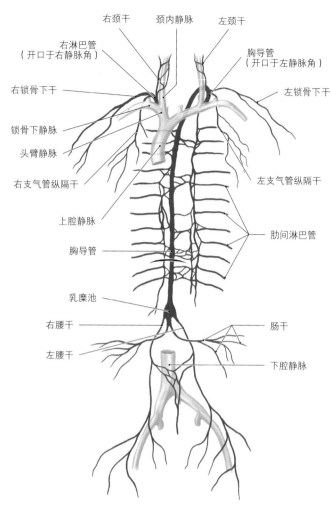

图 1.21　淋巴通路

前面观。（引自 Schuenke M, Schulte E, Schumacher U. THIEME Atlas of Anatomy, Vol 1. Illustrations by Voll M and Wesker K. 3rd ed. New York: Thieme Publishers; 2020.）

- 左锁骨下干：引流左上肢、胸部左侧和背部后壁的淋巴液。
- 左支气管纵隔干：引流左侧胸腔脏器的淋巴液（左肺下叶除外，其可引流至右淋巴干）。这条主干通常直接汇入左锁骨下静脉。
- 肠干：引流腹部器官的淋巴液。
- 左、右腰干：引流下肢、所有盆腔脏器、盆壁和腹壁的淋巴液。
- 右淋巴管的分支包括：
  - 右颈干：引流头颈部右半部分的淋巴液。
  - 右锁骨下干：引流右上肢、胸部右侧和后壁的淋巴液。
  - 右支气管纵隔干：引流右侧胸腔脏器的淋巴液。这条主干通常直接汇入右锁骨下静脉。

1.10　神经系统

神经系统通过神经冲动的传导在全身接收、传递和整合信息。这个复杂的系统可以根据许多不同的标准进行分类。这些分类尽管有人为因素，但有助于理解神经系统内部的众多相互联系（图 1.22）。

- 神经系统有两个主要的结构或解剖划分（图 1.23）：
  - **中枢神经系统**（CNS）：由大脑和脊髓组成，处理身体内外环境的信息。
  - **周围神经系统**（PNS）：由 12 对脑神经、31 对脊神经和自主神经（内脏神经）组成；周围神经在中枢神经系统和身体其他部位的靶器官和组织之间传递信息。
- 神经系统也可以通过功能划分（图 1.24）。CNS 和 PNS 都包含各功能划分的组成部分。
  - **躯体神经系统**控制随意功能，如骨骼肌的收缩。
  - **自主神经（内脏神经）系统**控制非随意功能，如腺体分泌。
- **神经细胞**或**神经元**是中枢神经系统和周围神经系统中的功能单位，专门负责传导神经冲动。它们产生电信号，即动作电位，并将其传递给其他神经或肌肉细胞。

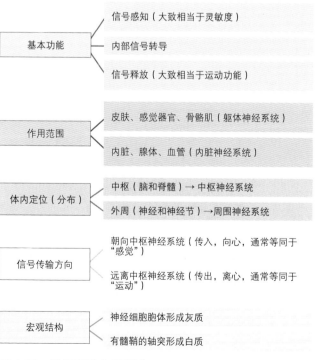

图 1.22　神经系统分类概述

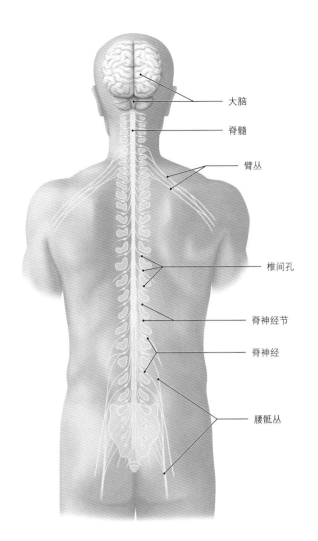

神经元的外观多种多样，但基本结构大同小异。典型的**神经元**（**图1.25A**）具有：

- **胞体**：位于中枢神经系统内的胞体的集合称为**神经核**；周围神经系统中胞体的集合称为**神经节**。
- 多个短分支的**树突**：接收来自其他神经元的信息并将冲动传递给胞体。
- 单根长的**轴突**或神经纤维：将神经冲动从胞体传递出去。中枢神经系统中的轴突束形成**神经束**；周围神经系统中的轴突束形成**神经**。

- 神经元通过称为"**突触**"的连接结构在细胞与细胞之间传递电信号。在突触中，**突触前**神经元的电信号启动化学信号或递质的释放，并在**突触后**神经元中再次转化为电信号（**图1.25B**）。
- 神经元按功能可分为：
  - **感觉**（传入）**神经**：将疼痛、温度和压力等信息从外周结构传递到中枢神经系统。
  - **运动**（传出）**神经**：传递来自中枢神经系统的神经冲动，引起外周靶器官的反应。
- **神经胶质细胞**是神经系统的非神经元细胞成分，起着支持细胞的作用，并执行各种代谢功能。神经胶质细胞合成髓鞘，髓鞘是一层富含脂质的物质，环绕在轴突周围，能提高冲动传导的速度（**图1.26**）。产生髓鞘的细胞在周围神经系统中称为**施万细胞**，在中枢神经系统中称为**少突胶质细胞**。

图 1.23　神经系统分布图
后面观。（引自 Schuenke M, Schulte E, Schumacher U. THIEME Atlas of Anatomy, Vol 1. Illustrations by Voll M and Wesker K. 3rd ed. New York: Thieme Publishers; 2020.）

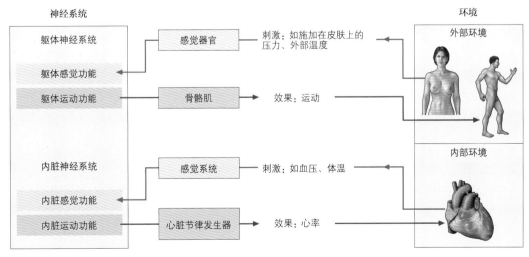

图 1.24　神经系统功能分类

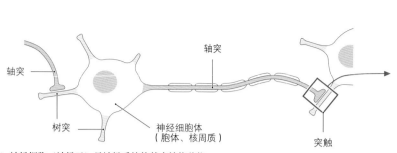

A. 神经细胞（神经元）是神经系统的基本结构单位。

图 1.25　神经细胞和突触

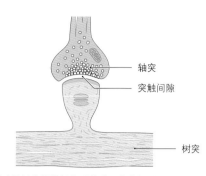

B. 神经元通过突触进行信号传递，在突触处，电信号启动神经递质（化学递质）的释放，从而在目标（突触后）神经元上产生兴奋或抑制反应。

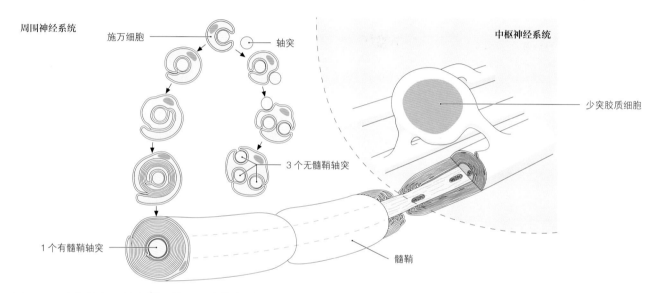

图 1.26　中枢神经系统和周围神经系统的胶质细胞
神经胶质细胞在轴突周围形成髓鞘。这提高了神经系统中冲动的传播速度。在有髓鞘的轴突中，多层胶质膜围绕单个轴突形成明显的髓鞘。在无髓鞘轴突中，一个神经胶质细胞环绕并支持多个轴突，但不形成髓鞘。（引自 Schuenke M, Schulte E, Schumacher U. THIEME Atlas of Anatomy, Vol 1. Illustrations by Voll M and Wesker K. 3rd ed. New York: Thieme Publishers; 2020.）

中枢神经系统

中枢神经系统的详细解剖结构在有关神经解剖学的教科书中有最恰当的描述，因此不包括在本书中。不过，因为了解中枢神经系统的结构对于理解外周结构的功能至关重要，所以在此简要概述，并在"3.2 脊髓"和"26.2 脑"中进一步讨论。

- 中枢神经系统的脑和脊髓（**图 1.27**）由以下部分组成：
    - **灰质**：包含神经元胞体、树突和无髓鞘的轴突。
    - **白质**：包含神经元有髓鞘的轴突。
    - **神经胶质细胞**：在白质和灰质中都大量存在。
- 脑位于颅骨的颅腔内。脑组织包括外层的灰质皮层，内部的白质核心，以及大脑深处被称为**基底神经节**的灰质岛。白质的轴突束将脑各区域以及脑与脊髓相互连接。

- 脑（**图 1.28**）被细分为：
    - 双侧大脑半球。
    - 间脑。
    - 小脑。
    - 脑干。
- 骨性的脊柱包围着脊髓。脊髓的灰质位于中央，被白质束包围。灰质形成一个"H"形区域，可分为：
    - **双侧前角**：包含运动神经元。
    - **双侧后角**：包含感觉神经元。
    - **双侧侧角**：位于胸椎和腰椎上部，包含内脏运动神经元。

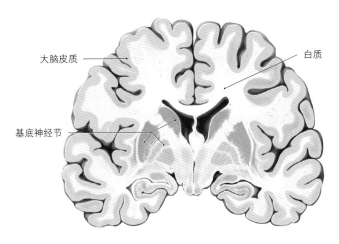

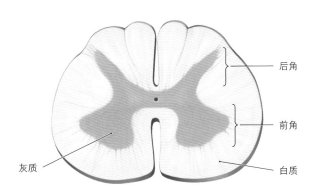

A. 大脑冠状面切片。（引自 Schuenke M, Schulte E, Schumacher U. THIEME Atlas of Anatomy, Vol 2. Illustrations by Voll M and Wesker K. 3rd ed. New York: Thieme Publishers; 2020.）

B. 脊髓横切面。（引自 Schuenke M, Schulte E, Schumacher U. THIEME Atlas of Anatomy, Vol 1. Illustrations by Voll M and Wesker K. 3rd ed. New York: Thieme Publishers; 2020.）

图 1.27　中枢神经系统灰质和白质
粗略观察，神经细胞胞体分布位置呈灰色，而神经细胞轴突及其绝缘的髓鞘分布位置呈白色。

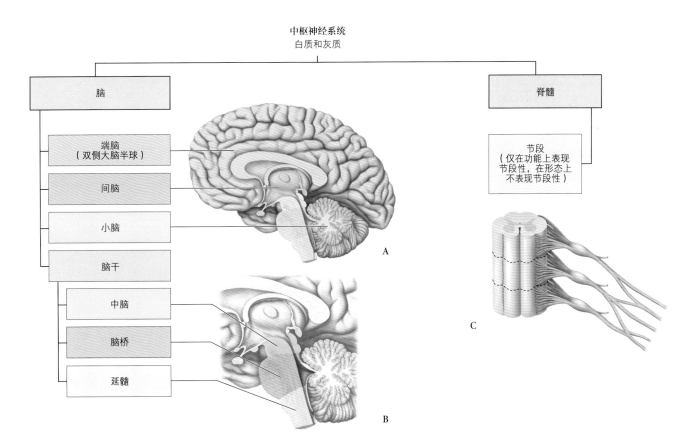

图 1.28　中枢神经系统结构
A、B. 右侧脑，内侧视图。C. 脊髓切面的正视图。（引自 Gilroy AM, MacPherson BR, Wikenheiser JC. Atlas of Anatomy. Illustrations by Voll M and Wesker K. 4th Edition. New York: Thieme Publishers; 2020.）

周围神经系统

- 周围神经系统包括自主神经和躯体神经的外周部分。各系统的组成部分（**图 1.29**）如下：
  - 12 对**脑神经**（传统上从颅侧到尾侧依次用罗马数字表示），从脑中发出，主要支配头部和颈部的结构。**迷走神经（CN X）**也支配胸腔和腹腔的脏器。
  - 31 对**脊神经**来自脊髓，通过椎间孔（椎骨之间的间隙）离开脊柱。脊神经以其起源的脊髓节段命名（例如，T4 是脊髓胸椎部分的第四节段）。
- 周围神经系统的大多数神经是混合神经，包含运动纤维和感觉纤维（**图 1.30**）。
  - 躯体神经系统包含多种纤维类型：
    躯体感觉纤维：传递来自皮肤和骨骼肌的信息。
    躯体运动纤维：支配骨骼肌。
  - 自主神经系统仅包含**内脏运动纤维**，支配平滑肌、心肌和腺体。
  - **内脏感觉纤维**传递来自平滑肌、心肌和内脏器官的信息。虽然内脏感觉纤维通常与内脏运动纤维相伴，但一般不被视为自主神经系统的一部分。
  - 除上述纤维外，脑神经还可能包含与头部结构相关的特殊纤维类型：
    特殊躯体感觉（躯体运动）纤维：传导来自眼部视网膜、耳部听觉和前庭器官的信息。
    特殊内脏感觉纤维：传递来自舌部味蕾和嗅觉黏膜的信息。
    特殊内脏运动纤维（支配内脏器官运动及鳃弓衍化的骨骼肌运动）：支配起源于鳃弓的骨骼肌。
- 神经系统的躯体部分将运动输出和感觉输入传递到我们可以有意识控制的结构。例如，走路时，我们可以控制腿部的运动，也能意识到膝关节关节炎或脚底刺痛所引起的疼痛。
- 自主神经将运动输出传递到不受意识控制的结构。自主神经的两个分支根据内部和外部的刺激来兴奋（交感神经）或抑制（副交感神经）内脏反应。例如，当您中奖时，心率会加快；而当您需要睡觉时，心率也会相应地减慢。

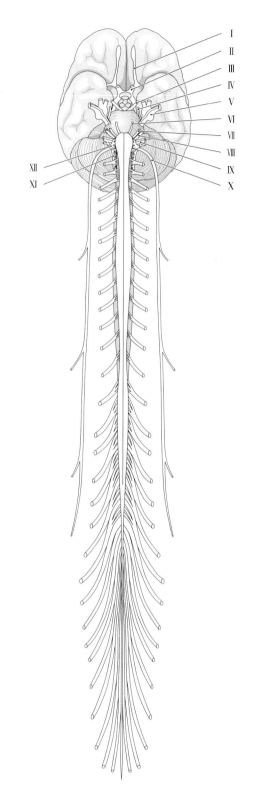

图 1.29　脊神经和脑神经

正面观。在周围神经系统中，有 31 对脊神经来自脊髓，而有 12 对脑神经来自脑。脑神经在传统上用罗马数字表示。（引自 Gilroy AM, MacPherson BR, Wikenheiser JC. Atlas of Anatomy. Illustrations by Voll M and Wesker K. 4th Edition. New York: Thieme Publishers; 2020.）

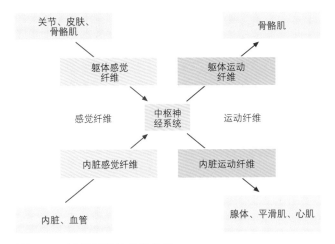

图 1.30　神经系统的信息传递
向中枢神经系统传递信息的纤维称为感觉纤维或传入纤维；将信号传出中枢神经系统的纤维称为运动纤维或传出纤维。

- 躯体感觉神经和内脏感觉神经将器官的感觉信息传递给中枢神经系统。
  - 内脏感觉纤维传递的感觉模糊且定位不准确（如恶心）。
  - 躯体感觉纤维传递的感觉是精准的、局部的（如被纸划伤）。
  - 在所有情况下，外周感觉神经元细胞体位于中枢神经系统外的感觉神经节（脊神经节 / 背根神经节）。
- **内脏神经**是支配内脏结构的自主神经系统的神经。它们可能包含交感神经纤维或副交感神经纤维（不可能同时包含），不包含躯体神经纤维。所有内脏神经都包含内脏感觉纤维和内脏运动纤维。

- 躯体神经系统和自主神经系统都有自己的神经网络，在中枢神经系统和周围神经系统之间传递信息。尽管躯体神经和自主神经可能走行一致，但神经纤维在解剖学和功能上仍然是不同的。
- 大部分脑神经和所有脊神经携带躯体神经纤维。有些还携带自主神经纤维：
  - 副交感神经纤维由 CN Ⅲ、Ⅶ、Ⅸ 和 Ⅹ 及 S2~S4 脊神经发出。
  - 交感神经纤维起源于 T1~L2 脊髓水平，但通过交感神经干分布于所有节段的脊神经并与之同行。
- 各个系统的神经通常形成神经丛（即躯体神经丛、自主神经丛）。每个神经丛都包含来自多个脊髓节段的神经。
  - 躯体神经丛由粗大、明显、易于辨认的神经根组成，并发出具有描述性名称的神经（如正中神经、股神经）。
  - 自主神经丛表现为密集的、细如发丝的神经，常沿大动脉向外延伸。
- 躯体神经和自主神经都将运动信息从中枢神经系统传递到外周结构，但是它们支配的靶器官的类型和它们引起的反应却截然不同。
  - 躯体神经引起随意运动（如肱二头肌收缩）。
  - 自主神经引起内脏反应（如分泌胰液）。

1.11　体腔和内脏系统

内分泌、呼吸、消化、泌尿和生殖系统的主要器官都位于胸腔、腹腔和盆腔中。这些大的空腔分为浆液腔和结缔组织腔。

- 浆液腔是由浆液膜包裹的完全封闭的潜在空间。这层膜的外层或壁层位于空腔内壁。它与内层或脏层连续，从内壁反折，覆盖或包裹腔内的脏器。主要的浆液腔包括：
  - 胸部：
    成对的**胸膜腔**：内含肺脏。
    心包腔：内含心脏。
  - 腹部和盆部：
    腹腔：内含胃肠道及其附属结构。
- 结缔组织间隙是位于浆液腔外的潜在间隙。通常由相邻的筋膜层界定，也可能位于对立的浆液腔之间。主要的例子包括：
  - **颈深间隙**：位于颈部筋膜层之间。
  - **纵隔**：位于胸膜腔之间。
  - **腹膜后间隙**：位于腹膜腔后方，并延伸至腹膜下的盆腔，称为**腹膜下间隙**。泌尿和生殖器官以及主要的血管结构都位于这些腹膜外间隙内。

2　临床影像学基础知识

影像学是几乎所有医学专业的医生使用的主要诊断方法。所有医生都应基本了解放射学的概念以及如何在诊治患者时选择最佳的影像学工具。本文所涉及的临床影像学基础知识旨在简要介绍放射学重要的辅助诊断和指导治疗作用。虽然您尚未掌握解剖学，影像学可能令您望而生畏，但我们鼓励您先熟悉本书和其他入门书籍中概述的基础知识。只有在此基础之上，您才能更好地理解解剖学和生理学，这样，今后无论您选择何种医学专业，都能利用影像学为患者提供最佳的诊疗方案。

四种最常用的成像方式是：

- X线摄影（X线片）。
- CT（计算机断层）扫描。
- MRI（磁共振成像）。
- 超声。

X射线

- X射线是电磁能的一种形式，属于电离辐射。X射线管以光子的形式产生能量，光子射向患者。电子探测器安装在患者身后，检测穿过患者产生图像的光子（X射线能量）（**图2.1**）。能量穿过人体不同组织的程度会在图像上表现为浅灰色、深灰色和中等灰色。组织呈现为：
- 能量被阻挡时呈白色（金属）。
- 能量未被阻挡时呈黑色（空气）。
- 能量被部分阻断时呈灰色（软组织）。
- 通过人体的X射线能量取决于X射线束所遇到的组织类型和组织厚度。基于这些原理，在X线片上可以识别出五种密度（**表2.1**）。

表2.1　放射密度

组织	射线密度
空气	深黑色
脂肪	浅黑色
水和软组织	灰色
骨（钙）	白色
金属	亮白色

- 其他描述性术语包括"不透明度""密度""阴影"，它们表示X线片上较白的区域；"透亮区"表示较黑的区域。
- 根据X射线光子遇到的组织类型和厚度，生成的图像是各种程度阴影的总和（**图2.2**）。这种阴影总和形成了人体三维结构的二维表现。由于在二维图像中通常很难确定结构的深度，因此可能需要额外的正交（直角）投影在脑海中"构建"三维可视化图像（**图2.3**）。
- 调整患者的位置和X射线束的方向能够优化图像质量，并产生不同的物理和生理效应，例如由于重力作用，液体会移动到患者的最下部。生成的图像可根据患者体位和X射线光束方向进行描述，例如立位正位片（**图2.4**）或仰卧位侧位片。

标准患者体位包括：

- 立位（站着或坐着）。
- 仰卧位（靠背躺着）。

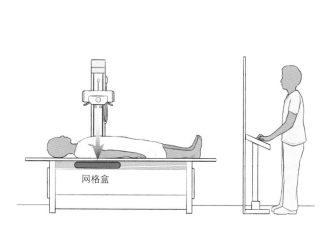

图2.1　X线机简化示意图

（引自 Gunderman R. Essential Radiology, 3rd ed. New York: Thieme; 2014.）

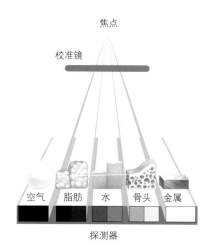

图2.2　使用五种基本X射线密度时，组织密度（组织类型）和组织厚度对X射线图像曝光的影响

注意，空气实际上没有阻挡光束（所有的能量都通过），而金属几乎阻挡了所有的X射线能量。

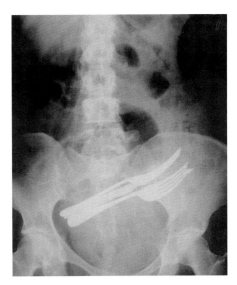

图2.3 一名吞咽多个异物患者的腹部X线片
异物是两把叉子、一把带有部分金属刷毛的塑料发刷和一支带有金属笔尖的塑料笔。由于图像是物体和组织产生的阴影的总和，无法根据这张X线片确定异物是在患者的前面还是后面，也不能确定它们是否在腹腔内。但考虑到患者吞咽异物的病史，我们推断异物位于胃肠道内。侧位片（与正位片正交）可以证实这一点。使用正位片和侧位片可以帮助确定物体的位置，并在三维层面观察腹部。（引自 Gunderman R. Essential Radiology, 3rd ed. New York: Thieme; 2014.）

- 俯卧位。
- 卧位（侧卧）。
- 斜位。

X射线束的标准方向包括：

- 正面（PA或AP）。请注意，后前（PA）向或前后（AP）

向X射线束的区别超出了本书的讨论范围，我们将它们统称为正位片。

- 侧面。
- X线片以标准的方式进行观察。
  - 正位片显示患者的解剖位置（通常面向观察者）。观察者看到的左侧是患者的右侧，反之亦然，每一侧都被标记为R或L。
  - 侧位片显示患者面朝右或面朝左，但观察模式应保持一致。侧位片最好与正位片结合使用，以显示结构的三维属性。侧位片也有助于观察到正位片上被"隐藏"的区域，如胸骨和心脏后方的区域。
  - 在评估X线片时，采用系统的方法很重要，应该包括主要解剖结构的明细，这些将在相应的章节中进行讨论。

CT扫描

- CT扫描是通过在患者周围旋转X射线束而完成的。计算机将这些数据重建成连续的切片或"片层"的图像集（想象一条面包被切成片）（**图2.5**；另见**图2.7**）。由于CT扫描是由大量单独的X射线组成的，辐射剂量相对较高。因此，使用CT扫描需慎重。
- 生成的图像是基于计算机对每个切片上每个像素的X射线衰减的计算，并以亨氏单位表示（Hounsfield是CT的发现者之一）。水被设置为0亨氏单位；密度越大的结构颜色越白（骨骼），密度越低的结构颜色越深（空气）。然而，与X线摄影相比，CT可以分辨出更细微的灰色、黑色和白色阴影，从而提高软组织的细节呈现效果。例如，CT可以区分液体和器官，以及血液和其他类型的液体。当使用静脉造影剂时，软组织细节/对比度显著改善。
- 单个CT层面是横向（轴向）断面，并且按照惯例，从下向上（从脚朝向头部）观察（**图2.6**）。

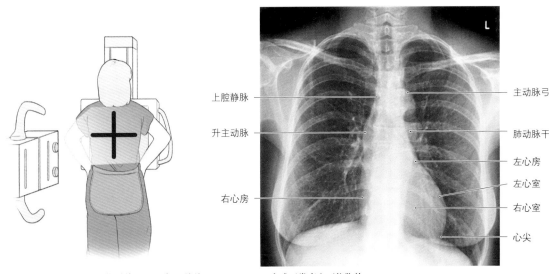

上腔静脉
升主动脉
右心房

主动脉弓
肺动脉干
左心房
左心室
右心室
心尖

A. 在X线室拍摄的站立（直立）位后前（PA）向X线片。　　**B.** 合成正常直立正位胸片。

图2.4 患者位置及X射线束方向
（引自 Gilroy AM, MacPherson BR, Wikenheiser JC. Atlas of Anatomy. Illustrations by Voll M and Wesker K. 2nd Edition. New York: Thieme Publishers; 2012.）

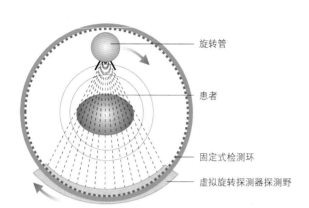

图 2.5　CT 扫描的工作原理

当患者躺在手术台上通过机器时，X 射线管围绕患者不断旋转。弯曲的 X 射线探测器与 X 射线管相对，记录通过人体的 X 射线。根据每个测量时间点的射线管位置和患者位置，计算机会构建一个数据矩阵，最终生成一组图像。(引自 Eastman G, et al. Getting Started in Radiology. Stuttgart: Thieme; 2005.)

旋转管
患者
固定式检测环
虚拟旋转探测器探测野

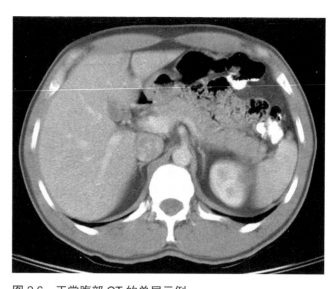

图 2.6　正常腹部 CT 的单层示例

该图像以软组织窗口显示，以突出显示实体器官和血管。(引自 Moeller TB, Reif E. Pocket Atlas of Sectional Anatomy, Vol 2, 3rd ed. New York: Thieme; 2007.)

不过，CT 扫描仪也能生成可在任何平面查看的数据，包括三维空间（三维重建）。此外，还可以对单个图像进行"窗口处理"，即改变亮度或对比度，以优化具有特定密度的结构的显示效果，如"骨窗"或"软组织窗"。

MRI

- MRI 是由细胞内质子周围的强磁场和干扰质子的射频能量脉冲相互作用产生的。这些旋转的质子产生的"信号"被接收器接收，并通过计算机数学处理转换成图像。
- MRI 应用价值很高，因为它没有电离辐射，能产生极好的软组织对比度，并且可以在任何平面上成像（图 2.7）。MRI 的软组织对比远优于其他成像方式，这是 MRI 具有优势的主要原因。其缺点包括成本高、采集时间长、患者必须忍受狭小的密闭空间。磁共振成像仪看起来和 CT 机很像，患者所处的空间直径更小，长度更长。
- MRI 传统上在轴位、矢状位和冠状位上观察，但这些平面可以调整角度，以优化"平面外"结构，如心脏。就像 CT 扫描一样，轴位图像的观察方式为患者仰卧，观察者从脚部向上方观察（即下视图）。
- MRI 检查由多个序列组成，每个序列突出显示不同类型的组织。相同的组织在不同的序列上会有不同的表现。两种基本的 MRI 序列是 T1 序列和 T2 序列（T 代表时间常数）。
  - T1 序列：液体呈深色（黑色）。
  - T2 序列：液体呈亮色（白色）。
  - 骨皮质通常在所有序列上显示为黑色。

超声

- 超声图像是通过使用换能器产生的，换能器会发出穿透人体的高频声波。然后"监听"回波，类似于潜艇中声呐的工作方式（图 2.8）。由于不同密度的组织会不同程度地衰减声波，返回的回波会产生深浅不一的灰色图像（图 2.9）。
- 超声波最容易穿过水，在图像上显示为黑色，但很难穿过空气和骨骼，因为它们会阻挡声能，在图像上显示为白色。描述超声图像的常用术语包括低回声（意为较黑）和高回声或回声增强（意为灰色或白色）。
- 超声相对经济且无辐射，因此在适用的情况下优先级较高，是儿科、产科和男性、女性性腺成像的首选成像方式。
- 超声图像以单张切片显示，通常是目标器官的纵切面或横切面，但也可以根据识别特定特征或病理的需要，在任何平面上进行显示。
- 请注意，图像是根据器官本身，而不是整个身体的方向来显示的。
- 超声还可以利用多普勒效应来识别和表征运动。在医学成像中，多普勒主要用于描述血管的血流特征并评估心脏生理学。彩色多普勒将方向和速度编码为颜色。按照惯例，流向超声换能器的血流是红色的，远离换能器的血流是蓝色的（无论血管类型如何）。频谱多普勒以图形显示血流速度与时间的关系，因此可以显示动脉血流与静脉血流的特征，并识别异常血流模式。

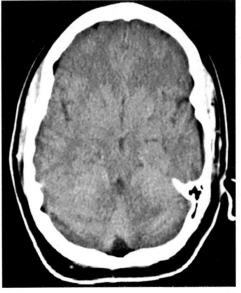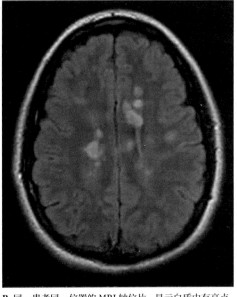

图 2.7 提高软组织对比度和 MRI 灵敏度的实例
（引自 Gunderman R. Essential Radiology, 2nd ed. New York: Thieme; 2000.）

A. 一名视力模糊的年轻女性的脑部 CT 扫描轴位片。扫描结果正常。

B. 同一患者同一位置的 MRI 轴位片，显示白质中有亮点，提示患有多发性硬化症。

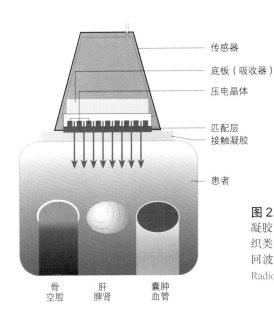

传感器

底板（吸收器）

压电晶体

匹配层
接触凝胶

患者

骨
空腔 肝 囊肿
脾肾 血管

图 2.8 超声探头贴于患者皮肤示意图
凝胶可以将探头与患者进行声学耦合。声波进入患者体内，根据组织类型和组织界面被吸收、反射或散射。探头接收回波，计算机将回波重建为二维图像切片。（引自 Eastman G, et al. Getting Started in Radiology. Stuttgart: Thieme; 2005.）

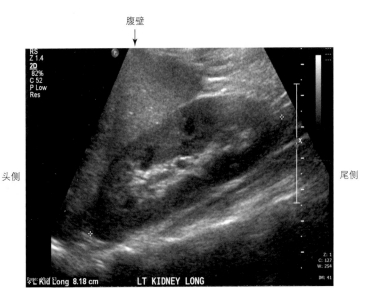

腹壁

头侧 尾侧

图 2.9 正常左肾的超声图像示例
探头放置在腹部，可以纵向观察肾脏。图像经肾中央。超声可鉴别肾锥体，由于相对含水量较高，肾锥体呈黑色，肾窦脂肪呈白色。注意肝组织位于肾脏的前上方。（引自 Gunderman R. Essential Radiology, 3rd ed. New York: Thieme; 2014.）

第2部分　背部

3　背部

3.1　脊柱

　　背部包括脊柱、脊髓和脊神经，以及覆盖在上面的肌肉和皮肤。

一般特征
- 脊柱：
  - 容纳和保护脊髓。
  - 支撑头和躯干。
  - 连接四肢。
  - 将身体的重量传递到下肢。
- 脊柱上达其与颅骨相关节处，下至尾骨，由 33 块椎骨和相邻椎骨之间的椎间盘组成。脊柱被分为以下五部分（**图 3.1**）：
  - 7 块颈椎。
  - 12 块胸椎。
  - 5 块腰椎。
  - 5 块融合的骶椎。
  - 4 块（3~5 块）融合的尾椎。
- 在脊柱的每个部分中，每块椎骨都由数字命名，命名通常指一个**脊柱节段**（例如 T8 脊柱节段）。
- 椎骨从颈椎到腰椎逐渐增大，从骶骨顶部到尾骨逐渐减小。
- 脊柱侧面观可见两种明显的弯曲（**图 3.2**）：
  - **凸向后的弯曲**有胸曲和骶曲，又称原发性弯曲，在出生前已经形成。
  - **凸向前的弯曲**有颈曲和腰曲，是在出生以后才形成的继发性弯曲。
- 椎管穿过脊柱中央，容纳有脊髓、脊膜（脊髓表面的被膜）和脊神经根，以及与之相关的脉管系统（详见 3.2）。
- **椎间孔**是椎骨之间的孔洞，内有脊神经通过。
- 坚固的脊椎韧带在支撑脊柱的关节的同时使躯干的活动有一定的灵活性。
- 椎间盘为纤维软骨，位于除 C1 和 C2 之间以外的各相邻椎体之间。它们像脊柱的减震器，同时也使椎骨之间有灵活性。椎间盘和椎体一起组成了椎管的前壁。

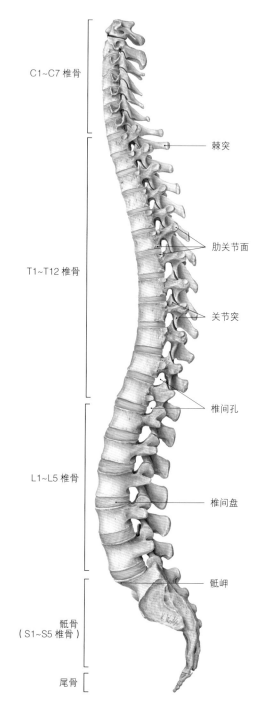

图 3.1　脊柱
左侧面观。（引自 Schuenke M, Schulte E, Schumacher U. THIEME Atlas of Anatomy, Vol 1. Illustrations by Voll M and Wesker K. 3rd ed. New York: Thieme Publishers; 2020.）

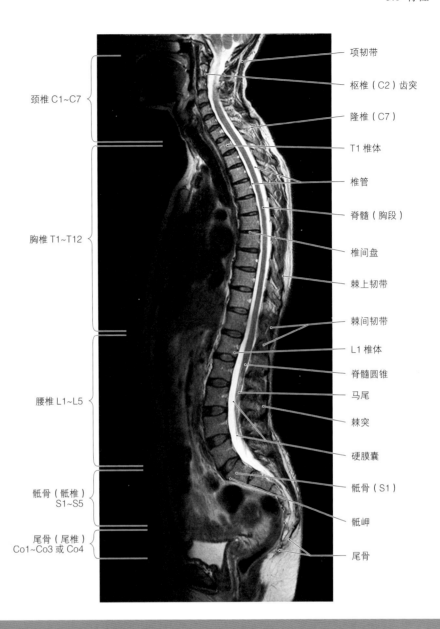

颈椎 C1~C7

胸椎 T1~T12

腰椎 L1~L5

骶骨（骶椎）
S1~S5

尾骨（尾椎）
Co1~Co3 或 Co4

项韧带

枢椎（C2）齿突

隆椎（C7）

T1 椎体

椎管

脊髓（胸段）

椎间盘

棘上韧带

棘间韧带

L1 椎体

脊髓圆锥

马尾

棘突

硬膜囊

骶骨（S1）

骶岬

尾骨

图 3.2　脊柱 MRI
矢状面观。（引自 Moeller TB, Reif E.
Pocket Atlas of Sectional Anatomy:
The Musculoskeletal System. New
York: Thieme Publishers; 2009.）

知识拓展 3.1：发育相关

脊柱的发育

　　成人脊柱特有的弯曲出现在出生后的发育过程中，在新生儿时仅部分出现。新生儿有一个后凸弯曲（**A**）；后来腰椎前凸发育，并在青春期变得稳定（**C**）。

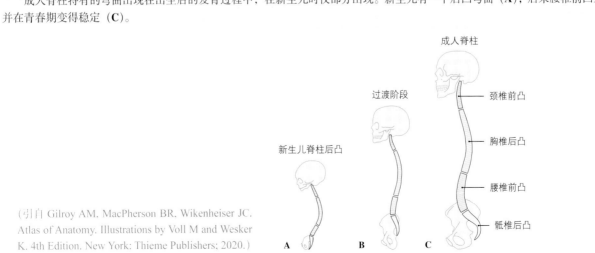

成人脊柱

过渡阶段

颈椎前凸

胸椎后凸

腰椎前凸

骶椎后凸

新生儿脊柱后凸

（引自 Gilroy AM, MacPherson BR, Wikenheiser JC.
Atlas of Anatomy. Illustrations by Voll M and Wesker
K. 4th Edition. New York: Thieme Publishers; 2020.）

A　　　　**B**　　　　**C**

知识拓展 3.2：临床相关

脊柱异常弯曲：脊柱后凸、脊柱前凸和脊柱侧凸

　　脊柱后凸（"驼背"）指胸椎过度前屈，常见于老年女性。脊柱后凸虽然可能是先天性的或与姿势相关，但也常常继发于椎体的退行性病变（塌陷）。脊柱前凸（"凹背"）指腰椎过度向

后弯曲，常为孕期暂时性的副作用，但是在非孕期的个体当中，脊柱前凸可能有病理性的甚至与体重相关的因素。脊柱侧凸指的是脊柱的侧向弯曲，可能是先天性的，也可能由神经肌肉疾病引起，如大脑性瘫痪和肌营养不良。

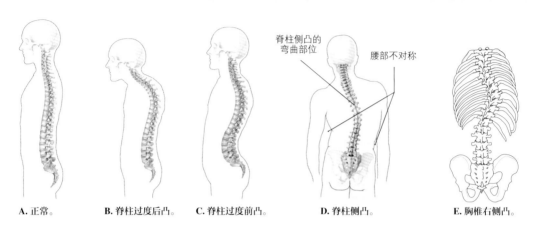

A. 正常。　　B. 脊柱过度后凸。　　C. 脊柱过度前凸。　　D. 脊柱侧凸。　　E. 胸椎右侧凸。

（引自 Gilroy AM, MacPherson BR, Wikenheiser JC. Atlas of Anatomy. Illustrations by Voll M and Wesker K. 4th Edition. New York: Thieme Publishers; 2020.）

知识拓展 3.3：临床相关

骨质疏松症

　　脊柱是发生骨退行性病变的主要部位。例如，在骨质疏松症患者的骨组织内，破骨细胞介导的骨吸收强于成骨细胞介导的骨形成。这导致了骨的大量丢失，从而更容易诱发椎体压缩性骨折。

椎骨的局部特征

　　虽然不同部位的椎骨在形态上有不同的特征，但是多数椎骨具有典型的形态（**图 3.3**）。
- 多数椎骨有以下结构：
  - 椎骨有一个位于其前部的椎体。
  - 椎骨有一个位于其后部的椎弓，由一对椎弓根和一对椎板组成（椎弓根连接在椎体上，一对椎板参与形成棘突）。
  - 椎骨有一对从椎弓侧面伸出的横突。
  - 椎骨有上、下关节突，与相邻椎骨相关节。
  - 椎骨有由椎体和椎弓围成的椎孔（所有椎骨的椎孔连接组成椎管）。
- 颈椎在所有椎骨中体积最小，支撑头部并组成了颈部后面的骨骼（**图 3.4**）。7 块颈椎具有典型和非典型的特征。
  - 颈椎的典型特征（**图 3.5A**）：
    　　C3~C6 有一个小的椎体、一个大的椎孔，棘突通常分叉（有两个尖）。

- 颈椎的非典型特征：
  - C1，又名**寰椎**，没有椎体和棘突（**图 3.5B**）。寰椎的前弓和后弓通过两边的**侧块**相连。C1 在上方与颅骨中的枕骨相关节，下方与 C2 相关节。
  - C2，又名枢椎，椎体上方有一个明显的钉状突起称为**齿突**，与 C1 的前弓相关节（**图 3.5C**）。
  - C7，又名**隆椎**，有一个长而明显的棘突。

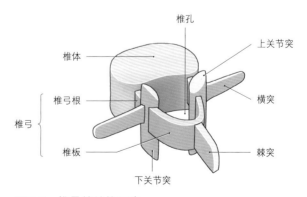

图 3.3　椎骨的结构要素
左后上方视图。除寰椎（C1）和枢椎（C2）以外，所有椎骨都由相同的结构要素组成。（引自 Schuenke M, Schulte E, Schumacher U. THIEME Atlas of Anatomy, Vol 1. Illustrations by Voll M and Wesker K. 3rd ed. New York: Thieme Publishers; 2020.）

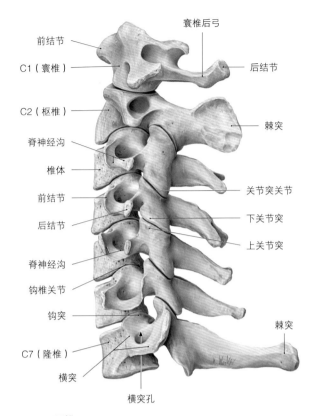

图 3.4 颈椎

颈椎各骨，左侧面观。（引自 Gilroy AM, MacPherson BR, Wikenheiser JC. Atlas of Anatomy. Illustrations by Voll M and Wesker K. 4th ed. New York: Thieme Publishers; 2020.）

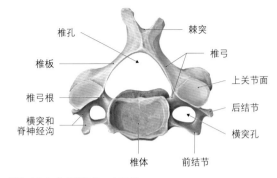

A. 颈椎（C4）的典型结构，上面观。

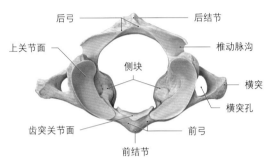

B. 寰椎（C1），上面观。

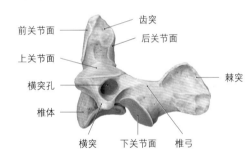

C. 枢椎（C2），左侧面观。

图 3.5 颈椎

（引自 Schuenke M, Schulte E, Schumacher U. THIEME Atlas of Anatomy, Vol 1. Illustrations by Voll M and Wesker K. 3rd ed. New York: Thieme Publishers; 2020.）

- 所有颈椎都有一对**横突孔**，是由每个横突的前结节和后结节围成的孔洞。
  - 成对的**椎动脉**在颈部沿 C1~C6 的横突孔上行，穿过 C1 后弓上的椎动脉沟后，通过**枕骨大孔**进入颅底。
  - 胸椎（**图 3.6**）的结构：
    - 胸椎的棘突较长，伸向下方。
    - 胸椎有椎体，其横断面呈心形。
    - 胸椎有上、下关节面，朝向冠状面方向。
    - 胸椎在**肋关节面**与肋骨相关节。
  - 腰椎（**图 3.7**）是最大的椎骨，有以下结构：
    - 腰椎的椎体较大。
    - 腰椎的棘突短而宽。
    - 腰椎有**关节间部分**（关节间部），是上、下关节面间的

椎板的一部分，形成了腰椎斜视图的 X 线片中的"苏格兰犬征"的"颈部"。这是椎骨骨折的好发部位。

- 5 块骶椎融合成一块骨，称为**骶骨**（**图 3.8**）。骶骨组成了骨盆的后上壁，并在侧面与髂骨相关节。骶骨包含以下结构：
  - 骶骨有**骶管**，是椎管的延续，下端开口于**骶管裂孔**。
  - 骶骨有**骶正中嵴**，由骶椎棘突融合而成。
  - 骶骨有成对的**骶中间嵴**，在下方止于骶管裂孔两侧的**骶角**。
  - 骶骨的 4 对**骶前孔**和**骶后孔**有脊神经分支通过。
  - 骶骨的**骶岬**由 S1 椎体的前唇组成。
- **尾骨**通常是由 4 节（也可以是 3~5 节）尾椎融合形成的一块三角形骨，在上方与骶骨形成**骶尾关节**。

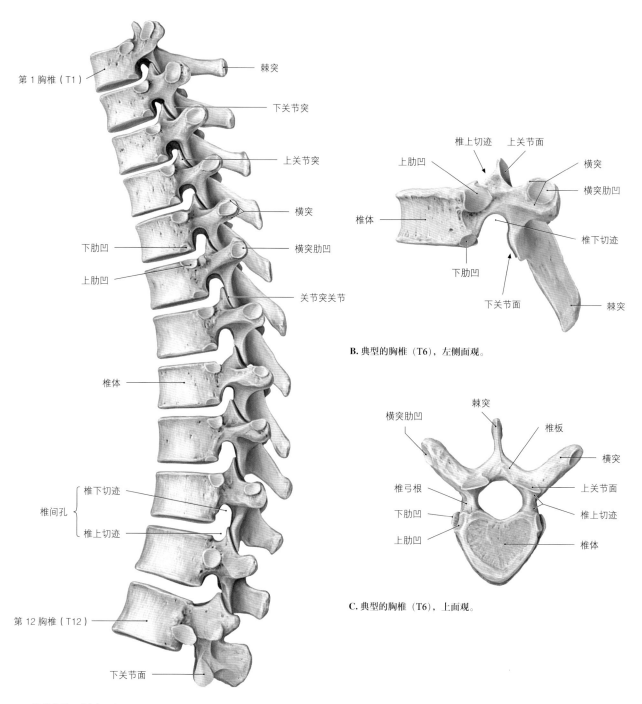

第 1 胸椎（T1）

棘突

下关节突

上关节突

横突

下肋凹

横突肋凹

上肋凹

关节突关节

椎体

椎下切迹

椎间孔

椎上切迹

第 12 胸椎（T12）

下关节面

A. 胸椎各骨，左侧面观。

椎上切迹　　上关节面

上肋凹

横突

横突肋凹

椎体

椎下切迹

下肋凹

下关节面

棘突

B. 典型的胸椎（T6），左侧面观。

横突肋凹

棘突

椎板

横突

椎弓根

上关节面

下肋凹

椎上切迹

上肋凹

椎体

C. 典型的胸椎（T6），上面观。

图 3.6　胸椎

（引自 Schuenke M, Schulte E, Schumacher U. THIEME Atlas of Anatomy, Vol 1. Illustrations by Voll M and Wesker K. 3rd ed. New York: Thieme Publishers; 2020.）

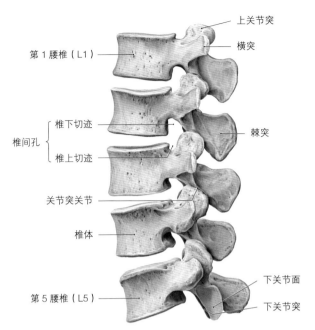

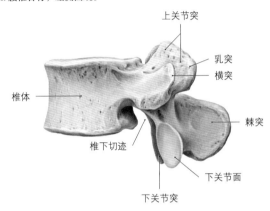

A. 腰椎各骨，左侧面观。

C. 典型的腰椎（L4），左侧面观。

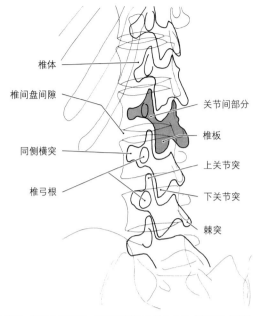

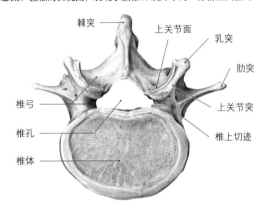

B. 示意图。腰椎的斜视图，展现了腰椎 X 线片中的"苏格兰犬征"。

D. 典型的腰椎（L4），上面观。

图 3.7　腰椎

（引自 Gilroy AM, MacPherson BR, Wikenheiser JC. Atlas of Anatomy. Illustrations by Voll M and Wesker K. 4th ed. New York: Thieme Publishers; 2020.）

知识拓展 3.4：临床相关

脊椎滑脱和脊椎前移

　　脊椎滑脱指的是椎板的关节间部断裂，通常出现在 L5 节段，在腰椎 X 线片上"苏格兰犬征"的"颈部"。当两侧均断裂时，椎体可能会与椎弓分离并相对其下方的椎骨向前移动，称为脊椎前移。轻度病例可无症状，但是重症病例会出现由脊神经受压导致的下肢和背部疼痛。注意：椎关节病变（spondylosis）作为一种与脊椎滑脱（spondylolysis）在英语发音上相似但在实际上并不相关的疾病，指的是与衰老有关的退行性变化和骨赘的形成（详见知识拓展 3.7）。

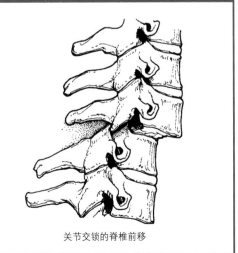

一个椎体相对另一个椎体的 50% 前滑脱，其中上方椎骨的下关节面锁定在下方椎骨的上关节面的前方。自然地，前滑脱往往会损伤椎管并危及脊髓。（引自 Gunderman R. Essential Radiology, 3rd ed. New York: Thieme; 2014.）

关节交锁的脊椎前移

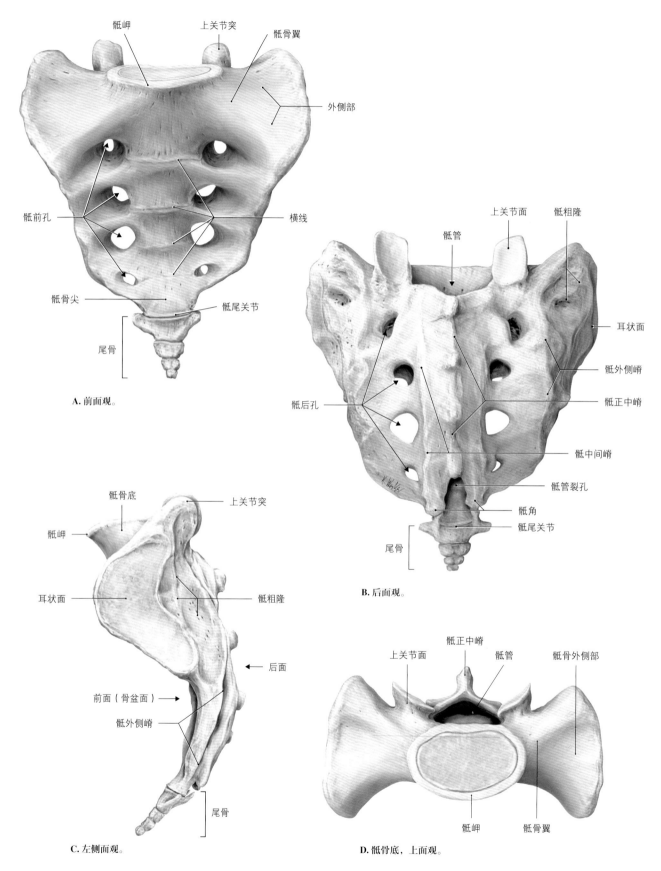

A. 前面观。

B. 后面观。

C. 左侧面观。

D. 骶骨底，上面观。

图 3.8 骶骨和尾骨

（引自 Schuenke M, Schulte E, Schumacher U. THIEME Atlas of Anatomy, Vol 1. Illustrations by Voll M and Wesker K. 3rd ed. New York: Thieme Publishers; 2020.）

脊柱的关节

　　脊柱的关节包括椎体间的关节和椎弓间的关节。脊柱和颅骨之间也形成关节（**表3.1**）。单个椎骨连结的活动范围是有限的，但是多个椎骨连结的运动组合在一起就使整个脊柱的活动范围较大。

- **颅椎关节**（**图3.9**）是颅骨与C1之间以及C1与C2之间的滑膜关节：
  - 颅椎关节中，成对的**寰枕关节**是颅骨中的枕骨与寰椎（C1）之间的连结，可使头做屈伸运动（类似点头动作）。
  - 颅椎关节中，**寰枢关节**包括一个寰椎正中关节和两个寰枢外侧关节，位于寰椎和枢椎（C1和C2）之间，使头可以从一边向另一边旋转（类似摇头动作）。

知识拓展 3.5：临床相关

颈椎损伤

　　颈椎关节的松弛度使其易于发生过伸损伤，例如"挥鞭损伤"，大多为头部受暴力作用过度后伸，引起枢椎齿突的断裂和外伤性脊椎前移（详见知识拓展3.4）。患者的预后很大程度上取决于损伤所处的脊柱节段。

- C3~C7椎骨的**钩突**（椎体上缘的侧唇）和与之相邻的椎体共同组成了**钩椎关节**。
  - 这些出生时未形成的关节，在童年时形成，可能是椎间盘软骨中形成裂隙后呈现关节样特征的结果。

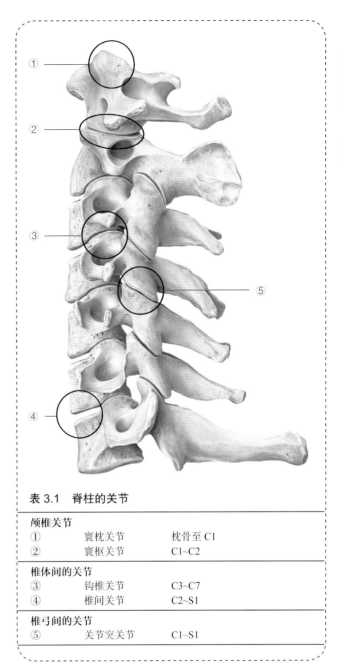

表 3.1　脊柱的关节

颅椎关节		
①	寰枕关节	枕骨至C1
②	寰枢关节	C1~C2
椎体间的关节		
③	钩椎关节	C3~C7
④	椎间关节	C2~S1
椎弓间的关节		
⑤	关节突关节	C1~S1

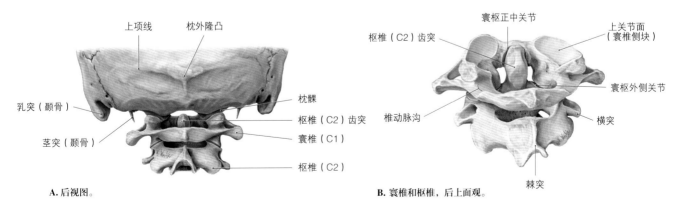

A. 后视图。　　　　　　　　　**B. 寰椎和枢椎，后上面观。**

图 3.9　颅椎关节

（引自 Gilroy AM, MacPherson BR, Wikenheiser JC. Atlas of Anatomy. Illustrations by Voll M and Wesker K. 4th ed. New York: Thieme Publishers; 2020.）

知识拓展 3.6：临床相关

椎间盘突出症

由于纤维环的弹性随衰老而下降，外部压力可以导致髓核经纤维环薄弱处向外突出。如果纤维环后部破裂，就可能导致疝出物压迫硬膜囊的内容物，但是最常见的还是后外侧疝对脊神经的压迫，尤其是在 L4~L5 或 L5~S1 脊柱节段。在腰区，脊神经从对应椎间盘上方的椎管中穿出，因此，疝出物容易压迫下一级的脊神经（例如：L4-L5 椎间盘的疝出会影响 L5 脊神经），患者会感觉到沿相应皮节的疼痛。

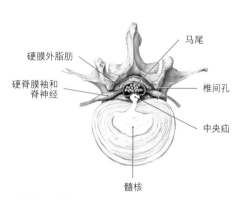

A. 上视图。（引自 Schuenke M, Schulte E, Schumacher U. THIEME Atlas of Anatomy, Vol 1. Illustrations by Voll M and Wesker K. 3rd ed. New York: Thieme Publishers; 2020.）

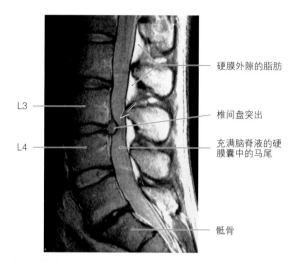

B. 正中矢状面 T2 加权 MRI 成像。（引自 Jallo J and Vaccaro AR. Neurotrama and Critical Care of the Spine, 2nd ed. New York: Thieme Publishers; 2018.）

后位疝（A、B）。 在 MRI 中，L3-L4 椎间盘明显向后突入椎管，该节段的硬膜囊深深地凹陷。

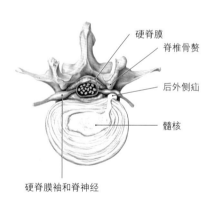

C. 上视图。（引自 Schuenke M, Schulte E, Schumacher U. THIEME Atlas of Anatomy, Vol 1. Illustrations by Voll M and Wesker K. 3rd ed. New York: Thieme Publishers; 2020.）

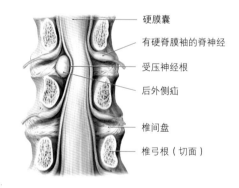

D. 后面观，移去椎弓。（引自 Schuenke M, Schulte E, Schumacher U. THIEME Atlas of Anatomy, Vol 1. Illustrations by Voll M and Wesker K. 3rd ed. New York: Thieme Publishers; 2020.）

后外侧疝（C、D）。 后外侧疝可能在脊神经穿过椎间孔处压迫脊神经。疝出物如果位置更靠近中间，可能不影响本节段脊神经，但影响下一级脊神经。

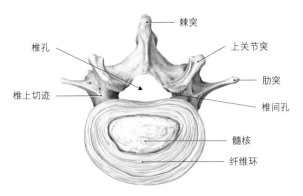

图 3.10　椎间盘

第 4 腰椎，上面观。（引自 Schuenke M, Schulte E, Schumacher U. THIEME Atlas of Anatomy, Vol 1. Illustrations by Voll M and Wesker K. 3rd ed. New York: Thieme Publishers; 2020.）

- **椎间关节**由椎间盘和椎体的关节面组成。C1 和 C2 之间没有椎间盘，骶椎和尾椎之间的椎间盘是退化的。
  - 椎间盘起到减震器的作用，由周围部的**纤维环**和中央部的胶状的**髓核**组成（**图 3.10**）。
  - 椎间盘相对于椎体的厚度决定了这个椎间关节的运动幅度；颈区和腰区的活动度最大。

- 颈部和腰部椎间盘前后厚度的不同是脊柱前凸曲线形成的原因。
- **关节突关节**，又名小关节，是由相邻椎骨上、下关节面构成的滑膜关节。这些关节在不同区域的朝向不同，也影响了脊柱运动的幅度和方向。
  - 在颈区，这些关节的关节面多呈水平位，因此颈区的脊柱可以在多数方向上运动。
  - 在胸区，这些关节的关节面多呈冠状位，因此胸区的脊柱只能侧向弯曲。
  - 在腰区，这些关节的关节面呈矢状位，有助于关节的屈和伸。

脊椎的韧带

脊椎的韧带支撑了脊柱的关节。

- 支撑颈椎关节的韧带（**图 3.11**）包括：
  - **寰枕膜**：寰枕膜将颅骨中的枕骨连接在寰椎（C1）的前弓和后弓上。
  - **翼状韧带**：翼状韧带将 C2 的齿突固定在颅骨上。

知识拓展 3.7：临床相关

椎骨的年龄相关变化

　　随着年龄的增长、骨密度的下降和椎间盘的老化，施加在椎骨连结上的压力不断增大。随后的退行性变化包括关节软骨的损耗和骨赘（骨刺）的形成。椎体外围与椎间盘连接处形成骨赘，称为**椎关节病变**。关节突关节出现的类似的退行性变化意味着骨关节炎，不仅常见于颈椎和腰椎，在手、髋、膝部的关节也很明显。

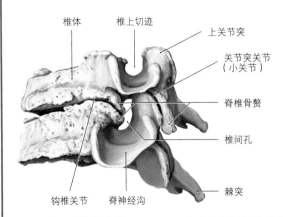

颈椎钩椎关节病晚期（基于 Kiel 大学的解剖标本收藏绘制）。（引自 Schuenke M, Schulte E, Schumacher U. THIEME Atlas of Anatomy, Vol 1. Illustrations by Voll M and Wesker K. 3rd ed. New York: Thieme Publishers; 2020.）

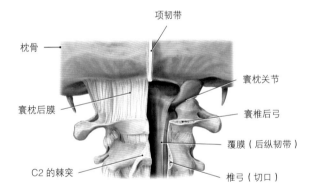

A. 后纵韧带。移除：脊髓；剖开椎管。

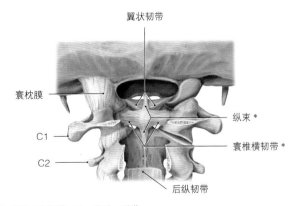

B. 寰椎十字韧带（＊）。移除：覆膜。

图 3.11　颅椎关节的韧带的解剖

后面观。（引自 Gilroy AM, MacPherson BR, Wikenheiser JC. Atlas of Anatomy. Illustrations by Voll M and Wesker K. 4th ed. New York: Thieme Publishers; 2020.）

- **十字韧带**：十字韧带由纵向纤维束和一条横韧带组成，把齿突固定在寰椎前弓上。
- 两条纵韧带（**图 3.12** 和**图 3.13**）连结了所有椎体：
  - **前纵韧带**：前纵韧带是一条宽的纤维束。它从颅骨中的枕骨延伸到骶骨，附着在椎体和椎间盘的前面和侧面，防止脊柱过度后伸。
  - **后纵韧带**：后纵韧带是一条细的纤维束。它沿椎管前壁从 C2 延伸到骶骨，与椎间盘连结更紧密，可限制脊柱过度前屈。在上方，这条韧带延伸入颅，延续为**覆膜**（见详**图 2.15A**）。
- 连结相邻椎弓的韧带包括：
  - **黄韧带**：成对的黄韧带连结椎管后壁上相邻椎骨的椎板。黄韧带限制了脊柱的灵活性，并有利于脊柱姿势的支撑（**图 3.14**）。
  - **棘上韧带**：棘上韧带连结了棘突后方的隆起（**图 3.15**）。
  - **项韧带**：项韧带是颈部棘上韧带的鳍状扩张。项韧带从枕骨延伸至 C7 棘突（**图 3.15**）。
- 连结椎弓和棘突的其他椎韧带（详见**图 3.12**）。

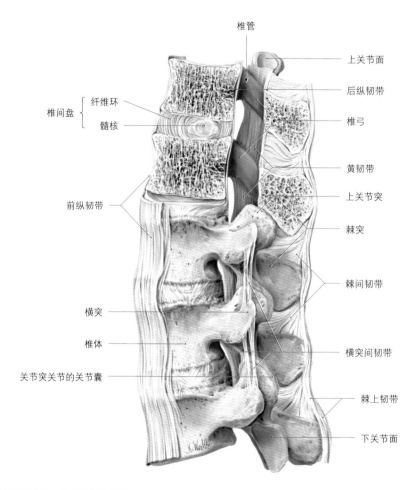

图 3.12　脊柱的韧带：胸腰椎交界处
T11~L3 的左侧面观，其中 T11~T12 被从矢状面切断。（引自 Gilroy AM, MacPherson BR, Wikenheiser JC. Atlas of Anatomy. Illustrations by Voll M and Wesker K. 4th ed. New York: Thieme Publishers; 2020.）

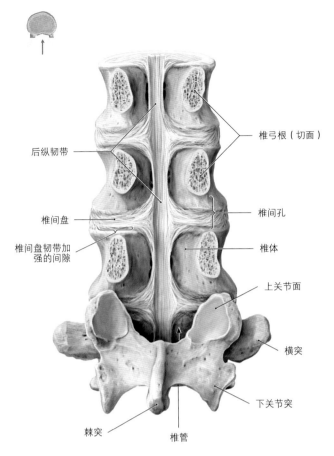

后纵韧带

椎弓根（切面）

椎间孔

椎间盘

椎体

椎间盘韧带加强的间隙

上关节面

横突

下关节突

棘突

椎管

图 3.13　后纵韧带
L2~L5 节段开放椎管的后视图。移除：椎弓根水平的 L2~L4 椎弓。（引自 Gilroy AM, MacPherson BR, Wikenheiser JC. Atlas of Anatomy. Illustrations by Voll M and Wesker K. 4th ed. New York: Thieme Publishers; 2020.）

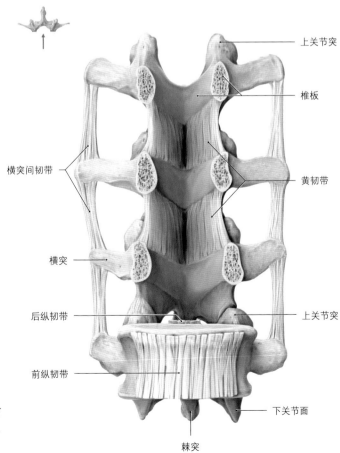

上关节突

椎板

黄韧带

横突间韧带

横突

上关节突

后纵韧带

前纵韧带

下关节面

棘突

图 3.14　黄韧带和横突间韧带
L2~L5 节段的开放椎管的前视图。移除：L2~L4 椎体。（引自 Gilroy AM, MacPherson BR, Wikenheiser JC. Atlas of Anatomy. Illustrations by Voll M and Wesker K. 4th Edition. New York: Thieme Publishers; 2020.）

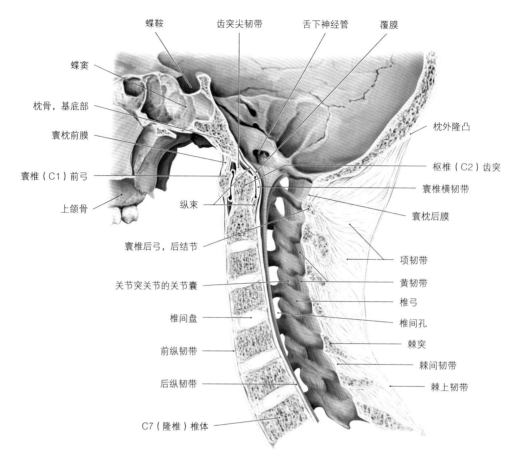

蝶鞍　　齿突尖韧带　　舌下神经管　　覆膜

蝶窦

枕骨，基底部

寰枕前膜

寰椎（C1）前弓

上颌骨

纵束

寰椎后弓，后结节

关节突关节的关节囊

椎间盘

前纵韧带

后纵韧带

C7（隆椎）椎体

枕外隆凸

枢椎（C2）齿突

寰椎横韧带

寰枕后膜

项韧带

黄韧带

椎弓

椎间孔

棘突

棘间韧带

棘上韧带

图 3.15　颈椎的韧带
正中矢状切面，左侧面观。项韧带是棘上韧带的宽阔且朝向矢状面的部分，从隆椎（C7）延伸到枕外隆凸。（引自 Gilroy AM, MacPherson BR, Wikenheiser JC. Atlas of Anatomy. Illustrations by Voll M and Wesker K. 4th ed. New York: Thieme Publishers; 2020.）

脊柱的神经脉管系统

- 下述动脉（**图 3.16**）供应椎骨、脊椎韧带、脊膜和脊髓。
  - 节段性动脉（例如**肋间后动脉**、**腰动脉**）：节段性动脉是降主动脉的成对分支，见于胸区和腰区。
  - 颈部**锁骨下动脉**的分支：颈部锁骨下动脉的分支包括肋间最上动脉（发出第一、第二肋间动脉）、椎动脉和**颈升动脉**。
  - **骶正中动脉**：骶正中动脉起自主动脉叉附近，**髂腰动脉**和**骶外侧动脉**是**髂内动脉**在盆部的分支。
- **椎静脉丛**（Baston 静脉丛）围绕椎体，引流脊髓、脑脊膜、椎骨的静脉血（**图 3.17**）。
  - **前、后椎外静脉丛**环绕椎骨，**前、后椎内静脉丛**位于椎管内的硬膜外隙中。
  - 椎内、椎外静脉丛注入**椎间静脉**，椎间静脉注入颈部的**椎静脉**和胸、腰、骶部的节段性静脉（下腔静脉和奇静脉系的成对分支）。

- 椎静脉丛的静脉几乎没有静脉瓣。因此，颅、颈、胸、腹、盆部之间有自由的静脉交通。
- 椎骨和脊椎韧带的淋巴引流通常与动脉伴行，引流脊柱每一个部分的淋巴并终止于颈、胸、腰、骶部的淋巴结。
- 脊神经后支和脊神经前支的脑膜支支配脊椎、脊椎韧带和脊膜。

知识拓展 3.8：临床相关

转移和椎静脉丛

　　椎静脉丛连通了胸部、腹部和盆部的内脏以及大脑静脉窦的静脉引流。这些静脉交通已经被确定为前列腺癌（常见）、乳腺癌、肺癌（较不常见）向中枢神经系统和骨转移的可能途径。

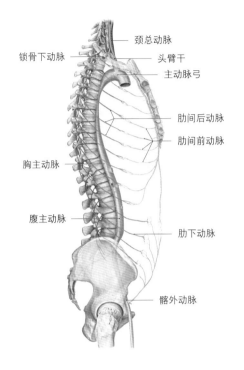

A. 右侧面观。

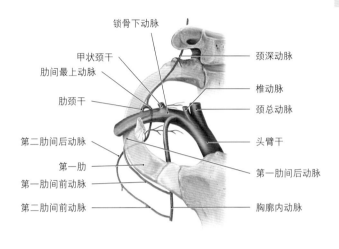

B. 供应颈椎的血管起自椎动脉以及甲状颈干与肋颈干的分支。

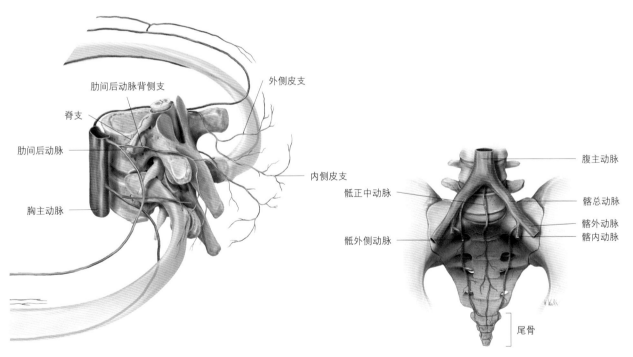

C. 肋间后动脉，后上斜视图。肋间后动脉发出皮支和肌支，也有供应脊髓的脊支。

D. 供应骶骨的血管，前面观。

图 3.16　躯干的动脉

（引自 Gilroy AM, MacPherson BR, Wikenheiser JC. Atlas of Anatomy. Illustrations by Voll M and Wesker K. 4th ed. New York: Thieme Publishers; 2020.）

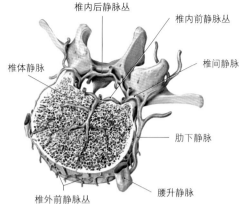

A. 椎静脉丛，上面观。

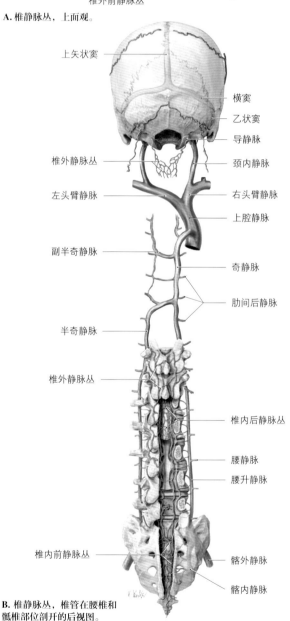

B. 椎静脉丛，椎管在腰椎和骶椎部位剖开的后视图。

图 3.17　椎静脉丛

椎间静脉和椎体静脉连接椎内、椎外静脉丛，椎内、椎外静脉丛注入奇静脉系。(引自 Gilroy AM, MacPherson BR, Wikenheiser JC. Atlas of Anatomy. Illustrations by Voll M and Wesker K. 4th ed. New York: Thieme Publishers; 2020.)

3.2　脊髓

脊髓是中枢神经系统的一部分，在脑和躯体之间传递信息。脊髓、脊髓发出的脊神经、脊髓表面的被膜（**脑脊膜**）和相应的脉管系统均容纳于椎管中。

脊髓的结构

- 脊髓呈前、后略扁的圆柱形，与脑干相延续。在椎管中，脊髓从颅底延伸到一个圆锥形的末端，即位于 L1~L2 脊椎节段的**脊髓圆锥**（**图 3.18**）。

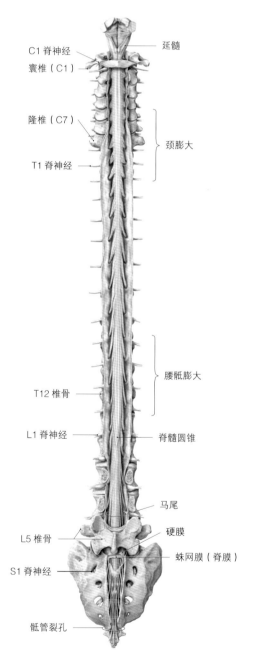

图 3.18　原位脊髓

后视图，剖开椎管。(引自 Gilroy AM, MacPherson BR, Wikenheiser JC. Atlas of Anatomy. Illustrations by Voll M and Wesker K. 4th ed. New York: Thieme Publishers; 2020.)

- 沿脊髓全长，出现两处膨大，这两处的脊髓发出神经支配四肢：
  - C4~T1 的**颈膨大**与臂丛相连，臂丛是支配上肢的神经丛。
  - T11~S1 的**腰骶膨大**与腰丛和骶丛相连，这些神经丛支配腹壁和下肢。
- 脊髓可分为 31 个节段（颈髓 8 个节段、胸髓 12 个节段、腰髓 5 个节段、骶髓 5 个节段、尾髓 1 个节段），每个节段支配躯干或四肢的一个特定区域。每个脊髓节段与一对**脊神经**相连，这对脊神经在对应椎骨节段上通过椎间孔进出椎管。脊髓节段和脊神经都是通过部位和编号识别的（例如，T4）。
- 成人脊髓明显短于脊柱，仅仅占据了椎管上 2/3 的部分。因此，虽然从各脊髓节段发出的脊神经仍然从对应的椎间孔穿出，但是多数脊髓节段没有与相应的椎骨处于同一高度（**图 3.19**）。
- 脊髓外覆三层**脊膜**并悬浮在脑脊液中。

脊髓的被膜

　　脊膜是包绕脊髓和神经根的膜，内有**脑脊液**（一种可以起缓冲作用，并营养脑和脊髓的液体）（**图 3.20**；详见 26.2）。
- 三层脊膜和脑膜相延续。
  - **硬脊膜**：硬脊膜是一层坚韧的外层被膜，组成了**硬膜囊**，包裹脊髓，并沿神经根延伸到椎间孔。硬膜囊起自枕骨大孔，止于 S2 高度。
  - **蛛网膜**：蛛网膜是一层沿硬膜囊排列的、较薄且位于中间层的脊膜，与下一层脑膜通过**蛛网膜小梁**（结缔组织小梁）相连。
  - **软脊膜**：软脊膜是一层附着在脊髓表面的薄薄的内层被膜。**齿状韧带**是软脊膜的横向延伸，在硬膜囊内连接硬脊膜和脊髓。
- **终丝**是一条由软脊膜发出的细索状结缔组织，从脊髓圆锥延伸到硬膜囊的顶点。此处的终丝被硬脊膜包绕并延伸到椎管末端，将各层脊膜锚定在尾骨上。
- 各层脊膜之间共存在三个腔隙（**图 3.21**）：
  - **硬膜外隙**：硬膜外隙位于椎管的骨壁和硬脊膜之间，内有脂肪和椎静脉丛。
  - **硬膜下隙**：硬膜下隙是位于硬膜和蛛网膜之间的潜在腔隙，内有少量滑液。
  - **蛛网膜下隙**：蛛网膜下隙位于蛛网膜层以内，内有脑脊液，脑脊液中浸有脊髓和脊神经根。这一腔隙在下方扩大为**腰大池**。腰大池位于 L1/L2 水平的脊髓末端和 S2 水平上衬有蛛网膜的硬膜囊末端之间。

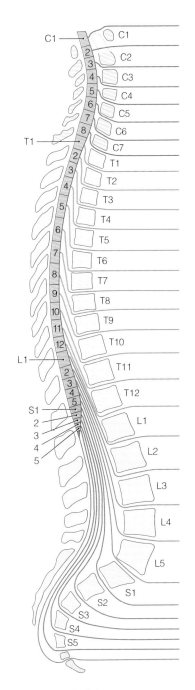

图 3.19　脊髓节段和脊椎节段
脊髓被分为四个主要部分：颈髓、胸髓、腰髓、骶髓。脊髓节段依据对应脊神经发出的位置进行编号。（引自 Schuenke M, Schulte E, Schumacher U. THIEME Atlas of Anatomy, Vol 1. Illustrations by Voll M and Wesker K. 3rd ed. New York: Thieme Publishers; 2020.）

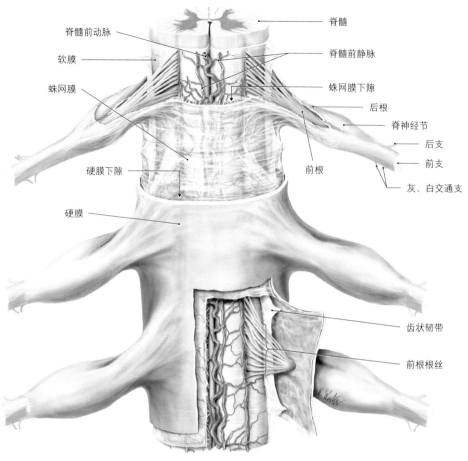

图 3.20　脊髓和它的脊膜层

前面观。打开硬膜，切开蛛网膜。(引自 Gilroy AM, MacPherson BR, Wikenheiser JC. Atlas of Anatomy. Illustrations by Voll M and Wesker K. 4th ed. New York: Thieme Publishers; 2020.)

知识拓展 3.9：临床相关

腰椎穿刺、脊椎麻醉和硬膜外麻醉

　　腰椎穿刺是一种通过将针从 L3 和 L4 的棘突之间刺入 (有时为 L4 和 L5 的棘突之间) 来获取蛛网膜下腔中的脑脊液的方法。针穿过黄韧带、硬膜囊后壁，然后进入腰大池 (2)。注射用于脊椎麻醉的局部麻醉剂也使用上述方法。硬膜外麻醉 (1) 中也用类似的方法来麻醉暴露在硬膜以外的脊神经，但是这种方法是注射入硬膜外隙，没有进入硬膜囊。一种通过骶管裂孔从尾部进针的方式也可以进入硬膜外隙 (3)。

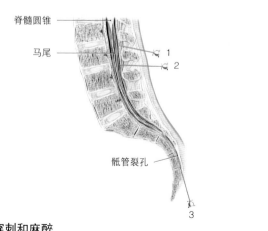

腰椎穿刺和麻醉

(引自 Gilroy AM, MacPherson BR, Wikenheiser JC. Atlas of Anatomy. Illustrations by Voll M and Wesker K. 4th ed. New York: Thieme Publishers; 2020.)

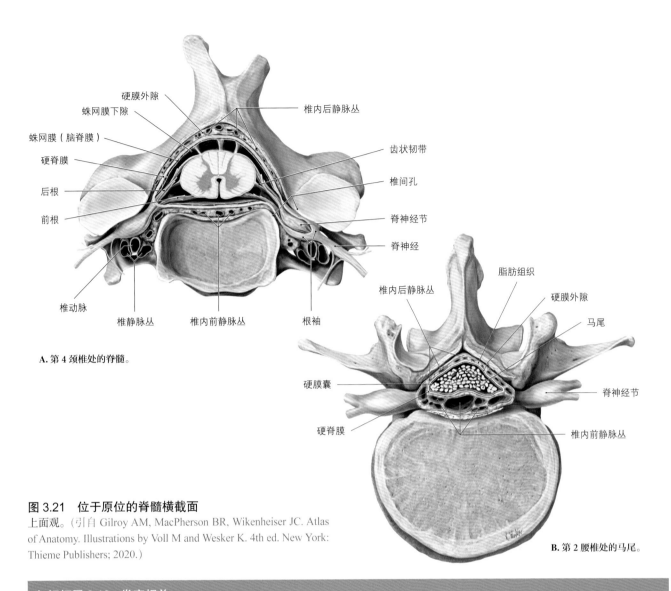

A. 第 4 颈椎处的脊髓。

硬膜外隙
蛛网膜下隙
蛛网膜（脑脊膜）
硬脊膜
后根
前根
椎动脉
椎静脉丛
椎内前静脉丛
根袖
椎内后静脉丛
齿状韧带
椎间孔
脊神经节
脊神经

脂肪组织
硬膜外隙
马尾
椎内后静脉丛
硬膜囊
硬脊膜
脊神经节
椎内前静脉丛

B. 第 2 腰椎处的马尾。

图 3.21　位于原位的脊髓横截面
上面观。（引自 Gilroy AM, MacPherson BR, Wikenheiser JC. Atlas of Anatomy. Illustrations by Voll M and Wesker K. 4th ed. New York: Thieme Publishers; 2020.）

知识拓展 3.10：发育相关

脊髓、硬膜囊和脊柱的发育变化

　　在出生后发育期间，脊柱的纵向生长速度超过了脊髓。出生时，脊髓圆锥平对第 3 腰椎，但是成年人的脊髓圆锥通常达到第 1 或第 2 腰椎。在所有年龄段，硬膜囊中的腰大池都延伸到骶管。

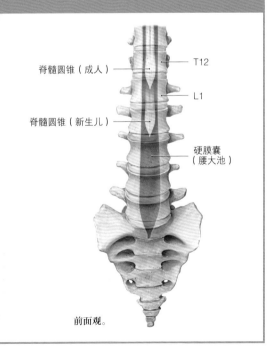

脊髓圆锥（成人）
脊髓圆锥（新生儿）
T12
L1
硬膜囊（腰大池）

前面观。

（引自 Gilroy AM, MacPherson BR, Wikenheiser JC. Atlas of Anatomy. Illustrations by Voll M and Wesker K. 4th ed. New York: Thieme Publishers; 2020.）

脊髓的血供

脊髓的动脉血供来自椎动脉、锁骨下动脉和降主动脉（**图 3.22**）。

- 脊髓的纵向动脉供应了脊髓上部。
  - 单根**脊髓前动脉**起自两根椎动脉（锁骨下动脉的分支），营养脊髓的前 2/3。
  - 成对的**脊髓后动脉**起自椎动脉（或椎动脉的其中一支，小脑后动脉），营养脊髓的后 1/3。
- **脊髓前、后段动脉**是排列间隔不规则的大血管，与脊髓的动脉相连通。
  - 它们起自锁骨下动脉的分支以及胸区和腰区的节段动脉。
  - 髓动脉通过椎间孔进入椎管，主要位于颈膨大和腰骶膨大。
- **髓前大节段动脉**（Adamkiewicz 动脉）是一条通常位于左侧的大血管，对脊髓下 2/3 的血液循环有重要贡献。
  - 它是低位胸或腰节段动脉的分支。
  - 它通过胸区下部或腰区上部处的椎间孔进入椎管。
- **前、后根动脉**是供应脊神经根和脊髓灰质浅层的小动脉。它们不与脊髓动脉交通。

脊髓的静脉在数量上多于脊髓的动脉，有相同的分布，两者之间可以自由交通，并最终注入椎内静脉丛（**图 3.23**）。

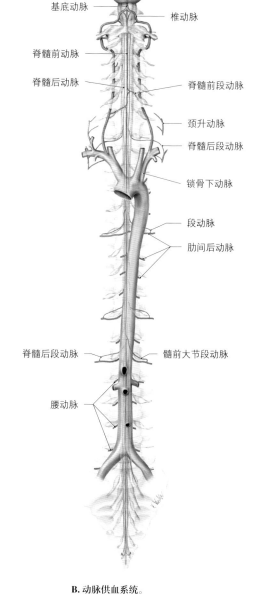

B. 动脉供血系统。

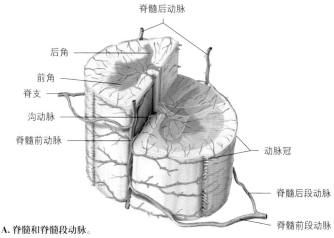

A. 脊髓和脊髓段动脉。

图 3.22　脊髓的动脉

不成对的脊髓前动脉和成对的脊髓后动脉一般从椎动脉发出。由于它们沿椎管下行，脊髓的动脉被脊髓前、后段动脉加强。依据脊髓节段，这些加强的分支可能从椎动脉、颈升动脉、颈深动脉、肋间后动脉、腰动脉或骶外侧动脉发出。（引自 Gilroy AM, MacPherson BR, Wikenheiser JC. Atlas of Anatomy. Illustrations by Voll M and Wesker K. 4th ed. New York: Thieme Publishers; 2020.）

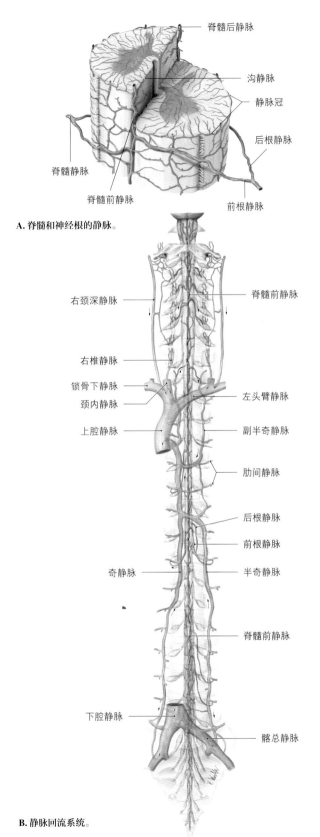

A. 脊髓和神经根的静脉。

右颈深静脉

脊髓前静脉

右椎静脉

锁骨下静脉
颈内静脉

左头臂静脉

上腔静脉

副半奇静脉

肋间静脉

后根静脉

前根静脉

奇静脉

半奇静脉

脊髓前静脉

下腔静脉

髂总静脉

B. 静脉回流系统。

图 3.23　脊髓的静脉

脊髓内部的血液通过静脉丛流出，注入脊髓前静脉或脊髓后静脉。根静脉和脊髓静脉连接了脊髓的静脉和椎内静脉丛。椎间静脉和椎体静脉连接椎内、椎外静脉丛，最后注入奇静脉系。（引自 Gilroy AM, MacPherson BR, Wikenheiser JC. Atlas of Anatomy. Illustrations by Voll M and Wesker K. 4th ed. New York: Thieme Publishers; 2020.）

3.3 脊神经

脊神经在脊髓和身体之间传递信息。单对脊神经起自对应的一个脊髓节段。

- 有 31 对脊神经：8 对颈神经、12 对胸神经、5 对腰神经、5 对骶神经和 1 对尾神经。脊神经依据与之相连的脊髓节段命名。
- 脊神经由以下结构融合形成（**图 3.24**）：
  - 脊神经有一条带有运动纤维（传出纤维）的**前根**，其胞体位于脊髓前角。
  - 脊神经有一条带有感觉纤维（传入纤维）的**后根**，其胞体位于脊髓以外的脊神经节。
- 脊神经在同序数椎体的上方或下方穿过椎间孔。
  - 颈神经 C1~C7 在同序数椎体的上方穿出椎管（例如，C4 脊神经在 C3 和 C4 椎骨之间穿出）。
  - C8 脊神经从 C7 椎体下缘穿出椎管（位于 C7 和 T1 椎骨之间）。
  - 脊神经 T1~Co1 从同序数椎体下方穿出椎管。
- 由于脊髓的长度短于脊柱，较低脊髓节段（L2~Co1）的神经根必须在穿出各自的椎间孔前在硬膜囊的腰大池中下降到脊髓圆锥以下。这组硬膜囊内的分散的神经根被称为**马尾**（详见**图 3.19** 和**图 3.21**）。

躯体神经系统的周围神经通路

由躯体神经系统支配的结构受意识支配，包括皮肤和骨骼肌。

- 从椎间孔穿出的脊神经分开形成支（分支），这些分支包含感觉和运动纤维（只有运动纤维的 C1 除外）（**图 3.24**）。

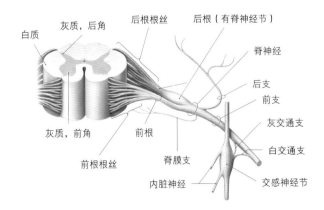

白质　灰质，后角　后根根丝　后根（有脊神经节）

脊神经

后支

前支

灰交通支

灰质，前角　前根

白交通支

前根根丝　脊膜支

交感神经节

内脏神经

图 3.24　单个脊髓节段的结构

前面观。脊髓上连接同一对脊神经的范围被定义为脊髓的一个节段。由脊髓发出的神经纤维可分为前根根丝（运动纤维）和后根根丝（感觉纤维）。根丝集合成束，分别形成前根和后根。这两条神经根在椎间孔内合成混合性的脊神经。脊神经随后的分支包括运动纤维和感觉纤维（只有感觉纤维的脊膜支除外）。（引自 Gilroy AM, MacPherson BR, Wikenheiser JC. Atlas of Anatomy. Illustrations by Voll M and Wesker K. 4th ed. New York: Thieme Publishers; 2020.）

- 脊神经**后支**支配躯干后部、头部、颈部的皮肤和肌肉。
- 脊神经**前支**形成周围神经和神经丛，支配人体的其他部位。
- 脊神经后支不形成神经丛，多数用它起源的脊髓节段命名（例如，T4 后支）。支配头皮的枕下神经（C1）、枕大神经（C2）和第三枕神经（C3）是仅有的独立命名的后支（**图3.25A**）。
- 相较于脊神经后支，前支分布更广，且走行往往更加复杂（**图3.25**）。
  - 胸神经的前支不形成神经丛，而是形成**肋间神经**。肋间神经走行于肋骨之间的空隙，支配胸壁和腹前外侧壁。

- 颈、腰、骶部的脊神经的前支形成神经丛，发出多节段的神经，这些神经可能由单纯感觉性、单纯运动性或混合性神经纤维组成，通常有特定的名称（例如，桡神经、股神经）。这些躯体的神经丛包括：
- 颈丛（C1~C4）：颈丛支配颈部的肌肉、皮肤以及头皮。
- 臂丛（C5~T1）：臂丛支配肩带和上肢。
- 腰丛（L1~L4）：腰丛支配腹前下壁和股前部。
- 骶丛（L4~S3）：骶丛支配臀部、股后部和小腿。
- 在躯体神经丛，连接同一脊髓节段的感觉纤维分布在很多周围神经中。从外周到脊髓，感觉纤维汇聚后经后根进入脊髓，并在此处与脊髓后角的感觉性神经元形成突触（**图3.26**）。

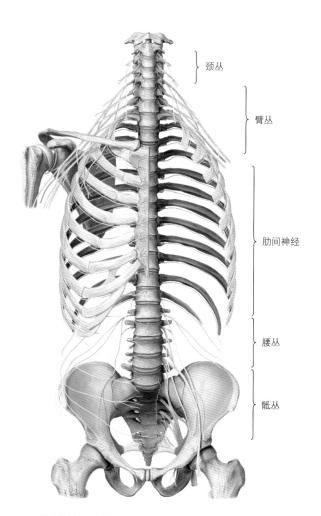

脊髓节段	前支	后支
C1		枕下神经
C2	颈丛	枕大神经
C3		第三枕神经
C4		
C5		
C6	臂丛	
C7		
C8		
T1		
T2		
T3		
T4		
T5		
T6		
T7	肋间神经	后支
T8		
T9		
T10		
T11		
T12		
L1		
L2	腰丛	
L3		
L4		
L5		
S1		
S2	骶丛	
S3		
S4		
S5		
Co1	尾丛	
Co2		

A. 脊神经的前后分支。

B. 体壁的神经，前视图。移除：左半部分胸廓的前部。

图3.25　体壁的神经支配

（引自 Schuenke M, Schulte E, Schumacher U. THIEME Atlas of Anatomy, Vol 1. Illustrations by Voll M and Wesker K. 3rd ed. New York: Thieme Publishers; 2020.）

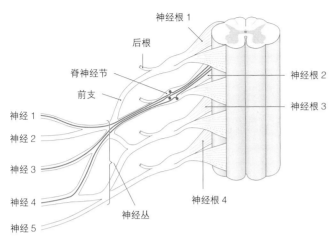

图 3.26　神经丛的组成规律：感觉神经
神经元的轴突形成了来自对应皮节的传入神经，从那个皮节延伸到脊髓的单个脊神经根。（引自 Gilroy AM, MacPherson BR, Wikenheiser JC. Atlas of Anatomy. Illustrations by Voll M and Wesker K. 4th Edition. New York: Thieme Publishers; 2020.)

- 每个脊髓节段发出的感觉性神经根都支配特定区域的皮肤感觉，又称**皮节**（**图 3.27**）。由于来自每个节段的感觉纤维分布于多条周围神经，相邻皮节之间有大片重叠区域。因此，单个感觉神经根的损伤（例如，椎间盘突出导致的损伤）只会带来很小的影响。
- 典型的外周感觉神经包含来自不同脊髓节段的神经纤维。因此，一条感觉神经的损伤会影响覆盖多个皮节的较大区域的皮肤（**图 3.28**）。
- 由躯体感觉神经传递的皮肤感觉包括痛觉、压觉（触觉）和温度觉。感觉神经也传递位置觉，或**本体感觉**，本体感觉提供了四肢的空间位置信息。
- 与神经丛中感觉纤维的分布类似，来自多个脊髓节段的运动纤维可能在周围神经聚集，支配单个骨骼肌。在其他情况下，肌肉可能由单个脊髓节段支配。肌肉依据它们的神经支配模式可分为以下两种（**图 3.29**）：
  - **单节段**神经支配肌肉被来自单个脊髓节段的运动神经元支配。
  - **多节段**神经支配肌肉被神经核延伸到多个脊髓节段的神经元支配。
- **肌节**代表由同一个脊髓节段支配的一组肌肉。例如，股神经和闭孔神经虽然都包括 L2~L4 脊神经的前支，但是支配不同的肌肉。无论是在股神经内还是在闭孔神经内，L2 肌节包括所有被 L2 脊髓节段支配的肌纤维。
- 临床上，可通过检测相应的反射来评估被单个脊髓节段支配的肌肉。反射，如膝腱反射，由位于单个脊髓节段的运动神经元（传出支）和感觉神经元（传入支）介导。

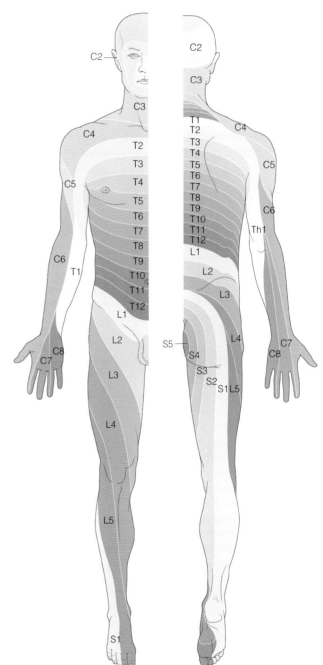

图 3.27　头部、躯干和四肢的皮节
每个脊髓节段支配一个特定的皮肤区域（皮节）。皮节是受同一对脊神经支配的带状区域。脊神经 C1 因为仅由运动纤维组成而没有对应的皮节。（引自 Schuenke M, Schulte E, Schumacher U. THIEME Atlas of Anatomy, Vol 1. Illustrations by Voll M and Wesker K. 3rd ed. New York: Thieme Publishers; 2020.)

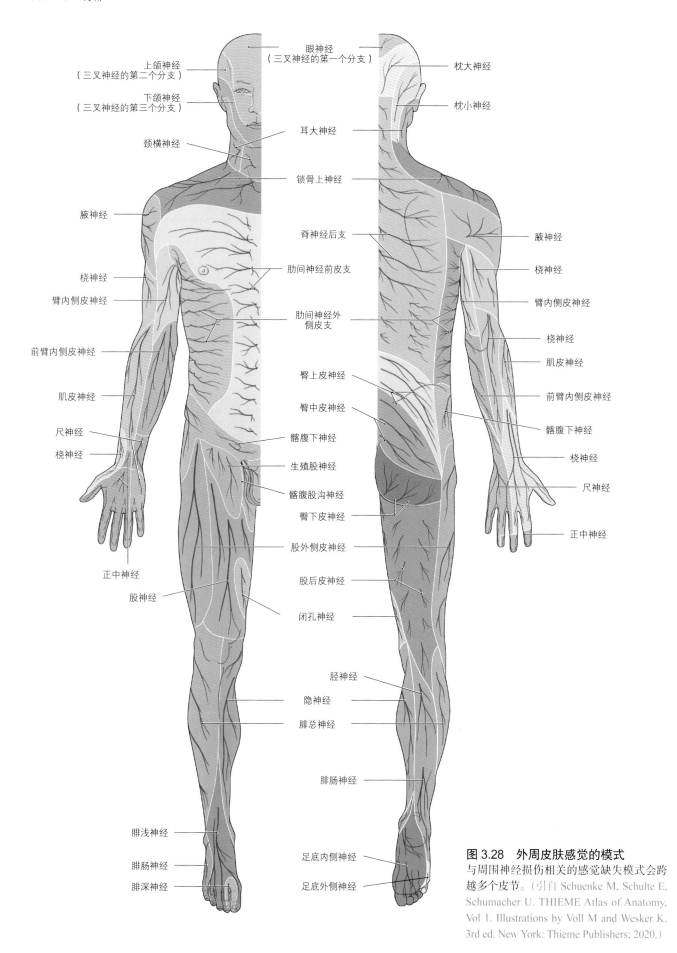

眼神经
（三叉神经的第一个分支）

上颌神经
（三叉神经的第二个分支）

下颌神经
（三叉神经的第三个分支）

颈横神经

耳大神经

锁骨上神经

腋神经

桡神经

臂内侧皮神经

前臂内侧皮神经

肌皮神经

尺神经

桡神经

正中神经

股神经

枕大神经

枕小神经

腋神经

桡神经

臂内侧皮神经

桡神经

肌皮神经

前臂内侧皮神经

髂腹下神经

桡神经

尺神经

正中神经

脊神经后支

肋间神经前皮支

肋间神经外
侧皮支

臀上皮神经

臀中皮神经

髂腹下神经

生殖股神经

髂腹股沟神经

臀下皮神经

股外侧皮神经

股后皮神经

闭孔神经

胫神经

隐神经

腓总神经

腓肠神经

腓浅神经

腓肠神经

腓深神经

足底内侧神经

足底外侧神经

图 3.28　外周皮肤感觉的模式
与周围神经损伤相关的感觉缺失模式会跨
越多个皮节。（引自 Schuenke M, Schulte E,
Schumacher U. THIEME Atlas of Anatomy,
Vol 1. Illustrations by Voll M and Wesker K.
3rd ed. New York: Thieme Publishers; 2020.）

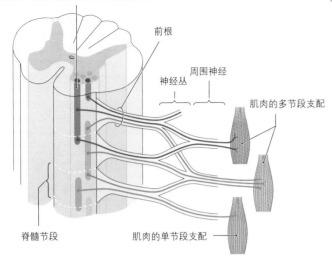

支配一块肌肉的运动神经元的胞体柱

前根

神经丛　周围神经

肌肉的多节段支配

脊髓节段

肌肉的单节段支配

图 3.29　单节段支配和多节段支配
（引自 Gilroy AM, MacPherson BR, Wikenheiser JC. Atlas of Anatomy. Illustrations by Voll M and Wesker K. 4th ed. New York: Thieme Publishers; 2020.）

自主神经系统的周围神经通路

　　自主神经系统，作为外周神经系统的内脏部分，通过响应内部和外部刺激来调节人体的内环境。

- 自主神经系统的两个部分对同一器官的效应通常是相互拮抗的，两者的应答相互协调，共同维持内环境稳态（**图 3.30；表 3.2**）：
  - **交感神经系统**使机体对压力作出反应（"战或逃"）。
  - **副交感神经系统**使机体维持或回到稳态（"休息和消化"）。
- 交感、副交感神经系统的神经通路包括一个位于中枢神经系统（CNS）和靶器官之间的双神经元链：一个近端的节前神经元（突触前神经元）和远端的节后神经元（突触后神经元），它们在节前、节后纤维之间的神经节形成突触（**图 3.31**）。
- 自主神经通常形成密集的神经丛，沿动脉到达靶器官。这些神经丛以它们支配的器官命名，例如心丛或肝丛；或以它们所攀附的血管命名，例如颈内动脉丛、腹腔丛或肾丛。
- 交感神经起自胸腰段（T1~L2）脊髓的外侧角，故又被称为胸腰部。它们与对应脊神经的运动纤维一同从椎间孔穿出。
- 除交感神经外，交感神经系统还包括成对的**交感干**和含有交感神经节后神经元胞体的**椎旁神经节链**，这些交感干沿 C1~S5 椎体两侧走行。椎旁神经节通过以下结构连接脊神经：
  - **灰交通支**：灰交通支在所有脊髓节段（C1~S5）连接椎旁神经节与对应的脊神经。

- **白交通支**：白交通支只连接 T1~L2 的椎旁神经节与对应的脊神经。
- 穿出脊柱后不久，交感神经节前纤维通过白交通支离开脊神经，进入椎旁神经节。从椎旁神经节开始，交感神经纤维有三条不同的去路：
  - 交感神经节前纤维可以在相应的椎旁神经节处与节后神经元形成突触，并通过灰交通支返回脊神经。作为脊神经的一部分，这些神经纤维会沿前支和后支的感觉纤维与运动纤维延伸，支配皮节中的结构。
  - 交感神经节前纤维可以在交感干内上行或下行，在其他水平的神经节形成突触，对应的节后纤维加入对应水平的脊神经。这一去路使交感神经纤维可以加入脊髓各段发出的脊神经，因此可以分布到全身各个部位，即使它们仅从胸腰段发出。
  - 交感神经节前纤维可以直接穿过椎旁神经节且不形成突触（换元），形成**胸内脏神经、腰内脏神经**或**骶内脏神经**。它们形成的突触位于**椎前神经节**，例如腹腔神经节（详见 11.2）。节后纤维在胸、腹和盆部形成自主神经丛，沿动脉周围走行，支配这些区域的内脏。
- 副交感神经从脑和脊髓骶段的 S2~S4 节段发出，故又称脑骶部。
  - 从脑发出的副交感神经节前纤维与第 Ⅲ、Ⅶ、Ⅸ、Ⅹ 对脑神经伴行，在头部的副交感神经节形成突触，但迷走神经在靶器官旁的神经节形成突触。涉及的神经通路会在 26.3 具体阐述。
    迷走神经是唯一一条延伸到颈部以下的脑神经。其副交感神经纤维一直延伸到腹部的横结肠。因此，迷走神经为胸部的所有内脏和腹部的大部分内脏提供了副交感神经支配。
  - 类似位于胸腰段的交感神经纤维，骶部的副交感神经与相应的躯体脊神经（S2~S4）的运动神经一起离开脊髓。这些副交感神经节前纤维被称为**盆内脏神经**。它们在盆部和腹部形成自主神经丛，在靶器官内或靶器官旁的小神经节换元。
- 皮肤和体壁的平滑肌（对于血管收缩、竖毛、腺体分泌很重要）不接受任何副交感神经的支配。交感神经支配使血管收缩；交感神经刺激停止则会引起血管扩张。
- 内脏感觉纤维在生理过程中传递感觉，例如膀胱扩张。伤害感受性神经纤维（痛觉神经纤维）已被证实与交感和副交感神经相伴随。
  - 内脏的伤害感受性纤维在内脏神经中走行到交感神经节，并通过白交通支到达脊神经。例如躯体感觉神经元，其胞体位于脊神经节，通过脊神经后根进入脊髓后角。
  - 与颅部副交感神经伴行的伤害性纤维的胞体位于迷走神经（第 Ⅹ 对脑神经）的上、下神经节。与骶部副交感神经伴行的伤害性纤维的胞体位于 S2~S4 的骶部脊神经节。

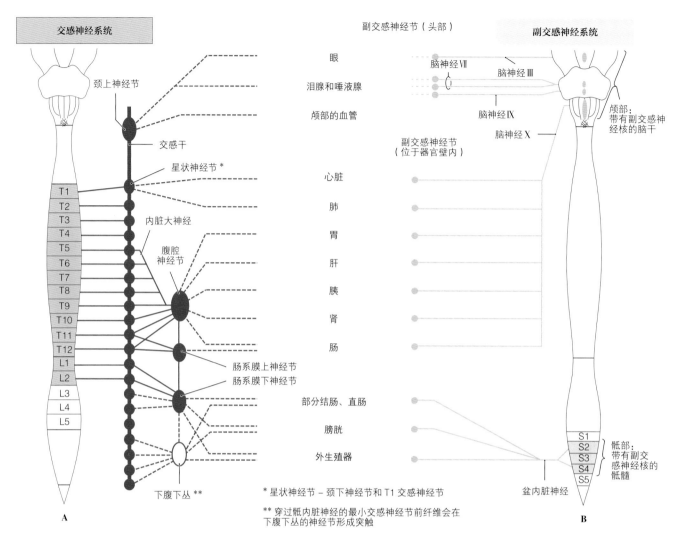

图 3.30　自主神经系统

自主神经系统被分为交感神经分支（胸腰段）（A）和副交感神经分支（颅骶部）（B）。每个分支使用一个双神经元通路，其中节前神经元和节后神经元在外周自主神经节形成突触。（引自 Gilroy AM, MacPherson BR, Wikenheiser JC. Atlas of Anatomy. Illustrations by Voll M and Wesker K. 4th ed. New York: Thieme Publishers; 2020.）

表 3.2　交感和副交感神经系统的作用

器官	交感神经系统	副交感神经系统
眼	瞳孔扩大	瞳孔缩小和晶状体曲率增加
唾液腺	唾液分泌减少（少量、黏稠）	唾液分泌增加（大量、稀薄）
心脏	心率加快	心率减慢
肺	支气管分泌物减少；支气管扩张	支气管分泌物增多；支气管收缩
消化道	抑制分泌和蠕动	促进分泌和蠕动
胰	抑制腺体内分泌部的分泌	促进分泌
男性性器官	射精	勃起
皮肤	血管收缩，出汗，分泌，竖毛	没有副交感神经纤维

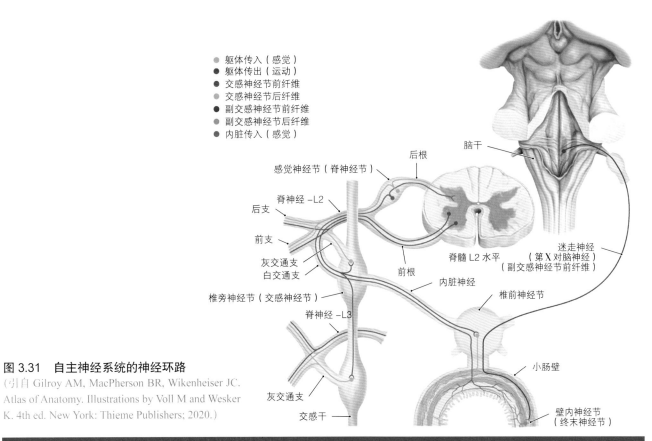

- ● 躯体传入（感觉）
- ● 躯体传出（运动）
- ● 交感神经节前纤维
- ○ 交感神经节后纤维
- ● 副交感神经节前纤维
- ○ 副交感神经节后纤维
- ● 内脏传入（感觉）

后根

感觉神经节（脊神经节）

脊神经 –L2

后支

前支

灰交通支
白交通支

椎旁神经节（交感神经节）

脊神经 –L3

灰交通支

交感干

脑干

前根

脊髓 L2 水平

内脏神经

迷走神经
（第 X 对脑神经）
（副交感神经节前纤维）

椎前神经节

小肠壁

壁内神经节
（终末神经节）

图 3.31 自主神经系统的神经环路
（引自 Gilroy AM, MacPherson BR, Wikenheiser JC. Atlas of Anatomy. Illustrations by Voll M and Wesker K. 4th ed. New York: Thieme Publishers; 2020.）

知识拓展 3.11：临床相关

牵涉痛

牵涉痛是一种起源于内脏但是在感觉上像是来自覆于其上或与之相近的躯体结构的感觉。这一现象是由躯体和内脏的感觉纤维会聚于同一脊髓节段导致的。例如，由脾脓肿引起的膈肌刺激通常会牵涉到肩部，因为膈肌和肩部皮肤都将感觉信息传递到脊髓的 C3~C5 节段（**图 3.32**）。

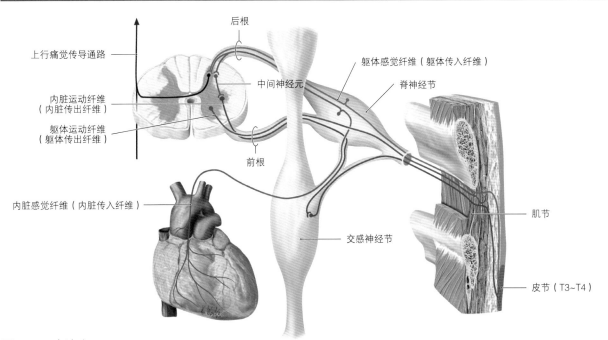

上行痛觉传导通路

内脏运动纤维
（内脏传出纤维）

躯体运动纤维
（躯体传出纤维）

内脏感觉纤维（内脏传入纤维）

后根

中间神经元

前根

躯体感觉纤维（躯体传入纤维）

脊神经节

交感神经节

肌节

皮节（T3~T4）

图 3.32 牵涉痛
据信，来自生皮节（躯体疼痛）和内脏（内脏疼痛）的伤害性感觉纤维终止于脊髓的同一中间神经元。躯体和内脏感觉纤维的会聚将感受到的和实际的疼痛部位混在一起，这种现象被称为牵涉痛。一般在感觉上认为疼痛在躯体产生，是因为躯体的疼痛能很好地定位，而内脏痛不能。
（引自 Gilroy AM, MacPherson BR, Wikenheiser JC. Atlas of Anatomy. Illustrations by Voll M and Wesker K. 4th ed. New York: Thieme Publishers; 2020.）

3.4 背部和枕下区的肌肉

- **外肌**是覆盖在背部的最浅层的肌肉，有稳定和运动上肢的作用（详见第 19 章关于上肢肌的讨论。）
  - 外肌包括斜方肌、背阔肌、肩胛提肌和大、小菱形肌。
- **固有肌**附着在椎骨或肋骨上，运动并支持脊柱（**表 3.3**）。
  - 它们排列在浅层、中层和深层（**图 3.33** 和**图 3.34**）。
  - 浅层的内肌包括在后外侧覆盖颈深肌的**夹肌**群。这些肌肉可以伸、转头部和颈部。它们从颈椎和上部胸椎的棘突向上外侧延伸到枕骨和 C1、C2 的横突。
  - 中层的固有肌包括从背部中线向外侧延伸到肋角的**竖脊肌**群。这些大肌肉是主要的伸肌和胸、腰部的稳定装置。它们包括：

    髂肋肌：髂肋肌在最外侧纵行分布，起自**胸腰筋膜**、骶骨、髂嵴和肋骨，向上外侧延伸到肋骨、颈椎和腰椎。

    最长肌：最长肌是竖脊肌群中位于中间的部分，起自骶骨、髂嵴、腰椎棘突和颈、胸椎横突。它向上附着于颅骨的颞骨，以及颈、胸、腰椎和肋骨。

    棘肌：棘肌是竖脊肌群中最内侧的部分，在颈、胸椎的棘突之间延伸。

  - 深层的固有肌包括位于多个椎骨水平的短肌，可以产生沿整个脊柱的小幅运动。它们被分为**横突棘肌群**和**深节段肌群**。横突棘肌连接椎骨的横突和棘突。它们包括：

    半棘肌：是最浅层的一群肌肉。

    多裂肌：是腰区最明显的一群肌肉。

    旋转肌：是横突棘肌群中最深层的肌肉，在胸区发育得最好。

  - 深节段肌群是背部的小肌肉。它们包括连接相邻椎骨的**棘间肌**和**横突间肌**，以及连接椎骨和肋骨的**肋提肌**。

表 3.3　背部和枕下区的肌肉

肌群	神经支配	运动
背部固有肌		
浅层		
头夹肌	颈神经后支	伸、旋转和侧屈头与颈椎
颈夹肌		
中层（竖脊肌）		
棘肌		
最长肌	脊神经后支	伸和侧屈脊柱
髂肋肌		
深层		
横突棘肌群		
旋转肌（短和长）		
多裂肌		
半棘肌	脊神经后支	伸、旋转和侧屈头与脊柱
深节段肌群		
棘间肌		
横突间肌		
肋提肌		
枕下区的肌肉		
头后大直肌		
头后小直肌	枕下神经	伸和旋转头
头上斜肌	（C1，后支）	
头下斜肌		

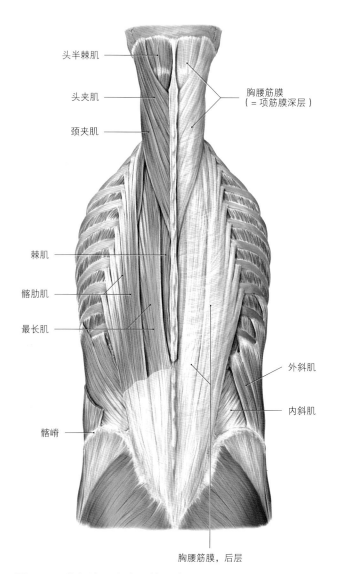

图 3.33　背部浅层和中层的肌肉

后面观。移除：胸腰筋膜（左侧）。（引自 Gilroy AM, MacPherson BR, Wikenheiser JC. Atlas of Anatomy. Illustrations by Voll M and Wesker K. 4th ed. New York: Thieme Publishers; 2020.）

头半棘肌
头夹肌
颈夹肌
棘肌
髂肋肌
最长肌
髂嵴
胸腰筋膜（＝项筋膜深层）
外斜肌
内斜肌
胸腰筋膜，后层

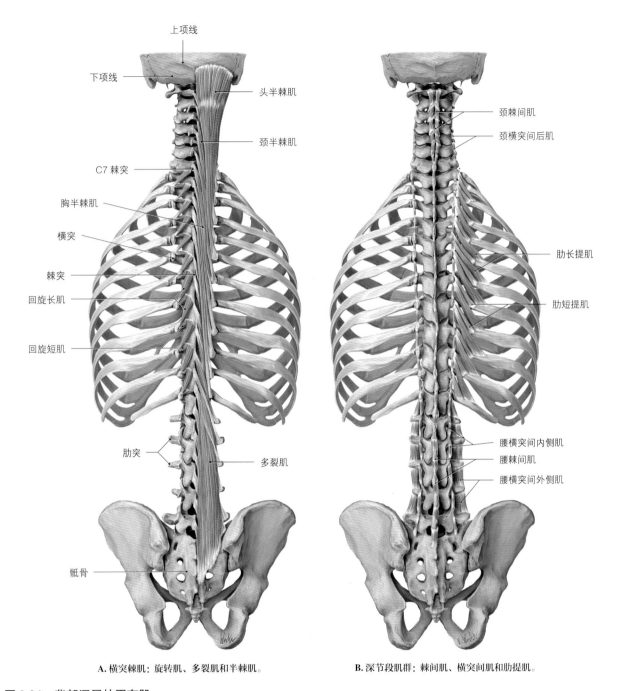

A. 横突棘肌：旋转肌、多裂肌和半棘肌。　　　**B. 深节段肌群：棘间肌、横突间肌和肋提肌。**

图 3.34　背部深层的固有肌

后视图。（引自 Gilroy AM, MacPherson BR, Wikenheiser JC. Atlas of Anatomy. Illustrations by Voll M and Wesker K. 4th ed. New York: Thieme Publishers: 2020.）

- 围住固有肌的深筋膜从后正中线侧向延伸到颈椎和腰椎的横突以及肋骨。这个**胸腰筋膜**在颈部移行为**项筋膜深层**，即**颈筋膜**后部的延伸（详见 25.2）。
- 颈后群肌位于**枕下隔室**（**图 3.35**），枕下隔室位于颅底下方，深至斜方肌并延伸到颈部的背部固有肌。枕下肌群起自 C1 或 C2 并向上延伸至枕骨或 C1 横突。所有枕下的肌肉可以辅助头部的定位并由枕下神经（即 C1 后支）支配。这些肌肉包括**头后大直肌、头后小直肌、头下斜**

肌和头上斜肌。
- 肋间后动脉和腰动脉（降主动脉和锁骨下动脉的分支）供应背部的皮肤和肌肉。
- 肋间后静脉和腰静脉与相应动脉伴行，回流背部肌肉的血供。这些静脉是奇静脉系的分支，连通了椎静脉丛和腔静脉。
- 肋间神经的后支和腰脊神经支配背部的皮肤和固有肌（**图 3.36** 和**图 3.37**）。

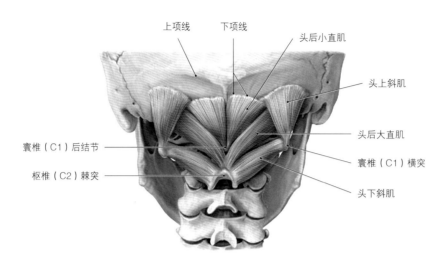

上项线　下项线　头后小直肌

头上斜肌

头后大直肌

寰椎（C1）横突

寰椎（C1）后结节

枢椎（C2）棘突

头下斜肌

图 3.35　项部和颅椎关节的短肌

枕下肌，后视图。（引自 Schuenke M, Schulte E, Schumacher U. THIEME Atlas of Anatomy, Vol 1. Illustrations by Voll M and Wesker K. 3rd ed. New York: Thieme Publishers; 2020.）

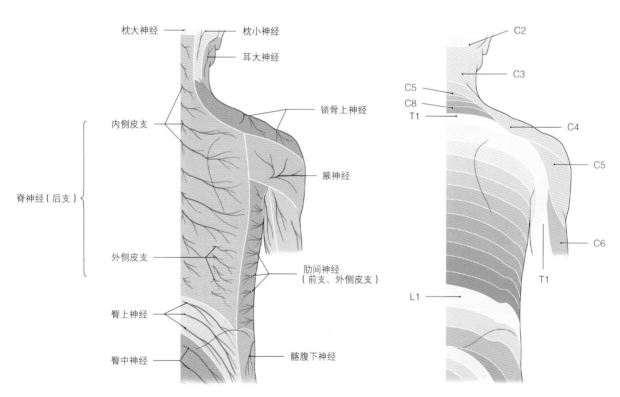

枕大神经　枕小神经

耳大神经

内侧皮支

锁骨上神经

腋神经

脊神经（后支）

外侧皮支

肋间神经（前支、外侧皮支）

臀上神经

臀中神经

髂腹下神经

C2

C3

C5

C8

T1

C4

C5

C6

T1

L1

A. 特定周围神经的皮神经支配模式。

B. 皮节：背部节段性的（对应神经根的）皮神经支配。注意：C1 后支是单纯运动性神经，因此没有 C1 皮节。

图 3.36　背部的皮神经支配

（引自 Gilroy AM, MacPherson BR, Wikenheiser JC. Atlas of Anatomy. Illustrations by Voll M and Wesker K. 4th ed. New York: Thieme Publishers; 2020.）

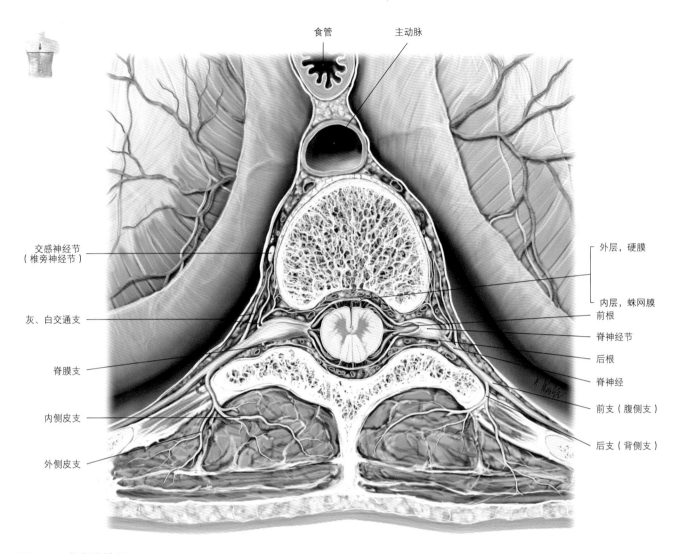

食管　　主动脉

交感神经节
（椎旁神经节）

外层，硬膜

内层，蛛网膜

灰、白交通支

前根

脊神经节

脊膜支

后根

脊神经

内侧皮支

前支（腹侧支）

外侧皮支

后支（背侧支）

图 3.37　背部的神经
穿过脊柱、脊髓以及周围肌肉的横截面，上面观。（引自 Gilroy AM, MacPherson BR, Wikenheiser JC. Atlas of Anatomy. Illustrations by Voll M and Wesker K. 4th ed. New York: Thieme Publishers; 2020.）

4　脊柱临床影像学基础

　　X线摄影可以快速、初步地评估脊椎的整体排列，通常是创伤患者首选的影像学检查。然而，在X线片中可能无法辨识出无移位骨折，只能利用分辨率高、细节显示更好的计算机断层（CT）扫描进行检查。由于X射线和CT不能很好地显示软组织，磁共振成像（MRI）可用于更好地评估脊髓、神经根、韧带和椎间盘（**表4.1**）。由于椎骨会阻断超声波的传播，发育完全的成人脊柱不适合进行超声检查。由于婴幼儿的椎体后部还没有骨化，声波可以从婴幼儿背部传播到椎管（**图4.1**）。这种解剖学上的特征、婴幼儿较小的体型，以及无辐射这三个因素使得超声成为评估婴幼儿脊髓和椎管发育异常（如脊髓栓系）的理想方法。

　　脊柱的X线检查应包括正位片和侧位片。这对于评估脊椎的排列尤为重要。需要注意的是，在所有方位中，椎体都是矩形的，这是"叠加投影"（summation shadow）（**图4.2**和**图4.3**）的结果。虽然每块椎骨的棘突和椎弓根的影像都与椎体的影像叠加，但是由于骨皮质边缘在X线片上为高密度，在X线正位片中很容易分辨出前述结构。小关节最好通过侧位片进行评估。CT为骨和脊柱的解剖提供了更多细节。此外，可以将CT图像重建到多个平面甚至三维成像，以优化对病情的评估（**图4.4**）。MRI在脊柱/背部成像上是非常有价值的，更好的软组织细节和对比度对于评估脊髓、神经根、椎间盘、椎体的骨髓以及周围软组织是极有价值的（**图4.5**和**图4.6**）。

表4.1　背部和脊柱成像方法的适用性

成像方法	临床注意事项
X线摄影	适合用于对脊柱排列情况的一线评估以及对创伤患者骨折情况的评估；可以很好地显示脊柱的解剖
CT扫描	虽然不能很好地看到重要软组织的结构，但是可以细致地显示其他的解剖学关系；对骨折（尤其是无移位骨折）和后部结构损伤的评估比X线摄影更加灵敏
MRI	最适合用于对椎间盘、神经根、脊髓、韧带和其他软组织的评估
超声	仅用于脊柱未完全骨化的婴幼儿，可以对婴幼儿的脊髓进行清晰的成像

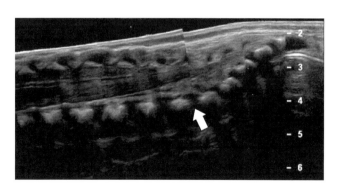

图4.1　婴幼儿脊髓的超声图像

一个婴幼儿的正常低位脊柱/椎管的纵视图。注意，这个全景图像是由两张连续的图像在L5~S1节段（箭头处）被"缝合"到一起组成的。超声探头位于婴幼儿下背部并朝向椎管中央。（引自 Beek E, Van Rijn R, ed. Diagnostic Pediatric Ultrasound. 1st ed. New York: Thieme; 2015.）

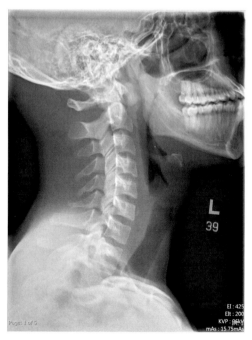

图4.2　颈椎的X线片

左侧位片。在一个正常脊柱的X线片中，椎体大致为矩形，每个椎体的椎体角与上、下方的椎体角排成一列。椎间隙在各椎骨平面是均匀一致的，每个椎骨的棘突也很容易识别。（引自 Joseph Makris, MD, Baystate Medical Center.）

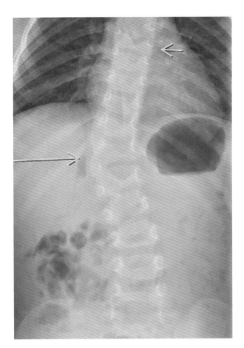

图 4.3 一个婴幼儿的下胸椎和腰椎的正位片

可见下肋骨与下胸椎的关节；最下方的肋骨连接的椎体对应的是 T12。注意 T12 椎体的异常形态，在它的右侧有两个椎弓根（长箭头处）。也要注意 T7 椎体（短箭头处）的异常形态，椎体中央有垂直的裂缝——这就是"蝴蝶椎"。椎体应为矩形，每侧可见一个小的圆形的椎弓根（由骨皮质引起的小白圈）。（引自 Joseph Makris, MD, Baystate Medical Center.）

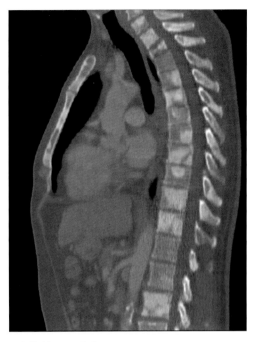

图 4.4 脊柱的 CT 重建

正中矢状位。这个正中矢状位显示了 CT 扫描数字重建的一个平面。这个图像是原始 CT 图像中位于矢状面的数字重建图像中过正中线的一个切面。在这个平面上，椎骨间的关系得到了很好的描述，因此评估脊柱变得更加容易。这个图像是在最有利于评估骨骼结构的"骨窗"显示的。遍布多个椎体的多个高密度影（白色斑点）是前列腺癌的转移性病变，因转移性病灶中有骨量增加，又被称为骨质硬化或骨母细胞病变。这虽然在脊柱的 X 线片上也有可能是可见的，但是在 CT 上更加明显。与 X 线片一样，相邻椎体的边缘应该成线状排列。（引自 Gunderman R. Essential Radiology, 3rd ed. New York: Thieme; 2014.）

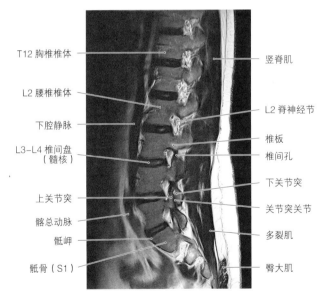

T12 胸椎椎体
L2 腰椎椎体
下腔静脉
L3–L4 椎间盘
（髓核）
上关节突
髂总动脉
骶岬
骶骨（S1）

竖脊肌
L2 脊神经节
椎板
椎间孔
下关节突
关节突关节
多裂肌
臀大肌

图 4.5 腰椎 MRI

经过椎体侧缘和椎间孔的矢状旁切面。左侧位观。

（脂肪为白色，肌肉为黑色，神经根为浅灰色，骨为深灰色。）

这一图像展示了 MRI 相较于 X 线片和 CT 在显示软组织方面的优势。椎间孔及其内部被脂肪包围的深色的神经根都清晰可见。如果这个患者有椎间盘突出，可以很清晰地看到椎间盘侵入椎管。注意椎间盘中央的髓核。（引自 Moeller TB, Reif E. Pocket Atlas of Sectional Anatomy, Vol 3, 2nd ed. New York:Thieme; 2017.）

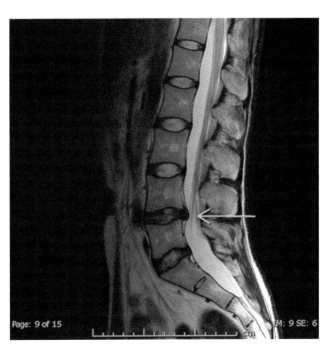

图 4.6 腰椎的 MRI，椎间盘突出

经过腰椎中线的矢状切面显示了椎间盘突出到椎管内的影像学表现，多发生于 L4/L5 脊椎节段。（引自 Joseph Makris, MD, Baystate Medical Center.）

第 3 部分　胸部

5 胸部概述

胸部是指位于颈部和腹部之间的躯干区域，向上经胸廓上口与颈部相通，向下借膈肌与腹部分开，胸廓起着保护和支持胸腔内容物的作用。胸腔内的脏器包括呼吸系统和心血管系统的主要器官，以及消化系统、内分泌系统和淋巴系统的部分器官。

5.1 一般特征

- 胸部分为两个侧腔室和一个中间腔室，侧腔室又称**肺腔**，包含肺和胸膜囊；中间腔室又称**纵隔**，包含心、心包、气管和支气管、食管、胸腺以及神经、血管（**图 5.1**；表 **5.1**）。
- 心包包裹心脏，左、右胸膜囊分别包裹左肺和右肺。心包和胸膜囊都是密闭的膜性囊腔，内含少量浆液。浆液发挥润滑作用，对脏器功能至关重要。
- 肺是呼吸器官，两肺内侧面的凹陷称为**肺门**，肺借肺门与**气管支气管树**（肺与外界环境之间的气道）、心相连。
- 心是有 4 个腔室的中空肌性器官，是推动血液全身循环的"双动力泵"。每个"泵"有两个腔，即**心房和心室**；心房壁较薄，心室壁较厚。
- 在一个心动周期中，右心房和右心室接收来自**体循环**（全身除了肺部以外的血液循环）的缺氧的血液，并将其泵入肺，进入**肺循环**。血液进入肺进行物质交换后，富含氧气的血液流入左心房和左心室，随后进入体循环，营养全身（图 5.2）。
- **心动周期**是一次心房和心室有序收缩的过程，由心肌内特殊的组织调控，这些特殊组织构成了心**传导系统**。

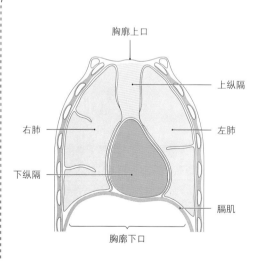

表 5.1 胸腔主要结构

（引自 Gilroy AM, MacPherson BR, Wikenheiser JC. Atlas of Anatomy. Illustrations by Voll M and Wesker K. 4th ed. New York: Thieme Publishers; 2020.）

纵隔	上纵隔		胸腺、大血管、气管、食管、胸导管
	下纵隔	前纵隔	胸腺
		中纵隔	心、心包、大血管根部
		后纵隔	胸主动脉、胸导管、食管、奇静脉系统
肺腔	右肺腔		右肺、胸膜
	左肺腔		左肺、胸膜

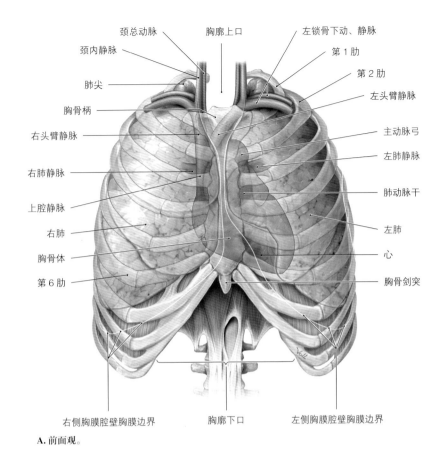

A. 前面观。

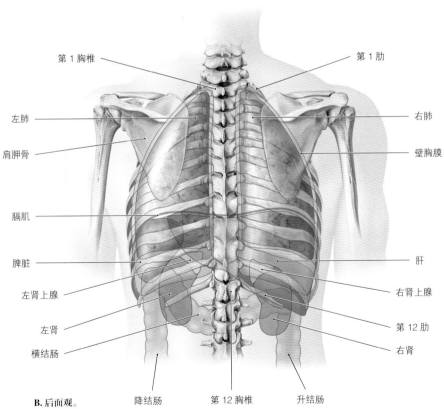

B. 后面观。

图 5.1 胸部概述
（引自 Schuenke M, Schulte E, Schumacher U. THIEME Atlas of Anatomy, Vol 2. Illustrations by Voll M and Wesker K. 3rd ed. New York: Thieme Publishers; 2020.）

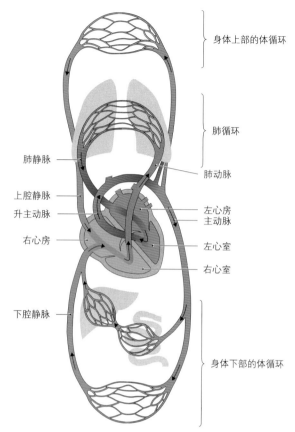

身体上部的体循环

肺循环

肺静脉

肺动脉

上腔静脉

升主动脉

右心房

左心房
主动脉

左心室

右心室

下腔静脉

身体下部的体循环

图 5.2　体循环和肺循环
红色：含氧血液；蓝色：缺氧血液。（引自 Schuenke M. Schulte E,
Schumacher U. THIEME Atlas of Anatomy, Vol 1. Illustrations by Voll
M and Wesker K. 3rd ed. New York: Thieme Publishers; 2020.）

5.2　胸部的神经、血管

　　肺动脉、肺静脉、主动脉、上腔静脉和下腔静脉等大
血管引导血液进出心和肺，在第 7 章和第 8 章纵隔和肺
腔的部分详细介绍了它们的分支以及胸部淋巴引流和神
经支配。

胸部的动脉

- 右心房和右心室的缺氧血通过**肺动脉干**进入肺循环。肺
  动脉干起自右心室，向后上方斜行，至主动脉弓下方分
  为**左、右肺动脉**（**图 5.3**）。
- 左、右肺动脉分别进入左、右肺，并随支气管的分支而
  反复分支，最终运输缺氧血到达肺部的最小呼吸单位。
- **胸主动脉**起自左心室，运输富含氧气的血液到体循环，
  它被分为三个部分（**图 5.4**）：
  - **升主动脉**：起自左心室，上升至 T4 椎体水平。左、右
    冠状动脉是它仅有的分支。
  - **主动脉弓**（影像学上称为"主动脉结"）：在右肺动脉
    和气管杈（左、右主支气管分叉处）的前面上升，向
    后稍偏左弓形越过左肺根前面，然后向下行于气管和
    食管的左侧，至 T4 椎体左侧。主动脉弓凸面发出三
    大分支：

      头臂干：在右胸锁关节后面上升，并在此处分为右颈
      总动脉和右锁骨下动脉。

      左颈总动脉：在左胸锁关节后面进入颈部。

      左锁骨下动脉：起自主动脉弓的远端，在左胸锁关节
      后面进入颈部。

  - **降主动脉**：是主动脉弓向下的延续，在后纵隔内下
    降，行于左肺根后面、胸椎的左前方，于 T12 水平穿
    过膈肌进入腹部。降主动脉在胸部的分支（**图 5.5**；**表
    5.2**）有：

      第 3~11 肋间后动脉（第 1、2 肋间后动脉起自锁骨下
      动脉）：向前行于相应肋间隙内，其末端在肋间隙内
      与肋间前动脉相吻合。

      脏支：包括食管支、气管支、支气管支和心包支。

- **胸廓内动脉**起自颈部的锁骨下动脉，沿胸骨两侧肋骨深
  面下行。它的分支供应胸壁和腹壁，包括（**图 5.6**）：
  - **肋间前动脉**：行于肋间隙内。
  - **肌膈动脉**：是胸廓内动脉的终支之一，起自第 6 肋软骨
    水平，沿着胸腔下缘行向外侧。
  - **腹壁上动脉**：是胸廓内动脉的终支之一，下行营养腹前
    壁肌肉。

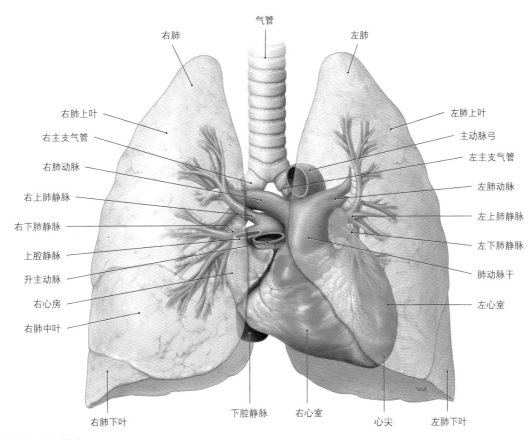

气管
右肺　　　　　　左肺
右肺上叶
右主支气管
右肺动脉
右上肺静脉
右下肺静脉
上腔静脉
升主动脉
右心房
右肺中叶
左肺上叶
主动脉弓
左主支气管
左肺动脉
左上肺静脉
左下肺静脉
肺动脉干
左心室
右肺下叶
下腔静脉　右心室　心尖　左肺下叶

图 5.3　肺部动脉和静脉

肺部动脉和静脉的分布，前面观。（引自 Schuenke M, Schulte E, Schumacher U. THIEME Atlas of Anatomy, Vol 2. Illustrations by Voll M and Wesker K. 3rd ed. New York: Thieme Publishers; 2020.）

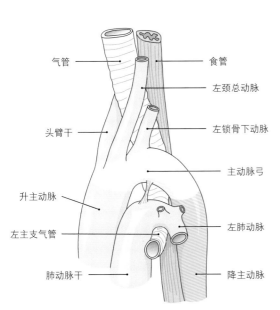

气管
食管
左颈总动脉
头臂干
左锁骨下动脉
主动脉弓
升主动脉
左肺动脉
左主支气管
肺动脉干
降主动脉

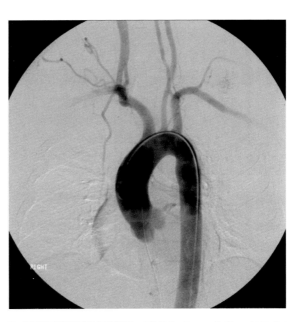

A. 主动脉弓左侧面观。注意：主动脉弓的起点和终点均在胸骨角水平（T4~T5）。（引自 Gunderman R. Essential Radiology, 3rd ed. New York: Thieme; 2014.）（引自 Gilroy AM, MacPherson BR, Wikenheiser JC. Atlas of Anatomy. Illustrations by Voll M and Wesker K. 4th ed. New York: Thieme Publishers; 2020.）

B. 主动脉弓数字减影血管造影。（引自 Gunderman R. Essential Radiology, 3rd ed. New York: Thieme; 2014.）

图 5.4　胸主动脉

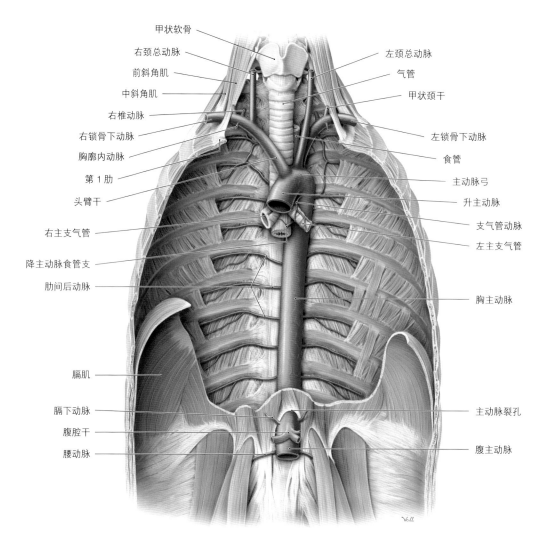

甲状软骨
右颈总动脉
前斜角肌
中斜角肌
右椎动脉
右锁骨下动脉
胸廓内动脉
第 1 肋
头臂干
右主支气管
降主动脉食管支
肋间后动脉
膈肌
膈下动脉
腹腔干
腰动脉

左颈总动脉
气管
甲状颈干
左锁骨下动脉
食管
主动脉弓
升主动脉
支气管动脉
左主支气管
胸主动脉
主动脉裂孔
腹主动脉

图 5.5　胸主动脉前面观

移除：心、肺和部分膈肌。（引自 Gilroy AM, MacPherson BR, Wikenheiser JC. Atlas of Anatomy. Illustrations by Voll M and Wesker K. 4th ed. New York: Thieme Publishers; 2020.）

表 5.2　胸主动脉的分支

胸部器官由胸主动脉和锁骨下动脉分支提供血液供应			
主动脉	**分支**		**供应区域**
升主动脉	左、右冠状动脉		心、支气管、气管、食管
主动脉弓	头臂干	右锁骨下动脉	（详见左锁骨下动脉分支及供应区域）
		右颈总动脉	
	左颈总动脉		头部和颈部
	左锁骨下动脉	椎动脉	
		肋间前动脉	胸壁前部
		胸廓内动脉　胸腺支	胸腺
		纵隔支	后纵隔
		心包膈动脉	心包、膈肌
	甲状颈干	甲状腺下动脉	食管、气管、甲状腺
	肋颈干	肋间最上动脉	胸壁
降主动脉	脏支		支气管、气管、食管
	壁支	肋间后动脉	胸壁后部
		膈上动脉	膈肌

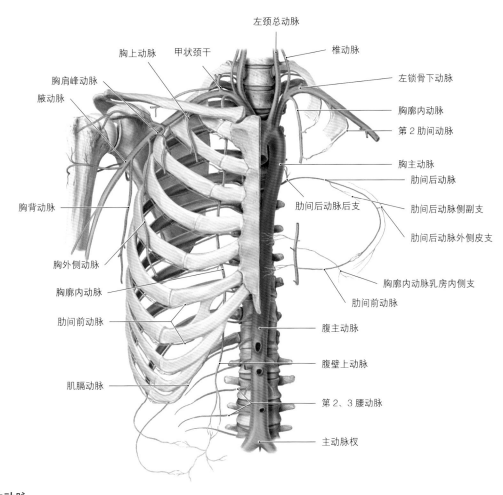

图 5.6　胸壁的动脉

前面观。（引自 Gilroy AM, MacPherson BR, Wikenheiser JC. Atlas of Anatomy. Illustrations by Voll M and Wesker K. 4th ed. New York: Thieme Publishers; 2020.）

胸部的静脉（图 5.7）

- **胸廓内静脉**收集来自肋间前静脉的血液，与胸廓内动脉伴行，最终汇入上纵隔的头臂静脉。
- **左、右头臂静脉**由颈内静脉和锁骨下静脉在锁骨后方汇合而成，收集来自头部、颈部和上肢的静脉血。左头臂静脉比右头臂静脉长、在主动脉弓分支前方越过中线，与右头臂静脉汇合形成上腔静脉。
- **上腔静脉**在第 1 肋软骨右后方由左、右头臂静脉汇合而成，沿主动脉右侧下行，在右心房后上部注入心脏，收集上半身静脉血。
- **下腔静脉**收集腹部、盆部和下肢的静脉血，沿腹主动脉上行，穿膈肌后注入右心房。因此下腔静脉只有一小段位于胸腔内。
- 左、右肺各有两条**肺静脉**，运输含氧高的动脉血进入左心房（**图 5.3**）。
- **奇静脉系统**收集胸壁和腹前外侧壁的静脉血（**图 5.7** 和图 **5.8**）。
  - 奇静脉沿胸椎椎体右侧上升，收集同侧胸壁的**肋间后静脉**的静脉血，它跨过右肺根，汇入上腔静脉。
  - **副半奇静脉和半奇静脉**沿胸椎左侧走行，收集左侧胸壁的静脉血。它们分别越过脊柱（或合并成一条血管），汇入右侧的奇静脉。
  - 奇静脉和半奇静脉是腹部**腰升静脉**的延续，并通过腰升静脉与下腔静脉相连通。奇静脉系统沟通上腔静脉和下腔静脉，是血液回流至心的重要侧副循环途径。
  - 奇静脉系统的属支还包括纵隔静脉、食管静脉、支气管静脉和椎静脉丛（详见 3.2）。

图 5.7　胸壁的静脉

前面观（胸廓打开后）。移除：锁骨。（引自 Gilroy AM, MacPherson BR, Wikenheiser JC. Atlas of Anatomy. Illustrations by Voll M and Wesker K. 4th ed. New York: Thieme Publishers; 2020.）

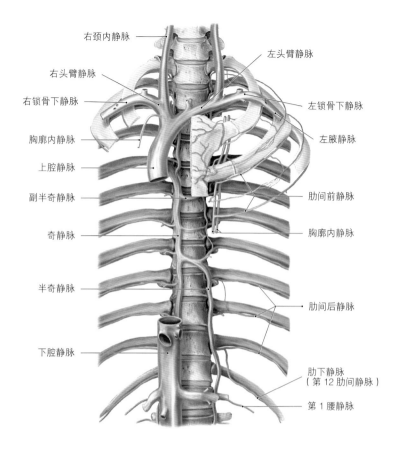

右颈内静脉
左头臂静脉
右头臂静脉
右锁骨下静脉
左锁骨下静脉
胸廓内静脉
左腋静脉
上腔静脉
副半奇静脉
肋间前静脉
奇静脉
胸廓内静脉
半奇静脉
肋间后静脉
下腔静脉
肋下静脉（第12肋间静脉）
第1腰静脉

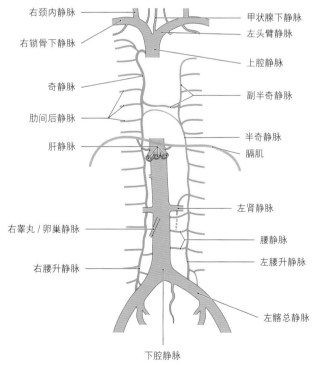

右颈内静脉
甲状腺下静脉
右锁骨下静脉
左头臂静脉
上腔静脉
奇静脉
副半奇静脉
肋间后静脉
半奇静脉
肝静脉
膈肌
左肾静脉
右睾丸 / 卵巢静脉
腰静脉
右腰升静脉
左腰升静脉
左髂总静脉
下腔静脉

图 5.8　奇静脉系统

前面观。（引自 Schuenke M, Schulte E, Schumacher U. THIEME Atlas of Anatomy, Vol 2. Illustrations by Voll M and Wesker K. 3rd ed. New York: Thieme Publishers; 2020.）

知识拓展 5.1：临床相关

上腔静脉综合征

上腔静脉综合征是由上腔静脉阻塞引起的，常见于纵隔肿瘤，例如转移性肺癌（右肺上叶紧邻上腔静脉）、淋巴瘤、乳腺癌或甲状腺癌。非癌性原因包括腔内血栓（血凝块）和感染后瘢痕形成，从而阻塞或压迫上腔静脉。上腔静脉综合征症状出现是进行性的，表现为进行性呼吸困难（呼吸短促）以及头、颈部和上肢肿胀。

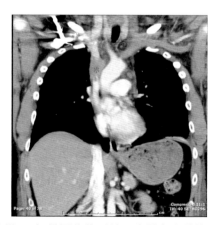

静脉造影 CT 扫描冠状位可见一个低密度肿块 (*)，该肿块阻塞上腔静脉，导致患者面部和上肢肿胀。（引自 Gunderman R. Essential Radiology, 3rd ed. New York: Thieme Publishers; 2014.）

胸部的淋巴结（详见 1.9）

- **胸导管**是全身最大的淋巴管。
  - 胸导管收集来自腹部、盆部、下肢、左侧上肢、头部、颈部和左侧胸腔（左肺下叶除外；详见 8.5）的淋巴液。
  - 胸导管起自腹部，经主动脉裂孔进入胸腔，沿后纵隔中线上行。
  - 胸导管注入左锁骨下静脉和左颈内静脉交界处（又称"静脉角"）。
- **右淋巴导管**变异较多。
  - 右淋巴导管收集来自右侧胸腔、左肺下叶、头部、颈部和右侧上肢的淋巴液。

- 右淋巴导管通常注入右锁骨下静脉和右颈内静脉交界处。
- 胸部淋巴液通过淋巴结链汇入纵隔的**支气管纵隔干**（**图 5.9** 和**图 5.10**），包括：
  - 胸壁和膈肌上表面的胸骨旁淋巴结与肋间淋巴结。
  - 肺和支气管的支气管肺淋巴结与肺内淋巴结。
  - 心脏、心包、气管和食管的气管支气管淋巴结、气管旁淋巴结与食管旁淋巴结。
- 左、右支气管纵隔干汇入胸导管和右淋巴导管，有时直接汇入锁骨下静脉。

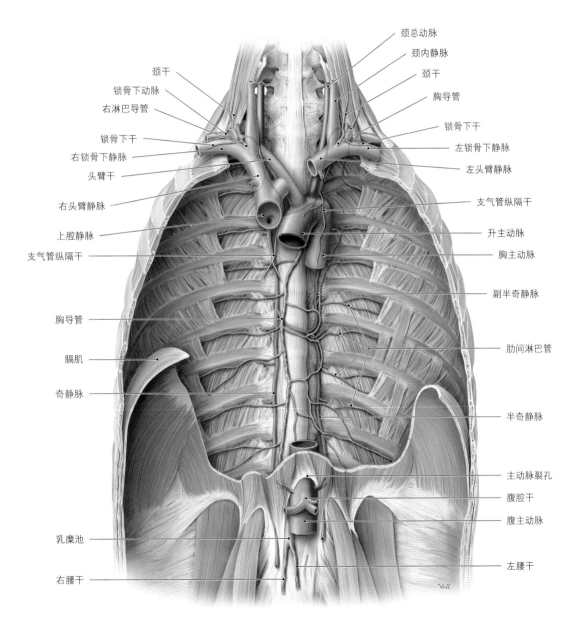

图 5.9　胸部淋巴干

前面观。（引自 Schuenke M, Schulte E, Schumacher U. THIEME Atlas of Anatomy, Vol 2. Illustrations by Voll M and Wesker K. 3rd ed. New York: Thieme Publishers; 2020.）

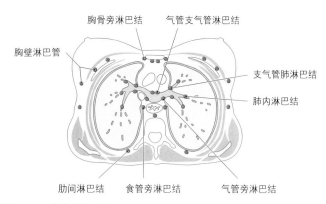

图 5.10 胸部淋巴结

气管权水平横断面（约 T4 水平），下面观。胸部淋巴结可分为三大类：

- 位于胸壁的淋巴结（粉色）。
- 位于肺和支气管树分叉处的淋巴结（蓝色）。
- 气管、食管和心包膜相关的淋巴结（绿色）。

（引自 Schuenke M, Schulte E, Schumacher U. THIEME Atlas of Anatomy, Vol 2. Illustrations by Voll M and Wesker K. 3rd ed. New York: Thieme Publishers; 2020.）

胸部的神经（图 5.11~ 图 5.14）

- 成对的**肋间后神经**起自 T1~T11 前支，在肋骨深面沿肋骨下缘走行。
  - 肋间后神经支配肋间的肌肉以及被覆在胸壁和乳房的肌肉和皮肤。
- 膈神经起自颈部 C3、C4、C5 的前支，下行进入胸腔，维持膈肌正常功能。
  - 右膈神经沿上腔静脉下行，左膈神经沿主动脉弓外侧下行。
  - 左、右膈神经经过肺门前方，在心包和胸膜囊之间下行至膈肌。
  - 膈神经的运动纤维支配膈肌运动，感觉纤维接收来自纵隔、纵隔胸膜和膈胸膜以及膈肌下表面腹膜的感觉信息。
- **胸交感干**沿胸椎两侧下行。

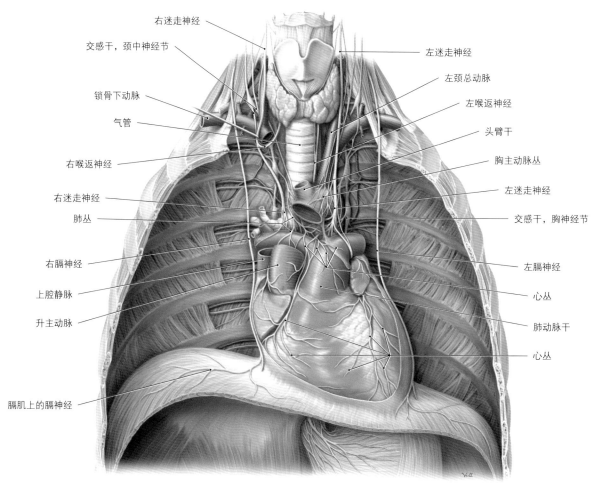

图 5.11 胸部的神经

前面观。（引自 Schuenke M, Schulte E, Schumacher U. THIEME Atlas of Anatomy, Vol 2. Illustrations by Voll M and Wesker K. 3rd ed. New York: Thieme Publishers; 2020.）

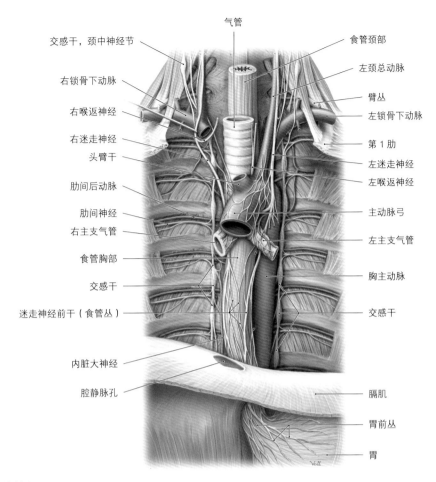

交感干，颈中神经节
右锁骨下动脉
右喉返神经
右迷走神经
头臂干
肋间后动脉
肋间神经
右主支气管
食管胸部
交感干
迷走神经前干（食管丛）
内脏大神经
腔静脉孔

气管
食管颈部
左颈总动脉
臂丛
左锁骨下动脉
第 1 肋
左迷走神经
左喉返神经
主动脉弓
左主支气管
胸主动脉
交感干
膈肌
胃前丛
胃

图 5.12　后纵隔的神经
前面观。（引自 Gilroy AM, MacPherson BR, Wikenheiser JC. Atlas of Anatomy. Illustrations by Voll M and Wesker K. 4th ed. New York: Thieme Publishers; 2020.）

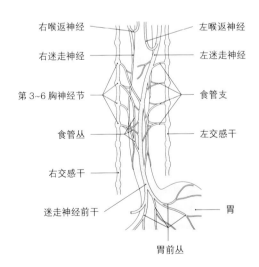

右喉返神经
右迷走神经
第 3~6 胸神经节
食管丛
右交感干
迷走神经前干

左喉返神经
左迷走神经
食管支
左交感干

胃
胃前丛

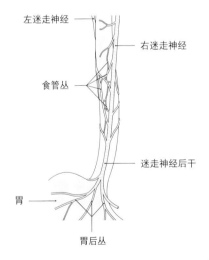

左迷走神经
右迷走神经
食管丛
迷走神经后干
胃
胃后丛

A. 前面观。（引自 Gilroy AM, MacPherson BR, Wikenheiser JC. Atlas of Anatomy. Illustrations by Voll M and Wesker K. 4th ed. New York: Thieme Publishers; 2020.）

B. 后面观。（引自 Gilroy AM, MacPherson BR, Wikenheiser JC. Atlas of Anatomy. Illustrations by Voll M and Wesker K. 4th ed. New York: Thieme Publishers; 2020.）

图 5.13　食管丛

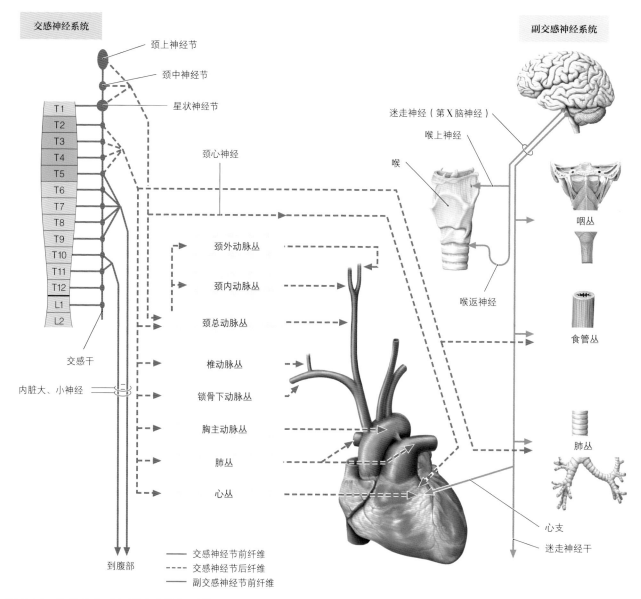

图 5.14　胸部的交感与副交感神经系统

示意图。（引自 Gilroy AM, MacPherson BR, Wikenheiser JC. Atlas of Anatomy. Illustrations by Voll M and Wesker K. 4th ed. New York: Thieme Publishers; 2020.）

- 每个脊髓节段的交感神经节（椎旁神经节）通过白交通支和灰交通支与脊神经相连。
- T1 神经节可与 C8 神经节融合形成一个较大的星状神经节。
- 一些细小的内脏神经沿交感干内侧走行，加入胸自主神经丛，支配胸部脏器。
- **内脏大神经**（T5~T9/T10）、**内脏小神经**（T10~T11）和**内脏最小神经**（T12）起自双侧胸交感干，由不同节段的节前纤维组成，向下内侧走行，沿着椎体进入腹部，与腹自主神经丛的椎前神经节形成突触连接（**表 5.3**）。

- **迷走神经**（脑神经 X）经颈部进入胸腔。
  - 右迷走神经走行于上腔静脉后面、奇静脉弓内侧；左迷走神经走行于主动脉弓外侧。
  - 双侧迷走神经经肺门后方下行，到达食管壁分成许多细支。
  - 迷走神经的副交感神经纤维参与心丛、肺丛和食管丛的组成（**表 5.4**）。
- **左喉返神经**是左迷走神经的分支，在**动脉韧带**后方绕过主动脉弓，沿气管食管间沟向上进入颈部。

表 5.3　交感神经系统

节前纤维 * 来源	神经节细胞	节后纤维行径	靶器官
脊髓	交感干	沿肋间神经	胸壁的血管和腺体
		伴胸内动脉	内脏
		汇入内脏大、小神经	腹部

注：* 节前纤维由节前神经元的轴突组成，经脊髓前根离开脊髓，在交感神经节内与节后神经元形成突触连接。

表 5.4　副交感神经系统

节前纤维 * 来源	节前运动轴突的行径		靶器官
脑干	迷走神经（脑神经 X）	心支	心丛
		食管支	食管丛
		气管支	气管
		支气管支	肺丛（支气管、肺部血管）

注：* 副交感神经系统的神经节细胞分散在靶器官中，迷走神经发出节前运动轴突可投射至这些神经节细胞。

- 右喉返神经是右迷走神经的分支，在颈部绕锁骨下动脉后上行，它不属于胸部结构。
- **食管丛**包绕食管下部。
  - 食管丛包含来自左、右迷走神经的副交感节前纤维和来自胸交感干的节后纤维。
  - 食管丛向下汇合成**迷走神经前干**和**迷走神经后干**，分别沿食管前、后下行进入腹部。
- **心丛**（图 5.13）位于心脏上方主动脉弓凹侧，沿冠状动脉延伸，支配心传导系统。它包括：
  - 来自 T1~T5 的交感神经节前纤维和来自颈、胸交感干心肺支的交感神经节后纤维。
  - 来自迷走神经心支的副交感节前纤维和喉返神经分支。
  - 与交感神经和副交感神经并行的内脏感觉纤维。
- **肺丛**在气管、支气管分叉处与心丛相延续，其分支经肺门进入肺组织。
  - 肺丛调节肺部血管和气道的收缩和扩张。
  - 肺丛传递来自肺和脏胸膜的感觉信息。

6　胸壁

胸壁介于颈部和腹部之间，由骨骼和肌肉等软组织构成，包围、保护胸部脏器。胸部上肢肌为胸壁浅层肌肉的一部分，覆盖胸廓。乳房作为表皮的衍生物，是胸壁的一个明显的浅表结构。

6.1　乳房

一般特征

乳房内部结构主要由**乳腺**（一种特化的汗腺）、脂肪组织和纤维组织等构成（**图 6.1** 和**图 6.2**）。通常情况下，男性乳房不会发育，而女性在青春期后乳房会逐渐变大凸起。

- 成年女性乳房内侧缘达胸骨旁线，外侧缘达腋中线，覆盖第 2~6 肋。
- 乳房位于胸大肌和前锯肌的深筋膜上方的皮下组织中。
- **乳房后间隙**是乳房和胸大肌筋膜之间的潜在间隙，内含疏松结缔组织，因此乳房可在胸壁上移动。
- 乳房最突出的部位叫**乳头**，位于乳晕的中心。在寒冷或触觉刺激时，乳头周围环形排列的平滑肌收缩，引起乳头勃起。在男性和年轻女性中，乳头位于 T4 水平；而在老年女性中，乳头位置差异较大。

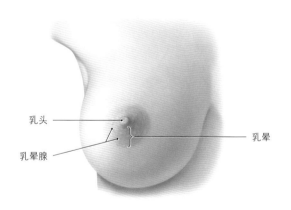

图 6.1　乳房表面解剖
右侧乳房，前面观。（引自 Schuenke M, Schulte E, Schumacher U. THIEME Atlas of Anatomy, Vol 1. Illustrations by Voll M and Wesker K. 3rd ed. New York: Thieme Publishers; 2020.）

- 乳头周围色素较深的环形区域叫**乳晕**，含有皮脂腺，哺乳期间分泌油脂润滑乳头。
- **腋尾**是腺体组织的指状末端，可沿着胸肌下缘延伸至腋窝。
- 女性乳房大小很大程度上取决于脂肪体积而非腺体体积。

乳腺

乳腺有两个组成部分：

- **腺实质**，腺体泌乳的部分（**图 6.2**）。
  - 腺实质包含多个乳腺叶，每个乳腺叶可分为 15~20 个乳腺小叶，每个乳腺小叶含有葡萄状成簇的腺泡，腺泡内排列着乳腺分泌细胞。
  - 腺实质中的**输乳管**由各乳腺小叶导管汇聚而成，开口于乳头。在乳晕的深面，各输乳管呈壶腹样膨大，称**输乳管窦**，女性哺乳期时，有少量乳汁在此储存。
- **腺间质**，腺体的纤维间隔，主要发挥分割乳腺小叶、支持乳腺叶的作用。
  - **乳房悬韧带**（Cooper 韧带）连于皮肤和胸肌筋膜之间，该韧带在乳房上部更为发达。

乳房的神经、血管

- 乳房的血供来自胸廓内动脉的肋间前支和乳房内侧支（来自穿支）、腋动脉的**胸外侧支**和**胸肩峰支**，以及第 2、3、4 肋间后动脉（详见 5.2 和 6.4）。
- 乳房的静脉血主要汇入腋静脉和胸廓内静脉。
- 乳房大部分淋巴液（> 75%，特别是来自乳房外侧象限的）流至腋淋巴结（**图 6.3**），然后汇入锁骨周围淋巴结和同侧的淋巴导管。
  - 一些淋巴液流至胸肌深部淋巴结，然后汇入纵隔的支气管纵隔干。
  - 部分乳房内侧的淋巴液流至胸骨旁淋巴结和对侧乳房；部分乳房下部的淋巴液流至腹部淋巴结。
- 第 4、5、6 肋间神经的前皮支和外侧皮支支配乳房。

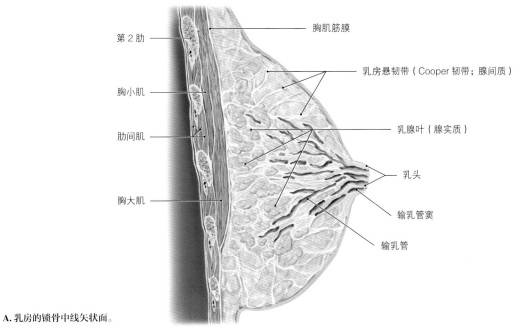

A. 乳房的锁骨中线矢状面。

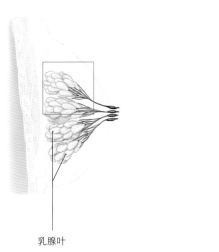

B. 乳腺的导管系统和乳腺叶。在非哺乳期，乳腺小叶中含有成簇的初级腺泡（如图所示）。

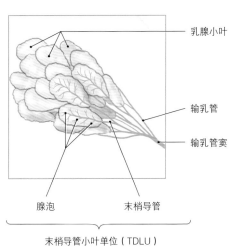

C. 乳腺叶的结构。

图 6.2 乳房的结构

（引自 Gilroy AM, MacPherson BR, Wikenheiser JC. Atlas of Anatomy. Illustrations by Voll M and Wesker K. 4th ed. New York: Thieme Publishers; 2020.）

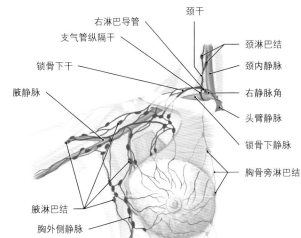

图 6.3 女性乳房的淋巴引流

前面观。腋窝、胸骨旁和颈部淋巴结。手臂外展暴露右胸和腋窝区。（引自 Schuenke M, Schulte E, Schumacher U. THIEME Atlas of Anatomy, Vol 1. Illustrations by Voll M and Wesker K. 1st ed. New York: Thieme Publishers; 2007.）

知识拓展 6.1：临床相关

乳腺癌

　　浸润性导管癌是乳腺癌最常见的类型，起源于输乳管内壁，主要通过淋巴转移，上外象限通常转移至腋淋巴结，也可能转移至锁骨上淋巴结、对侧乳房和腹部。淋巴回流受阻可引起水肿，乳房悬韧带纤维化（缩短）可致皮肤凹陷。乳腺癌还可通过血行转移，通过与奇静脉系统和椎静脉丛的静脉交通，乳腺癌可以转移到椎骨、颅骨和脑等部位。在临床检查中，患者胸大肌收缩时乳房抬高则提示乳腺癌累及胸肌筋膜和乳后间隙。

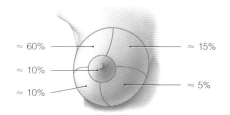

乳腺恶性肿瘤在不同象限的发生率

右侧乳房。（引自 Schuenke M, Schulte E, Schumacher U. THIEME Atlas of Anatomy, Vol 1. Illustrations by Voll M and Wesker K. 3rd ed. New York: Thieme Publishers; 2020.）

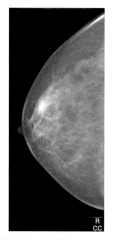

正常乳房 X 线影像。
（引自 Gunderman R. Essential Radiology, 3rd ed. New York: Thieme; 2014.）

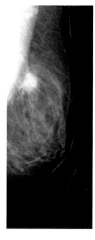

63 岁女性，内外斜位乳房 X 线影像显示外上象限有一针状肿块，诊断浸润性导管癌。
（引自 Gunderman R. Essential Radiology, 3rd ed. New York: Thieme Publishers; 2014.）

6.2 胸廓

　　胸廓除了保护和支持胸腔脏器外，还为上肢提供附着点。胸廓由胸骨、12 对肋和 12 块胸椎借关节、软骨连结共同围成（**图 6.4**）。

胸骨

胸骨是一块扁平而细长的骨头，由三个部分组成：
- **胸骨柄**侧缘与第 1、2 肋软骨相连。胸骨柄上缘有**颈静脉切迹**，其两侧为**锁切迹**，与锁骨相连。
- **胸骨体**上缘与胸骨柄下缘在**柄胸结合**处相融合，侧缘与第 2~7 肋软骨相连。
- **剑突**位于胸骨最下端，其上缘在剑胸结合处与胸骨相连结。
  - **胸骨角**是胸前壁的一个重要的体表标志，具有重要的胸部解剖定位价值。胸骨角是胸骨柄和胸骨体连结处的轻微隆起。胸骨角平面的标志意义包括：
    它平对胸骨和第 2 肋软骨之间的关节。
    它是上、下纵隔的分界线。
    主动脉弓的起止处位于该平面。
    气管分叉处位于该平面。
    该平面平 T4-T5 椎间盘。

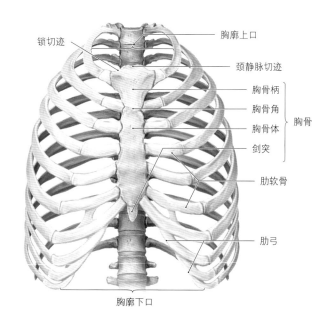

图 6.4 胸廓

前面观。（引自 Schuenke M, Schulte E, Schumacher U. THIEME Atlas of Anatomy, Vol 1. Illustrations by Voll M and Wesker K. 3rd ed. New York: Thieme Publishers; 2020.）

肋

- 肋从上到下共 12 对，与相应的 12 个胸椎形成关节连结。
- 肋骨从肋椎关节处向前下倾斜，导致肋骨前端和后端不在同一水平，两者之间相差 2~5 个胸椎体。
- 第 1~10 肋骨前端与透明软骨形成连结，该透明软骨叫**肋软骨**。
- 根据肋软骨与胸骨的连接方式，将肋分为（**图 6.5**）：
  - **真肋**：第 1~7 肋，借助肋软骨直接与胸骨相连。
  - **假肋**：第 8~10 肋，借肋软骨与上位肋软骨相连结，间接与胸骨相连。
  - **浮肋**：第 11、12 肋，前端游离，不与胸骨相连。
- 大多数肋骨有 3 个关节（**图 6.6**）：
  - **肋软骨连结**：是第 1~10 肋的肋骨与**肋软骨**之间形成的连结。
  - **胸肋关节**：是第 1~7 肋的肋软骨与胸骨形成的连结。
  - **肋椎关节**：是肋骨与胸椎之间形成的连结，可包含多处关节。
    肋横突关节，由**肋结节**和对应胸椎的横突肋凹组成。
    肋头关节，除第 1、11、12 肋头与相应的一个椎体的肋凹相连结外，第 2~10 肋头与相应胸椎的上肋凹和上一位胸椎的下肋凹相关节。

胸廓口

- 胸廓上下各有一个出口（**图 6.4**）：
  - **胸廓上口**（**胸廓入口**）：由 T1 椎体、第 1 肋和胸骨柄所围成。胸部经此口与颈部相连。
  - **胸廓下口**（**胸廓出口**）：由 T12 椎体，第 11、12 肋，**肋弓下缘**（胸廓的下缘）和剑突所围成。膈肌封闭胸廓下口，将胸腔和腹腔分开。

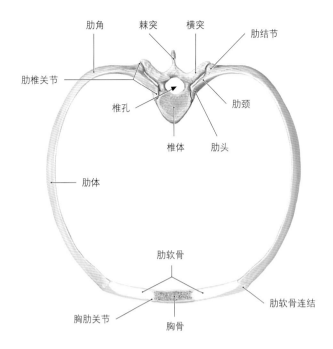

图 6.6　胸段的结构
第 6 肋水平的上面观。（引自 Schuenke M, Schulte E, Schumacher U. THIEME Atlas of Anatomy, Vol 1. Illustrations by Voll M and Wesker K. 3rd ed. New York: Thieme Publishers; 2020.）

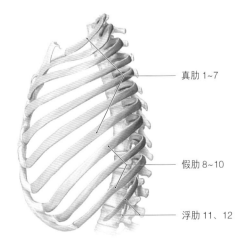

图 6.5　肋的类型
左侧面观。（引自 Schuenke M, Schulte E, Schumacher U. THIEME Atlas of Anatomy, Vol 1. Illustrations by Voll M and Wesker K. 3rd ed. New York: Thieme Publishers; 2020.）

6.3 胸部的肌肉

胸壁的肌肉（图 6.7；表 6.1）

- 胸部上肢肌包括**胸大肌**、**胸小肌**和**前锯肌**，覆盖胸壁，为胸壁浅层肌肉。这些肌肉主要参与移动或稳定上肢，同时在深吸气时协助肋骨运动（详见第 18 章，上肢概述）。
- **前斜角肌**、**中斜角肌**和**后斜角肌**起自颈椎横突，止于第 1、2 肋骨。它们协同胸部固有肌辅助吸气，属于辅助呼吸肌。
- 胸部固有肌是在呼吸过程中移动肋骨的主要肌群。
  - **肋间肌**位于相邻肋骨的肋间隙，肌纤维走行于上位肋骨的下缘和下位肋骨的上缘之间。用力呼吸时，肋间肌主要负责活动肋骨；平静呼吸时，肋间肌发挥稳定胸壁的作用。肋间肌包括：

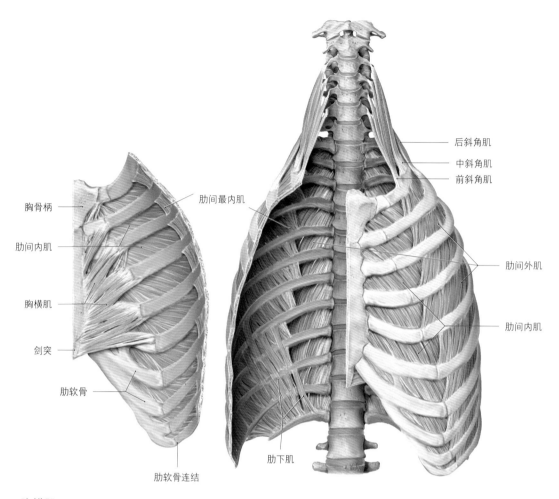

胸骨柄
肋间内肌
胸横肌
剑突
肋软骨
肋软骨连结

肋间最内肌

后斜角肌
中斜角肌
前斜角肌

肋间外肌

肋间内肌

肋下肌

图 6.7　胸横肌
胸廓打开，去除肋间内膜和肋间外膜，暴露胸前壁深面（左，胸前壁后面观）和胸廓后壁（右，胸廓前面观）。（引自 Gilroy AM, MacPherson BR, Wikenheiser JC. Atlas of Anatomy. Illustrations by Voll M and Wesker K. 4th ed. New York: Thieme Publishers; 2020.）

表 6.1　胸壁的肌肉

肌肉名称		起点	止点	神经支配	作用
斜角肌	前斜角肌	C3~C6 横突前结节	第 1 肋前斜角肌结节	C4~C6	呼吸时上提第 1、2 肋
	中斜角肌	C1~C2 横突、C3~C7 横突后结节	第 1 肋上的锁骨下动脉沟后方	C3~C8	
	后斜角肌	C5~C7 横突后结节	第 2 肋外侧面中部	C6~C8	
肋间肌	肋间外肌	起自上位肋骨下缘，止于下位肋骨上缘，肌纤维从肋结节到肋软骨连结，斜向前下方走行		第 1~11 肋间神经	吸气时提肋骨
	肋间内肌	起自下位肋骨上缘，止于上位肋骨下缘，肌纤维从肋角到胸骨，斜向前上走行			呼气时降肋骨
	肋间最内肌				
肋下肌		起于胸廓后壁下部肋骨的下缘，止于下位第二或第三个肋的内表面		邻近的肋间神经	呼气时降肋骨
胸横肌		胸骨和剑突内侧面	第 2~6 肋软骨内面	第 2~6 肋间神经	呼气时降肋骨（作用较弱）

肋间**外肌**的肌纤维斜向前下方，位于肋间肌的最外层。

肋间内肌和**肋间最内肌**位于肋间肌的中间层和最内层，肌纤维斜向前上方。

- **肋下肌**位于胸廓后壁下部，常跨过 1 或 2 个肋间隙。
- **胸横肌**起自胸骨内面，4~5 个薄肌束行向外上方，止于肋软骨内面。

膈肌

　　膈肌位于胸腔和腹腔之间，是一向上隆起的扁薄阔肌，是重要的呼吸肌。膈肌参与构成了胸腔的底、腹腔的顶以及部分腹后壁（**图 6.8**）。

- 膈肌的肌纤维起源于肋缘、L1~L3 椎体、**内侧弓状韧带**、**外侧弓状韧带**和剑突，止于膈肌中央的**中心腱**。
- **膈肌左、右脚**是膈肌后部肌纤维的延伸，附着于腰椎椎体，通常膈肌右脚较左脚更长。

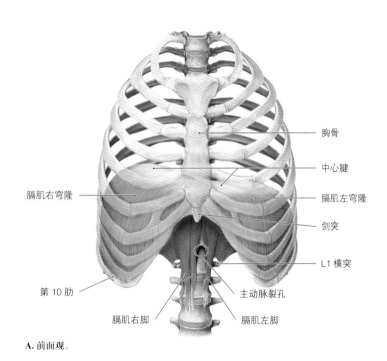

A. 前面观。

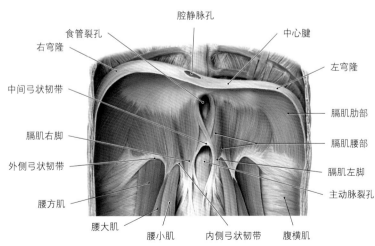

B. 膈肌中间位置冠状切面。

图 6.8　膈肌

膈肌分隔胸腔和腹腔，有两个不对称的穹隆和三个裂孔（主动脉裂孔、腔静脉孔和食管裂孔）。（引自 Gilroy AM, MacPherson BR, Wikenheiser JC. Atlas of Anatomy. Illustrations by Voll M and Wesker K. 4th ed. New York: Thieme Publishers; 2020.）

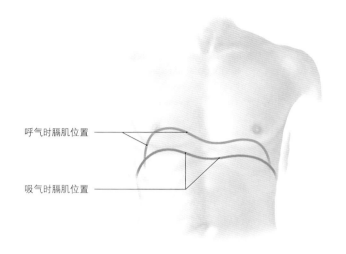

图 6.9　膈肌躯干投影

前面观。呼吸时膈肌的位置。（引自 Schuenke M, Schulte E, Schumacher U. THIEME Atlas of Anatomy, Vol 2. Illustrations by Voll M and Wesker K. 3rd ed. New York: Thieme Publishers; 2020.）

- 膈肌左、右穹隆不对称，通常右穹隆高于左穹隆。
- 膈肌位置随呼吸、体位和体型不同而变化。在完全呼气时，膈肌位置比完全吸气时高 4~6 厘米，呼气时右半膈肌上抬至第 4 或第 5 肋水平，比左半膈肌略高（**图 6.9**）。
- 膈肌有三个裂孔（**图 6.10**）：
  • 腔静脉孔：位于膈肌中心腱，约 T8 椎体水平，有下腔静脉通过。
  • 食管裂孔：位于 T10 椎体水平，有食管、迷走神经前干、迷走神经后干、胃左动脉和胃左静脉通过。食管裂孔一般由膈肌右脚肌纤维环绕，偶见由左、右脚肌

纤维环绕，当肌肉收缩时，在食管周围发挥括约肌的作用。
  • 主动脉裂孔：位于 T12 椎体前方及膈肌左、右脚之间，有主动脉、胸导管、奇静脉和半奇静脉通过。
- 膈下动脉是腹主动脉（或腹腔干）的分支，为膈肌提供主要的血液供应。除此之外，供应膈肌的动脉还有膈上动脉、心包膈动脉和肌膈动脉（**图 6.11**）。
- 静脉血通过肋间后静脉和膈上静脉汇入奇静脉系统。
- 膈神经（C3~C5）支配膈肌的运动和大部分感觉，而膈肌外周的感觉由肋下神经和低位肋间神经支配（**图 6.12**）。

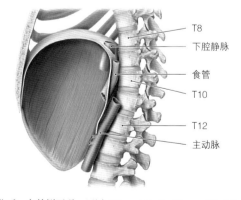

A. 开胸后，左外侧面观。（引自 Gilroy AM, MacPherson BR, Wikenheiser JC. Atlas of Anatomy. Illustrations by Voll M and Wesker K. 4th ed. New York: Thieme Publishers; 2020.）

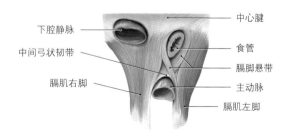

B. 膈肌腰部的前面观。（引自 Schuenke M, Schulte E, Schumacher U. THIEME Atlas of Anatomy, Vol 2. Illustrations by Voll M and Wesker K. 3rd ed. New York: Thieme Publishers; 2020.）

图 6.10　膈肌的裂孔

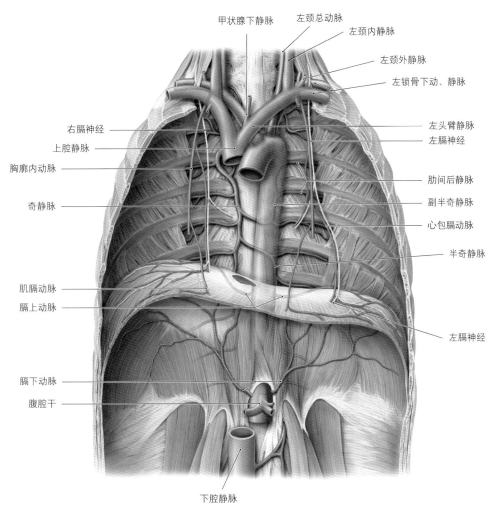

甲状腺下静脉
左颈总动脉
左颈内静脉
左颈外静脉
左锁骨下动、静脉
右膈神经
左头臂静脉
上腔静脉
左膈神经
胸廓内动脉
肋间后静脉
奇静脉
副半奇静脉
心包膈动脉
半奇静脉
肌膈动脉
膈上动脉
左膈神经
膈下动脉
腹腔干
下腔静脉

A. 胸廓前面观。（引自 Gilroy AM, MacPherson BR, Wikenheiser JC. Atlas of Anatomy. Illustrations by Voll M and Wesker K. 4th ed. New York: Thieme Publishers; 2020.）

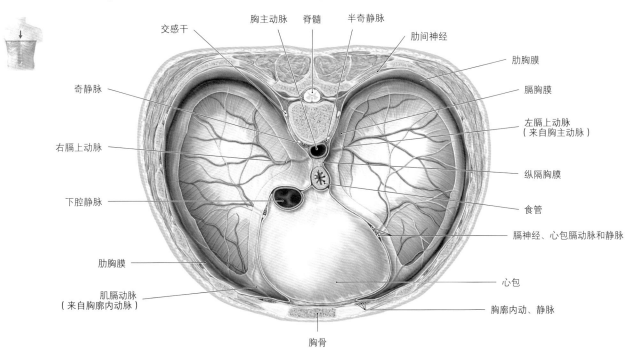

交感干
胸主动脉
脊髓
半奇静脉
肋间神经
肋胸膜
奇静脉
膈胸膜
左膈上动脉
（来自胸主动脉）
右膈上动脉
纵隔胸膜
下腔静脉
食管
膈神经、心包膈动脉和静脉
肋胸膜
心包
肌膈动脉
（来自胸廓内动脉）
胸廓内动、静脉
胸骨

B. 膈肌上面观。（引自 Schuenke M, Schulte E, Schumacher U. THIEME Atlas of Anatomy, Vol 2. Illustrations by Voll M and Wesker K. 3rd ed. New York: Thieme Publishers; 2020.）

图 6.11   膈肌的神经、血管

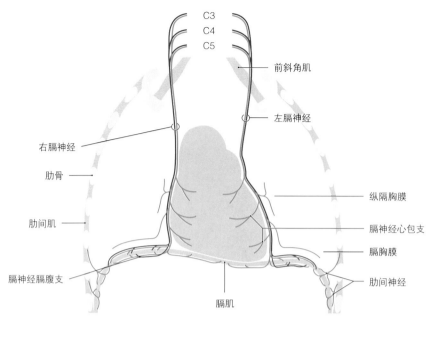

图 6.12　膈肌的神经支配

前面观。膈神经和心包膈动、静脉伴行于纤维心包外侧面。注意：膈神经也支配心包。（引自 Gilroy AM, MacPherson BR, Wikenheiser JC. Atlas of Anatomy. Illustrations by Voll M and Wesker K. 4th ed. New York: Thieme Publishers; 2020.）

6.4　胸壁的神经、血管

- 肋间神经血管束在肋骨下缘的肋沟内走行（**图 6.13~图 6.16**）。
  - 肋间前动脉（胸廓内动脉的分支）和肋间后动脉（胸主动脉和锁骨下动脉的分支）营养胸壁的皮肤和肌肉（**图 6.14**）。
  - 肋间静脉主要汇入奇静脉系统，部分汇入头臂静脉和胸廓内静脉，最终汇入上腔静脉（**图 6.15**）。
- **胸腹壁静脉**位于浅筋膜内，主要收集来自前外侧胸腹壁皮下组织的血液，它向上注入腋静脉，向下与腹壁浅静脉相吻合（**图 6.16**）。

- 胸壁的淋巴液主要由三组淋巴结引流：
  - **胸骨旁淋巴结**：沿胸廓内动脉排列，收集来自乳房、胸前壁、肝和脐以上腹前壁深层的淋巴液。
  - **肋间淋巴结**：位于肋头和肋颈附近的肋间隙，收集来自胸后外侧壁和乳腺的淋巴液。
  - **膈淋巴结**：位于膈的胸腔面，收集来自膈中心腱、纤维心包和肝膈面的淋巴液。
  - T1~T11 肋间神经支配胸壁的肌肉，在腋中线附近肋间神经发出外侧皮支支配胸壁浅层肌肉和皮肤（**图 6.17 和图 6.18**）。

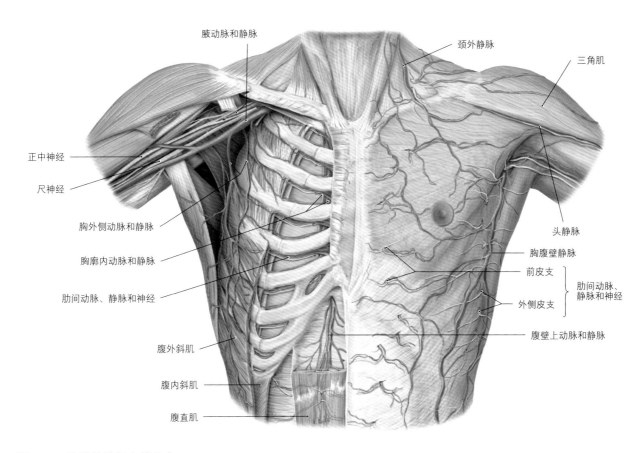

腋动脉和静脉

颈外静脉

三角肌

正中神经

尺神经

胸外侧动脉和静脉

胸廓内动脉和静脉

肋间动脉、静脉和神经

腹外斜肌

腹内斜肌

腹直肌

头静脉

胸腹壁静脉

前皮支

外侧皮支

肋间动脉、静脉和神经

腹壁上动脉和静脉

图 6.13　胸壁的神经血管分布
（引自 Gilroy AM, MacPherson BR, Wikenheiser JC. Atlas of Anatomy. Illustrations by Voll M and Wesker K. 4th ed. New York: Thieme Publishers; 2020.）

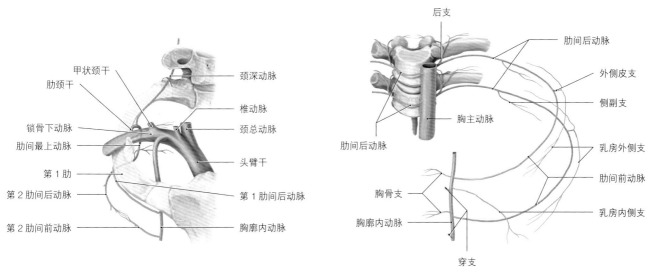

甲状颈干

肋颈干

锁骨下动脉

肋间最上动脉

第 1 肋

第 2 肋间后动脉

第 2 肋间前动脉

颈深动脉

椎动脉

颈总动脉

头臂干

第 1 肋间后动脉

胸廓内动脉

后支

肋间后动脉

外侧皮支

侧副支

乳房外侧支

肋间前动脉

乳房内侧支

肋间后动脉

胸主动脉

胸骨支

胸廓内动脉

穿支

A. 前面观。第 1、2 肋间后动脉来自锁骨下动脉的间接分支肋间最上动脉。　　**B.** 前面观。第 3~11 肋间后动脉是胸主动脉的节段性分支。

图 6.14　肋间动脉的走行和分支
（引自 Schuenke M, Schulte E, Schumacher U. THIEME Atlas of Anatomy, Vol 1. Illustrations by Voll M and Wesker K. 3rd ed. New York: Thieme Publishers; 2020.）

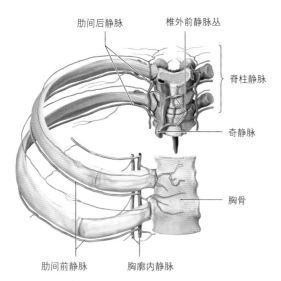

图 6.15   肋间静脉

前上面观。脊柱和肋的节段。(引自 Schuenke M, Schulte E, Schuma-cher U. THIEME Atlas of Anatomy, Vol 1. Illustrations by Voll M and Wesker K. 3rd ed. New York: Thieme Publishers; 2020.)

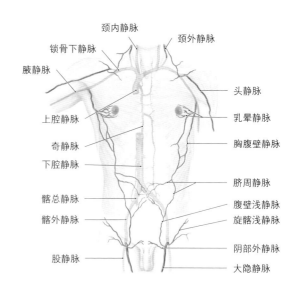

图 6.16   浅静脉

前面观。当上腔静脉或下腔静脉堵塞时，胸腹壁静脉可建立侧支循环。(引自 Schuenke M, Schulte E, Schumacher U. THIEME Atlas of Anatomy, Vol 1. Illustrations by Voll M and Wesker K. 3rd ed. New York: Thieme Publishers; 2020.)

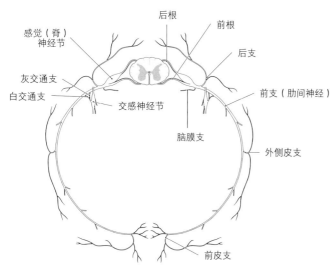

图 6.17   肋间神经的分支

(引自 Gilroy AM, MacPherson BR, Wikenheiser JC. Atlas of Anatomy. Illustrations by Voll M and Wesker K. 4th ed. New York: Thieme Publishers; 2020.)

- 第 7~11 肋间神经沿肋间隙向前延伸，支配腹前壁。
- 胸壁体表的定位标志：乳头平面相当于 T4 水平；剑突平面相当于 T6 水平。
- 肋间神经和血管在肋骨下缘的肋沟内走行（详见**知识拓展 6.2**）。在此血管神经束中，神经在伴行的血管下方走行。

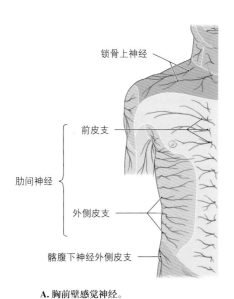

A. 胸前壁感觉神经。

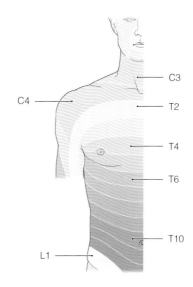

B. 胸前壁皮区分布。标志：T4 支配乳头平面，T6 支配剑突平面。

图 6.18　胸壁皮肤的神经支配

前面观。（引自 Schuenke M, Schulte E, Schumacher U. THIEME Atlas of Anatomy, Vol 1. Illustrations by Voll M and Wesker K. 3rd ed. New York: Thieme Publishers; 2020.）

知识拓展 6.2：临床相关

胸管的放置

　　胸膜腔异常积液时需要插入胸管引流，最佳穿刺位置为患者坐位时腋中线至腋前线之间第 4 和第 5 肋间隙，紧贴胸大肌外侧缘后方。插管应沿肋骨上缘进入，以免损伤肋间动脉、静脉和神经。

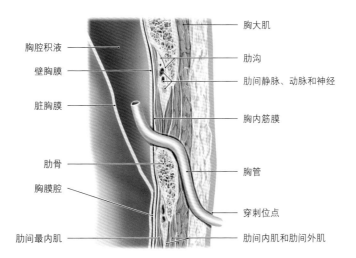

冠状切，前面观

（引自 Gilroy AM, MacPherson BR, Wikenheiser JC. Atlas of Anatomy. Illustrations by Voll M and Wesker K. 4th Edition. New York: Thieme Publishers; 2020.）

7　纵隔

纵隔位于胸腔内、左右肺腔之间（**图7.1**；详见**表5.1**），前界是胸骨和第1~7肋软骨，后界是胸椎。纵隔内的器官包括心、大血管、心包、食管、气管、胸腺和相关的神经、血管等（**图7.2**）。

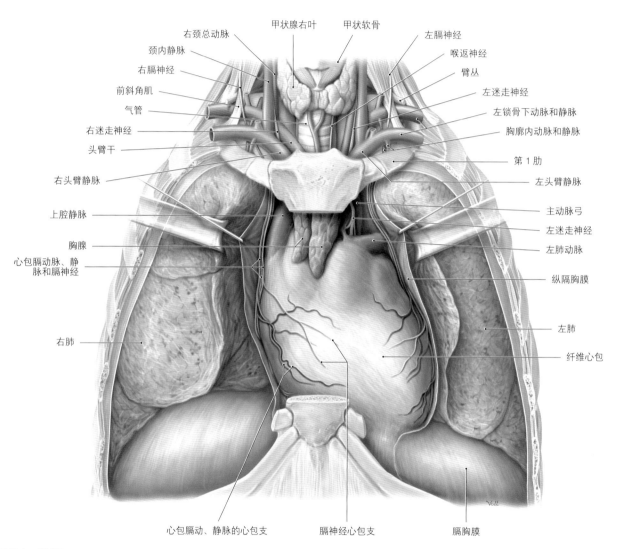

图7.1　胸腔

去除：胸壁和前纵隔结缔组织。（引自 Schuenke M, Schulte E, Schumacher U. THIEME Atlas of Anatomy, Vol 2. Illustrations by Voll M and Wesker K. 3rd ed. New York: Thieme Publishers; 2020.）

7.1 纵隔的分区（表 7.1）

- 以胸骨角平面（T4-T5 椎间盘水平）为界，纵隔分为**上纵隔**和**下纵隔**，上纵隔上界为胸廓上口，下纵隔下界为膈肌。
- 下纵隔又可分为三部分：

- **前纵隔：**是心包前壁和胸骨之间的间隙。
- **中纵隔：**是下纵隔中最大的一部分，包含心包、心和出入心脏的大血管。
- **后纵隔：**是心包后面与第 5~12 胸椎之间的间隙。

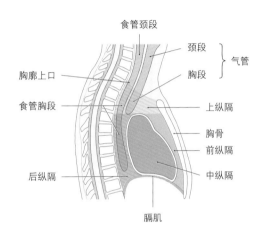

表 7.1　纵隔内容物

（引自 Schuenke M, Schulte E, Schumacher U. THIEME Atlas of Anatomy, Vol 2. Illustrations by Voll M and Wesker K. 3rd ed. New York: Thieme Publishers; 2020.）

	上纵隔 ○	下纵隔		
		前纵隔 ◉	中纵隔 ◉	后纵隔 ○
器官	·胸腺 ·气管 ·食管	·胸腺下端（尤其在儿童中）	·心 ·心包	·食管
动脉	·主动脉弓 ·头臂干 ·左颈总动脉 ·左锁骨下动脉	·小血管	·升主动脉 ·肺动脉干及分支 ·心包膈动脉	·胸主动脉及分支
静脉和淋巴管	·上腔静脉 ·头臂静脉 ·胸导管 ·右淋巴导管	·小血管、淋巴管和淋巴结	·上腔静脉 ·奇静脉 ·肺静脉 ·心包膈静脉	·奇静脉 ·副半奇静脉 ·半奇静脉 ·胸导管
神经	·迷走神经 ·左喉返神经 ·心神经 ·膈神经	无	·膈神经	·迷走神经

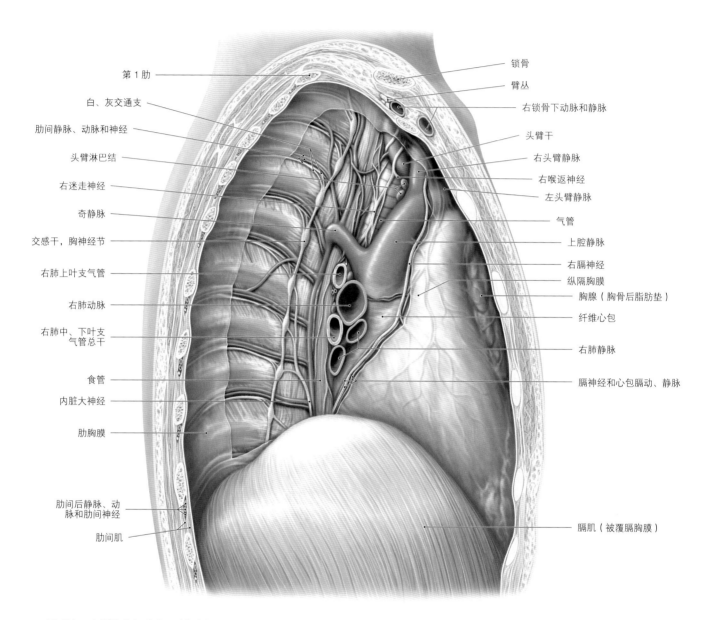

第 1 肋

白、灰交通支

肋间静脉、动脉和神经

头臂淋巴结

右迷走神经

奇静脉

交感干，胸神经节

右肺上叶支气管

右肺动脉

右肺中、下叶支
气管总干

食管

内脏大神经

肋胸膜

肋间后静脉、动
脉和肋间神经

肋间肌

锁骨

臂丛

右锁骨下动脉和静脉

头臂干

右头臂静脉

右喉返神经

左头臂静脉

气管

上腔静脉

右膈神经

纵隔胸膜

胸膜（胸骨后脂肪垫）

纤维心包

右肺静脉

膈神经和心包膈动、静脉

膈肌（被覆膈胸膜）

A. 旁矢状切，右外侧面观。注意同时穿过上、下纵隔的结构。

图 7.2　纵隔

（引自 Schuenke M, Schulte E, Schumacher U. THIEME Atlas of Anatomy, Vol 2. Illustrations by Voll M and Wesker K. 3rd ed. New York: Thieme Publishers; 2020.）

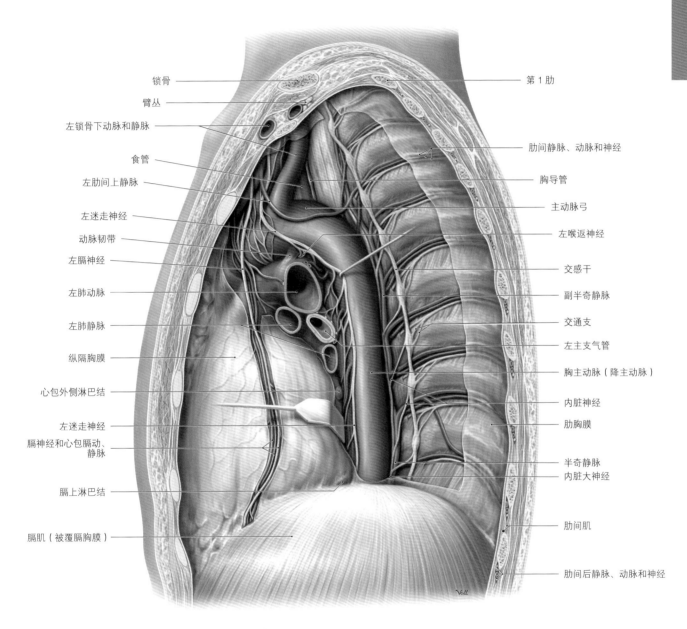

锁骨 —— 第 1 肋

臂丛 ——

左锁骨下动脉和静脉 —— 肋间静脉、动脉和神经

食管 —— 胸导管

左肋间上静脉 —— 主动脉弓

左迷走神经 —— 左喉返神经

动脉韧带 —— 交感干

左膈神经 —— 副半奇静脉

左肺动脉 —— 交通支

左肺静脉 —— 左主支气管

纵隔胸膜 —— 胸主动脉（降主动脉）

心包外侧淋巴结 —— 内脏神经

左迷走神经 —— 肋胸膜

膈神经和心包膈动、静脉 —— 半奇静脉
内脏大神经

膈上淋巴结 —— 肋间肌

膈肌（被覆膈胸膜）—— 肋间后静脉、动脉和神经

B. 旁矢状切，左外侧面观。移除左肺和壁胸膜，暴露后纵隔结构。

图 7.2 （续）纵隔

（引自 Gilroy AM, MacPherson BR, Wikenheiser JC. Atlas of Anatomy. Illustrations by Voll M and Wesker K. 4th ed. New York: Thieme Publishers; 2020.）

7.2 前纵隔

胸腺

　　胸腺是免疫系统的一个中枢免疫器官，主要负责 T 淋巴细胞的成熟（**图 7.3**）。

- 儿童时期胸腺体积较大，位于上纵隔和前纵隔的大血管和心前面。
- 青春期后，体内高水平的性激素导致胸腺萎缩。

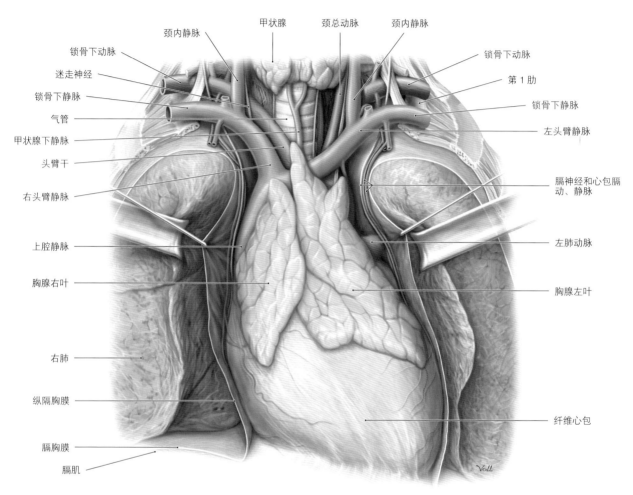

A. 两岁儿童纵隔前面观。

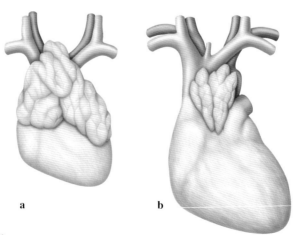

B. 新生儿（a）和成年人（b）胸腺大小比较。

图 7.3　新生儿和成年人的胸腺

新生儿的胸腺较大，向下延伸至下纵隔前部。胸腺在发育过程中萎缩，成年人的胸腺变小，向下只延伸到上纵隔。（引自 Schuenke M, Schulte E, Schumacher U. THIEME Atlas of Anatomy, Vol 2. Illustrations by Voll M and Wesker K. 3rd ed. New York: Thieme Publishers; 2020.）

7.3 中纵隔：心包和心包腔

心包

　　心包是一个双层纤维浆膜结构，形成**心包囊**，包裹心和出入心脏的大血管根部。(**图 7.4 和图 7.5**)。

- 心包由外层纤维层和内层浆膜层组成。
  - 外层**纤维心包**由致密结缔组织构成，它向下附着于膈肌，向上续于大血管根部的血管外膜。
  - **浆膜心包**较薄，包括脏、壁两层。
    浆膜心包壁层衬于纤维心包的内面。
    浆膜心包脏层附于心脏外表面，又称**心外膜**。
    浆膜心包脏、壁两层在大血管根部相互移行。
- 心包的血液供应主要来自胸廓内动脉的分支**心包膈动脉**。同名静脉与动脉伴行，最终汇入下腔静脉。
- 心包的神经支配来自迷走神经（脑神经Ⅹ）、膈神经（C3~C5）以及交感干分支。
- 心包疼痛可通过膈神经放射至同侧锁骨上区域的皮肤（C3~C5 皮区）。

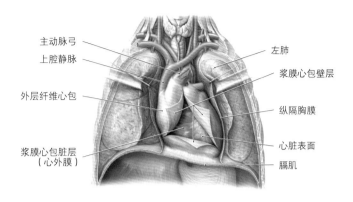

图 7.4　心包
前面观。打开胸腔，移除胸腺，高亮打开的纤维心包。（引自 Gilroy AM, MacPherson BR, Wikenheiser JC. Atlas of Anatomy. Illustrations by Voll M and Wesker K. 4th ed. New York: Thieme Publishers; 2020.）

知识拓展 7.1：临床相关

心包炎

　　心包炎是由各种因素引起的心包的炎症，发炎的心包各层相互摩擦导致胸骨后疼痛或上腹疼痛，听诊闻及心包摩擦音。心包炎可导致心包积液或心脏压塞（心包腔内液体的异常积聚，阻止静脉回流到心），有时伴有呼吸困难和外周水肿。

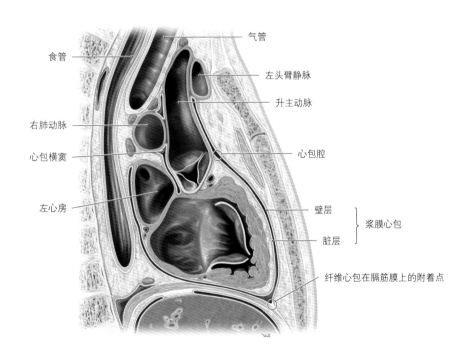

图 7.5　浆膜心包
纵隔矢状切。注意浆膜心包壁、脏两层相互移行。（引自 Schuenke M, Schulte E, Schumacher U. THIEME Atlas of Anatomy, Vol 2. Illustrations by Voll M and Wesker K. 3rd ed. New York: Thieme Publishers; 2020.）

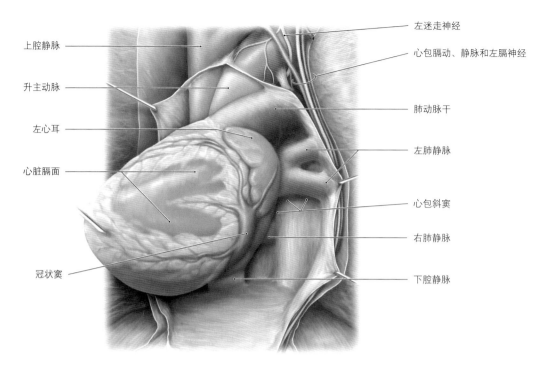

左迷走神经

上腔静脉

心包膈动、静脉和左膈神经

升主动脉

肺动脉干

左心耳

左肺静脉

心脏膈面

心包斜窦

右肺静脉

冠状窦

下腔静脉

图 7.6   心包腔后面

前面观。心脏抬高，部分显示心包后腔和心包斜窦。（引自 Gilroy AM, MacPherson BR, Wikenheiser JC. Atlas of Anatomy. Illustrations by Voll M and Wesker K. 4th ed. New York: Thieme Publishers; 2020.）

心包腔

　　心包腔是浆膜心包脏层和壁层之间的间隙（**图 7.6** 和**图 7.7**）。

- 心包腔内含有少量浆液，心搏动时起润滑作用。
- 心包窦是浆膜心包脏、壁两层在大血管根部相互转折移行处形成的潜在腔隙。
  - **心包横窦**位于心脏流入道（上腔静脉和肺静脉）和流出道（主动脉和肺动脉干）之间。

知识拓展 7.2：临床相关

心脏压塞

　　心包积液可引起心脏压塞，危及生命。心包积液导致心包内压力增加，心脏活动受限，舒张期充盈受损，心脏排血量减少，心率增加。静脉回流受阻会导致外周水肿、肝肿大和静脉压升高（通常表现为颈内静脉扩张）。心包穿刺术可以缓解心脏压塞，即从心包腔吸出多余的液体。

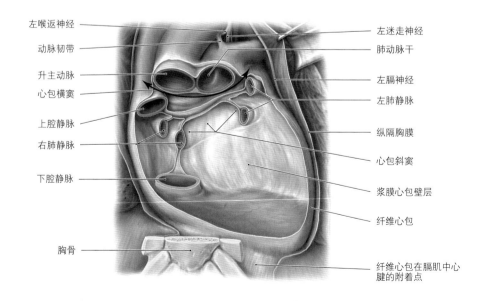

左喉返神经

左迷走神经

动脉韧带

肺动脉干

升主动脉

左膈神经

心包横窦

左肺静脉

上腔静脉

纵隔胸膜

右肺静脉

心包斜窦

下腔静脉

浆膜心包壁层

纤维心包

胸骨

纤维心包在膈肌中心腱的附着点

图 7.7   心包窦

心包后壁，前面观。去除心包前壁和心脏，显示心包后壁和心包斜窦。双箭头指示的是心包横窦，为心脏大血管根部浆膜心包折返处所形成的通道。（引自 Schuenke M, Schulte E, Schumacher U. THIEME Atlas of Anatomy, Vol 2. Illustrations by Voll M and Wesker K. 3rd ed. New York: Thieme Publishers; 2020.）

- **心包斜窦**是位于心脏后面、左、右肺静脉根部之间的心包腔隙。

知识拓展 7.3：临床相关

心包横窦的临床意义

　　在心脏手术中，外科医生可以通过心包横窦将心流出道（主动脉和肺动脉干）与流入道（上腔静脉和肺静脉）分离，并夹住主动脉和肺动脉干暂时中断血流。

7.4 中纵隔：心

一般特征

- 心是一个中空的肌性器官，位于中纵隔的心包囊内，下接膈肌中心腱，双侧临左、右肺腔（**图 7.8**）。
- 心外形似圆锥体，**心底**居于右后上方，被大血管固定。**心尖**位于约第 5 肋间隙水平，朝向左前下方，可在心包囊内自由移动。
- 心分为四个腔室：左、右心房和左、右心室。

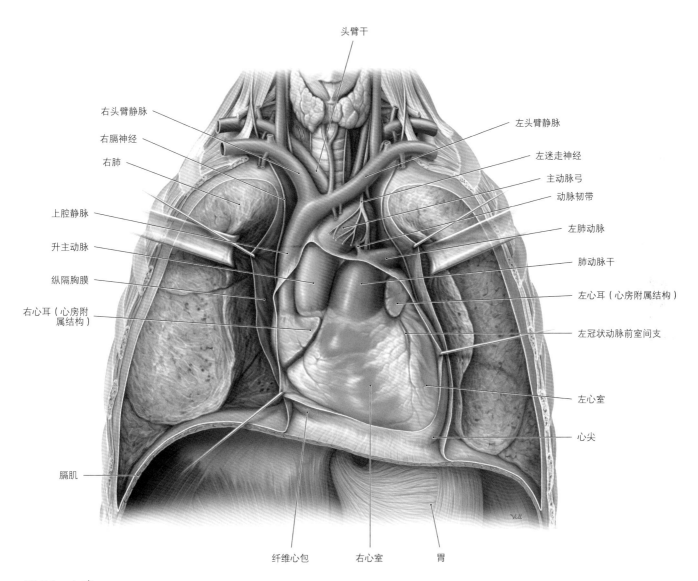

图 7.8　心脏

胸腔前面观。移除胸腺和心包前壁，显示心脏。（引自 Schuenke M, Schulte E, Schumacher U. THIEME Atlas of Anatomy, Vol 2. Illustrations by Voll M and Wesker K. 3rd ed. New York: Thieme Publishers; 2020.）

- 心房是心的流入腔，左、右心房被**房间隔**隔开。右心房接收来自体循环的血液，左心房接收来自肺循环的血液。
- 心室是心的流出腔，左、右心室被**室间隔**隔开。来自右心室的血液进入肺循环，来自左心室的血液进入体循环。
- 心脏附属结构**左、右心耳**是心房的延伸，从心脏外部可见。
- 心脏的表面（**图 7.9**）包括：
  - **胸肋面**：在心脏的前侧，大部分由右心室构成，部分右心房和部分左心室参与构成一小部分。
  - **心底**：居于心脏后上方，主要由左心房和部分右心房构成。
  - **膈面**：居于心脏的下表面，由左、右心室构成。
- 心的边界界定了影像学上的心影（**表 7.2**）。
- 心脏外表面有三条沟，经常用来确定各心腔的位置。

- 心房和心室之间有一环形的沟，称为**冠状沟**。因为心脏是倾斜的，此沟接近垂直。
  - **前室间沟**是心脏前表面一纵行的沟，是室间隔的表面标记。
  - **后室间沟**是心脏膈面一纵行的沟，也是室间隔的表面标记。
- **心交点**位于心脏后表面，是冠状沟（房室间）和室间沟的交点，是心脏四个腔室交界的表面标记。
- 心壁由三层结构组成。
  - 最外层为**心外膜**，较薄，由浆膜心包的脏层构成。
  - **心肌**是心壁中较厚的一层，其中心室壁最厚。
  - **心内膜**较菲薄，衬于心的腔室和瓣膜内面。
- **心骨骼**由致密结缔组织构成，为心肌纤维及瓣膜提供附着点，具有绝缘心传导系统电冲动的作用。心骨骼由四个纤维环和中间三角区组成，它们将心脏的腔室分开（**图 7.10**）。

表 7.2　心脏的边界

边界	构成边界的结构
心右缘	·右心房 ·上腔静脉
心尖	·左心室
心左缘	·主动脉弓 ·肺动脉干 ·左心房 ·左心室
心下缘	·左心室 ·右心室

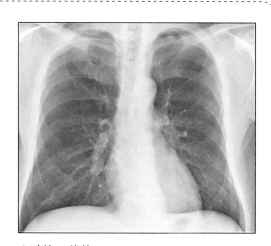

心脏的 X 线片
（引自 Gunderman R. Essential Radiology, 3rd ed. New York: Thieme Publishers; 2014.）

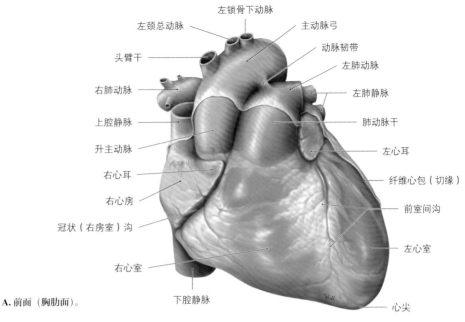

左颈总动脉
左锁骨下动脉
主动脉弓
头臂干
动脉韧带
右肺动脉
左肺动脉
上腔静脉
左肺静脉
升主动脉
肺动脉干
右心耳
左心耳
右心房
纤维心包（切缘）
冠状（右房室）沟
前室间沟
左心室
右心室
心尖
下腔静脉

A. 前面（胸肋面）。

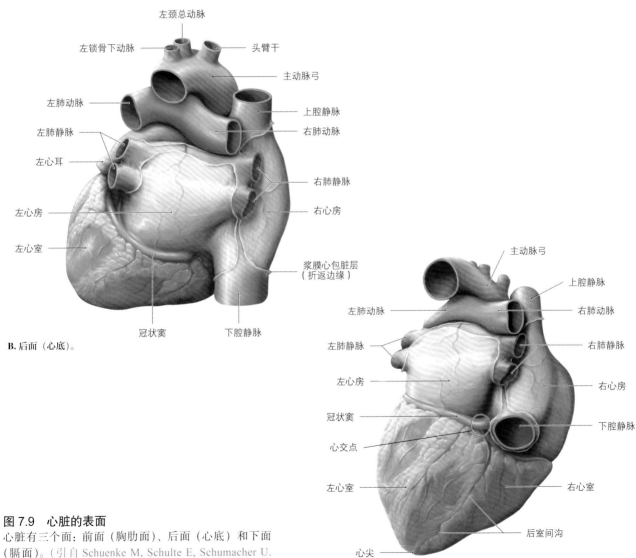

左颈总动脉
左锁骨下动脉
头臂干
主动脉弓
左肺动脉
上腔静脉
左肺静脉
右肺动脉
左心耳
右肺静脉
左心房
右心房
左心室
浆膜心包脏层（折返边缘）
冠状窦
下腔静脉

B. 后面（心底）。

主动脉弓
上腔静脉
左肺动脉
右肺动脉
左肺静脉
右肺静脉
左心房
右心房
冠状窦
下腔静脉
心交点
左心室
右心室
后室间沟
心尖

C. 下面（膈面）。

图 7.9　心脏的表面

心脏有三个面：前面（胸肋面）、后面（心底）和下面（膈面）。（引自 Schuenke M, Schulte E, Schumacher U. THIEME Atlas of Anatomy, Vol 2. Illustrations by Voll M and Wesker K. 3rd ed. New York: Thieme Publishers; 2020.）

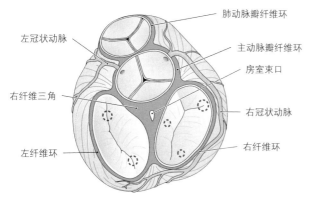

图 7.10　心骨骼

上面观。红色虚线圈表示瓣膜上乳头肌的附着点。(引自 Schuenke M, Schulte E, Schumacher U. THIEME Atlas of Anatomy, Vol 2. Illustrations by Voll M and Wesker K. 3rd ed. New York: Thieme Publishers; 2020.)

心房（图 7.11 和图 7.12）

　　心房壁薄腔大，是心的流入腔。

- 右心房收集来自体循环的上、下腔静脉以及来自心静脉的血液；左心房收集来自肺静脉的血液。
- 每个心房都有一个心耳，是心房的延伸，扩大心房容量，其粗糙内壁上含有梳状肌。
- **卵圆窝**位于房间隔右侧下部的凹陷处，是**卵圆孔**闭锁后留下的遗迹，在胎儿时期血液经卵圆孔从右心房流入左心房。
- **界嵴**是一纵行的肌肉隆起，将右心房分为两个部分。心脏表面与界嵴对应处为一浅沟，称作**界沟**。右心房分为两个部分：

  · **静脉窦**：位于右心房后壁较光滑的区域，其中含有上腔静脉、下腔静脉、冠状窦和心前静脉的开口。
  · **固有心房**：是右心房前壁肌肉部分，和右心耳类似，其内壁有梳状肌。

- 左心房比右心房小，但心房壁较右心房厚，接收来自肺静脉的血液。除左心耳内梳状肌发达，左心房其他部位内壁较光滑。

心室（图 7.11 和图 7.12）

　　心室壁厚，连接心流出道，右心室连接肺动脉，左心室连接主动脉。

- 心室壁上有一层纵横交错的肌隆起，称**肉柱**。
- 室间隔绝大部分是肌性的，上端一小部分为膜性，这也是间隔缺损发生的常见部位。
- 右心室较左心室小且壁薄。**室上嵴**是一肌性隆起，将右心室分为两个部分：

  · **右固有心室**：是心室的流入道，接收来自右心房的血液。

  　　前、后乳头肌起自固有心室的底部，**隔侧乳头肌**起自室间隔。

  　　隔缘肉柱（节制带）是一条肌束从室间隔延伸到前乳头肌根部，一部分心传导系统通过隔缘肉柱到达前乳头肌，调节乳头肌协调收缩。

  · **动脉圆锥**（漏斗）：是内壁光滑的流出道，血液通过此处进入肺动脉干。

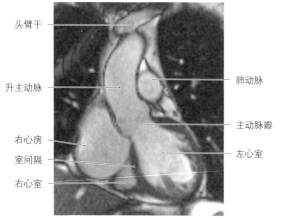

A. 左心室流出道。

B. 经右心室的双腔切面。

图 7.11　心脏的磁共振成像

(引自 Moeller TB, Reif E. Pocket Atlas of Sectional Anatomy, Vol 2, 3rd ed. New York: Thieme; 2007.)

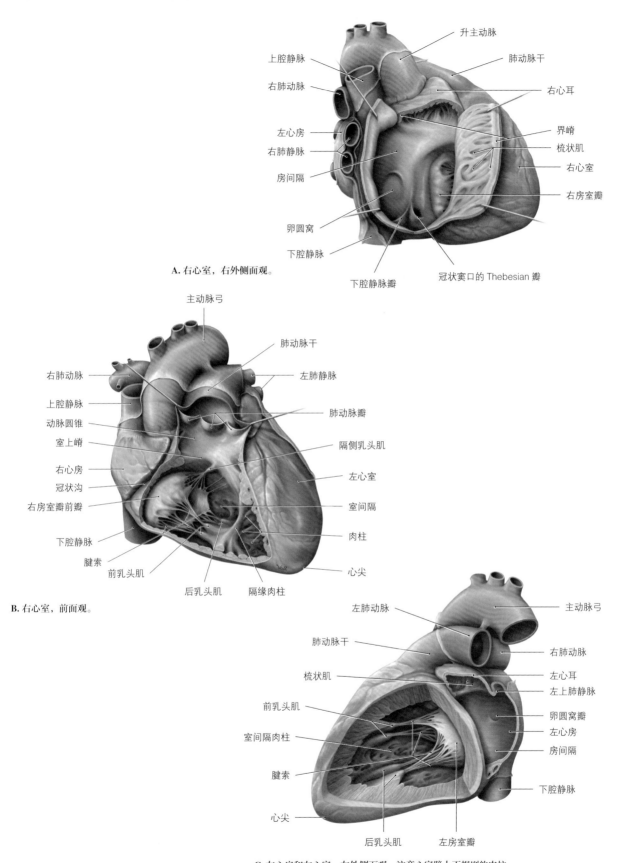

A. 右心室，右外侧面观。

B. 右心室，前面观。

C. 左心房和左心室，左外侧面观。注意心室壁上不规则的肉柱。

图 7.12 心脏的腔室
(引自 Schuenke M, Schulte E, Schumacher U. THIEME Atlas of Anatomy, Vol 2. Illustrations by Voll M and Wesker K. 3rd ed. New York: Thieme Publishers; 2020.)

- 心尖由左心室组成，左心室壁是心腔室中最厚的。和右心室类似，左心室也分为流出道和流入道。
  - **左固有心室**接收来自左心房的血液，在左心室底部发出较大的前乳头肌和较小的后乳头肌。

知识拓展 7.4：临床相关

法洛四联症

　　法洛四联症是一种罕见的四种先天性心脏缺陷并存的心脏畸形：肺动脉狭窄、主动脉骑跨、室间隔缺损（VSD）和右心室肥厚。患儿的症状包括发绀、呼吸困难（呼吸短促）、昏厥、杵状指、疲劳和长时间哭闹等。

- **主动脉前庭**内壁光滑，是左心室流出道，血液经此流入主动脉。

心的瓣膜

　　心的瓣膜有两种：房室瓣和半月瓣（**图 7.13**）。

- **房室瓣**位于心房与心室之间，防止在心室收缩时血液倒流回心房。
  - 房室瓣由多个瓣叶组成，瓣叶内缘薄且游离，外缘附着于心骨骼的纤维环上。
  - 房室瓣瓣叶的游离缘通过**腱索**附着于心室的乳头肌上，腱索可维持瓣膜闭合，防止心室收缩时血液逆流。每一个瓣膜和多个乳头肌的腱索相连。

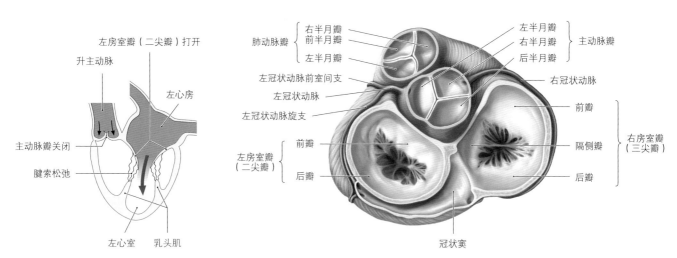

A. 心室舒张期左侧心脏的血液流动，前面观。半月瓣关闭，房室瓣打开。

B. 心室舒张期心脏瓣膜上面观。半月瓣关闭，房室瓣打开。去除心房和大血管。

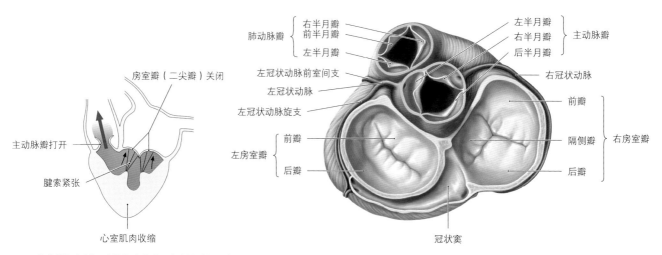

C. 心室收缩期左侧心脏的血液流动。房室瓣关闭，半月瓣打开。

D. 心室收缩期心脏瓣膜上面观。房室瓣关闭，半月瓣打开。去除心房和大血管。

图 7.13　心的瓣膜

（引自 Gilroy AM, MacPherson BR, Wikenheiser JC. Atlas of Anatomy. Illustrations by Voll M and Wesker K. 4th ed. New York: Thieme Publishers; 2020.）

- 房室瓣包括：

  三尖瓣：分隔右心房和右心室，包括前瓣、后瓣和隔侧瓣。

  二尖瓣：分隔左心房和左心室，包括前瓣和后瓣，前瓣紧邻主动脉血管壁。

知识拓展 7.5：临床相关

二尖瓣脱垂

　　二尖瓣脱垂是指二尖瓣的一个或两个瓣叶脱垂到左心房，在心脏收缩期时，血液通过二尖瓣反流入左心房。这种情况通常无症状，听诊可闻及收缩中期喀喇音（瓣膜脱垂）和反流性杂音。

- **半月瓣**防止心室舒张时血液溢出心室，以及防止被排出的血液倒流回心室。
  - 半月瓣由三个半月形的瓣叶组成，瓣叶内缘游离，外缘固定。在每个瓣叶和血管壁之间形成一个**窦**。瓣叶游离缘增厚，称**弧缘**，此处瓣叶相互接触。弧缘的中点有一小结称**半月瓣结**。
  - 半月瓣包括：

    肺动脉瓣：位于肺动脉干动脉圆锥顶部，控制右心室流出道的血流。它有三个瓣叶，分别是前、左和右半月瓣。

    主动脉瓣：位于主动脉内，紧邻二尖瓣，控制左心室流出道的血流。它有三个瓣叶，分别是后、左和右半月瓣。冠状动脉起于左、右半月瓣和动脉壁之间的左、右主动脉窦。

知识拓展 7.6：临床相关

主动脉瓣狭窄

　　主动脉瓣狭窄是最常见的瓣膜异常，瓣叶钙化使左心室流出道变窄，导致左心室负荷过重，引起左心室肥厚。

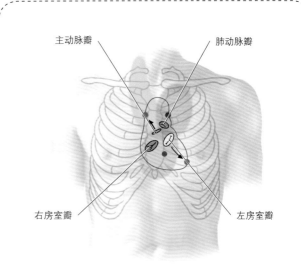

表 7.3　心瓣膜的位置及听诊部位

（引自 Schuenke M, Schulte E, Schumacher U. THIEME Atlas of Anatomy, Vol 2. Illustrations by Voll M and Wesker K. 3rd ed. New York: Thieme Publishers; 2020.）

瓣膜	解剖投影	听诊部位
主动脉瓣	胸骨左缘第 3 肋水平	胸骨右缘第 2 肋间隙
肺动脉瓣	胸骨左缘第 3 肋软骨水平	胸骨左缘第 2 肋间隙
左房室瓣	左第 4 或第 5 肋软骨水平	左锁骨中线第 5 肋间隙或心尖
右房室瓣	胸骨第 5 肋软骨水平	胸骨左缘第 5 肋间隙

注：彩色圆点表示心瓣膜的听诊位置。心瓣膜病导致经过瓣膜的血流异常，可在瓣膜周围的有色区域闻及杂音。

心音和听诊部位

　　心瓣膜关闭时，会发出特征性的声音，被描述为 "lub dub"。

- 心室收缩时，三尖瓣和二尖瓣关闭发出的声音为第一心音（"lub"）。
- 心室舒张时，肺动脉瓣和主动脉瓣关闭发出的声音为第二心音（"dub"）。
- 血液流入大血管或心腔室时发出的声音，易在瓣膜下游的**听诊部位**听到（**表 7.3**）。

心传导系统（图 7.14）

　　心传导系统产生并传导冲动，调节心肌收缩。它由产生冲动的结和传导冲动的传导纤维组成，冲动到达心肌后引起心脏的节律收缩。

- **窦房结**是心脏的起搏点，负责产生和调节心肌收缩的节律。
  - 窦房结产生冲动的频率为 60~70 次 / 分钟，将冲动传递至心房和房室结。
  - 窦房结位于心脏外表面心外膜的深面、上腔静脉与右心房交界处的心肌内。
  - 窦房结的血供通常来自右冠状动脉的分支。

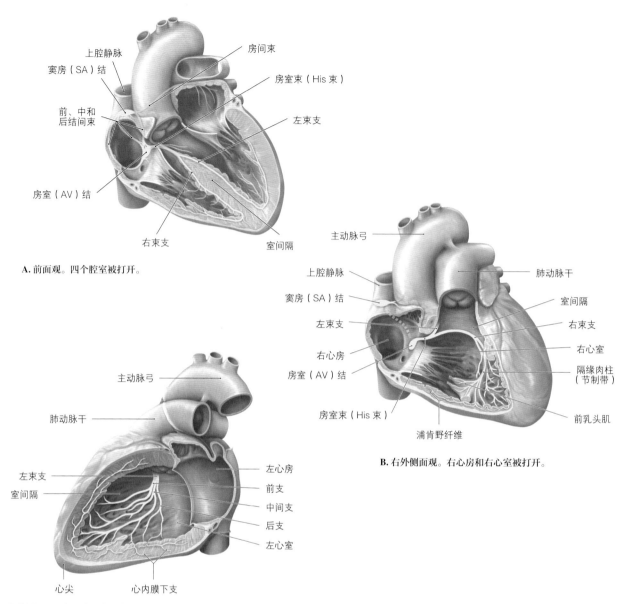

A. 前面观。四个腔室被打开。

B. 右外侧面观。右心房和右心室被打开。

C. 左外侧面观。左心房和左心室被打开。

图 7.14　心脏传导系统

（引自 Schuenke M, Schulte E, Schumacher U. THIEME Atlas of Anatomy, Vol 2. Illustrations by Voll M and Wesker K. 3rd ed. New York: Thieme Publishers; 2020.）

- **房室结**接收来自窦房结的冲动，并传递到**房室束**。
  - 房室结位于房间隔底部、三尖瓣隔侧瓣上方的心内膜下。
  - 房室结动脉是右冠状动脉的分支，起于心交点处右冠状动脉后室间支起点附近。
- **房室束**（His 束）起自房室结细胞，负责传递冲动到心室壁。
  - 房室束沿室间隔膜部下行，而后分为**左束支和右束支**，分别沿室间隔肌部下降至心尖。
  - 房室束末端逐渐分为细小的分支，称为浦肯野纤维，属特化的心肌纤维，在心室壁内上行。

> **知识拓展 7.7：临床相关**
>
> **房室传导阻滞**
>
> 　　房室传导阻滞是指心房和心室间的冲动传导被部分或完全阻断，可导致心动过缓和心律不齐，从而使心脏不能有效收缩和泵血。房室传导阻滞常发生于心肌梗死心肌受损后，也可由先天性病变引起。

心动周期

　　心传导系统调节心动周期，控制心房心室的收缩和舒张。**图 7.15** 显示了心动周期的时相。

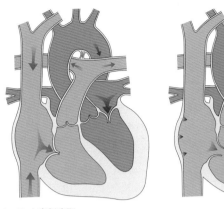

A、B. 心室舒张期。

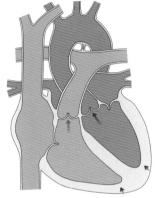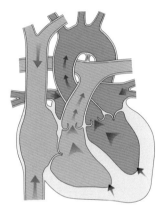

C、D. 心室收缩期。

图 7.15　心动周期

（引自 Schuenke M, Schulte E, Schumacher U. THIEME Atlas of Anatomy, Vol 2. Illustrations by Voll M and Wesker K. 3rd ed. New York: Thieme Publishers; 2020.）

(1) 舒张期初期，心房和心室放松，房室瓣和半月瓣关闭。

(2) 舒张期晚期，心房充盈，房室瓣打开，血液被动流入心室。

(3) 窦房结产生冲动，传导至心房，使心房收缩，心房剩余血液受压流入心室。

(4) 当心室压力大于心房时，房室瓣关闭。

(5) 来自房室结和房室束的冲动传导至心室，使心室收缩（心室收缩期）。

(6) 心室内压力增高，致使半月瓣打开，血液从右心室射入肺动脉干，从左心室射入主动脉。

(7) 心室舒张（心室舒张期）使肺动脉干和主动脉血液倒流，致肺动脉瓣和主动脉瓣关闭。

7.5 中纵隔：心的神经血管

冠状动脉（图 7.16 和图 7.17；表 7.4）

　　左、右冠状动脉起自升主动脉，在主动脉瓣左半月瓣和右半月瓣稍上方。在心室舒张期初期，主动脉压力增加，主动脉瓣关闭，血液受压进入冠状动脉。冠状动脉在心室舒张期时血流量最大，因为在心室收缩期时，心肌收缩会压迫冠状动脉。

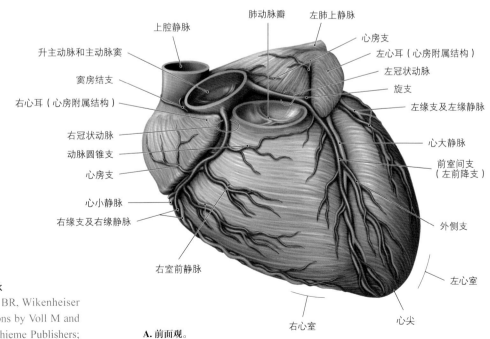

图 7.16　冠状动脉和心静脉

（引自 Gilroy AM, MacPherson BR, Wikenheiser JC. Atlas of Anatomy. Illustrations by Voll M and Wesker K. 4th ed. New York: Thieme Publishers; 2020.）

A. 前面观。

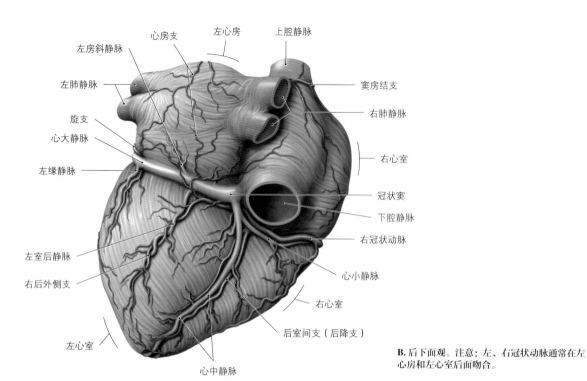

B. 后下面观。注意：左、右冠状动脉通常在左心房和左心室后面吻合。

图 7.16　（续）冠状动脉和心静脉

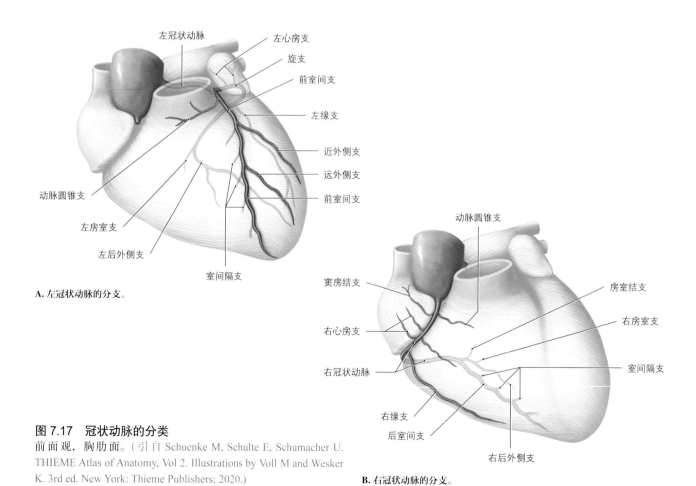

A. 左冠状动脉的分支。

图 7.17　冠状动脉的分类

前面观，胸肋面。（引自 Schuenke M, Schulte E, Schumacher U. THIEME Atlas of Anatomy, Vol 2. Illustrations by Voll M and Wesker K. 3rd ed. New York: Thieme Publishers; 2020.)

B. 右冠状动脉的分支。

表 7.4　冠状动脉的分支

右冠状动脉
- － 窦房结支
- － 右心房支
- － 右动脉圆锥支
- － 心室前支
- － 右缘支
- － 房室结支
- － 后室间支（后降支）
- － 室间隔支

左冠状动脉
- － 前室间支（左前降支）
  - • 左动脉圆锥支
  - • 近外侧支（对角支）
  - • 远外侧支（对角支）
  - • 室间隔支
- － 旋支
  - • 窦房结支（约 40% 的人群）
  - • 左心房支
  - • 左缘支
  - • 左后外侧支
  - • 后室间支（约 1/3 的人群）

- － 左、右冠状动脉营养心肌和心外膜。
  - • **右冠状动脉**沿右侧心脏的冠状沟下行，它的主要分支以及供应范围为：
    - **窦房结支**（窦房结动脉）供应右心房和窦房结。
    - **右缘支**供应心尖和部分右心室。
    - **后室间支**供应左、右心室和室间隔的后 1/3，在心尖膈面附近与左冠状动脉室间支吻合。
    - **房室结支**供应房室结。
  - • **左冠状动脉**一般较右冠状动脉粗，起自主动脉左窦，经过较短且多变的走行后分为**前室间支**（左前降支，LAD）和**旋支**。前室间支沿前室间沟下行，旋支走行于左侧心脏的冠状沟内。它们的分支和供应范围为：
    - 前室间支供应左、右心室前面、室间隔的前 2/3 和心传导系统的房室束。
    - 旋支主要供应左心房，其分支**左缘支**供应左心室。在约 40% 的人群中，旋支发出**窦房结支**供应窦房结。
- － 冠脉循环变异较为常见。在文字描述上，"优势循环"是指后室间支起源，而不是指动脉供应了更多的心肌组织。

- • 约 2/3 的人群的冠脉循环是右优势循环，后室间支来自右冠状动脉，供应室间隔的后 1/3 血液。
- • 一小部分人群的冠脉循环是左优势循环，后室间支来自左冠状动脉旋支。这种情况下，整个室间隔和房室结都由左冠状动脉供应。
- • 在另一小部分人群中，冠脉循环为共同优势循环，后室间支来自左、右冠状动脉，沿室间沟下行，共同营养室间隔。

知识拓展 7.8：临床相关

心绞痛

心绞痛是冠状动脉狭窄、心肌缺血所引起的突发的、压迫性的胸骨后疼痛。常见诱因包括饱餐后运动、应激，甚至寒冷天气等。心绞痛疼痛比较剧烈，但在短暂休息后可缓解，不会引起心肌梗死。

知识拓展 7.9：临床相关

冠心病

冠心病是美国人口死亡的主要原因，它可导致心肌缺血。在冠状动脉粥样硬化中，脂质沉积在血管内壁上，致管腔逐步狭窄。斑块突然脱落并阻塞血管，造成区域性心肌坏死，称作急性心肌梗死。慢性冠心病表现为血管逐步狭窄。随着时间的推移，血管侧支循环形成，绕过狭窄节段，阻止或降低缺血引起的心肌损害。

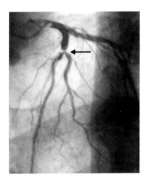

左冠状动脉旋支重度狭窄（箭头）

（引自 Claussen CD, et al. Pareto Reihe Radiologie. Herz/Pareto Series Radiology. Heart. Stuttgart: Thieme; 2007.）

知识拓展 7.10：临床相关

冠状动脉搭桥术

　　冠状动脉搭桥术（CABG）是一种常见的外科治疗方式，绕过冠状动脉粥样硬化后狭窄的血管，重建血运。如果不治疗，这些狭窄的血管最终会阻塞，引起心肌梗死。胸廓内动脉和大隐静脉是最常用的桥血管。

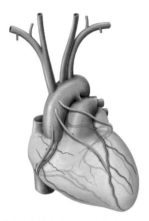

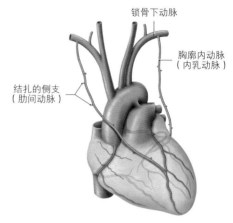

A. 一例三支血管病变患者的主动脉-冠脉静脉搭桥术。静脉移植物与右冠状动脉、左冠状动脉前室间支和旋支吻合，以绕过这些血管近端的狭窄段。

B. 胸廓内动脉（内乳动脉）搭桥术。胸廓内动脉的远端与其血管床分离并与狭窄后的冠状动脉吻合。这种搭桥方法与静脉搭桥相比，术后远期闭塞率和心脏事件的发生率显著降低。

（引自 Schuenke M, Schulte E, Schumacher U. THIEME Atlas of Anatomy, Vol 2. Illustrations by Voll M and Wesker K. 3rd ed. New York: Thieme Publishers; 2020.）

冠状静脉（图 7.18）

- **冠状窦**走行于冠状沟的后部、左心房和左心室之间，开口于右心房的下腔静脉口附近，冠状窦口有 **Thebesian 瓣**（**图 7.9** 和 **图 7.12**）。
- 心脏的大静脉是冠状窦的属支。

- **心大静脉**接收来自前室间静脉、左缘静脉和左室后静脉的血液，引流左心房和左、右心室的静脉血。
- **后室间静脉（心中静脉）**与后室间动脉伴行于后室间沟内，引流室间隔后部的静脉血。

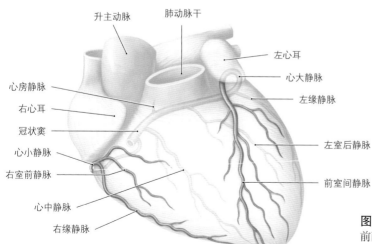

图 7.18　心静脉的分类

前面观，胸肋面。（引自 Schuenke M, Schulte E, Schumacher U. THIEME Atlas of Anatomy, Vol 2. Illustrations by Voll M and Wesker K. 3rd ed. New York: Thieme Publishers; 2020.）

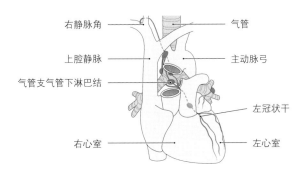

A. 左侧心脏淋巴引流，前面观。

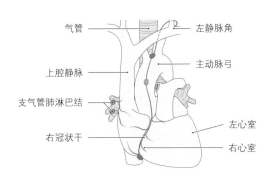

B. 右侧心脏淋巴引流，前面观。

图 7.19　心脏的淋巴引流

心脏存在一种特殊的"交叉"淋巴引流模式：左心房和左心室淋巴引流至右静脉角，右心房和右心室淋巴引流至左静脉角。（引自 Schuenke M, Schulte E, Schumacher U. THIEME Atlas of Anatomy, Vol 2. Illustrations by Voll M and Wesker K. 3rd ed. New York: Thieme Publishers; 2020.）

- **心小静脉**与右冠状动脉伴行于冠状沟内，引流右心房和右心室后面的静脉血。
- **心前静脉**引流右心室前壁的静脉血，直接开口于右心房。

心的淋巴引流

- 心的淋巴管呈交叉引流模式。左心房和左心室的淋巴液通过左冠状干引流至气管支气管下淋巴结，然后通过支气管纵隔干流入右静脉角。右心房和右心室的淋巴液通过右冠状干引流，沿升主动脉上升，流入左静脉角附近的头臂淋巴结（**图 7.19**）。
- 心包的淋巴液通常通过膈上淋巴结和支气管纵隔干引流至左、右静脉角，也可引流至头臂淋巴结。

心的神经支配

心丛的自主神经支配心传导系统（**图 7.20**；详见 5.2），因此它可调控心率，但不激发心跳。

- 交感神经兴奋增强窦房结和房室结的反应，从而增加心率和心收缩力，同时使冠状动脉扩张。
- 副交感神经兴奋降低心率和心收缩力，同时使冠状动脉收缩。
- 支配压力感受器（感受血压变化）和化学感受器（感受血液二氧化碳浓度）的内脏感觉神经纤维与迷走神经的副交感神经纤维伴行。
- 传导痛觉的内脏感觉神经纤维与交感神经伴行，至脊髓 T1~T5 节段。

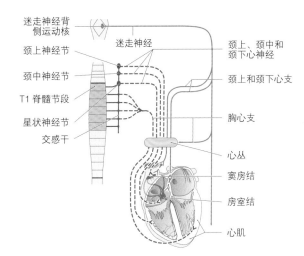

—— 交感神经节前纤维
---- 交感神经节后纤维
—— 副交感神经节前纤维
---- 副交感神经节后纤维

图 7.20　心脏的自主神经支配

示意图。（引自 Gilroy AM, MacPherson BR, Wikenheiser JC. Atlas of Anatomy. Illustrations by Voll M and Wesker K. 4th ed. New York: Thieme Publishers; 2020.）

7.6 胎儿血液循环和新生儿血液循环

胎儿血液循环

　　胎儿血液发生分流，血液通过肝、心和肺，形成胎儿血液循环，有别于成年人的血液循环。胎儿血液循环中血液流动的步骤如**图7.21**所示：

(1) 富含氧和营养物质的血液经脐静脉到达胎儿的肝。

(2) 一部分血液直接进入肝，超过一半的血液绕过肝，直接经**静脉导管**进入下腔静脉，这些血液混合少量的来自肝和下肢的血液共同流入右心房。

(3) 位于下腔静脉开口处的**下腔静脉瓣**引导这些富含氧的血液进入右心房，右心房的收缩压较左心房高，所以血液从右心房经房间隔上的卵圆孔进入左心房。接着血液流入左心室，左心室把富含氧和营养物质的血液泵入主动脉和头颈部血管，血液进入体循环。来自胎盘的富含氧和营养物质的血液通过冠状动脉、颈动脉和锁骨下动脉供应上半身，尤其是心和脑。

(4) 缺氧的血液从上腔静脉进入右心房，经三尖瓣进入右心室，然后通过肺动脉干流出。由于胎儿肺血管阻力高，右心室的血液只有少量进入了肺的血管，大部分血液经肺动脉干和主动脉弓之间的**动脉导管**流入降主动脉。

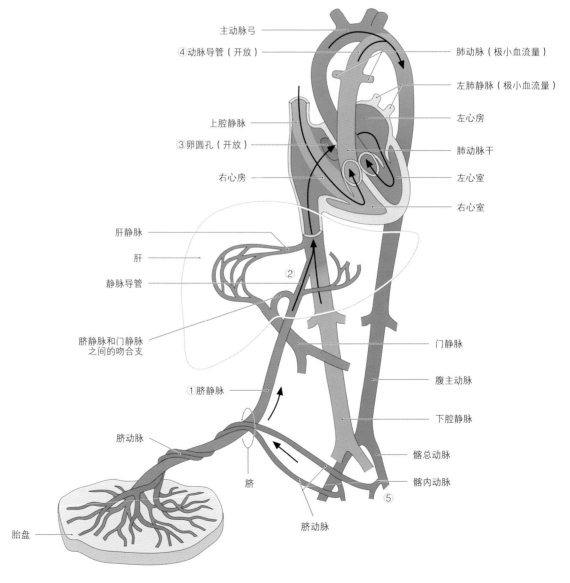

图 7.21　胎儿血液循环

（引自 Fritsch H, Kuhnel W. Taschenatlas der Anatomie. Bd.2.7. Aufl. Stuttgart: Thieme Publishers; 2001.）

(5) 通过动脉导管流入降主动脉的血液和来自主动脉弓的部分血液混合，形成部分含氧的血液，为下半身提供血液供应，并通过成对的脐动脉返回胎盘。

胎儿出生后心血管的变化

心血管系统在出生时会发生一系列的变化（图 7.22；表 7.5）。

- 右心房压力降低，因为：
  - 脐静脉结扎，来自胎盘的血流被切断。
  - 新生儿肺开始呼吸活动，肺血管压力骤降，血液流入肺中。

表 7.5 胎儿血液循环的衍生结构

胎儿结构	成年后的遗迹
动脉导管	动脉韧带
卵圆孔	卵圆窝
静脉导管	静脉韧带
脐静脉	肝圆韧带
脐动脉	脐内侧韧带

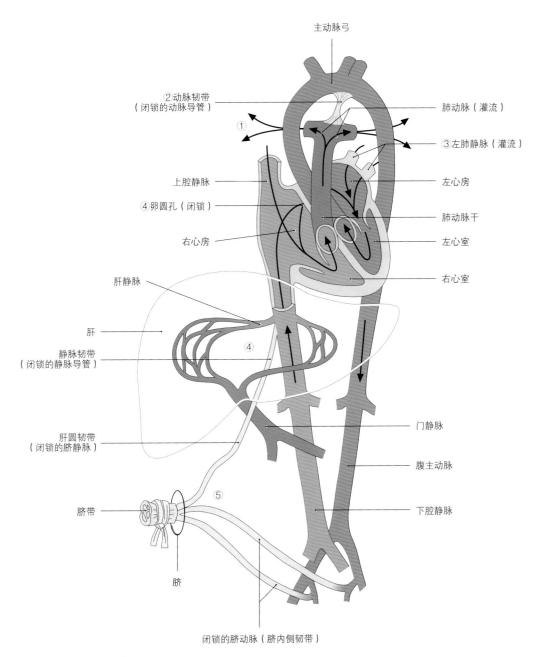

图 7.22 胎儿循环

(引自 Fritsch H, Kuhnel W. Taschenatlas der Anatomie. Bd.2.7. Aufl. Stuttgart: Thieme Publishers; 2001.)

- 因肺血流增大，通过动脉导管的血流减少，动脉导管在出生后 10~15 小时内收缩。在成年人中，动脉导管的遗迹是**动脉韧带**。
- 血液通过肺静脉回流到心脏，使得左心房压力增高。
- 左心房压力升高，同时右心房压力降低，导致卵圆孔在出生后数小时内功能性闭锁，几个月后卵圆孔完全闭锁，在成年人中被称为**卵圆窝**。
- 脐动脉、脐静脉和静脉导管在出生后数分钟内功能性闭锁，几个月后完全闭锁，在成年人中这些血管变为韧带。

知识拓展 7.12：发育相关

动脉导管未闭

　　出生时肺循环启动，局部氧分压升高，导致动脉导管收缩。如果动脉导管未闭（PDA），缺氧的血液会持续进入升主动脉（**图 7.23C**）。如缺陷较小，可能无症状；如缺陷较大，可导致生长发育迟缓、呼吸困难、疲劳、心动过速和发绀。胚胎发育时期，前列腺素维持导管通畅，因此，出生时动脉导管未闭的早产儿可以使用前列腺素抑制剂进行治疗。

知识拓展 7.11：发育相关

室间隔缺损

　　室间隔缺损（VSD）是最常见的先天性心脏病，通常累及室间隔的膜部，并与唐氏综合征、法洛四联症和特纳综合征相关。心肌梗死引起室间隔膜部破裂，也可引发室间隔缺损。当室间隔缺损较大时，左心室的血液流入右心室，导致进入肺循环的血液增多，引起肺动脉高压和心力衰竭（**图 7.23B**）。

知识拓展 7.13：发育相关

房间隔缺损

　　房间隔缺损（ASD）（**图 7.23D**）是最常见的先天性心脏畸形之一，与唐氏综合征有关。大多数 ASD 是由出生时卵圆孔未闭造成的，或由房间隔膜部发育不全导致。ASD 患者中，血液从左心房流入右心房，导致进入肺循环的血流量增大。小的缺损通常无症状，缺损较大时，血流量过载，可引起右心房、右心室和肺动脉肥大。

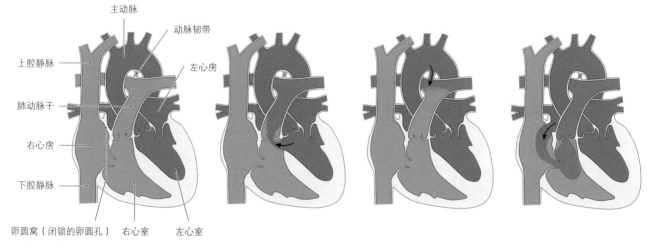

A. 正常婴儿的心脏。　　　　**B. 室间隔缺损（VSD）。**　　　　**C. 动脉导管未闭（PDA）。**　　　　**D. 房间隔缺损（ASD）。**

图 7.23　先天性心脏缺陷
（引自 Schuenke M, Schulte E, Schumacher U. THIEME Atlas of Anatomy, Vol 2. Illustrations by Voll M and Wesker K. 3rd ed. New York: Thieme Publishers; 2020.）

主动脉缩窄

　　主动脉缩窄或狭窄多发生于动脉韧带附近，从主动脉弓到降主动脉的正常血流受阻。当狭窄发生于动脉韧带远端（导管后狭窄）时，近端和远端的主动脉通过胸廓内动脉和其肋间分支形成有效的侧支吻合，此时肋间动脉变粗且弯曲，沿着肋骨下缘形成切迹。

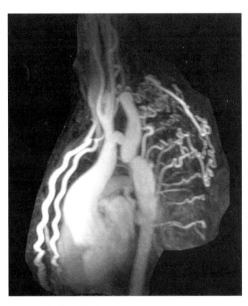

一例幼儿主动脉缩窄的 MRI

粗大的胸廓内动脉和弯曲的肋间动脉为胸主动脉和腹主动脉之间提供侧支循环。（引自 Gunderman R. Essential Radiology, 3rd ed. New York: Thieme; 2014.）

7.7　上纵隔和后纵隔

　　很多胸部的大动脉和静脉通过上纵隔和后纵隔到达颈部或腹部，例如上腔静脉（SVC）、下腔静脉（IVC）、主动脉、颈总动脉和锁骨下动脉。它们通常与迷走神经、膈神经和心神经伴行。这些结构见**表 7.1**，并可详见 **5.2**，本节主要讨论上纵隔和后纵隔的脏器。

食管

　　食管是一条狭窄、可高度扩张的肌性管道，上端与颈部的咽相续，下端连接于腹部的胃（**图 7.24**）。

- 在后纵隔内，食管于胸椎椎体前方下降。在后纵隔上段，食管位于气管后方，在后纵隔下段，食管位于左心房后方。
- 在胸上部食管沿主动脉右侧下行，在穿过膈肌食管裂孔前，食管向前向左斜跨主动脉，位于主动脉的左前方。
- 食管上部主要由内环层和外纵层的横纹肌组成，向下横纹肌逐渐被平滑肌取代。
- 食管有三个生理性狭窄（**图 7.25**）：
  - **食管上括约肌**：由环咽肌（咽下缩肌的一部分）组成，环绕颈部上段食管开口。
  - **食管中狭窄**：在主动脉弓和左主支气管处。
  - **食管下狭窄**：或称**贲门括约肌**，由食管远端的环状肌肉形成，在黏膜下静脉丛和膈肌食管裂孔处形成黏膜皱襞。
- 食管上段、中段和下段的血供分别来自颈部的甲状腺下动脉、胸部的降主动脉食管支和腹部的胃左动脉和膈下动脉。
- 食管上段和中段的静脉回流至奇静脉系统，食管下段通过膈下静脉回流至肝门静脉。当门脉高压（如肝硬化）时，血液可通过食管静脉丛分流至奇静脉系统和上腔静脉（**图 7.26**）。
- **食管丛**由左、右迷走神经和胸内脏神经共同组成，支配食管。

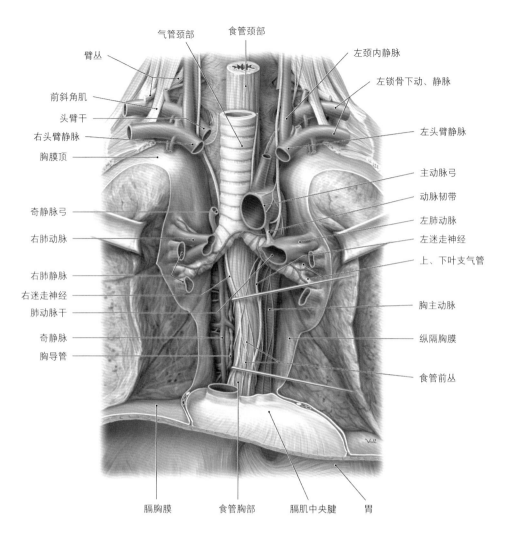

气管颈部　食管颈部

臂丛

前斜角肌

头臂干

右头臂静脉

胸膜顶

奇静脉弓

右肺动脉

右肺静脉

右迷走神经

肺动脉干

奇静脉

胸导管

左颈内静脉

左锁骨下动、静脉

左头臂静脉

主动脉弓

动脉韧带

左肺动脉

左迷走神经

上、下叶支气管

胸主动脉

纵隔胸膜

食管前丛

膈胸膜　食管胸部　膈肌中央腱　胃

图 7.24　食管

前面观。（引自 Gilroy AM, MacPherson BR, Wikenheiser JC. Atlas of Anatomy. Illustrations by Voll M and Wesker K. 4th ed. New York: Thieme Publishers; 2020.）

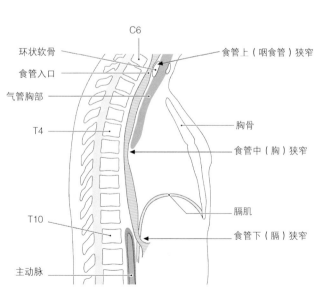

C6

环状软骨

食管入口

气管胸部

T4

T10

主动脉

食管上（咽食管）狭窄

胸骨

食管中（胸）狭窄

膈肌

食管下（膈）狭窄

A. 食管的三个狭窄，右外侧面观。（引自 Schuenke M, Schulte E, Schumacher U. THIEME Atlas of Anatomy, Vol 2. Illustrations by Voll M and Wesker K. 3rd ed. New York: Thieme Publishers; 2020.）

B. 食管双重对比造影显示主动脉弓（实心箭头）和左主干支气管（空心箭头）在食道上的正常影像。（引自 Gunderman R. Essential Radiology, 3rd ed. New York: Thieme Publishers; 2014.）

图 7.25　食管的位置和狭窄

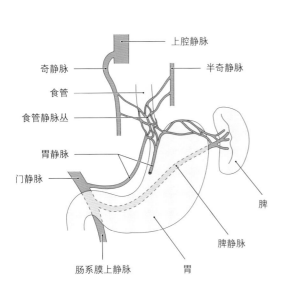

图 7.26　食管静脉侧支循环
(引自 Schuenke M, Schulte E, Schumacher U. THIEME Atlas of Anatomy, Vol 2. Illustrations by Voll M and Wesker K. 3rd ed. New York: Thieme Publishers; 2020.)

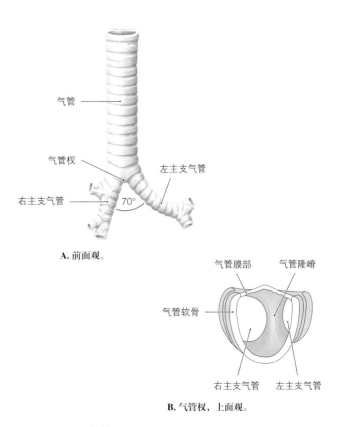

A. 前面观。

B. 气管杈，上面观。

图 7.27　气管
(引自 Schuenke M, Schulte E, Schumacher U. THIEME Atlas of Anatomy, Vol 2. Illustrations by Voll M and Wesker K. 3rd ed. New York: Thieme Publishers; 2020.)

> **知识拓展 7.15：临床相关**
>
> **贲门失弛缓症**
> 　　贲门失弛缓症是由食管下段抑制性神经元缺乏造成的。正常情况下，这些神经元抑制食管下括约肌的平滑肌的张力收缩。其功能缺陷将导致吞咽时括约肌失弛缓，食物在括约肌上方堆积，从而增加吸入性肺炎的风险。

气管和支气管

　　气管位于上纵隔，是**气管支气管树**的近端部分，是肺和外部环境之间的气体通道。这一通道的远端是**支气管树**，延伸到肺，这将在第 8 章与肺腔一起讨论。
- 气管在上纵隔沿中线稍偏右下行，位于食管前面和大血管后面。
- C 形环状软骨构成气管骨架，防止气管管腔塌陷。气管软骨的后方缺口由平滑肌纤维和结缔组织所形成的膜性壁封闭（**图 7.27**）。
- **气管隆嵴**是气管杈处的一个楔形软骨，位于 T4~T5 水平，是**左、右支气管**分叉处的标志。
- 在两个主支气管中，右主支气管比左侧更短、更宽、更垂直，因此气管异物多坠入右侧。
- 颈部的甲状腺下动脉（甲状颈干的分支）和支气管动脉（胸主动脉分支）为气管提供血液供应，静脉血回流至甲状腺下静脉。
- 胸内脏神经和来自迷走神经的副交感神经纤维通过肺丛支配气管。

8 肺腔

左、右肺腔位于纵隔的外侧和前方，向上至第 1 肋软骨上方，向下至膈肌。肺腔容纳肺、支气管树以及相关神经、血管和浆膜囊。

8.1 胸膜和胸膜腔

胸膜

胸膜是包裹在肺表面、衬覆在肺腔内的纤维性浆膜（**图 8.1**）。

- 胸膜分为两层：
  - **壁胸膜**：是一层衬于胸腔内壁、膈肌上面和纵隔的连续的浆膜，根据位置不同又分为胸膜顶、肋胸膜、膈胸膜和纵隔胸膜（**图 8.2**）。
  - **脏胸膜**：覆盖肺表面并延伸到肺裂内。
- 脏胸膜和壁胸膜在肺门处相互延续。两层胸膜共同构成了胸膜囊的内壁和外壁，形成**胸膜腔**（**图 8.3**）。
- **肺韧带**是脏胸膜和壁胸膜在肺根下方相互移行形成的双层胸膜皱襞，从肺门沿着肺的纵隔缘垂直向下延伸到膈肌（详见**图 8.5B、D**）。
- 胸膜的血液供应和神经支配来自毗邻结构的血管和神经。
  - 脏胸膜神经血管支配来自肺和支气管。
  - 壁胸膜神经血管支配来自胸壁、心包和膈肌。

知识拓展 8.1：临床相关

胸膜炎

胸膜发生炎症后，脏胸膜和壁胸膜之间产生摩擦，呼吸时可引起剧烈的疼痛。同时，炎症也可使两层胸膜发生粘连。

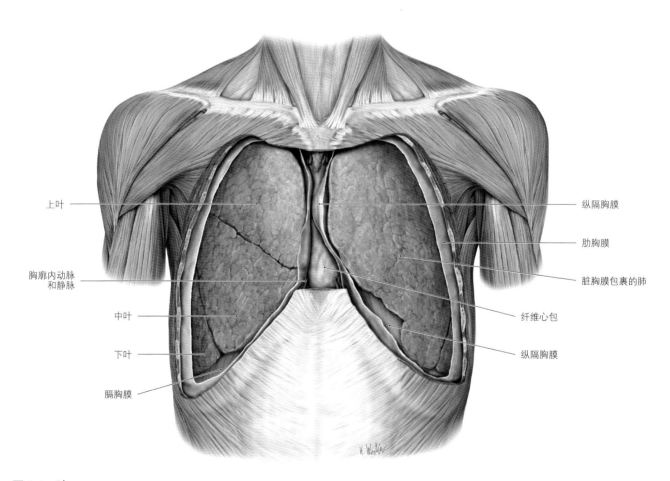

上叶 ─

胸廓内动脉和静脉 ─

中叶 ─

下叶 ─

膈胸膜 ─

─ 纵隔胸膜

─ 肋胸膜

─ 脏胸膜包裹的肺

─ 纤维心包

─ 纵隔胸膜

图 8.1 肺
前面观。去除胸前壁和前面的肋胸膜。（引自 Gilroy AM, MacPherson BR, Wikenheiser JC. Atlas of Anatomy. Illustrations by Voll M and Wesker K. 4th ed. New York: Thieme Publishers; 2020.）

胸膜腔

胸膜腔即胸膜囊内的空腔，是壁胸膜和脏胸膜之前潜在的间隙（**图8.3**）。

- 胸膜腔内含有一层薄浆液，对呼吸运动至关重要，发挥润滑作用，促进肺的运动，维持表面张力。
- 在大多数部位，两层胸膜紧密贴在一起，但覆于肺表面的脏胸膜比壁胸膜略小，从而形成两个隐窝，有利于吸气期间肺扩张（**图8.4**）。
  - **肋膈隐窝**：形成于膈胸膜和肋胸膜转折处。
  - **肋纵隔隐窝**：形成于心包和胸骨之间、纵隔胸膜和肋胸膜转折处。

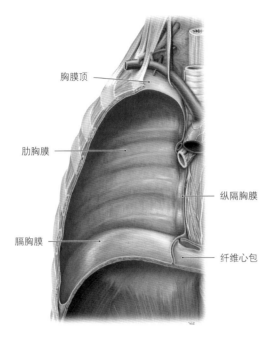

图8.2　壁胸膜的分区

前面观。右侧胸膜腔被打开。（引自 Gilroy AM, MacPherson BR, Wikenheiser JC. Atlas of Anatomy. Illustrations by Voll M and Wesker K. 4th ed. New York: Thieme Publishers; 2020.）

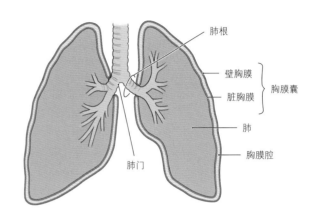

图8.3　胸膜和胸膜腔示意图

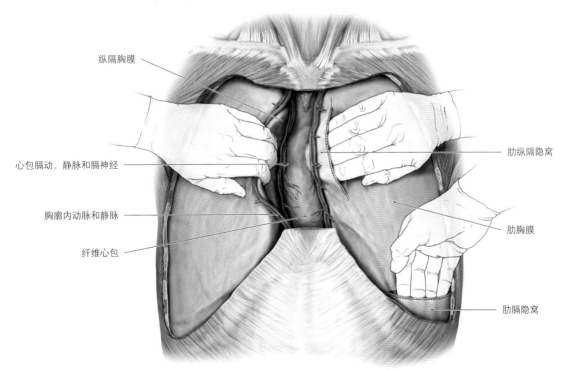

图8.4　肋纵隔隐窝和肋膈隐窝

在胸腔左侧，检查人员的指尖位于肋纵隔隐窝和肋膈隐窝内。这些隐窝是由壁胸膜在纤维心包（肋纵隔）或膈（肋膈）处转折形成的。（引自 Gilroy AM, MacPherson BR, Wikenheiser JC. Atlas of Anatomy. Illustrations by Voll M and Wesker K. 4th ed. New York: Thieme Publishers; 2020.）

知识拓展 8.2：临床相关

气胸

　　气胸是指各种原因造成的空气进入胸膜腔，见于胸壁、壁胸膜（如刺伤）或脏胸膜（如肺部疾病引起的组织破裂）撕裂。空气进入后，胸膜腔负压减小，导致肺部分或完全萎缩塌陷。

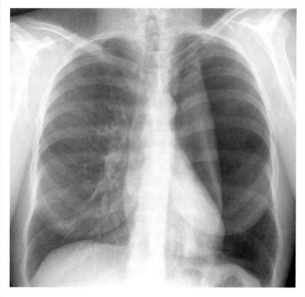

正位胸部 X 线摄影

44 岁女性的胸部 X 线摄影显示，左半胸外侧半无肺纹理，脏胸膜线清晰显示左侧气胸所致的左肺塌陷。（引自 Gunderman R. Essential Radiology, 3rd ed. New York: Thieme Publishers; 2014.）

知识拓展 8.3：临床相关

张力性气胸

　　张力性气胸是一种可迅速致死的危急重症，空气在胸膜腔内集聚，损伤的肺组织与胸膜腔之间形成单向活瓣，导致患侧肺完全塌陷，心脏被推向健侧，静脉回流受阻，心输出量减少。同时纵隔移位还会压迫健侧肺，损害肺通气量。

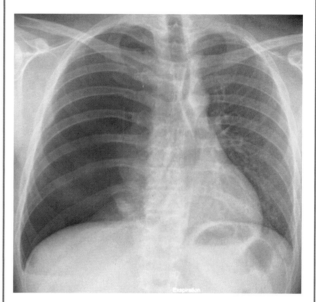

右侧张力性气胸

胸片显示右肺几乎不张。纵隔向左移动。右侧肋间间隙增宽。
（引自 From Krombach GA, Mahnken AH. Body Imaging: Thorax and Abdomen. New York: Thieme Publishers; 2015.）

知识拓展 8.4：临床相关

胸腔积液

　　胸腔积液是指胸膜腔内有多余的液体积聚。积液根据蛋白浓度的不同分为漏出液（低蛋白）和渗出液（高蛋白）。漏出液通常由充血性心力衰竭或静脉压升高引起过多液体滤出，也可见于肝功能衰竭或肾疾病。渗出液通常由炎性状态下的胸膜毛细血管渗出，常见于肺炎、肺结核（TB）和肺癌。胸腔积液的症状包括呼吸困难、咳嗽和胸闷胸痛。临床通过胸腔穿刺引流（详见知识拓展 6.2）排出胸腔积液。

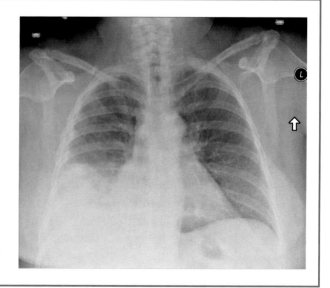

胸腔积液

58 岁女性正位胸部 X 线摄影显示右侧大量胸腔积液。（引自 Gunderman R. Essential Radiology, 3rd ed. New York: Thieme Publishers; 2014.）

8.2 肺

一般特征（图 8.5；表 8.1）

- 肺有肋面、纵隔面和膈面。
- **肺尖**向上伸入第 1 肋软骨上方的颈根部；**肺底**紧靠下方膈肌。

- **肺根**连接肺和纵隔，肺根内含有肺血管、神经和支气管。**肺门**位于肺纵隔面的凹陷处，肺根经肺门出入肺（**图 8.6**；另见**图 8.3**）。
- **肺裂**被覆脏胸膜，将左肺分成两叶，右肺分成三叶。
- 薄层结缔组织间隔（段间隔）续于脏胸膜，将肺叶分为多个锥形结构，称**支气管肺段**（**图 8.7**）。

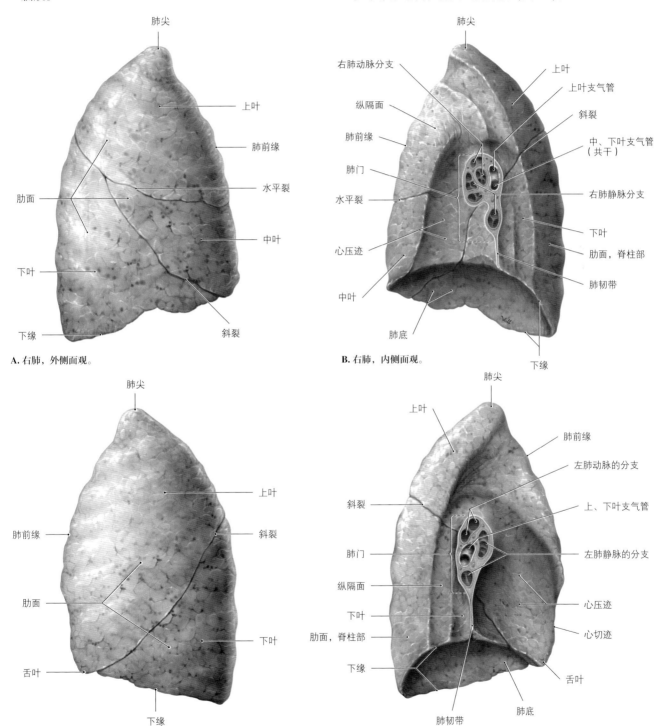

A. 右肺，外侧面观。

B. 右肺，内侧面观。

C. 左肺，外侧面观。

D. 左肺，内侧面观。

图 8.5　肺的大体解剖

（引自 Schuenke M, Schulte E, Schumacher U. THIEME Atlas of Anatomy, Vol 2. Illustrations by Voll M and Wesker K. 3rd ed. New York: Thieme Publishers; 2020.）

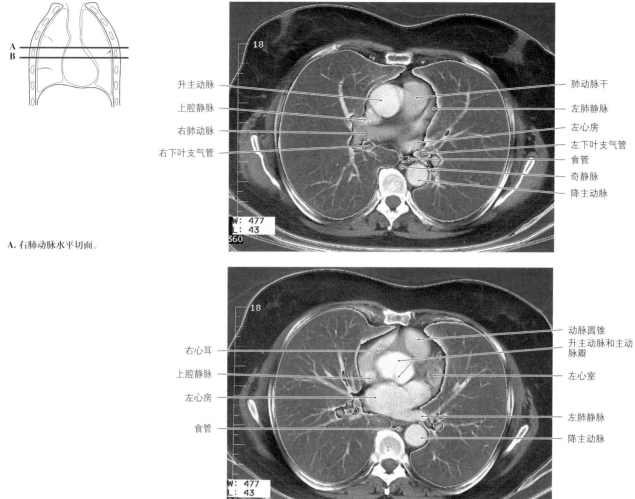

升主动脉
上腔静脉
右肺动脉
右下叶支气管

肺动脉干
左肺静脉
左心房
左下叶支气管
食管
奇静脉
降主动脉

A. 右肺动脉水平切面。

W: 477
L: 43

右心耳
上腔静脉
左心房
食管

动脉圆锥
升主动脉和主动脉瓣
左心室
左肺静脉
降主动脉

W: 477
L: 43

B. 主动脉瓣和左心房水平切面。

图 8.6　肺门水平的胸部 CT

(引自 Moeller TB, Reif E. Pocket Atlas of Sectional Anatomy, Vol 2, 3rd ed. New York: Thieme Publishers; 2007.)

表 8.1　肺的结构

	右肺	左肺
叶	上叶、中叶、下叶	上叶、下叶
肺裂	斜裂、水平裂	斜裂
支气管肺段	10	8~10
特殊结构	比左肺更大、更重，因为右半膈较高，所以比左肺更短、更宽	左肺上叶有舌叶和心切迹

- 每个支气管肺段在解剖和功能上是独立的呼吸单位，临床上常以肺段为单位进行手术切除。
- 右肺有 10 个支气管肺段，左肺有 8~10 个支气管肺段。

右肺

- 由于右半膈穹隆较高，所以右肺比左肺短而宽。
- 水平裂和斜裂将右肺分为上叶、中叶和下叶。
- 肺根走行于主动脉弓下方、右心房后面和奇静脉弓下方（详见**图 7.2A**）。
- 肺根内右支气管及分支位于最后面，肺动脉位于支气管前面，肺静脉位于肺动脉前下方。

左肺

- 斜裂将左肺分为上叶和下叶。
- 上叶前缘有一明显凹痕，称**心切迹**，此处与心尖相邻。
- **舌叶**是左肺上叶的一个较薄舌状肺组织，形成心切迹的下缘，呼吸运动中进出肋纵隔隐窝。

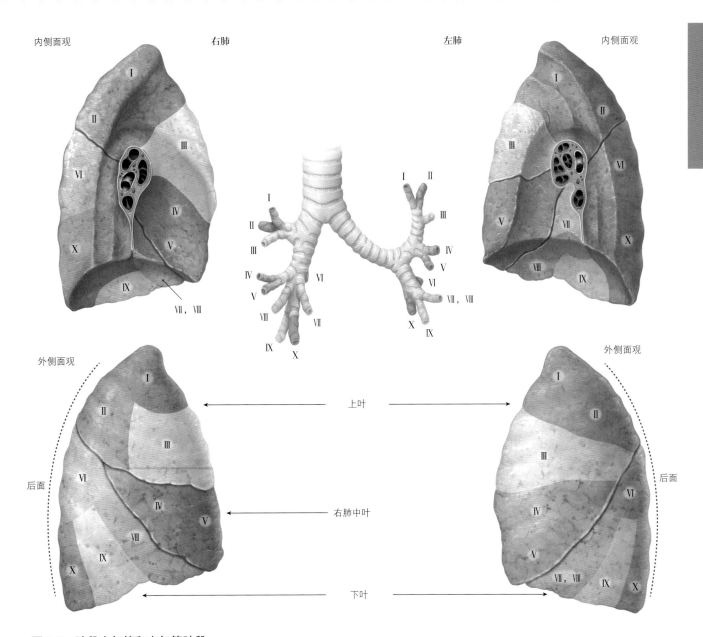

图 8.7　肺段支气管和支气管肺段
（引自 Krombach GA, Mahnken AH. Body Imaging: Thorax and Abdomen. New York: Thieme Publishers; 2015.）

- 主动脉弓跨过左支气管，降主动脉在肺根后面下降（详见图 7.2B）。
- 左肺动脉弯向左支气管上方，位于肺根最上方；肺静脉走行于左支气管前下方。

8.3 气管支气管树

气管支气管树包含纵隔的气管、支气管和肺内的支气管树（关于气管的讨论详见 7.7）。气管支气管树分为导气部和呼吸部。

- 气管和较大的近端分支构成导气部，是肺和外部环境之间的气体通道（图 8.8 和图 8.9A）。除这些分支的最远端外，所有分支的壁上都有软骨环或软骨板。气管的分支包括：
  - **左、右主支气管**：在上纵隔内气管杈处分叉，左、右主支气管分别经左、右肺门进入肺。
  - **叶支气管**（2 级）：是主支气管的分支，每一支叶支气管进入一个肺叶（右肺 3 个，左肺 2 个）。

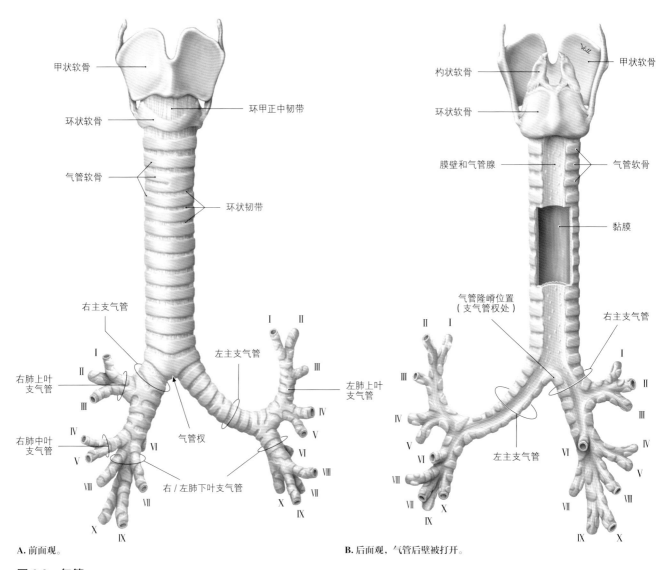

A. 前面观。

B. 后面观，气管后壁被打开。

图 8.8　气管

第 Ⅰ～Ⅸ肺段支气管和图 8.7 中的支气管肺段一致。（引自 Gilroy AM, MacPherson BR, Wikenheiser JC. Atlas of Anatomy. Illustrations by Voll M and Wesker K. 4th ed. New York: Thieme Publishers; 2020.）

- **段支气管**（3 级）：是叶支气管的分支，一个段支气管进入一个支气管肺段，并进一步分支为大亚段支气管和小亚段支气管。
- **传导性细支气管**：是没有软骨的气道网络，随着段支气管不断分支而形成。
- **终末细支气管**：是导气细支气管的终支，也是气管导气部的终支。
- 呼吸部（仅组织学可见）由终末细支气管远端通道组成，参与气体传导和气体交换（**图 8.9B**）。
  - 支气管树的呼吸部包括**呼吸性细支气管**、**肺泡囊**和**肺泡**。
  - 肺泡的单细胞壁可进行高效的气体交换。

知识拓展 8.5：临床相关

异物吸入

　　幼儿异物吸入的风险特别高，因为右主支气管相对笔直，和气管之间角度较小，左主支气管在气管杈处角度更大，近乎水平地跨过心脏，所以异物通常更多落入右主支气管。

知识拓展 8.6：临床相关

肺不张

　　肺不张是指肺内肺泡部分或完全塌陷，可由手术后呼吸道黏液（最常见）、囊性纤维化、哮喘或异物（如肿瘤或血栓）阻塞所致。病情严重时，可致呼吸衰竭。

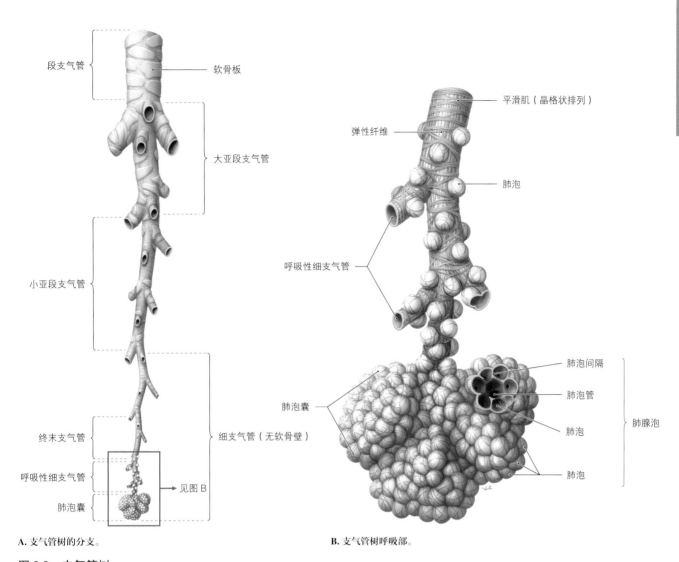

A. 支气管树的分支。

B. 支气管树呼吸部。

图 8.9   支气管树

(引自 Schuenke M, Schulte E, Schumacher U. THIEME Atlas of Anatomy, Vol 2. Illustrations by Voll M and Wesker K. 3rd ed. New York: Thieme Publishers; 2020.)

知识拓展 8.7：发育相关

新生儿呼吸窘迫综合征

　　由于缺乏表面活性物质，60% 的 29 周前出生的婴儿存在新生儿呼吸窘迫综合征（新生儿 RDS，也称为肺透明膜病）。肺表面活性物质在胚胎第 24 周开始产生，直到第 36 周完成。在早产儿中，肺表面活性物质缺乏会导致肺泡塌陷（肺不张）。使用合成的表面活性物质和持续气道正压（CPAP）可帮助维持这些婴儿的肺泡通畅。

知识拓展 8.8：临床相关

慢性阻塞性肺疾病

　　吸烟引起的慢性阻塞性支气管炎和肺气肿都不同程度地导致慢性阻塞性肺疾病（COPD）。慢性支气管炎会导致支气管增粗、黏液分泌过多和呼吸道狭窄。肺气肿会破坏肺泡壁，从而降低气体交换的能力；同时在呼气时小气道坍塌，空气积聚在肺部。肺部慢性过度充气和呼气阻力的增加造成典型的桶状胸（胸廓前后径增加）。

8.4 呼吸力学

呼吸即氧气和二氧化碳的交换，是肺和外部环境之间持续的气体交换。它通过胸腔容积节律性变化和相应的肺扩张（吸气）和收缩（呼气）来实现（**图8.10~图8.12**）。

– 吸气时肺腔扩大，胸膜腔内压降低。
  - 平静吸气时，作为主要呼吸肌的膈肌收缩并变平，垂直扩大肺腔。
  - 深吸气时，其他呼吸肌（肋间肌、斜角肌和后锯肌）参与上提肋骨和胸骨，水平扩大肺腔。

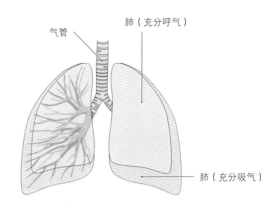

图8.12　肺和支气管树的运动
肺的容积随胸腔容积变化，整个支气管树伴随肺运动。这些结构的运动在远离肺门的支气管树更明显。（引自 Schuenke M, Schulte E, Schumacher U. THIEME Atlas of Anatomy, Vol 2. Illustrations by Voll M and Wesker K. 3rd ed. New York: Thieme Publishers; 2020.）

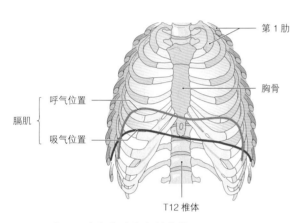

图8.10　呼吸运动中胸腔容积的变化
吸气（红色）；呼气（蓝色）。（引自 Schuenke M, Schulte E, Schumacher U. THIEME Atlas of Anatomy, Vol 2. Illustrations by Voll M and Wesker K. 3rd ed. New York: Thieme Publishers; 2020.）

  - 肺腔扩大，胸膜囊随之向外拉，导致肺容积增大、胸膜腔内压降低。当压力降到大气压以下时（负压），空气被吸入。

– 呼气时肺腔收缩，胸膜腔内压增加。
  - 平静呼气是一个被动的过程，膈肌松弛，肺腔和肺容积下降，随着胸膜腔内压的增加，空气被排出体外。
  - 深呼气时，腹前壁和肋间肌收缩，肺腔容积降低。

8.5 肺和支气管树的神经、血管

肺和支气管树的动脉

– **肺动脉**是肺动脉干的分支，将缺氧血液运输到肺泡周围毛细血管网（**图8.13**）。在肺内，肺动脉分支伴随支气管树在肺叶和支气管肺段内分支。
– **支气管动脉**是胸主动脉的分支，供应支气管树、肺的结缔组织和脏胸膜。通常情况下，支气管动脉分支一支通向右肺，两支通向左肺，这些支气管动脉沿着主支气管的后侧走行，最终与肺动脉的远端分支吻合。

肺和支气管树的静脉

– 肺静脉起源于肺泡周围毛细血管床（**图8.13**），携带富含氧的血液，小静脉在段间隔内走行，接受来自邻近的支气管肺段和脏胸膜的静脉，这些静脉汇合最终形成两个肺静脉，肺静脉穿过肺门进入左心房。

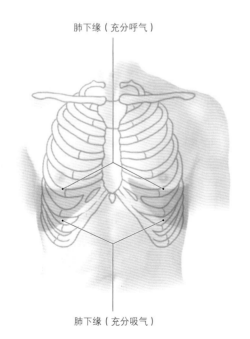

图8.11　呼吸运动中肺容积的变化
（引自 Schuenke M, Schulte E, Schumacher U. THIEME Atlas of Anatomy, Vol 2. Illustrations by Voll M and Wesker K. 3rd ed. New York: Thieme Publishers; 2020.）

知识拓展 8.9：临床相关

肺栓塞

  肺栓塞是指肺动脉或其分支堵塞，堵塞物有脂肪栓、气泡或来自腿部深静脉的血栓（最常见）。较大的阻塞可阻碍血液流向肺，从而导致肺心病、右心衰竭。较大的阻塞通常是致命的，小的阻塞可能只影响单一支气管肺段，引起肺梗死。

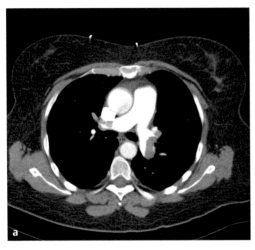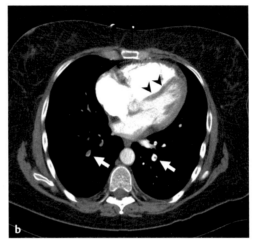

中心性肺栓塞合并亚节段血管闭塞。a. 有中央栓子的急性肺栓塞。b. 亚节段血管闭塞（白色箭头）。此外，扫描还显示右心室增大，间隔向左反常弯曲（黑色箭头），提示右心负荷过重。（引自 Krombach GA, Mahnken AH. Body Imaging: Thorax and Abdomen. New York: Thieme Publishers; 2015.）

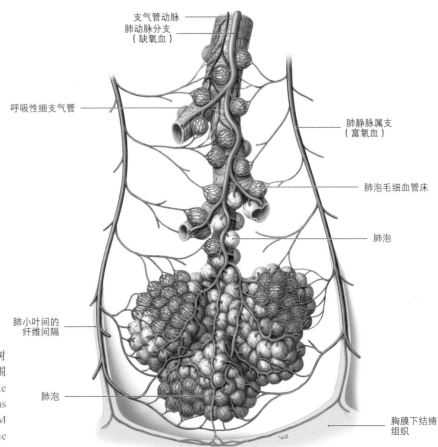

支气管动脉
肺动脉分支（缺氧血）
肺静脉属支（富氧血）
呼吸性细支气管
肺泡毛细血管床
肺泡
肺小叶间的纤维间隔
肺泡
胸膜下结缔组织

图 8.13 肺血管
肺动脉（蓝色）携带缺氧血液沿支气管树走行。肺静脉（红）携带来自肺小叶周围的肺泡毛细血管的富氧血。（引自 Schuenke M, Schulte E, Schumacher U. THIEME Atlas of Anatomy, Vol 2. Illustrations by Voll M and Wesker K. 3rd ed. New York: Thieme Publishers; 2020.）

- **支气管静脉**，每个肺一支，引流肺根近端的静脉血，汇入奇静脉和副半奇静脉（或肋间上静脉）。

肺和支气管树的淋巴引流

- 肺的**浅淋巴丛**分布在脏胸膜内，引流胸膜和肺组织的淋巴液。
- 肺的**深淋巴丛**分布在支气管壁内，引流肺根相关结构的淋巴液。

- 浅丛和深丛最终流入气管支气管上、下淋巴结，深丛最初沿叶支气管引流至**支气管肺淋巴结**（图 8.14）。
- 气管支气管淋巴结的淋巴液流入气管旁淋巴结，然后流向两侧的**支气管纵隔干**，最终汇入静脉角。
- 右肺和左肺上叶的淋巴液通常引流至同侧，而来自左肺下叶的大量淋巴液引流至右侧气管支气管淋巴结，进入右侧淋巴引流通道。

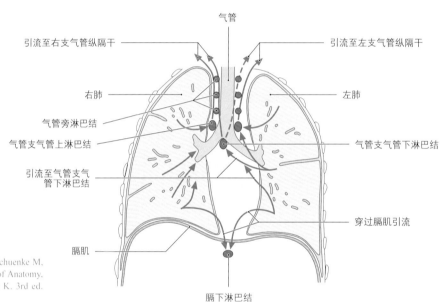

A. 支气管周围淋巴网，冠状面。（引自 Schuenke M, Schulte E, Schumacher U. THIEME Atlas of Anatomy, Vol 2. Illustrations by Voll M and Wesker K. 3rd ed. New York: Thieme Publishers; 2020.）

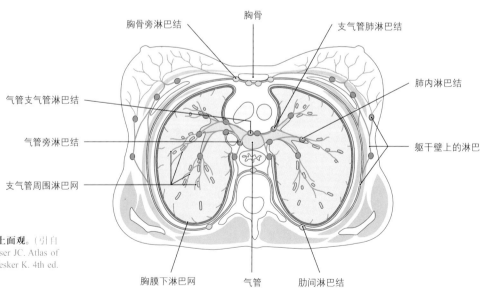

B. 胸膜下和胸壁淋巴网，水平切，上面观。（引自 Gilroy AM, MacPherson BR, Wikenheiser JC. Atlas of Anatomy. Illustrations by Voll M and Wesker K. 4th ed. New York: Thieme Publishers; 2020.）

图 8.14　胸膜腔淋巴引流

表 8.2　肺和支气管树的自主神经支配

支配结构	交感	副交感
支气管肌	抑制（支气管舒张）	运动（支气管收缩）
肺血管	运动（血管收缩）	抑制（血管舒张）
肺泡分泌细胞	分泌活动	抑制

肺和支气管树的神经支配

- **肺丛**是位于肺根前后的自主神经丛，支配肺、支气管树和脏胸膜（**图 8.15**；**表 8.2**）。
- 传递支气管和脏胸膜痛觉的内脏感觉纤维，与交感内脏神经一起走行。
- 来自咳嗽和牵张反射相关感受器的内脏感觉纤维以及来自血压、血气感受器的内脏感觉纤维，与迷走神经（副交感）一起走行。
- 壁胸膜由胸壁的躯体神经支配，对疼痛极为敏感。肋间神经支配肋胸膜，膈神经（C3~C5）支配纵隔胸膜和膈胸膜。
- 刺激膈神经支配的壁胸膜，可反射性引起 C3~C5 支配的肩颈部皮区的疼痛。

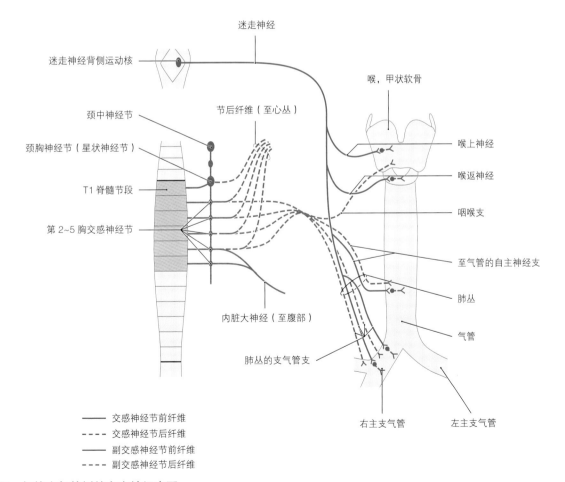

图 8.15　气管支气管树的自主神经支配
交感神经（红色）；副交感神经（蓝色）。（引自 Gilroy AM, MacPherson BR, Wikenheiser JC. Atlas of Anatomy. Illustrations by Voll M and Wesker K. 4th ed. New York: Thieme Publishers; 2020.）

9 胸部临床影像学基础

X线摄影一直是胸部影像学检查的首选。肺充满空气，X线摄影可以轻松识别肺部异常，例如肺炎时，肺与心脏和纵隔的软组织形成强烈对比。当需要心脏、纵隔或肺实质的更多细节时（如评估间质性肺疾病），通常使用计算机断层（CT）扫描。在心脏成像中，磁共振成像（MRI）能够在没有辐射的情况下获得心脏动态图像。同样，超声（超声心动图）也可动态成像，无辐射且扫描时间短，可解决与MRI相关的幽闭恐惧症问题。然而，与CT和MRI相比，超声获取解剖细节和评估冠状动脉血管的能力有限（表9.1）。

表9.1 胸部成像方法的适用性

成像方法	临床应用
X线摄影	胸部成像中最重要的方法，最常见的放射学检查，对心、肺、肺血管和胸膜的评估很出色
CT扫描	主要检查肺实质和间质的精细解剖结构
MRI	适用于心脏和大血管成像；对肺的评估价值有限
超声	主要用于心脏成像（超声心动图）；提供心脏实时解剖和生理评估

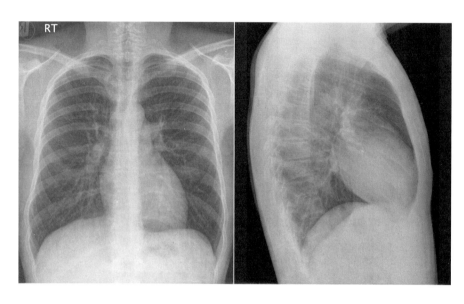

A. 正常胸部正位和侧位X线摄影。

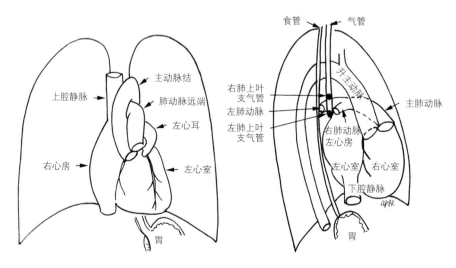

B. 正位和侧位胸部X线摄影上的正常解剖示意图。

图 9.1 胸部放射解剖

胸部放射解剖渲染图。（引自 Yoo S, MacDonald C, Babyn P. Chest Radiographic Interpretation in Pediatric Cardiac Patients. 1st ed. New York: 2010.）

胸部 X 线摄影是胸部成像的首选。在进行胸部 X 线检查时（图 9.1），通常会沿着呼吸道从上到下观察，从支气管到肺，检查整个左肺和右肺；评估心脏的大小和形状，并确定膈肌表面和纵隔边缘是否光滑；检查每根肋骨和椎骨（图 9.2），观察胸壁和软组织。X 线正位片和侧位片的检查流程一致。图 9.3 中的胸部 X 线片来自一位咳嗽发烧的患者，与图 9.1 中的正常影像进行比较，可见右肺的大片白色阴影（不透光区），结合 X 线侧位片与正位片，可确定该阴影在右肺中叶内。

CT 扫描非常适合胸部软组织的细节成像，可在不同的窗宽窗位突出显示特定的器官（图 9.4）。CT 可显示 X 线片上看不到的肺部微小异常，如炎性、肿瘤小结节或间质性肺疾病（图 9.5）。MRI 不适用于肺部成像，但可以提供任何平面的心脏细节图（图 9.6）。心脏超声（超声心动图）可实时观察并提供心脏的动态图像。同时，标准的静态图像也可提供重要的信息，如四腔心切面图像（图 9.7）。

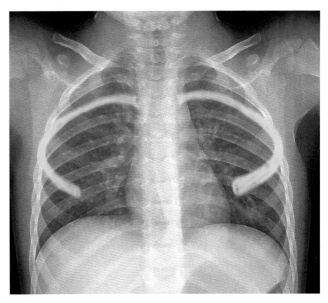

图 9.2 胸部 X 线片，第 4 肋高亮
正位片。
肋骨在与椎骨形成关节处水平延伸，然后向外侧前下弯曲。胸部 X 线检查时，应追踪每根肋骨。请注意，在 X 线影像上看不到肋软骨。（引自 Joseph Makris, MD, Baystate Medical Center.）

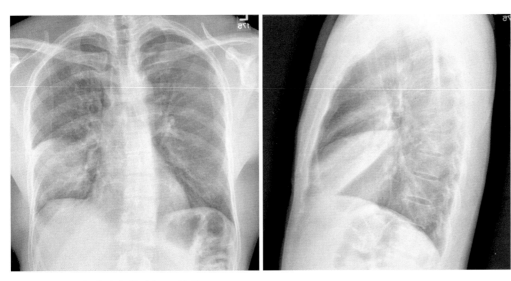

图 9.3 右肺中叶肺炎的胸部 X 线片
右肺中叶有不透光区（白色高密度），符合肺炎，患者伴有咳嗽和发烧。注意侧位片上尖锐边缘的异常高密度影，这是水平裂和斜裂，如此明显是因为肺炎累及整个右肺中叶。（引自 Baxter A. Emergency Imaging. A Practical Guide. 1st ed. New York: Thieme; 2015.）

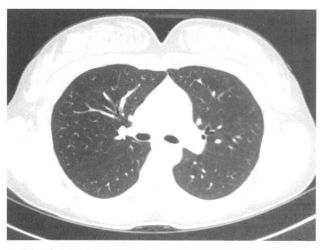

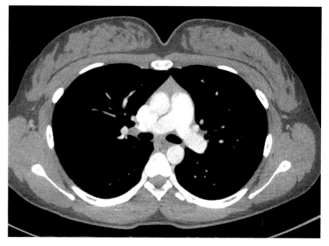

A. 肺窗观察肺实质的细节，可以看到 X 线摄影看不到的细微肺部疾病。

B. 软组织窗观察软组织结构，但肺实质变黑（不可见）。胸壁软组织轮廓清晰。注意主动脉和肺动脉分支的细节。

图 9.4　正常胸部 CT 轴位图像

肺动脉水平的正常胸部 CT。患者注射静脉造影剂，所以血管显示为白色。（引自 Joseph Makris, MD, Baystate Medical Center.）

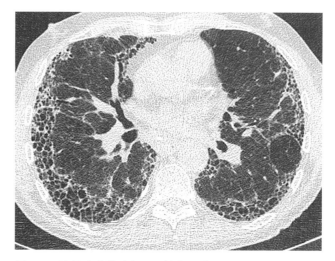

图 9.5　肺部疾病的胸部 CT 轴位图像

慢性咳嗽和间性性肺部疾病患者肺窗单层胸部 CT。注意整个肺部的线状 / 网状影提示肺间隔增厚，肺周围多发蜂窝状小囊肿。（引自 Wormanns D. Diagnostic Imaging of the Chest. 1st ed. New York: Thieme; 2020.）

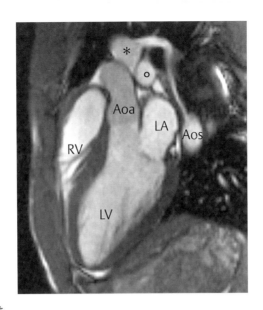

图 9.6 心脏 MRI 显示左心室流出道

心脏 MRI 可以在任何平面上进行扫描，选择几个标准平面来观察特定的解剖结构。本例中，血管和心腔的血液显示白色，心肌显示深灰色。这张左心室流出道图将左心室和升主动脉置于同一水平上，在一张图像上可以看到整个流出道。一个完整的心脏 MRI 包含贯穿整个心脏的所有平面。此外，MRI 能够动态成像，可生成多个心动周期内心腔、心壁和瓣膜运动的电影。注意，动态 MRI 不能像心脏超声那样实时观测。*，上腔静脉（奇静脉汇入）；○，右肺动脉；Aoa，升主动脉；Aos，降主动脉；LA，左心房；RV，右心室；LV，左心室。（引自 Claussen C, Miller S, Riessen R et al. Direct Diagnosis in Radiology. Cardiac Imaging. 1st ed. New York: Thieme; 2007.）

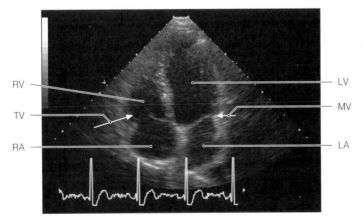

图 9.7 超声心动图（心脏超声）

探头位于心尖，得到心尖四腔心切面图像。

右、左心室（RV、LV），右、左心房（RA、LA），以及二尖瓣（MV）和三尖瓣（TV）清晰可见。这是一张静态图像，但超声心动图的优势是能够实时动态观察心脏运动，如观察和分析心室壁运动、瓣膜运动和血流运动。显示的心电图（ECG）使心脏运动和心脏电活动同步。（引自 Flachskampf F. Kursbuch Echokardiografie, 4th ed. Stuttgart: Thieme Publishers; 2008.）

第 4 部分　腹部

10　腹壁和腹股沟区

腹部位于胸部和盆部之间，包括**腹盆腔**的大部分，其腹膜间隙与盆部相延续（**图 10.1**）。腹部包括胃肠道及泌尿系统的主要器官，尽管有些腹部脏器（例如小肠）可越过腹部占据盆部的空间，当盆部脏器（例如膀胱、子宫）扩张时可向上延伸至腹部。

腹壁包括皮肤、皮下组织及肌肉，以其相连的肋骨、腰椎及骨盆作为支撑。腹壁可活动或保持躯干稳定，支持腹部脏器，产生的腹内压对于消化和呼吸是至关重要的。腹壁的肌肉为下方的脏器提供了有限的保护，但是上腹部的许多脏器位于膈肌穹隆下方，被胸部的骨骼所保护。而骨盆为大多数位于下腹部的脏器提供了保护。

10.1　腹壁的境界和平面

- 为了描述腹部脏器的位置，我们用垂直参考线和标准水平切面将腹部划分为四分区或九分区（**图 10.2**）。
- **幽门**平面，位于 T12~L1 的水平面，颈静脉切迹至耻骨嵴之间，为腹部内部解剖结构提供了有用的水平面（**图 10.3**）。T12~L1 平面穿过（或非常接近）：
  - 胃幽门。
  - 十二指肠壶腹。
  - 腹腔干起点。
  - 肠系膜上动脉起点。
  - 门静脉起点。
  - 胰颈。
  - 结肠左曲。

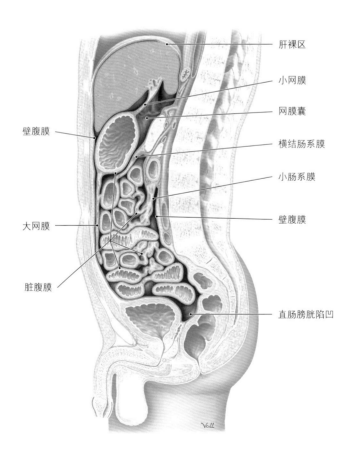

图 10.1　腹膜关系
男性腹盆腔正中矢状切面左侧面观。腹膜以红色标示。（引自 Gilroy AM, MacPherson BR, Wikenheiser JC. Atlas of Anatomy. Illustrations by Voll M and Wesker K. 4th ed. New York: Thieme Publishers; 2020.）

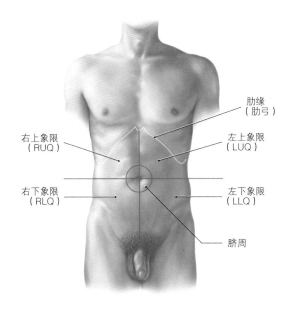

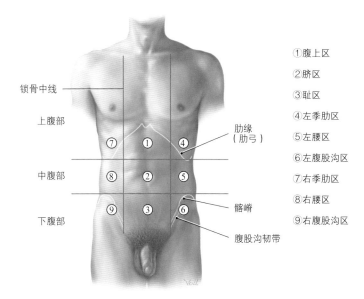

①腹上区

②脐区

③耻区

④左季肋区

⑤左腰区

⑥左腹股沟区

⑦右季肋区

⑧右腰区

⑨右腹股沟区

A. 腹部被两条经脐相交的垂直线分成四个象限。

B. 由两条垂直线和两条水平线组成的坐标系将腹部分为九个区域，每个区域位于上腹部、中腹部或下腹部。两条垂直线是经左锁骨中线和经右锁骨中线。两条水平线中的一条穿过第十肋骨的最低点，另一条穿过两侧髂嵴的顶点。

图 10.2　腹部区域划分标准
（引自 Schuenke M, Schulte E, Schumacher U. THIEME Atlas of Anatomy, Vol 1. Illustrations by Voll M and Wesker K. 3rd ed. New York: Thieme Publishers; 2020.）

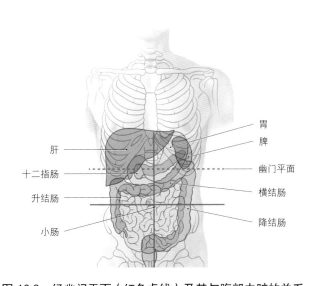

图 10.3　经幽门平面（红色虚线）及其与腹部内脏的关系
前视图。（引自 Schuenke M, Schulte E, Schumacher U. THIEME Atlas of Anatomy, Vol 2. Illustrations by Voll M and Wesker K. 3rd ed. New York: Thieme Publishers; 2020.）

10.2　腹壁的结构

皮下层

- 皮下层有时被称为腹壁的"浅筋膜"，位于皮肤深处、肌层之上。它分为两个部分（详见**图 10.5**）：
  - 浅表的脂肪层（Camper 筋膜）：是皮下脂肪层，其厚度因个体而异，并且与胸部、背部和下肢皮肤的浅筋膜相延续。
  - 深部的膜层（Scarpa 筋膜）：是坚韧的纤维层，位于浅表脂肪层的深处，覆盖下腹部前壁，并向下延伸至会阴，与会阴浅筋膜（Colles 筋膜）相连。

肌肉层：前壁和后壁

- 三块扁肌构成了腹部外侧壁和前壁：腹外斜肌、腹内斜肌和腹横肌。它们的大块腱膜构成了腹壁（**图 10.4**；**表 10.1**）。
  - 腹外斜肌下缘腱膜增厚形成腹股沟韧带，该韧带横向连于髂前上棘外侧，内侧连接到耻骨结节。韧带的内侧端的一部分纤维向下反折成为腔隙韧带，附着于耻骨上缘（详见**图 10.14**）。
  - 在下方，腹内斜肌和腹横肌的腱膜一起形成**联合腱**，并附着在耻骨上。
  - 在前中线，三块肌肉两侧的腱膜相互重叠，从剑突延伸到耻骨的腱缝（连接），形成了**腹白线**。**脐环**是脐带开口的残留，位于腹白线中点。

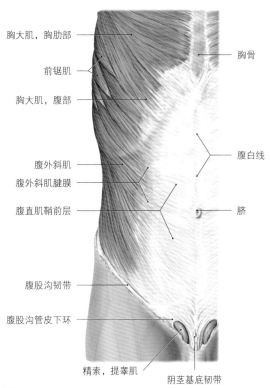

胸大肌，胸肋部
前锯肌
胸大肌，腹部
胸骨
腹外斜肌
腹外斜肌腱膜
腹直肌鞘前层
腹白线
脐
腹股沟韧带
腹股沟管皮下环
精索，提睾肌
阴茎基底韧带

A. 腹壁浅层肌肉。

肋间内肌
肋间外肌
腹直肌
肋软骨
胸骨
剑突
腹外斜肌
腹内斜肌
腹内斜肌腱膜
髂前上棘
腹股沟韧带
腹直肌鞘前层
腹白线
脐
精索，提睾肌

B. 移除：腹外斜肌、胸大肌和前锯肌。

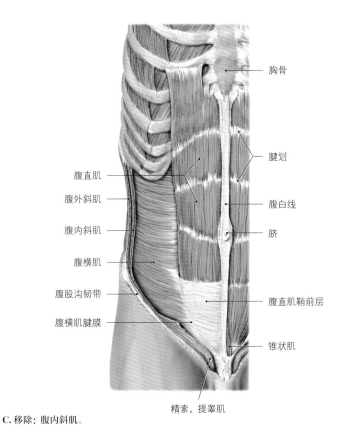

腹直肌
腹外斜肌
腹内斜肌
腹横肌
腹股沟韧带
腹横肌腱膜
胸骨
腱划
腹白线
脐
腹直肌鞘前层
锥状肌
精索，提睾肌

C. 移除：腹内斜肌。

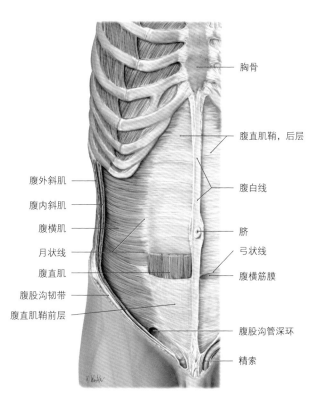

腹外斜肌
腹内斜肌
腹横肌
月状线
腹直肌
腹股沟韧带
腹直肌鞘前层
胸骨
腹直肌鞘，后层
腹白线
脐
弓状线
腹横筋膜
腹股沟管深环
精索

D. 移除：腹直肌。

图 10.4　腹前外侧壁的肌肉

右侧，前视图。（引自 Schuenke M, Schulte E, Schumacher U. THIEME Atlas of Anatomy, Vol 1. Illustrations by Voll M and Wesker K. 3rd ed. New York: Thieme Publishers; 2020.)

表 10.1　腹壁前外侧和后侧的肌肉

肌肉	起点	止点	神经支配	功能
腹前外侧壁				
腹外斜肌	第 5~12 肋（外侧面）	腹白线，耻骨结节，髂嵴前份	肋间神经（T7~T11）肋下神经（T12）	单侧：将躯干向同侧弯曲，将躯干旋转到相对侧
腹内斜肌	胸腰椎筋膜（深层），髂嵴（中线），髂前上棘，髂腰肌筋膜	第 10~12 肋（下缘），腹白线（前层和后层）	肋间神经，肋下神经（T12），髂腹下神经，髂腹股沟神经	双侧：躯干弯曲，压缩腹部，稳定骨盆
腹横肌	第 7~12 肋软骨（内侧面），胸腰椎筋膜（深层），髂嵴，髂前上棘（内侧唇），髂腰肌筋膜	腹白线，髂嵴		单侧：将躯干旋转到同侧 双侧：压缩腹部
腹直肌	外侧头：耻骨嵴至耻骨结节 内侧头：耻骨联合前区	第 5~7 肋软骨，胸骨剑突	肋间神经（T5~T11），肋下神经（T12）	弯曲躯干，压缩腹部，稳定骨盆
锥状肌	耻骨（腹直肌前面）	白线（在腹直肌鞘内延伸）	肋下神经	腹白线肌腱
腹后壁				
腰小肌	T12、L1 和椎间盘（侧面）	耻骨肌线，髂耻骨支，髂筋膜；最下面的纤维可以到达腹股沟韧带	L1，L2（L3）	躯干微屈
腰大肌 浅层 深层	T12~L4 椎体及相关椎间盘（侧面） L1~L5（肋突）	股骨（小转子），加入髂腰肌		髋关节：屈曲和外旋腰椎（股骨固定时）：单侧：肌肉收缩使躯干侧弯 双侧：肌肉收缩使躯干从仰卧位抬起
髂肌	髂窝		股神经（L2~L4）	
腰方肌	髂嵴和髂腰韧带	第 12 肋骨，L1~L4 椎骨（肋突）	肋下神经（T12），L1~L4	单侧：使躯干向同侧弯曲 双侧：下压呼气，稳定第 12 肋骨

- 在前中线的两侧，**腹直肌和锥状肌**被腹直肌鞘包裹，其外侧缘为**半月线**。腹直肌鞘有前、后两层，由腹部前、外侧肌的腱膜形成。腱膜绕过腹直肌，在腹中线的白线交叉（**图 10.5 和图 10.6**）。
  - 前层延伸了腹直肌的长度，但后层仅位于腹直肌后部上 2/3。后层的下端有一条弯曲的**弓状线**，位于脐和耻骨之间距离的 1/3 处。
  - 在弓状线以上，腹直肌鞘的前层由腹外斜肌腱膜和腹内斜肌腱鞘的前叶形成。腹直肌鞘的后层由腹横肌腱膜和腹内斜肌腱膜的后叶形成。
  - 在弓状线以下，所有三块肌肉的腱膜都经过腹直肌

的前方，形成腹直肌鞘前层。在这个区域，腹直肌的后表面紧贴腹横筋膜（腹内筋膜的组成部分之一）和腹膜。
- 腹后壁是腹腔的后边界。尽管与被称为"背部"的区域连续，该区域包含脊柱和椎旁肌，但在概念上，腹后壁被视为一个单独的区域。
- 五块肌肉构成了腹后壁的大部分：**腰大肌**、**腰小肌**（有时缺失）、**腰方肌**、**髂肌和膈肌**（**图 10.7**）。
  - 腰大肌和髂肌联合形成**髂腰肌**，髂腰肌进入股前部并作用于髋关节。
  - 胸部的膈肌形成腹后壁上部的一部分。

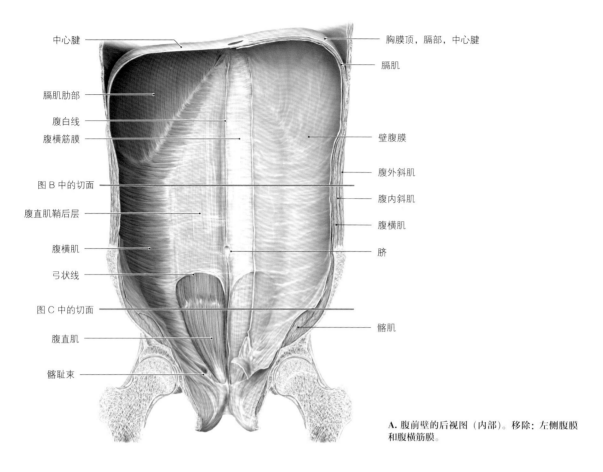

左列标注（从上到下）：
中心腱
膈肌肋部
腹白线
腹横筋膜
图 B 中的切面
腹直肌鞘后层
腹横肌
弓状线
图 C 中的切面
腹直肌
髂耻束

右列标注（从上到下）：
胸膜顶，膈部，中心腱
膈肌
壁腹膜
腹外斜肌
腹内斜肌
腹横肌
脐
髂肌

A. 腹前壁的后视图（内部）。移除：左侧腹膜和腹横筋膜。

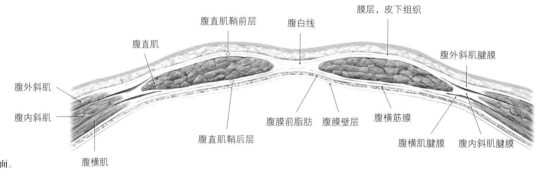

腹直肌鞘前层　　腹白线　　膜层，皮下组织
腹直肌
腹外斜肌腱膜
腹外斜肌
腹内斜肌
腹膜前脂肪　腹膜壁层　腹横筋膜
腹横肌
腹直肌鞘后层
腹横肌腱膜　腹内斜肌腱膜

B. 腹壁在弓状线上方的截面。

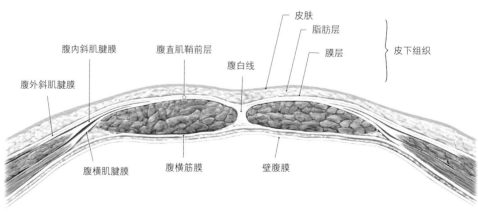

皮肤
脂肪层
膜层
皮下组织
腹内斜肌腱膜　　腹直肌鞘前层
腹外斜肌腱膜
腹白线
腹横肌腱膜　　腹横筋膜　　壁腹膜

C. 腹壁在弓状线下方的截面。

图 10.5　腹前腹壁和腹直肌鞘

（引自 Gilroy AM, MacPherson BR, Wikenheiser JC. Atlas of Anatomy. Illustrations by Voll M and Wesker K. 4th Edition. New York: Thieme Publishers; 2020.）

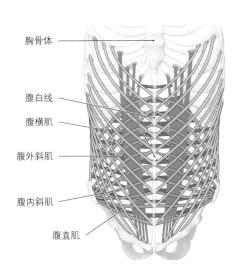

图 10.6　腹壁肌肉及腹直肌鞘的排列
(引自 Schuenke M, Schulte E, Schumacher U. THIEME Atlas of Anatomy, Vol 1. Illustrations by Voll M and Wesker K. 3rd ed. New York: Thieme Publishers; 2020.)

- **腹内筋膜**是一层深筋膜，位于腹壁肌肉的内表面。它位于壁腹膜的表面（外部），在大多数地方被一层称为腹膜前脂肪的脂肪层所隔开。它位于壁腹膜的表面（外部），被一层称为**腹膜前脂肪**的脂肪所分隔。
  - 腹内筋膜的每个部分都以其肌肉的排列命名：腹横筋膜（**图 10.5**）、膈筋膜、腰大肌筋膜。
  - 在腹股沟区域（腹股沟），腹横筋膜增厚构成**髂耻束**，与腹股沟韧带的内侧缘相连，支撑腹股沟管的后壁（**图 10.5**）。
  - 在后壁上，腰大肌筋膜在内侧附着于腰椎，并在上方与横膈膜的内侧弓状韧带融合。它通过髂腰肌肌腱向下延伸到股部。该筋膜将腰大肌和**腰丛**（详见 11.2）与腹腔腹膜后的脏器分开。

腹前壁内表面

- 腹前壁的内表面衬有腹横筋膜和壁腹膜，腹膜前脂肪的量不等（**图 10.8 和图 10.9**）。
- **腹膜皱襞**形成于腹膜和腹横筋膜之间，位于腹膜之上、腹横筋膜以下。皱襞包括：
  - **脐正中襞**：由脐正中韧带形成的单一中线皱襞，是**脐尿管**的残余（胚胎发育期膀胱和脐之间的连接）。
  - **脐内侧襞**：由**脐内侧韧带**形成的成对皱襞，是胎儿脐动脉的残余。
  - **脐外侧襞**：由**腹壁下血管**形成的成对皱襞。

- 腹横肌构成了腹后壁的外侧部分。
- 在腹后壁肌肉中，只有腰方肌被胸腰筋膜（前层）包裹，胸腰筋膜也包裹背部的椎旁肌。该层穿过腰大肌后部，并与腹横肌腱膜横向融合。

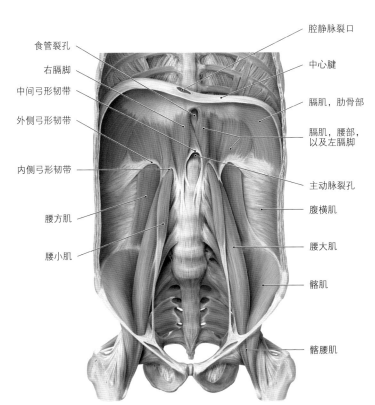

图 10.7　腹后壁的肌肉
冠状切面，膈肌位于中间，前视图。（引自 Gilroy AM, MacPherson BR, Wikenheiser JC. Atlas of Anatomy. Illustrations by Voll M and Wesker K. 4th ed. New York: Thieme Publishers; 2020.）

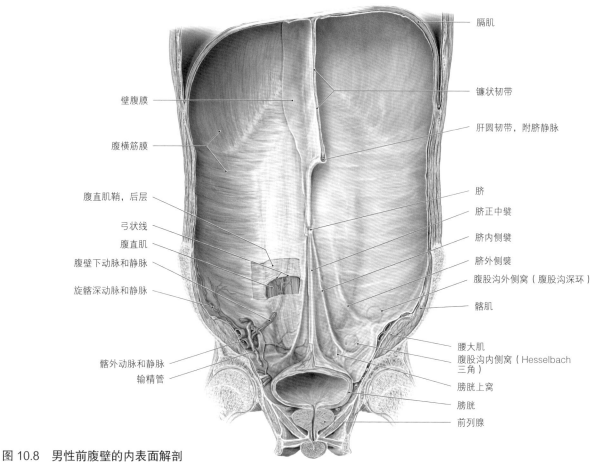

壁腹膜

腹横筋膜

腹直肌鞘，后层

弓状线

腹直肌

腹壁下动脉和静脉

旋髂深动脉和静脉

髂外动脉和静脉

输精管

膈肌

镰状韧带

肝圆韧带，附脐静脉

脐

脐正中襞

脐内侧襞

脐外侧襞

腹股沟外侧窝（腹股沟深环）

髂肌

腰大肌

腹股沟内侧窝（Hesselbach三角）

膀胱上窝

膀胱

前列腺

图 10.8　男性前腹壁的内表面解剖
通过髋关节水平的腹部和盆腔的冠状切面，后视图。（引自 Gilroy AM, MacPherson BR, Wikenheiser JC. Atlas of Anatomy. Illustrations by Voll M and Wesker K. 4th ed. New York: Thieme Publishers; 2020.）

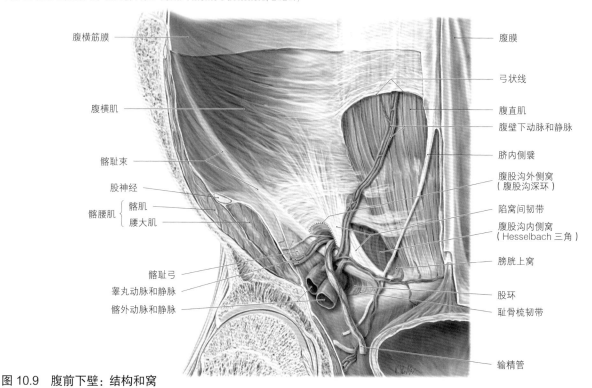

腹横筋膜

腹横肌

髂耻束

股神经

髂腰肌 { 髂肌
　　　　 腰大肌 }

髂耻弓

睾丸动脉和静脉

髂外动脉和静脉

腹膜

弓状线

腹直肌

腹壁下动脉和静脉

脐内侧襞

腹股沟外侧窝（腹股沟深环）

陷窝间韧带

腹股沟内侧窝（Hesselbach三角）

膀胱上窝

股环

耻骨梳韧带

输精管

图 10.9　腹前下壁：结构和窝
冠状切面，腹壁前左下部的后（内部）视图。（引自 Gilroy AM, MacPherson BR, Wikenheiser JC. Atlas of Anatomy. Illustrations by Voll M and Wesker K. 4th ed. New York: Thieme Publishers; 2020.）

- **腹膜隐窝**形成于腹膜褶皱之间，是潜在的疝出部位（内脏通过壁或组织突出）。隐窝包括：
  - **膀胱上窝**：位于脐正中襞和脐内侧襞之间。
  - **腹股沟内侧窝**：通常称为脐内侧襞和外侧襞之间的**腹股沟三角**（Hesselbach 三角）。
  - **腹股沟外侧窝**：位于脐外侧襞的外侧。
- **镰状韧带**是肝脏和腹前壁之间的双层腹膜反折后形成的结构，它从脐部向上延伸至腹腔顶部。它包裹着肝圆韧带（脐静脉的残余）和附脐静脉。

10.3　腹壁的神经、血管

腹壁的动脉

　　腹壁的动脉彼此广泛吻合，这些动脉源自胸廓内动脉、腹主动脉、髂外动脉和股动脉（**图 10.10**）。
- 每个胸廓内动脉的分支是：
  - 肌膈动脉。
  - 腹壁上动脉：其在腹直肌鞘内的腹直肌后部向下延伸，与腹壁下动脉在此吻合。
- 腹主动脉的成对节段分支是：
  - 肋间、肋下和腰动脉。
- 髂外动脉的分支是：
  - 腹壁下动脉和旋髂深动脉。
- 供应腹壁的股动脉分支是：
  - **腹壁浅动脉**。
  - **旋髂浅动脉**。

腹壁的静脉

- 腹壁的深静脉伴随着同名动脉，并通过头臂静脉、奇静脉、半奇静脉和髂总静脉流向上、下腔静脉（**图 10.11**）。
- 广泛的皮下静脉网向上引流至胸部的胸廓内静脉和**胸廓外静脉**，向下引流至**腹壁下静脉**和**腹壁浅静脉**。
- 上腔静脉或下腔静脉的阻塞可能会改变腹壁的静脉血运，导致腋静脉和股静脉之间通过胸腹上静脉形成或扩大浅表的静脉吻合（详见 6.4）。

腹壁淋巴引流

- 腹壁的淋巴引流通过位于脐以上和肋弓下方之间的曲线（"分水岭"）分为上部和下部区域（**图 10.12**）。
  - 上部的淋巴回流引流至同侧腋窝和胸骨旁淋巴结，然后向上引流到右侧和左侧颈内静脉——锁骨下静脉连接处（静脉角）。
  - 下部的淋巴向下引流至同侧腹股沟浅淋巴结，再引流至髂外淋巴结和髂总淋巴结，最终到达胸导管。

腹壁的神经

- 腹壁神经来源于脊神经的胸段和腰段（**图 10.13**），包括：
  - 胸部的肋间下神经（T7~T11）和肋下神经（T12）。
  - 腰丛的髂腹下神经。
- 腹壁的皮肤节段顺着肋骨的角度而倾斜。腹壁可见的标志性的体表标识是位于脐的 T10 节段和位于腹股沟韧带和耻骨顶部的 L1 节段。

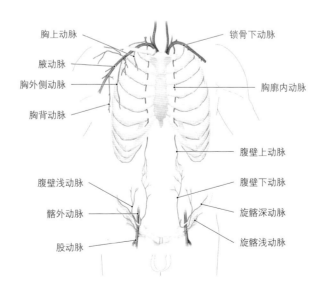

图 10.10　腹壁的动脉

上腹部动脉和下腹部动脉在锁骨下动脉和股动脉之间形成一个潜在的吻合，可以让血运绕过腹主动脉。（引自 Schuenke M, Schulte E, Schumacher U. THIEME Atlas of Anatomy, Vol 2. Illustrations by Voll M and Wesker K. 2nd ed. New York: Thieme Publishers; 2016.）

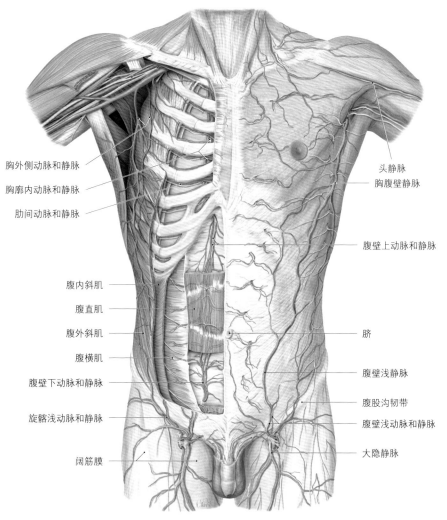

图 10.11　躯干前壁的神经血管结构
前视图。
左侧：浅表解剖。
右侧：深层解剖。
移除：胸大肌和胸小肌。
部分切除：腹外斜肌、腹内斜肌、腹横肌、腹直肌和肋间肌。
（引自 Schuenke M, Schulte E, Schumacher U. THIEME Atlas of Anatomy, Vol 1. Illustrations by Voll M and Wesker K. 3rd ed. New York: Thieme Publishers; 2020.）

胸外侧动脉和静脉

胸廓内动脉和静脉

肋间动脉和静脉

头静脉

胸腹壁静脉

腹壁上动脉和静脉

腹内斜肌

腹直肌

腹外斜肌

腹横肌

脐

腹壁浅静脉

腹壁下动脉和静脉

腹股沟韧带

旋髂浅动脉和静脉

腹壁浅动脉和静脉

阔筋膜

大隐静脉

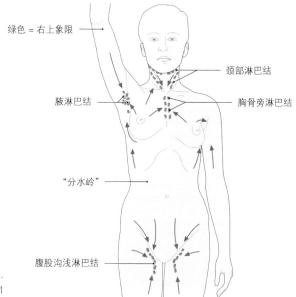

绿色 = 右上象限

颈部淋巴结

腋淋巴结

胸骨旁淋巴结

"分水岭"

腹股沟浅淋巴结

图 10.12　躯干前壁的淋巴通路和区域淋巴结群
前视图。箭头指示淋巴的流动方向。（引自 Schuenke M, Schulte E, Schumacher U. THIEME Atlas of Anatomy, Vol 1. Illustrations by Voll M and Wesker K. 3rd ed. New York: Thieme Publishers; 2020.）

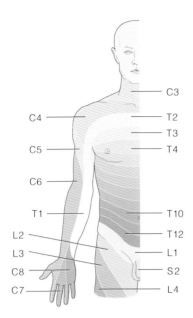

A. 腹前壁的皮肤节段。

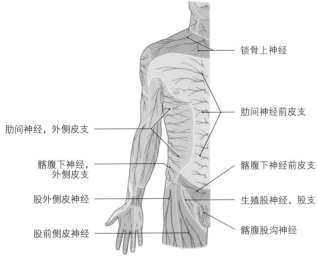

B. 腹前壁的感觉神经。

图 10.13　腹前壁的皮肤神经分布
(引自 Schuenke M, Schulte E, Schumacher U. THIEME Atlas of Anatomy, Vol 1. Illustrations by Voll M and Wesker K. 3rd ed. New York: Thieme Publishers; 2020.)

10.4 腹股沟区

　　腹股沟区包括腹前腹壁的下外侧区、腹股沟管和男性的精索。
- 腹壁的皮肤和皮下组织向下延伸至腹股沟韧带下方的股前部，向下延伸至会阴（有关会阴的讨论，详见 16.3 和16.4）。
  - 在女性，皮肤以及皮下组织的脂肪层和膜层形成**大阴唇**。
  - 在男性，皮肤延伸到会阴作为**阴囊**。皮下组织的脂肪层不存在，但膜层继续在阴茎表面形成**阴茎浅筋膜**，并在阴囊形成**会阴浅筋膜**（Colles 筋膜）。

- 腹壁的腹前外侧肌及其筋膜形成腹股沟管，有助于精索的覆盖。

腹股沟管

　　腹股沟管是穿过腹壁的倾斜通道，其内部穿行结构从腹腔和盆腔通往会阴。腹前外侧肌肉、腱膜和深筋膜的缺陷形成了腹股沟管（**表 10.2**）。男性和女性都有腹股沟管，但男性更明显。
- 腹股沟管的境界是：
  - 前壁：由腹外斜肌腱膜形成。
  - 后壁：由腹横筋膜和联合肌腱形成。

表 10.2　腹股沟管的结构和关系
(引自 Gilroy AM, MacPherson BR, Wikenheiser JC. Atlas of Anatomy. Illustrations by Voll M and Wesker K. 4th ed. New York: Thieme Publishers; 2020.)

	结构	构成
壁	前壁	①腹外斜肌腱膜
	顶	②腹内斜肌
		③腹横肌
	后壁	④腹横筋膜
		⑤壁腹膜
	底	⑥腹股沟韧带（腹外斜肌腱膜下方和邻近大腿阔筋膜的密集交织纤维）
开口	腹股沟浅环	腹外斜肌腱膜开口；以内侧和外侧脚、脚间纤维和腹股沟的反转韧带为界
	腹股沟深环	脐外侧襞外侧的腹横筋膜外翻（腹壁下血管）

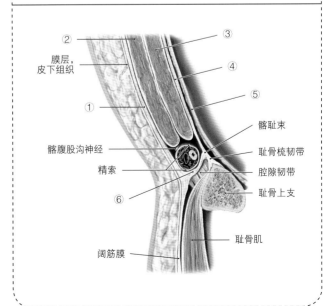

- 底：由腹股沟韧带形成。
- 顶：由腹内斜肌和腹横肌的拱形纤维形成。
- 腹股沟管有两个开口：
  - 在管的内侧端，腹外斜肌腱膜的纤维裂开，形成一个称为**腹股沟浅环**的开口。这个环位于腹股沟三角的前壁。

- 在腹股沟管的外侧端，紧邻腹壁下血管起点的外侧，腹横筋膜外翻进入管内，形成**腹股沟深环**。该环位于腹股沟外侧窝（详见**图 10.9**）。
- 腹股沟管的内容物包括男性的**精索**和女性的**子宫圆韧带**（**图 10.14** 和**图 10.15**；另见 15.2）。

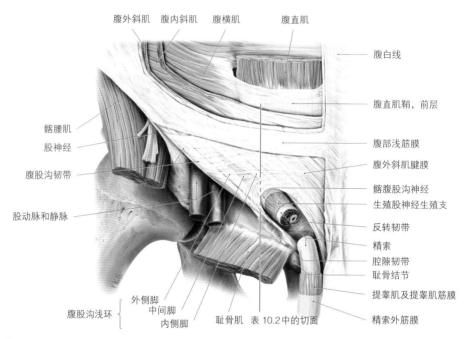

图 10.14　男性腹股沟区
右侧，前视图。（引自 Schuenke M, Schulte E, Schumacher U. THIEME Atlas of Anatomy, Vol 1. Illustrations by Voll M and Wesker K. 3rd ed. New York: Thieme Publishers; 2020.）

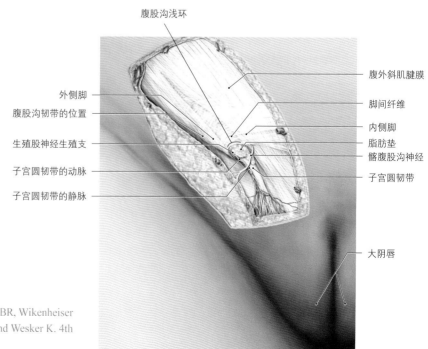

图 10.15　女性腹股沟区
右侧，前视图。（引自 Gilroy AM, MacPherson BR, Wikenheiser JC. Atlas of Anatomy. Illustrations by Voll M and Wesker K. 4th ed. New York: Thieme Publishers; 2020.）

精索

精索形成于腹股沟深环，穿过腹股沟管，并通过腹股沟浅环穿出，进入阴囊并下降到睾丸的后表面（**图 10.16**）。
- 精索的结构包括：
  - 输精管。
  - 睾丸鞘突。
  - 睾丸动脉和蔓状静脉丛，输精管的动脉和静脉，提睾肌动脉和静脉。
  - 睾丸和精索的淋巴管。
  - 睾丸丛中的交感神经和副交感神经纤维，以及生殖股神经的生殖支。
- 当精索内容物穿过腹股沟管时，腹壁肌肉和筋膜的衍生物包裹精索内容物（**图 10.17**）。肌肉和筋膜形成的层与睾丸周围的层相同（**表 10.3**）。
  - 精索内筋膜源自腹横筋膜。
  - 提睾肌和提睾肌筋膜来自腹内斜肌及其筋膜。
  - 精索外筋膜来自腹外斜肌及其筋膜。
- 髂腹股沟神经不包含在精索内。然而，当它穿过腹壁各层时，位于腹股沟管内靠近精索的位置，离开浅环时被精索外筋膜包围。

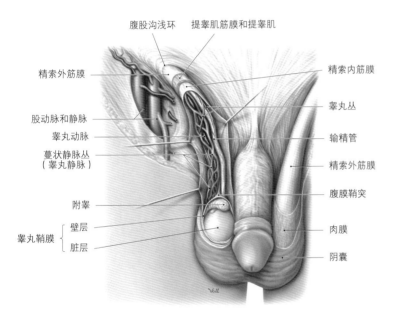

图 10.16　精索

男性骨盆，前视图。开放：腹股沟管和精索覆盖物。

（引自 Gilroy AM, MacPherson BR, Wikenheiser JC. Atlas of Anatomy. Illustrations by Voll M and Wesker K. 4th ed. New York: Thieme Publishers; 2020.）

表 10.3　睾丸的被膜

（引自 Gilroy AM, MacPherson BR, Wikenheiser JC. Atlas of Anatomy. Illustrations by Voll M and Wesker K. 4th ed. New York: Thieme Publishers; 2020.）

被层	起源
① 阴囊皮肤	腹部皮肤
② 肉膜及筋膜	皮下组织，膜层
③ 精索外筋膜	腹外斜肌腱膜及浅筋膜
④ 提睾肌及提睾肌筋膜	腹内斜肌
⑤ 精索内筋膜	腹横筋膜
⑥a 睾丸鞘膜，壁层	腹膜
⑥b 睾丸鞘膜，脏层	

注：腹横肌对精索或睾丸的包被没有贡献。

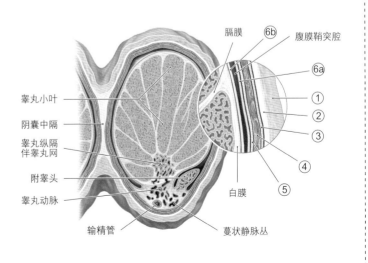

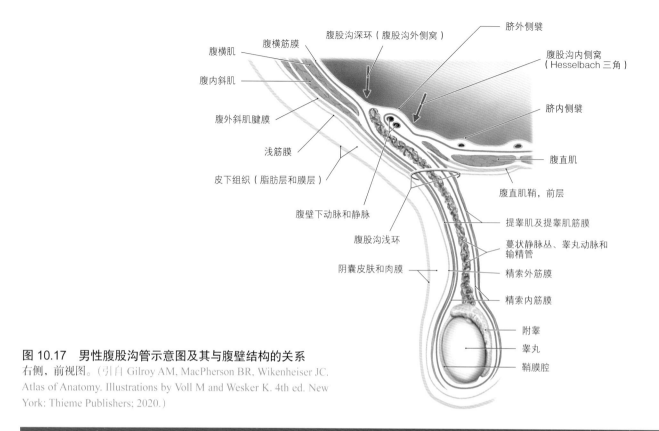

图 10.17 男性腹股沟管示意图及其与腹壁结构的关系

右侧，前视图。（引自 Gilroy AM, MacPherson BR, Wikenheiser JC. Atlas of Anatomy. Illustrations by Voll M and Wesker K. 4th ed. New York: Thieme Publishers; 2020.）

知识拓展 10.1：临床相关

腹股沟疝

腹股沟疝占腹壁疝的绝大多数，其中大多数发生在男性。疝是内脏结构疝出到其通常所不在的区域。腹股沟疝包括壁腹膜、腹膜脂肪或小肠的疝出。在两种类型的腹股沟疝中，斜疝可以是后天性或先天性的，在青年男性中很常见，而直疝则总是后天形成的，由腹壁变弱所致，一般发生在中年男性。

在发育过程中，腹膜舌，即腹膜鞘突，外翻进入新形成的腹股沟管，并伴随睾丸下降到阴囊。出生前，大部分腹膜鞘突消失，其和腹腔之间的联系闭锁。然而，如果腹膜鞘突未能消失，腹部内容物可通过腹股沟侧窝（腹壁下血管外侧）的腹股沟深环开口疝出（斜疝），并延伸至阴囊（女性为阴唇）。疝囊在精索内移动，因此除了腹膜和腹横筋膜外，还被精索的层次所覆盖。

直疝发生在腹股沟内侧三角（腹壁下血管的内侧），腹前壁的弱化使内脏通过腹股沟管的内侧端突出，然后通过扩大的浅环进入阴囊。由于这些突出的疝囊在精索外移动，它们不被精索的层次所覆盖，而是被腹膜和腹横筋膜所包裹。

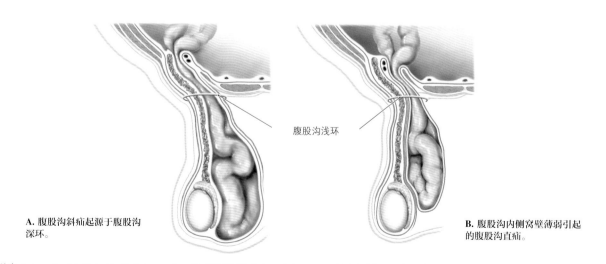

A. 腹股沟斜疝起源于腹股沟深环。

腹股沟浅环

B. 腹股沟内侧窝壁薄弱引起的腹股沟直疝。

（引自 Schuenke M, Schulte E, Schumacher U. THIEME Atlas of Anatomy, Vol 1. Illustrations by Voll M and Wesker K. 3rd ed. New York: Thieme Publishers; 2020.）

睾丸

　　睾丸是成对的卵圆形生殖器官，长 4~5 厘米，宽 3 厘米，被阴囊所分隔。它们产生精子并分泌雄性激素睾酮（**图 10.18** 和**图 10.19**；另见**表 10.3**）。

- 腹膜的一个延伸部分被称为**睾丸鞘膜**，形成一个围绕睾丸折叠的封闭囊，除了睾丸后缘外，所有侧面都围绕着睾丸。睾丸鞘膜有外壁层和附着在睾丸表面的内脏层。
- 每个睾丸都被白膜所包裹，白膜是一种坚韧的结缔组织囊，沿着睾丸纵隔的后缘增厚并内陷，将睾丸分成 200 多个睾丸小叶。

- 精子在**生精小管**中发育，生精小管是睾丸小叶内高度卷曲的小管。它们通过导管网（纵隔中的**睾丸网**）离开睾丸，然后通过**传出管**到达**附睾**。
- 睾丸动脉是腹主动脉的分支，供应睾丸。通过与输精管动脉、**提睾肌动脉**（腹壁下动脉的一支）和阴部外动脉（股动脉的分支）的吻合，产生了丰富的侧支血流供应（**图 10.20**）。
- **蔓状静脉丛**引流睾丸并汇聚形成睾丸静脉。睾丸静脉引流至右侧的下腔静脉和左侧的肾静脉（**图 10.21**）。

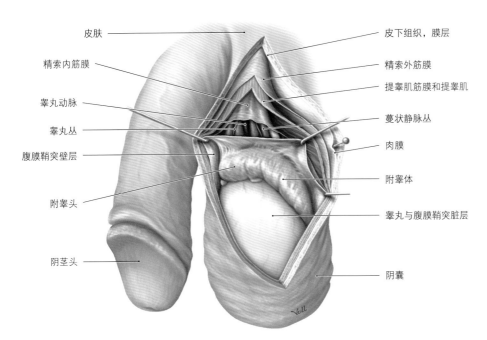

A. 原位的睾丸和附睾。

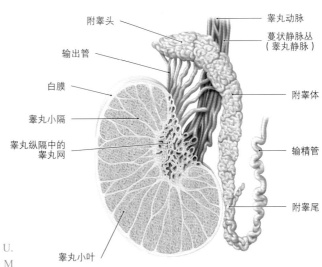

图 10.18　睾丸和附睾

左侧视图。（引自 Schuenke M, Schulte E, Schumacher U. THIEME Atlas of Anatomy, Vol 2. Illustrations by Voll M and Wesker K. 3rd ed. New York: Thieme Publishers; 2020.）

B. 矢状切面。

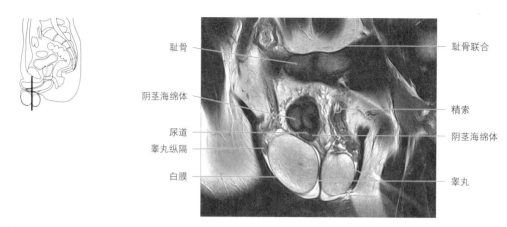

图 10.19   睾丸 MRI

冠状切面，前视图。（引自 Moeller TB, Reif E. Pocket Atlas of Sectional Anatomy, Vol 2, 3rd ed. New York: Thieme Publishers; 2007.）

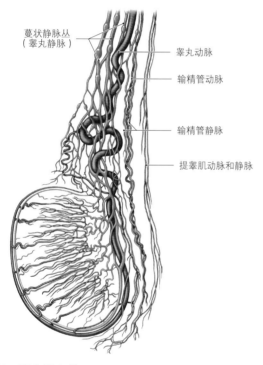

图 10.20   睾丸的血供

左侧视图。（引自 Schuenke M, Schulte E, Schumacher U. THIEME Atlas of Anatomy, Vol 1. Illustrations by Voll M and Wesker K. 3rd ed. New York: Thieme Publishers; 2020.）

- 睾丸的淋巴管直接引流至主动脉旁淋巴结和主动脉前淋巴结。
- 划动大腿内侧引发**提睾反射**，使提睾肌收缩并抬高睾丸。髂腹股沟神经提供感觉；生殖股神经的生殖支提供运动。
- 睾丸丛起源于主动脉丛，并与睾丸动脉一起延续。它包含脊髓 T7 水平的交感神经纤维，以及内脏传入和迷走神经的副交感神经纤维。

知识拓展 10.2：临床相关

鞘膜积液

　　腹膜鞘突的持续性开口可能小到足以防止疝，但也可能大到足以形成积液，即鞘膜积液。积液可局限于阴囊（睾丸积液）或精索（鞘膜积液）。阴囊的超声检查或透视可证实过量液体的存在。

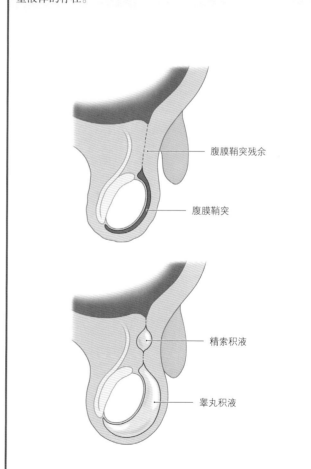

知识拓展 10.3：临床相关

精索静脉曲张

　　来自每个睾丸的蔓状静脉丛围绕睾丸动脉并汇聚形成睾丸静脉。如果静脉瓣膜功能不全，静脉丛会扩张和弯曲，形成精索静脉曲张，这种静脉曲张通常被认为感觉像"一袋蠕虫"。精索静脉曲张主要在左侧。这通常是由于左睾丸静脉突然终止于左肾静脉处，这可能会减慢静脉回流。

　　这名 14 岁的男孩表现为阴囊不适和可触及到的肿块。这张阴囊超声图像显示了一个由多个蛇形管组成的肿块，表明这是精索静脉曲张。

(引自 Gunderman R. Essential Radiology, 3rd ed. New York: Thieme Publishers; 2014.)

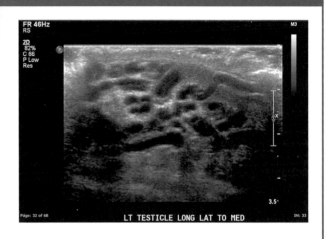

知识拓展 10.4：临床相关

睾丸扭转

　　伴随着突然的睾丸疼痛、炎症和睾丸的抬高，恶心和呕吐，睾丸反射减弱表明可能发生睾丸扭转。睾丸扭转的及时手术（松解受影响的睾丸并固定双侧睾丸）可以防止睾丸坏死。

知识拓展 10.5：临床相关

睾丸癌

　　睾丸癌是 15~34 岁男性中最常见的癌症。这些癌症绝大多数是精原细胞肿瘤或生殖细胞肿瘤，它们发生在产生未成熟精子的生殖细胞中。症状包括患侧出现肿块（通常只有一个睾丸受影响）、阴囊有沉重感、患侧睾丸或阴囊疼痛、阴囊突然出现积液，以及乳房组织增生（男性乳房发育）。睾丸癌通常通过淋巴结转移到肺部或通过血流转移到肝、肺、脑和脊椎。

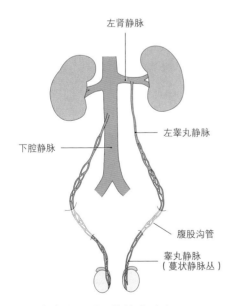

图 10.21　左右睾丸不对称的静脉引流

(引自 Schuenke M, Schulte E, Schumacher U. THIEME Atlas of Anatomy, Vol 2. Illustrations by Voll M and Wesker K. 3rd ed. New York: Thieme Publishers; 2020.)

附睾和输精管

　　附睾和输精管是男性生殖管道的一部分，是将精子从睾丸输送到盆腔内的生殖结构（详见**图 10.18**）。

- 附睾是一个高度卷曲的小管，精子在这里储存和成熟，它包裹着睾丸的后表面。它膨大的头部包含带有传出导管的小叶，体由一个长的回旋导管组成，尾部与输精管相连。
- 输精管是一条肌性管道，将精子从阴囊运输到盆腔。
  - 它从附睾尾部开始，作为精索的一部分穿过腹股沟管。
  - 在腹股沟深环处，输精管下降到膀胱后部，输精管末端扩大形成**输精管壶腹**（详见**图 15.2**）。
  - 输精管壶腹与精囊腺的导管连接，在前列腺内形成**射精管**（详见 15.1）。

11　腹膜腔和腹部神经、血管

11.1　腹膜和腹膜腔

　　腹膜是一层薄而透明的浆膜，位于腹腔和盆腔。腹膜的壁层和脏层包围形成**腹膜腔**，腹膜腔中含有浆液，有助于内脏在消化和呼吸过程中的运动（详见**图 11.1**）。

腹膜关系

- 腹部结构根据其与腹膜的关系进行了分类（**表 11.1**；**图 11.1 和图 11.2**）。
  - 腹膜内位器官几乎完全被腹膜的脏层所包裹，通过附着在腹壁上的双层腹膜的**系膜**悬吊在腹膜腔内。
  - **腹膜外结构**位于腹膜腔的后面或下面。
    主要腹膜外结构位于腹膜腔的后部，不被肠系膜悬吊，仅在其前表面被腹膜覆盖。
    次要腹膜外结构之前为腹膜内结构，在发育过程中，当其肠系膜与腹后壁的壁腹膜融合时，其固定在腹后壁上。
    腹膜下结构包括位于腹膜下方的盆腔器官。
- 与胃肠道相关的器官是腹膜内的或次要腹膜外结构。泌尿系统的器官位于腹膜后。

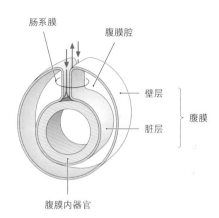

图 11.1　腹膜和肠系膜
红色和蓝色箭头指示血管的位置。（引自 Gilroy AM, MacPherson BR, Wikenheiser JC. Atlas of Anatomy. Illustrations by Voll M and Wesker K. 4th ed. New York: Thieme Publishers; 2020.）

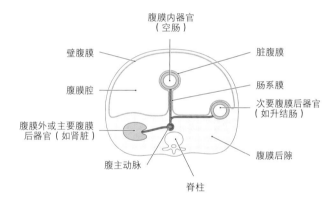

图 11.2　腹部腹膜与脏器的关系
腹部横截面显示腹部器官的腹膜关系。上面观。（引自 Gilroy AM, MacPherson BR, Wikenheiser JC. Atlas of Anatomy. Illustrations by Voll M and Wesker K. 4th ed. New York: Thieme Publishers; 2020.）

表 11.1　腹部的器官

位置		器官
腹膜内位器官： 这些器官有一系膜，几乎完全被腹膜覆盖		
腹膜腔		·胃 ·小肠（空肠、回肠、部分十二指肠上部） ·脾 ·肝（除了肝裸区） ·胆囊 ·盲肠伴阑尾（大小不等的部分可能在腹膜后） ·横结肠和乙状结肠
腹膜外位器官： 这些器官要么没有系膜，要么在发育过程中失去了系膜		
腹膜后腔	主要腹膜后结构	·肾 ·肾上腺
	次要腹膜后结构	·十二指肠（降部、水平部和升部） ·胰腺 ·升结肠和降结肠

腹膜结构

　　大多数腹部脏器在消化和呼吸过程中都有一定的活动性。腹膜皱襞将器官连于体壁或其他器官，可防止器官的过度运动（即扭转），这可能会损害正常功能。这些皱襞形成了系膜、网膜和韧带（图11.3~图11.6）。

- **系膜**是一层双层腹膜，将腹腔内器官连接到腹后壁，并包含血管和神经（详见**图11.1**）。腹部有三个主要的系膜（图11.4）：
  - **小肠的肠系膜**：或称"系膜"，是一个扇形的腹膜"围裙"，悬挂着小肠的第二和第三部分（空肠和回肠）。
  - **横结肠系膜**：悬吊大肠的横结肠。
  - **乙状结肠系膜**：将大肠的乙状结肠悬于左下象限。
- **网膜**是连接胃和十二指肠与另一个器官的双层腹膜。有两个网膜（图11.3、图11.5和图11.6）：
  - **大网膜**：是一个四层腹膜"围裙"，起源于胃大弯和十二指肠近端的双层腹膜。它下垂，在小肠曲的前面，再向后上反折，其远端与腹后壁相连。

　　胃结肠韧带是附着在横结肠上的大网膜的一部分。

　　胃脾韧带是连接胃和脾的大网膜的横向延伸，脾动脉的分支穿过。

- **小网膜**：是双层腹膜，从肝延伸到胃和十二指肠近端。它由以下部分组成：

　　肝胃韧带：位于肝和胃之间。

　　肝十二指肠韧带：位于肝和十二指肠之间，在其游离边缘包围**门三联体**（门静脉、肝动脉和胆管）的结构。

- **腹膜韧带**是腹膜的皱襞，其将器官彼此连接或连接到体壁。它们将器官支撑在适当的位置，器官的神经血管系统走行于其中。9.2~9.4讨论了特定腹部器官的单个韧带。

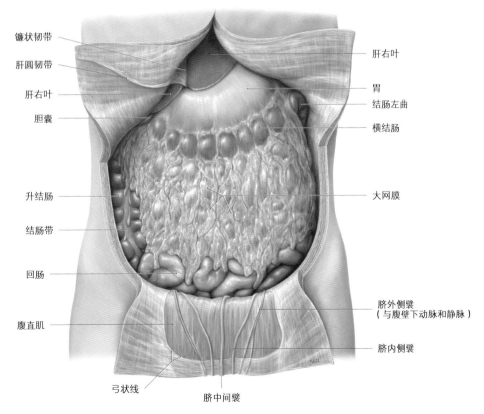

图 11.3　原位的大网膜

（引自 Schuenke M, Schulte E, Schumacher U. THIEME Atlas of Anatomy, Vol 2. Illustrations by Voll M and Wesker K. 3rd ed. New York: Thieme Publishers; 2020.）

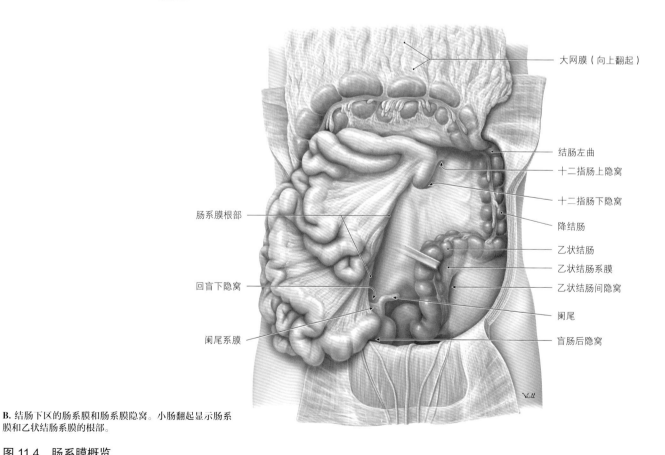

大网膜

横结肠

横结肠系膜

肠系膜根

卷曲的小肠

升结肠

回盲上隐窝

盲肠

A. 小肠被翻起后显示肠系膜的根部。

大网膜（向上翻起）

结肠左曲

十二指肠上隐窝

十二指肠下隐窝

肠系膜根部

降结肠

乙状结肠

乙状结肠系膜

回盲下隐窝

乙状结肠间隐窝

阑尾

阑尾系膜

盲肠后隐窝

B. 结肠下区的肠系膜和肠系膜隐窝。小肠翻起显示肠系膜和乙状结肠系膜的根部。

图 11.4　肠系膜概览

前视图。横结肠和大网膜已向上翻起。（引自 Schuenke M, Schulte E, Schumacher U. THIEME Atlas of Anatomy, Vol 2. Illustrations by Voll M and Wesker K. 3rd ed. New York: Thieme Publishers; 2020.）

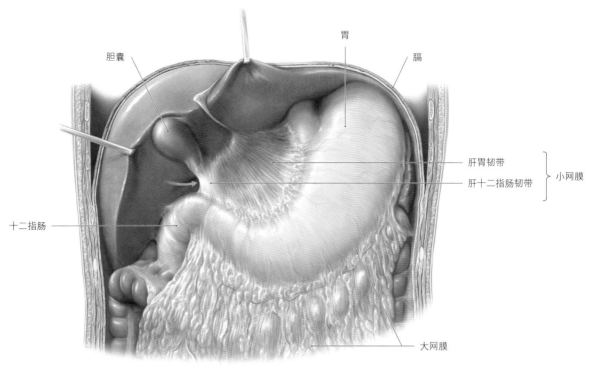

图 11.5　小网膜

肝脏向上翻起的前视图。箭头指向网膜孔，即进入网膜囊的开口，位于小网膜后面。（引自 Gilroy AM, MacPherson BR, Wikenheiser JC. Atlas of Anatomy. Illustrations by Voll M and Wesker K. 4th ed. New York: Thieme Publishers; 2020.）

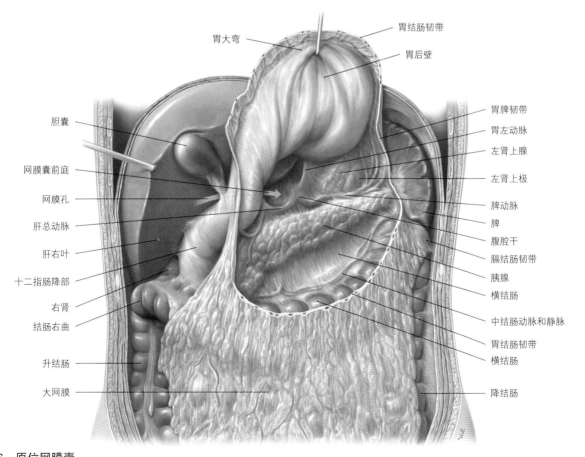

图 11.6　原位网膜囊

前视图。打开：胃结肠韧带。牵拉：肝脏。翻起：胃。（引自 Gilroy AM, MacPherson BR, Wikenheiser JC. Atlas of Anatomy. Illustrations by Voll M and Wesker K. 4th ed. New York: Thieme Publishers; 2020.）

腹膜腔的划分

- 腹膜腔分为两个空间：
  - **大腹膜腔**：包括整个腹膜腔，但不包括定义为小腹膜腔的空间。
  - **网膜囊（小腹膜腔）**：是位于胃后面的腹膜腔的一小部分和小网膜（**表 11.2**；**图 11.6~图 11.8**）。通过一个**网膜孔**与大腹膜腔相通（**表 11.3**）。
- 腹膜与腹壁的附着物在胃肠道发育过程中，进一步细分大腹膜腔。这些附着物会影响腹膜腔内的液体的流动（**图 11.9**）。
  - 横膈膜和肝脏之间的**膈下隐窝**受到冠状韧带的限制，并被镰状韧带分为左右间隙。
- **肝下间隙**位于肝和横结肠之间。这一空间的后部延伸为**肝肾隐窝**（肝肾囊，Morison 囊），位于肝的脏面与右肾和肾上腺之间。肝肾隐窝与右侧膈下隐窝相通。
- **结肠上区和结肠下区**是由横结肠系膜附着在腹后壁上而形成的，结肠上区位于附着部位上方，下区位于其下方。小肠肠系膜的根部进一步将结肠下区内分为左、右两个空间。
- **结肠旁沟**与升结肠和降结肠相邻，将结肠上区和结肠下区之间连通。

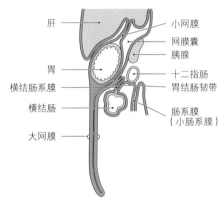

图 11.7   大网膜和小网膜的结构及其与网膜囊的关系
矢状切面，左侧视图。（引自 Gilroy AM, MacPherson BR, Wikenheiser JC. Atlas of Anatomy. Illustrations by Voll M and Wesker K. 4th ed. New York: Thieme Publishers; 2020.）

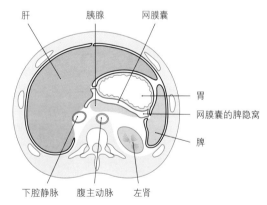

图 11.8   网膜囊的位置
水平切面，俯视图。（引自 Gilroy AM, MacPherson BR, Wikenheiser JC. Atlas of Anatomy. Illustrations by Voll M and Wesker K. 4th ed. New York: Thieme Publishers; 2020.）

表 11.2   网膜囊（小腹膜腔）的边界

方向	边界	陷凹
前	小网膜，胃结肠韧带	—
下	横结肠系膜	下隐窝
上	肝（带尾状叶）	上隐窝
后	胰腺，主动脉（腹部），腹腔干，脾动脉和静脉，胃脾韧带，左肾上腺，左肾（上极）	—
右	肝，十二指肠球部	—
左	脾，胃脾韧带	脾隐窝

表 11.3   网膜孔的边界

大腹膜腔和小腹膜腔之间的连通是网膜孔（详见图 11.5 和图 11.6 中的箭头）

方向	边界
前	肝十二指肠韧带与门静脉、肝固有动脉和胆管
下	十二指肠（上部）
后	下腔静脉，膈（右膈脚）
上	肝（尾状叶）

知识拓展 11.1：临床相关

腹膜感染和脓肿

　　腹膜腔内液体的流动可以传播腹腔内的感染，并决定腹腔脓肿的形成部位。液体通常聚集在右侧和左侧膈下陷凹，尽管由于十二指肠或阑尾破裂，脓肿更可能在右侧形成。如膈下隐窝和网膜囊等上腔的液体可排至肝肾隐窝，即仰卧患者腹腔的最低处。所以，这是脓液积聚和脓肿形成的常见部位。在结肠下区，结肠旁沟将腹腔液体和感染引流至盆腔（详见**图 11.9** 和**图 11.10**）。

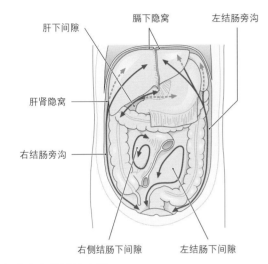

腹膜腔内的引流空间

前视图。（引自 Schuenke M, Schulte E, Schumacher U. THIEME Atlas of Anatomy, Vol 2. Illustrations by Voll M and Wesker K. 3rd ed. New York: Thieme Publishers; 2020.）

知识拓展 11.2：临床相关

腹膜炎和腹水

　　手术后腹膜的细菌污染或炎症器官（十二指肠、胆囊、阑尾）破裂导致腹膜炎。它伴随着严重的腹痛、压痛、恶心和发烧，如果遍及整个腹膜腔，可能会致命。它通常会导致腹水，由于浓度梯度的变化而导致多余的腹膜腔液体的积聚，从而导致毛细血管中液体的流失。腹水也可能伴随其他病理条件，如肝癌转移和门脉高压症。在这些情况下，数升的腹水可以积聚在腹膜腔内。通过穿刺抽吸液体，穿刺针小心地插入腹壁，避开膀胱和腹部下血管。

腹后壁和腹膜后

- 腹腔后壁与"背部"的区域相延续，但通常被认为是由腹后壁肌肉及其筋膜组成的单独的区域。腹膜后被认为是腹后壁的一部分。
- 腹膜后是腹后壁前表面上的一个空间或隔区，包含特定的腹膜后脏器。其前部与壁腹膜相接，上部由隔相连。横向上，它与腹前壁和侧腹壁的腹膜外间隙相延续，向下则与盆腔的腹膜下间隙延续。
  - 腹膜后器官包括肾脏、输尿管和肾上腺及其神经血管系统。
  - 胃肠道的某些组成部分在发育过程中由于失去部分腹膜覆盖而变得腹膜后化。这些包括十二指肠的第二至第四部分、胰腺以及升结肠和降结肠。

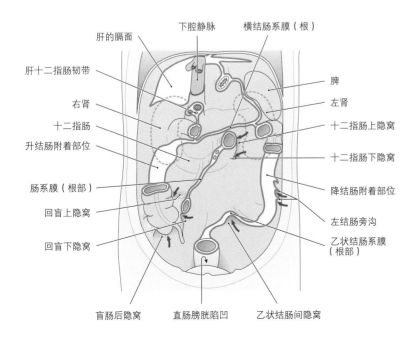

图 11.9　腹膜腔内凹陷

腹膜腔后壁，前视图。肠系膜根部和器官附着部位形成有边界的空间（凹陷或沟），腹膜腔的液体可以在这里自由流动。（引自 Gilroy AM, MacPherson BR, Wikenheiser JC. Atlas of Anatomy. Illustrations by Voll M and Wesker K. 4th ed. New York: Thieme Publishers; 2020.）

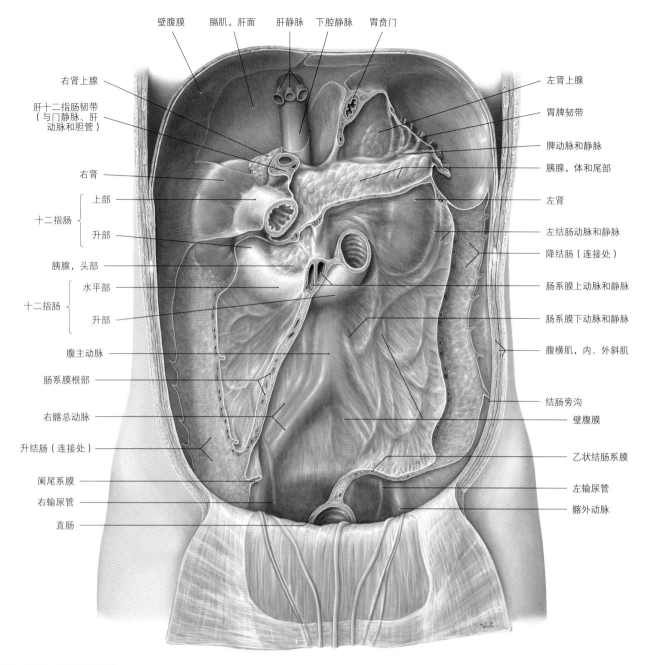

壁腹膜　　膈肌，肝面　　肝静脉　　下腔静脉　　胃贲门

右肾上腺

肝十二指肠韧带
（与门静脉、肝
动脉和胆管）

右肾

十二指肠 { 上部

升部

胰腺，头部

十二指肠 { 水平部

升部

腹主动脉

肠系膜根部

右髂总动脉

升结肠（连接处）

阑尾系膜

右输尿管

直肠

左肾上腺

胃脾韧带

脾动脉和静脉

胰腺，体和尾部

左肾

左结肠动脉和静脉

降结肠（连接处）

肠系膜上动脉和静脉

肠系膜下动脉和静脉

腹横肌，内、外斜肌

结肠旁沟

壁腹膜

乙状结肠系膜

左输尿管

髂外动脉

图 11.10　腹膜腔后壁
前视图。切除：所有腹腔内器官。（引自 Schuenke M, Schulte E, Schumacher U. THIEME Atlas of Anatomy, Vol 2. Illustrations by Voll M and Wesker K. 3rd ed. New York: Thieme Publishers; 2020.）

- 腹膜后包含腹部的主要神经血管结构，包括主动脉及其分支、下腔静脉及其属支、奇静脉和半奇静脉、主动脉前和主动脉旁淋巴结和胸导管，以及腹部的腰丛和腹部自主神经丛。
- 小肠和大肠的肠系膜，以及与肝和脾相关的腹膜韧带附着在腹膜后。
- 腹膜后被界定的筋膜划分为一系列的区，这些区是可变的，且通常难以辨别。肾脏周围的肾周和肾旁区域

就是这样的例子。当疾病进展或出血的控制时，应重视这些组织。

腹膜的神经、血管
腹膜的壁层和脏层从不同的来源获得血液供应、淋巴引流和神经支配。
- 腹膜壁层的神经、血管来自体壁的神经和血管。

- 支配肌肉和皮肤的躯体神经可对疼痛、压力和温度的刺激进行定位（感觉敏锐）。
- 脏腹膜的神经、血管来源于被覆下面的器官。
  - 自主神经介导对牵张和化学刺激的敏感性，脏腹膜对触觉和温度缺乏敏感性。
  - 感觉的定位很差，通常与器官胚胎起源的区域具有潜在关系。
    - 源自前肠结构的感觉对应腹上区。
    - 源自中肠结构的感觉对应脐区。
    - 源自后肠结构的感觉对应耻区。

11.2 腹部的神经、血管

腹部的动脉

- **腹主动脉供应腹部内脏和大部分腹前壁（图 11.11）。**
  - 在 T12 水平通过横膈膜的主动脉裂孔进入腹部，并沿脊柱下降至中线左侧。

- 终止于 L4 水平，分叉形成两条**髂总动脉**。
- 分叉附近发出一条**骶正中动脉**。
- **表 11.4** 列出了腹主动脉的主要分支。
  - 成对的壁（节段）支供应腹后壁的结构，包括**膈下动脉和腰动脉**。
  - 成对的脏支供应腹膜后器官，包括**肾上腺中动脉、睾丸动脉或卵巢动脉**和**肾动脉**。
  - 三条不成对的脏支供应肠道及胃肠道的附属器官：
    - **腹腔干**：一个在 T12/L1 处出现的短干，供应腹部的前肠。它的分支，脾动脉、胃左动脉和肝总动脉彼此广泛吻合（图 11.12~图 11.15）。
    - **肠系膜上动脉**（SMA）：位于胰腺颈部后方 L1 处。它供应中肠结构，其主要分支包括**胰十二指肠下动脉、中结肠、右结肠**和**回结肠动脉**，以及一系列**空肠**和**回肠分支**（图 11.16 和图 11.17）。

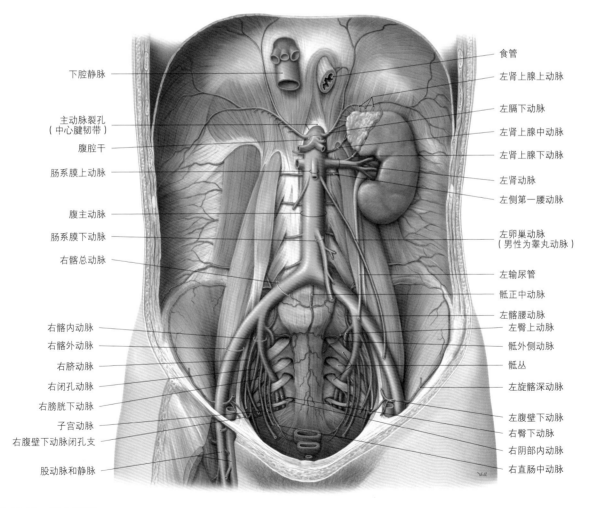

图 11.11　腹主动脉

女性腹部，前视图。切除：腹部器官和腹膜。腹主动脉是胸主动脉的远端延续。它在 T12 水平进入腹部，并在 L4 分为髂总动脉。（引自 Schuenke M, Schulte E, Schumacher U. THIEME Atlas of Anatomy, Vol 2. Illustrations by Voll M and Wesker K. 3rd ed. New York: Thieme Publishers; 2020.）

肠系膜下动脉（IMA）：位于 L3 水平，在三条内脏干中口径最小。它通过**左结肠、乙状结肠**和**直肠上分支**供应后肠（图 **11.18** 和图 **11.19**）。

- 髂总动脉沿着骨盆边缘走行，分叉成两个主要分支而终止（详见图 **11.11**）：

  髂内动脉：向下进入盆部。

  髂外动脉：在作为**股动脉**进入下肢之前，发出**腹壁下动脉**和**旋髂深动脉**。

—腹主动脉的三个不成对的脏支与形成重要的吻合连接，为肠道器官提供侧支血液供应。

- 腹腔干和肠系膜上动脉通过**胰十二指肠动脉**在胰头处形成吻合，通过**胰背动脉**和**胰下动脉**在胰体和胰尾吻合（图 **11.15**）。
- 肠系膜上动脉和肠系膜下动脉通过中、左结肠动脉在

横结肠和降结肠交界处附近形成吻合。结肠缘动脉沿着大肠的肠系膜边界延伸，连接回结肠、右结肠、中结肠和左结肠动脉。

- 肠系膜下动脉通过其分支——**直肠上动脉**与直肠动脉吻合（详见图 **14.19**）。

知识拓展 11.3：临床相关

腹主动脉瘤

　　腹主动脉瘤最常见于肾动脉和腹主动脉分叉之间。当动脉瘤较小时，可以保持无症状，但可以通过中线左侧的腹壁触及大动脉瘤。当腹主动脉瘤突然破裂，出现剧烈腹痛，伴有腹部或背部放射性疼痛。由于大量出血，腹主动脉瘤破裂的死亡率接近 90%。

表 11.4　腹主动脉的分支

腹主动脉发出三条不成对的主干（以粗体标示）和不成对的骶正中动脉、以及六条成对的分支

腹主动脉分支	分支		
膈下动脉（成对）	肾上腺上动脉		
腹腔干	胃左动脉		
	脾动脉		
	肝总动脉	肝固有动脉	
		肝右动脉	
		胃十二指肠动脉	
肾上腺中动脉（成对）			
肠系膜上动脉	胰十二指肠下动脉		
	中结肠动脉		
	右结肠动脉		
	空肠和回肠动脉		
	回结肠动脉		
肾动脉（成对）	肾上腺下动脉		
腰动脉（第 1 到第 4，成对）			
睾丸 / 卵巢动脉（成对）			
肠系膜下动脉	左结肠动脉		
	乙状结肠动脉		
	直肠上动脉		
髂总动脉（成对）	髂外动脉		
	髂内动脉		
骶正中动脉			

图 11.12　腹腔干：胃、肝脏和胆囊

前面观。打开：小网膜。切除：大网膜。腹腔干在 L1 处从腹主动脉发出。（引自 Schuenke M, Schulte E, Schumacher U. THIEME Atlas of Anatomy, Vol 2. Illustrations by Voll M and Wesker K. 3rd ed. New York: Thieme Publishers; 2020.）

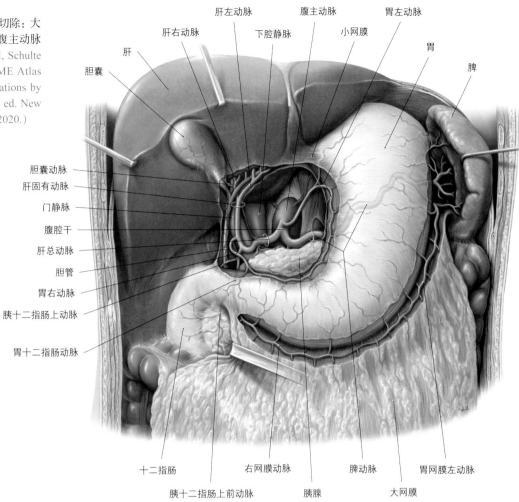

肝左动脉　腹主动脉　胃左动脉

肝右动脉　下腔静脉　小网膜　胃

肝　脾

胆囊

胆囊动脉
肝固有动脉
门静脉
腹腔干
肝总动脉
胆管
胃右动脉
胰十二指肠上动脉
胃十二指肠动脉

十二指肠　右网膜动脉　脾动脉　胃网膜左动脉

胰十二指肠上前动脉　胰腺　大网膜

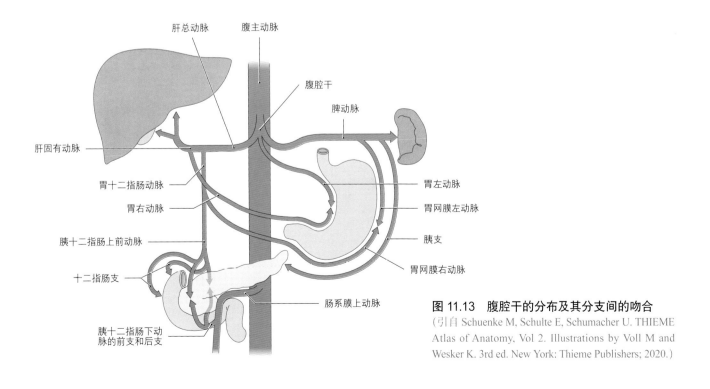

肝总动脉　腹主动脉

腹腔干

脾动脉

肝固有动脉

胃十二指肠动脉　胃左动脉

胃右动脉　胃网膜左动脉

胰十二指肠上前动脉　胰支

十二指肠支　胃网膜右动脉

肠系膜上动脉

胰十二指肠下动脉的前支和后支

图 11.13　腹腔干的分布及其分支间的吻合

（引自 Schuenke M, Schulte E, Schumacher U. THIEME Atlas of Anatomy, Vol 2. Illustrations by Voll M and Wesker K. 3rd ed. New York: Thieme Publishers; 2020.）

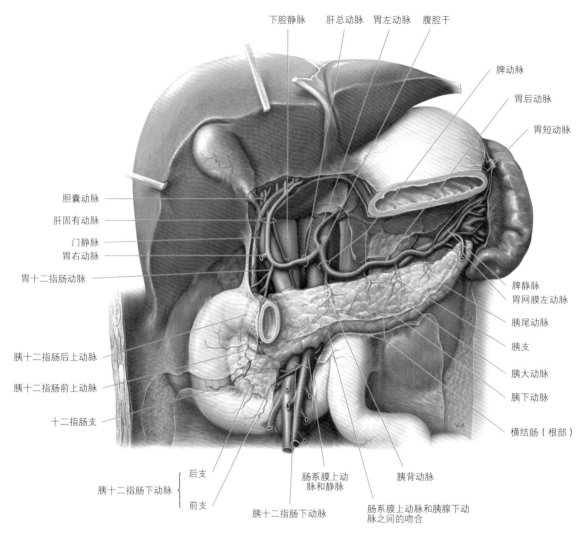

图 11.14   腹腔干：胰腺、十二指肠和脾
前视图。切除：胃（体）和小网膜。（引自 Schuenke M, Schulte E, Schumacher U. THIEME Atlas of Anatomy, Vol 2. Illustrations by Voll M and Wesker K. 3rd ed. New York: Thieme Publishers; 2020.）

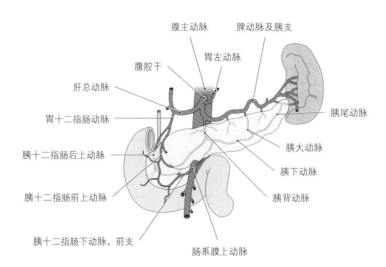

图 11.15   胰十二指肠弓，腹腔干和肠系膜上动脉分支之间的吻合口
（引自 Gilroy AM, MacPherson BR, Wikenheiser JC. Atlas of Anatomy. Illustrations by Voll M and Wesker K. 4th ed. New York: Thieme Publishers; 2020.）

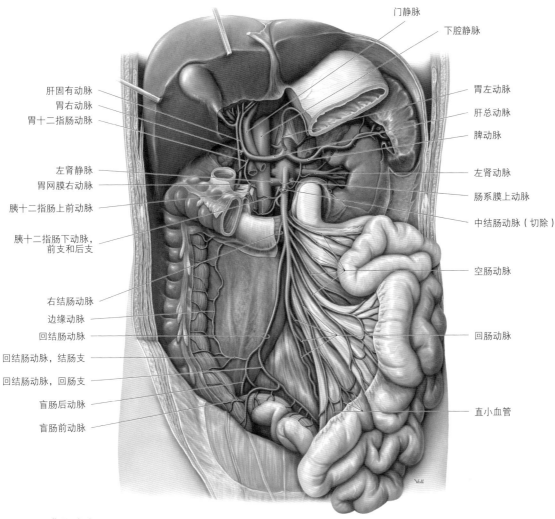

门静脉
下腔静脉
肝固有动脉
胃右动脉
胃十二指肠动脉
胃左动脉
肝总动脉
脾动脉
左肾静脉
胃网膜右动脉
胰十二指肠上前动脉
胰十二指肠下动脉，
前支和后支
左肾动脉
肠系膜上动脉
中结肠动脉（切除）
空肠动脉
右结肠动脉
边缘动脉
回结肠动脉
回结肠动脉，结肠支
回结肠动脉，回肠支
盲肠后动脉
盲肠前动脉
回肠动脉
直小血管

图 11.16　肠系膜上动脉

前视图。部分切除：胃和腹膜。注意：中结肠动脉已被截断。肠系膜上动脉起源于 L2 侧的主动脉。（引自 Schuenke M, Schulte E, Schumacher U. THIEME Atlas of Anatomy, Vol 2. Illustrations by Voll M and Wesker K. 3rd ed. New York: Thieme Publishers; 2020.）

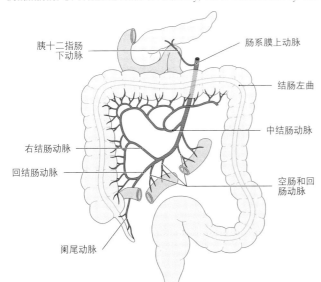

胰十二指肠下动脉
肠系膜上动脉
结肠左曲
中结肠动脉
右结肠动脉
回结肠动脉
空肠和回肠动脉
阑尾动脉

图 11.17　肠系膜上动脉的分布

（引自 Gilroy AM, MacPherson BR, Wikenheiser JC. Atlas of Anatomy. Illustrations by Voll M and Wesker K. 4th ed. New York: Thieme Publishers; 2020.）

知识拓展 11.4：临床相关

肠系膜缺血

　　肠血流减少（缺血）可由血栓或栓子阻塞肠系膜上动脉（SMA）引起（急性），也可继发于严重动脉粥样硬化（慢性）。在急性情况下，栓子可以在 SMA 的起点阻塞 SMA，如果栓子足够小，可能会进一步移动以阻塞更外围的分支。急性缺血导致受影响的肠道部分坏死。慢性缺血的威胁较小，因为血管阻塞会逐渐发生，从而形成侧支血管，为受影响的肠道提供营养。由于肠动脉之间广泛的吻合，慢性血管缺血是罕见的。只有当三条主要血管（腹腔干、肠系膜上动脉和肠系膜下动脉）中的两条受损时，才会出现症状。

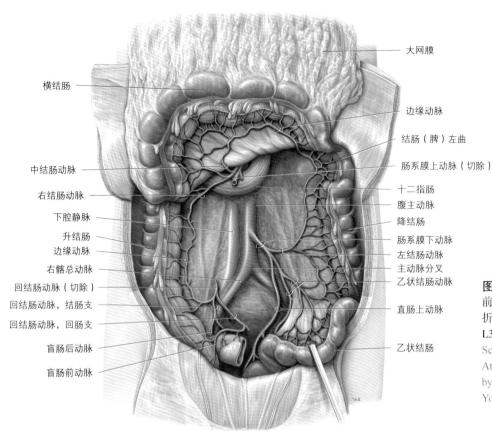

大网膜

横结肠

边缘动脉

结肠（脾）左曲

肠系膜上动脉（切除）

中结肠动脉

十二指肠

右结肠动脉

腹主动脉

下腔静脉

降结肠

升结肠

肠系膜下动脉

边缘动脉

左结肠动脉

右髂总动脉

主动脉分叉

回结肠动脉（切除）

乙状结肠动脉

回结肠动脉，结肠支

回结肠动脉，回肠支

直肠上动脉

盲肠后动脉

乙状结肠

盲肠前动脉

图 11.18　肠系膜下动脉
前视图。切除：空肠和回肠。反折：横结肠。肠系膜下动脉起源于 L3 侧的主动脉。（引自 Schuenke M, Schulte E, Schumacher U. THIEME Atlas of Anatomy, Vol 2. Illustrations by Voll M and Wesker K. 3rd ed. New York: Thieme Publishers; 2020.）

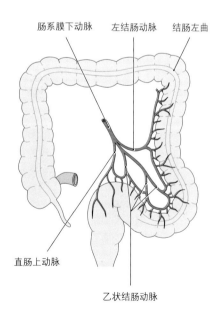

肠系膜下动脉　　左结肠动脉　　结肠左曲

直肠上动脉

乙状结肠动脉

图 11.19　肠系膜下动脉的分布
（引自 Gilroy AM, MacPherson BR, Wikenheiser JC. Atlas of Anatomy. Illustrations by Voll M and Wesker K. 4th ed. New York: Thieme Publishers; 2020.）

知识拓展 11.5：临床相关

大肠动脉间的吻合

　　肠系膜上动脉和肠系膜下动脉分支之间的吻合可以补偿任一动脉中异常低的血流。其中有两种吻合，虽然不尽相同，但具有重要价值：

* Riolan 弓（Riolan 弧）：连接中结肠动脉和左结肠动脉，分别靠近肠系膜上动脉和肠系膜下动脉的起点。
* Drummond 边缘动脉：连接结肠的所有动脉，这些动脉沿着靠近肠管的肠系膜周围延伸。

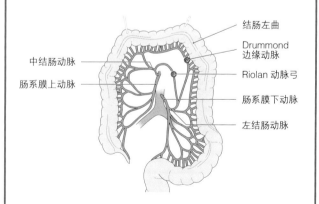

结肠左曲

中结肠动脉

Drummond 边缘动脉

肠系膜上动脉

Riolan 动脉弓

肠系膜下动脉

左结肠动脉

（引自 Gilroy AM, MacPherson BR, Wikenheiser JC. Atlas of Anatomy. Illustrations by Voll M and Wesker K. 4th ed. New York: Thieme Publishers; 2020.）

腹部的静脉

腹部和盆部的静脉回流是通过两个系统完成的，即**体循环（腔静脉）系统**和**肝门静脉系统**（图11.20）。

- 直接回流入**下腔静脉**或其属支的器官，构成体循环（腔静脉）静脉系统。
  - 下腔静脉接收来自腹膜后和盆腔脏器、腹壁和盆壁以及下肢的血液（**图11.21**）。
    - 起自于L5水平，髂总静脉在此汇合。
    - 沿着脊柱的右侧上升，穿过肝脏后部，并在T8水平处穿过横膈膜的中央腱，进入心脏的右心房。
  - **表11.5**列出了下腔静脉的主要属支。
    - 一对髂总静脉回流来自**髂外静脉**和**髂内静脉**的静脉血。
    - 成对的**膈下静脉**和**腰静脉**引流腹后壁和膈的静脉血，并与同名动脉伴行。
    - 腹膜后器官的静脉包括左、**右肾静脉，右肾上腺静脉**，以及右**睾丸或卵巢**（性腺）静脉。左侧的肾上腺静脉和性腺静脉回流至左肾静脉。
    - 通常有三条肝静脉从横膈膜正下方的肝脏进入下腔静脉。
  - 成对的**腰升静脉**与腰静脉相通，并与胸部的奇静脉和半奇静脉延续。腰静脉、腰升静脉、奇静脉和半奇静脉之间的这些连通作为下腔静脉和上腔静脉之间的侧支通路。

- 回流至**门静脉**或其属支，并在进入下腔静脉之前穿过肝脏的器官组成了肝门静脉系统。
  - 门静脉将营养丰富的静脉血从胃肠道及其相关器官（肝、胆囊、胰腺和脾）的毛细血管床回流至肝血窦（**图11.22**）。这些血液最终通过肝静脉进入下腔静脉。
  - **表11.6**中列出了门静脉的属支，包括以下部分：
    - **脾静脉**：回流脾的静脉血；**肠系膜上静脉**：用于回流小肠和大部分大肠的静脉血。这两条静脉在胰腺颈后汇合形成门静脉。
    - **肠系膜下静脉**：回流胃肠道后肠部分的静脉血。它通常与脾静脉相连，但也可能直接进入门静脉。
    - 食管下段、胃、胰腺、十二指肠和胆囊的静脉。
  - 体循环（腔静脉）静脉系统和门静脉系统之间的正常连接，称为**门体通路**（**图11.23**），当门静脉或系统循环阻塞（即肝硬化或妊娠）时，可能会异常曲张。这些明显的曲张位于：
    - **食管静脉**。
    - 通过腹壁的腹壁上静脉和腹壁下静脉的**脐周静脉**。
    - 腹膜后的**结肠静脉**。
    - 直肠和肛管的**直肠静脉**。

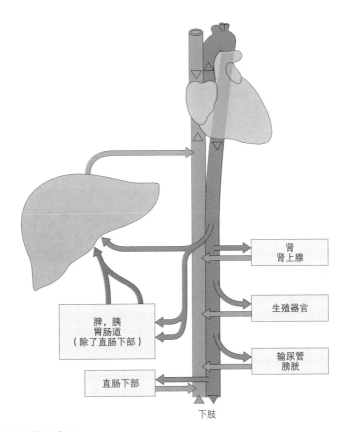

图 11.20　腔静脉系统和门静脉系统示意图
（引自 Schuenke M, Schulte E, Schumacher U. THIEME Atlas of Anatomy, Vol 2. Illustrations by Voll M and Wesker K. 3rd ed. New York: Thieme Publishers; 2020.）

左膈下静脉（与左膈
下静脉形成吻合）

右膈下动脉和静脉

下腔静脉

右肾上腺上动脉

左肾上腺上动脉

左膈下动脉

腹腔干

右肾上腺静脉
（通常直接通向下腔静脉）

左肾上腺中动脉

左肾上腺静脉（通常
流入左肾静脉）

左肾上腺下动脉

左肾动脉和静脉

右肾动脉和静脉

肠系膜上动脉

右睾丸 / 卵巢动脉和静脉

左睾丸 / 卵巢动脉和静脉

右输尿管

腹主动脉

肠系膜下动脉

左髂总静脉

图 11.21　下腔静脉

前视图。切除：除肾脏和肾上腺外的所有器官。（引自 Schuenke M, Schulte E, Schumacher U. THIEME Atlas of Anatomy, Vol 2. Illustrations by Voll M and Wesker K. 3rd ed. New York: Thieme Publishers; 2020.）

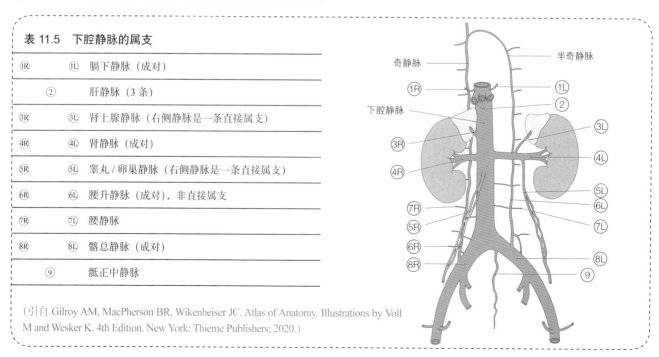

表 11.5　下腔静脉的属支

①R	①L	膈下静脉（成对）
	②	肝静脉（3 条）
③R	③L	肾上腺静脉（右侧静脉是一条直接属支）
④R	④L	肾静脉（成对）
⑤R	⑤L	睾丸 / 卵巢静脉（右侧静脉是一条直接属支）
⑥R	⑥L	腰升静脉（成对），非直接属支
⑦R	⑦L	腰静脉
⑧R	⑧L	髂总静脉（成对）
	⑨	骶正中静脉

奇静脉

半奇静脉

下腔静脉

（引自 Gilroy AM, MacPherson BR, Wikenheiser JC. Atlas of Anatomy. Illustrations by Voll M and Wesker K. 4th Edition. New York: Thieme Publishers; 2020.）

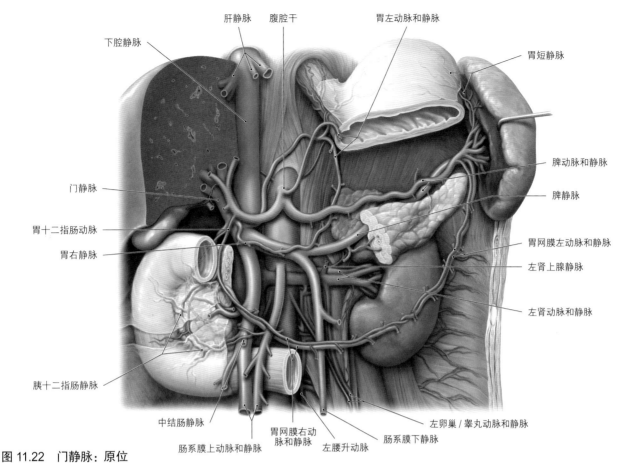

图 11.22　门静脉：原位

前视图。部分切除：胃、胰腺和腹膜。（引自 Schuenke M, Schulte E, Schumacher U. THIEME Atlas of Anatomy, Vol 2. Illustrations by Voll M and Wesker K. 3rd ed. New York: Thieme Publishers; 2020.）

表 11.6　门静脉的属支

- **肠系膜上静脉**及其属支：
  ① 胰十二指肠静脉
  ② 胰静脉
  ③ 胃网膜右静脉
  ④ 空肠和回肠静脉
  ⑤ 回结肠静脉
  ⑥ 右结肠静脉
  ⑦ 中结肠静脉

- **肠系膜下静脉**及其属支：
  ⑧ 左结肠静脉
  ⑨ 乙状结肠静脉
  ⑩ 直肠上静脉

- **脾静脉**及其属支：
  ⑪ 胃网膜左静脉
  ⑫ 胰静脉
  ⑬ 胃短静脉

- **直接属支**
  ⑭ 胆囊静脉
  ⑮ 胃左静脉与食管静脉
  ⑯ 胃右静脉
  ⑰ 胰十二指肠后上静脉
  – 脐周静脉（详见**图 11.23**）

（引自 Schuenke M, Schulte E, Schumacher U. THIEME Atlas of Anatomy, Vol 2. Illustrations by Voll M and Wesker K. 3rd ed. New York: Thieme Publishers; 2020.）

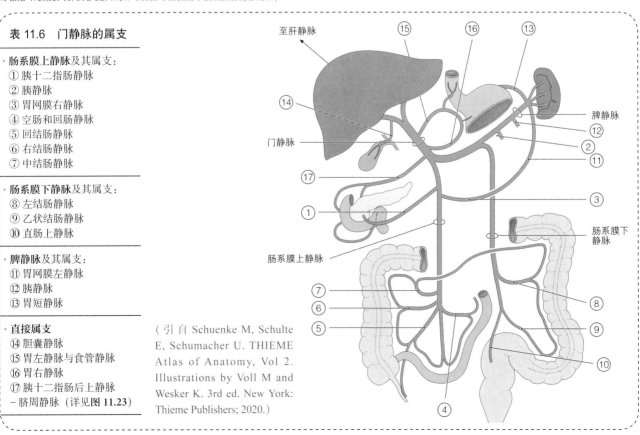

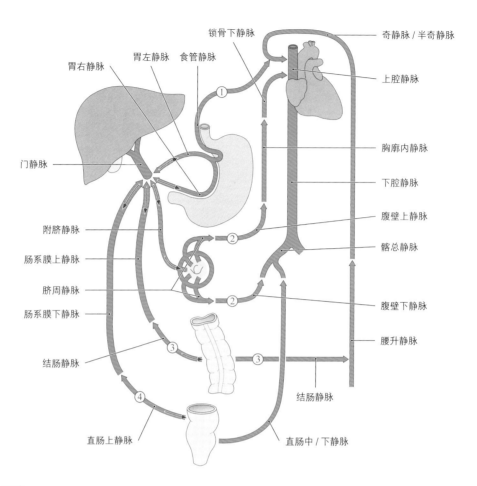

图 11.23 门−体静脉通路

当门静脉系统受损时，门静脉可以将血液从肝脏转移回其属支，这些静脉通过腔静脉将营养丰富的血液返回心脏。红色箭头表示返流至：①食管静脉、②附脐静脉、③结肠静脉和④直肠中静脉和直肠下静脉。（引自 Schuenke M, Schulte E, Schumacher U. THIEME Atlas of Anatomy, Vol 2. Illustrations by Voll M and Wesker K. 3rd ed. New York: Thieme Publishers; 2020.）

知识拓展 11.6：临床相关

食管静脉曲张

　　食管黏膜下静脉向上引流至体循环（通过奇静脉），向下引流至门脉系统。当通过门静脉的血流受阻时（如门静脉高压），这些门体吻合允许食管下部的血液流入体循环静脉。食管静脉曲张，即由于流量增加而导致的静脉扩张，膨胀到食管的管腔中可能引发破裂，导致严重出血。

知识拓展 11.7：临床相关

门静脉高压与外科门脉分流术

　　门静脉高压继发于肝脏疾病（如肝硬化）或门静脉血栓形成之后。对门静脉系统的血流的阻力增加，迫使门静脉血液通过门体（门腔）吻合进入体循环，使一些静脉通路的流动逆转。门静脉高压的症状包括腹水、海蛇头征（腹前壁脐周静脉曲张）、直肠静脉曲张（痔疮）和食管静脉曲张。通过手术在门静脉和体循环（门静脉至下腔静脉或脾静脉至左肾静脉）之间建立门腔分流，可以缓解症状。

腹部的淋巴回流

　　来自腹部和盆部的淋巴通过淋巴管回流，淋巴管通常与支配这些区域的动脉伴行。淋巴回流通过一个或多个淋巴结群，包括原发性或区域性淋巴结群和继发性或集合性淋巴结群。后一群接受来自多个区域、腹部和盆部的淋巴，被称为**腰淋巴结**。它们围绕着主动脉和下腔静脉，并按位置细分（**图 11.24**）。淋巴从这些淋巴结排入**腰淋巴干**或**肠淋巴干**，这些淋巴干在上腹部汇合，形成**乳糜池**和胸导管。

- 腰淋巴结群引流所有腹部内脏（除了一小段肝脏，它可以引流到膈的淋巴结）和大部分腹壁（**图 11.25**；**表 11.7**）。它们包括：
  - **腹主动脉前淋巴组**：位于腹主动脉前方，接受来自胃肠道（远至直肠中段）和相关器官的淋巴。大动脉根部

周围的淋巴结形成集合的淋巴结群，如**肠系膜上下淋巴结**。这些引流到**腹腔淋巴结**，再引流到肠淋巴干。
  - **右侧**和**左侧腰淋巴结**（主动脉外侧和腔静脉淋巴结）：位于腰大肌、横膈膜、主动脉和下腔静脉的内侧缘，引流腹壁和盆壁以及腹膜后的脏器，包括卵巢和睾丸的淋巴。它们还接受来自髂总淋巴结的淋巴，其引流盆腔脏器和下肢。这些腰淋巴结的回流在两侧各形成一个腰干。
- **髂总淋巴结**引流盆腔脏器和下肢的淋巴。淋巴从这些淋巴结引流到右侧和左侧腰淋巴结。
- 乳糜池是一段细长的、分叶的壁薄的扩大，其发出胸导管。它位于 T12 椎体的右侧，并接收腰干和肠干。

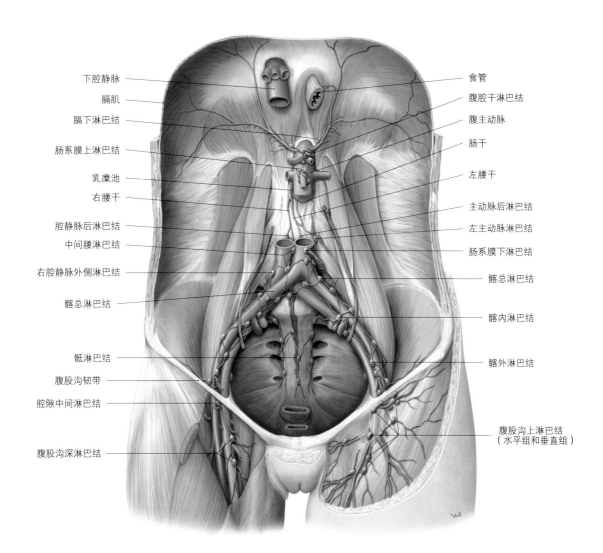

左侧标注（自上而下）：
下腔静脉
膈肌
膈下淋巴结
肠系膜上淋巴结
乳糜池
右腰干
腔静脉后淋巴结
中间腰淋巴结
右腔静脉外侧淋巴结
髂总淋巴结
骶淋巴结
腹股沟韧带
腔隙中间淋巴结
腹股沟深淋巴结

右侧标注（自上而下）：
食管
腹腔干淋巴结
腹主动脉
肠干
左腰干
主动脉后淋巴结
左主动脉淋巴结
肠系膜下淋巴结
髂总淋巴结
髂内淋巴结
髂外淋巴结
腹股沟上淋巴结
（水平组和垂直组）

图 11.24　腹部和盆部的壁淋巴结
前视图。移除：除血管外的所有内脏结构。（引自 Schuenke M, Schulte E, Schumacher U. THIEME Atlas of Anatomy, Vol 2. Illustrations by Voll M and Wesker K. 3rd ed. New York: Thieme Publishers; 2020.）

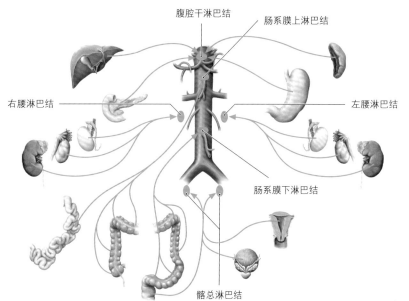

图 11.25　腹部淋巴干和淋巴结
(引自 Schuenke M, Schulte E, Schumacher U. THIEME Atlas of Anatomy, Vol 2. Illustrations by Voll M and Wesker K. 3rd ed. New York: Thieme Publishers; 2020.)

A. 腹部和盆部的淋巴结群。
来自腹部和盆部的淋巴经局部淋巴结至集合淋巴结，再组成淋巴结组。从集合淋巴结，淋巴引流至淋巴干，这些干在腹部是腰干和肠干。

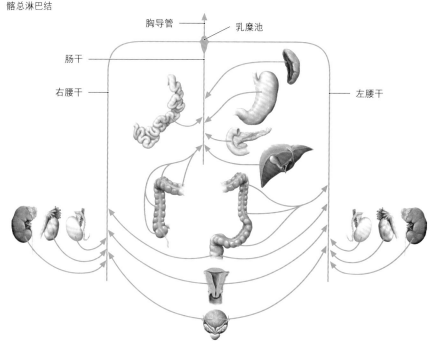

B. 腹部和盆部的淋巴干。
来自腹部和盆部器官的淋巴在经过一个或多个淋巴结组后引流到腰干或肠干。淋巴干引流至乳糜池（如果存在），然后引流至胸导管，胸导管将淋巴回流至静脉系统。

表 11.7　淋巴结群和属支区域

淋巴结群和集合淋巴结	位置	引流到这些淋巴结群的器官或器官段（属支区域）
腹腔干淋巴结	腹腔干周围	食管远端 1/3、胃、大网膜、十二指肠（上、下部）、胰腺、脾、肝和胆囊
肠系膜上淋巴结	肠系膜上动脉起点处	十二指肠第二至第四部分、空肠和回肠、盲肠和阑尾、升结肠、横结肠（近 2/3）
肠系膜下淋巴结	肠系膜下动脉起点处	横结肠（远端 1/3）、降结肠、乙状结肠、直肠（近端）
腰淋巴结（右、中、左）	腹主动脉和下腔静脉周围	膈肌（腹侧）、肾脏、肾上腺、睾丸和附睾、卵巢、输卵管、子宫底、输尿管、腹膜后
髂淋巴结	髂血管周围	直肠（肛门末端）、膀胱和尿道、子宫（体和颈）、输精管、精囊、前列腺、外生殖器（经由腹股沟淋巴结）

腹部的神经

- 肋间神经（T7~T11）和**肋下神经**（T12）从胸壁上的位置向前下延伸，支配前外侧腹壁的大部分肌肉和皮肤。
- **腰丛**是由 T12~L4 脊神经的前支形成的躯体神经丛。其分支横向穿过腰大肌，到达腹后壁（**图 11.26**）。该神经丛的大多数神经支配下肢（详见 21.4 和**表 21.1**）。支配腹壁和腹股沟区的分支包括：

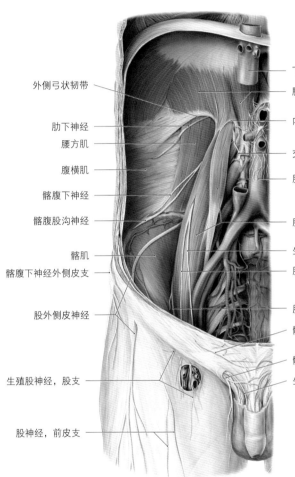

外侧弓状韧带
肋下神经
腰方肌
腹横肌
髂腹下神经
髂腹股沟神经
髂肌
髂腹下神经外侧皮支
股外侧皮神经
生殖股神经，股支
股神经，前皮支

下腔静脉
膈肌，腰部
内侧弓状韧带
交感干
腹主动脉
腰大肌和腰小肌
生殖支 ｝生殖股神经
股支
股神经
髂腹下神经，外侧皮支
髂腹股沟神经
生殖股神经，生殖支

A. 原位腰丛。

肋下神经
生殖股神经
髂腹下神经
髂腹股沟神经
股外侧皮神经
闭孔神经
股神经
髂外动脉
生殖股神经 ｛股支
生殖支

腰丛

腹主动脉
交感干
下腔静脉
髂总动脉
髂内动脉

B. 腰丛剥离。
切开：腰大肌。

图 11.26　腰丛的神经
前视图。（引自 Gilroy AM, MacPherson BR, Wikenheiser JC. Atlas of Anatomy. Illustrations by Voll M and Wesker K. 4th ed. New York: Thieme Publishers; 2020.）

- **髂腹下神经和髂腹股沟神经**（L1）：支配下腹部前壁的皮肤和肌肉，以及腹股沟和耻骨区域的皮肤。
- **生殖股神经**（L1~L2）：生殖支支配精索周围的提睾肌，以及阴囊和阴唇上方的皮肤。
- **短肌支**（T12~L4）：支配腹后壁肌肉。
- **腰交感神经干**是胸交感神经干的延续，沿着腰椎椎体的侧面下降，发出3~4条腰内脏神经，这些神经加入腹部

的自主神经丛。
- 自主神经丛沿着主动脉形成，并与腹主动脉一起支配腹腔脏器（**图 11.27~ 图 11.32；表 11.8 和表 11.9**）。这些神经丛包括：
  - 交感节前神经，在与神经丛相关的神经节中形成突触（注意，支配肾上腺髓质的交感神经是一个例外，在这些神经节中不形成突触）。交感节前神经起自：

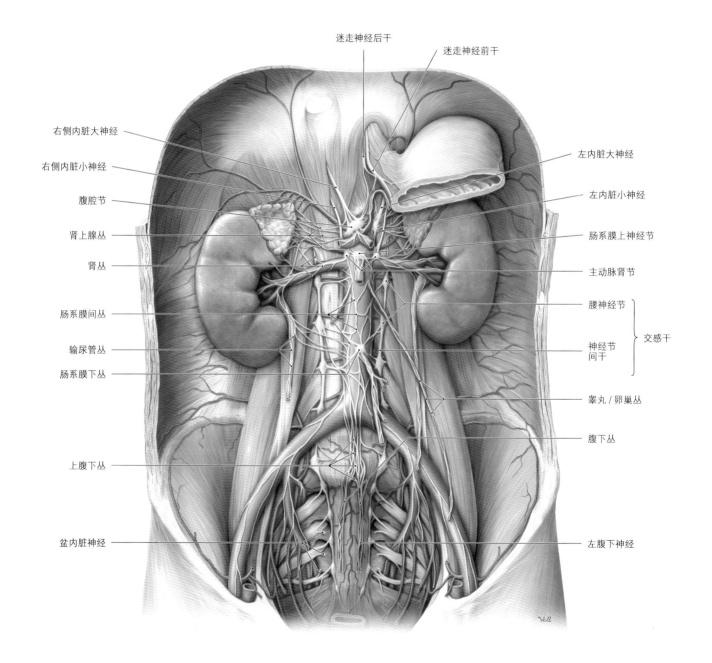

图 11.27　腹部和盆部的自主神经丛
男性腹部前视图。去除：腹膜和大部分臂。（引自 Schuenke M. Schulte E、Schumacher U. THIEME Atlas of Anatomy, Vol 2. Illustrations by Voll M and Wesker K. 3rd ed. New York: Thieme Publishers; 2020.）

胸内脏神经（T5~T12）：加入腹腔丛、肠系膜上丛和肾丛。

腰内脏神经（T11~L2）：加入肠系膜下丛、下腹上丛和下腹下丛。

- 副交感节前神经，经过神经丛在其靶器官附近形成突触。它们要么来自迷走神经，要么来自盆内脏神经。

迷走神经（脑神经Ⅹ）：其作为迷走神经前干和迷走神经后干从食管丛进入腹部。它们支配大部分腹腔脏器，包括消化道，除了最远端的部分（从降结肠到肛管）。它们对除肠系膜下丛、下腹上丛和下腹下丛外的所有腹腔丛均有贡献。

盆内脏神经（S2~S4）：起自盆部，支配腹部的降结肠和乙状结肠。它们还支配盆腔脏器。这些纤维加入下腹下丛。

- 尽管大多数腹腔丛同时包含交感神经和副交感神经，但肠系膜下丛和下腹上丛仅包含交感纤维。脏器通过盆内脏神经和下腹下丛接受副交感神经的支配。
- 当内脏引起的疼痛（内脏痛）和来自躯体结构引起的痛（躯体痛）传递到脊髓的同一区域时，这些内脏纤维和躯体纤维的汇聚混淆了内脏疼痛的实际起源和感知起源之间的关系。这种现象被称为**牵涉痛**。来自特定器官的内脏疼痛的感知来源始终投射到皮肤的特定区域。因此，了解牵涉痛的皮肤区域有助于识别潜在的问题。

表 11.8　腹部和盆部的自主神经丛

神经节	亚丛	分布	
腹腔丛 　腹腔节	肝丛	·肝，胆囊	
	胃丛	·胃	
	脾丛	·脾	
	胰丛	·胰	
肠系膜上丛 　肠系膜上神经节		·胰（头） ·十二指肠 ·空肠 ·回肠	·盲肠 ·结肠（至结肠左曲） ·卵巢
肾上腺和肾丛 　主动脉肾节	输尿管丛	·肾上腺 ·肾 ·输尿管近端	
卵巢／睾丸丛		·卵巢／睾丸	
肠系膜下丛 　肠系膜下神经节	结肠左丛	·结肠左曲	
	直肠上丛	·降结肠和乙状结肠 ·直肠上段	
下腹上丛	腹下神经	·盆腔脏器	
下腹下丛 　盆神经节	直肠中下丛	·直肠中段和下段	
	前列腺丛	·前列腺 ·精囊腺 ·尿道球腺	·射精管 ·阴茎 ·尿道
	输精管丛	·输精管 ·附睾	
	子宫阴道丛	·子宫 ·输卵管	·阴道 ·卵巢
	膀胱丛	·膀胱	
	输尿管丛	·输尿管（盆部以上）	

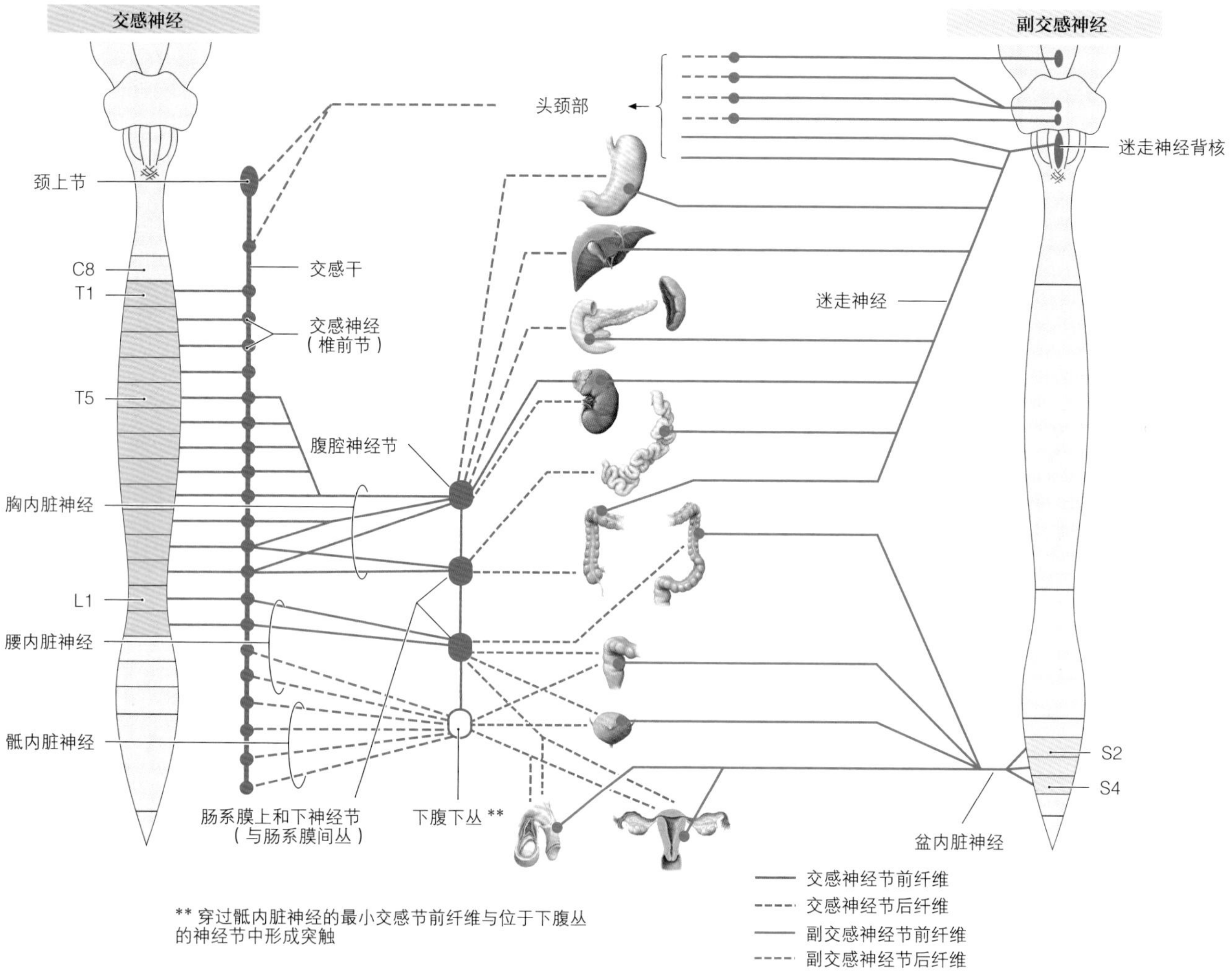

** 穿过骶内脏神经的最小交感节前纤维与位于下腹丛的神经节中形成突触

图 11.28 腹部和盆部的交感神经系统和副交感神经系统

(引自 Gilroy AM, MacPherson BR, Wikenheiser JC. Atlas of Anatomy. Illustrations by Voll M and Wesker K. 4th ed. New York: Thieme Publishers; 2020.)

表 11.9 腹部和盆部的自主神经丛的效应

器官(器官系统)		交感效应	副交感效应
胃肠道	纵向和环形肌纤维	运动性↓	运动性↑
	括约肌	收缩	舒张
	腺体	分泌↓	分泌↑
脾被膜		收缩	
肝		糖原分解 / 糖异生↑	无效应
胰腺	内分泌胰腺	胰岛素分泌↓	
	外分泌胰腺	分泌↓	分泌↑
膀胱	逼尿肌	舒张	收缩
	功能性膀胱括约肌	收缩	抑制收缩
精囊腺和输精管		收缩(射精)	无效应
子宫		收缩或放松,取决于激素状态	
动脉		血管收缩	阴茎和阴蒂动脉的血管舒张(勃起)
肾上腺(髓质)		释放肾上腺素	无效应
泌尿道	肾	血管收缩(尿液形成↓)	舒张

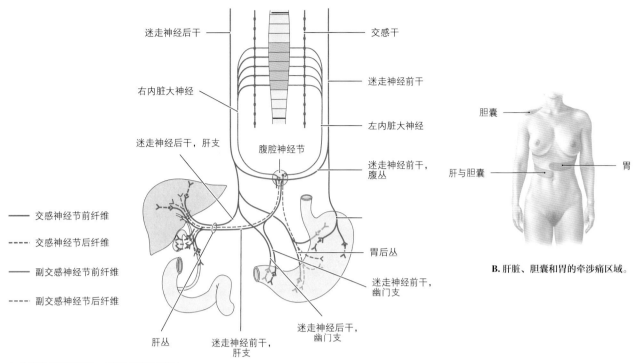

迷走神经后干

交感干

右内脏大神经

迷走神经前干

左内脏大神经

迷走神经后干，肝支

腹腔神经节

迷走神经前干，腹丛

—— 交感神经节前纤维

---- 交感神经节后纤维

—— 副交感神经节前纤维

---- 副交感神经节后纤维

胃后丛

迷走神经前干，幽门支

肝丛

迷走神经前干，肝支

迷走神经后干，幽门支

胆囊

肝与胆囊

胃

B. 肝脏、胆囊和胃的牵涉痛区域。

A. 腹腔丛分布至肝脏、胆囊和胃的示意图。

图 11.29　肝脏、胆囊和胃的自主神经支配

（引自 Gilroy AM, MacPherson BR, Wikenheiser JC. Atlas of Anatomy. Illustrations by Voll M and Wesker K. 4th ed. New York: Thieme Publishers; 2020.）

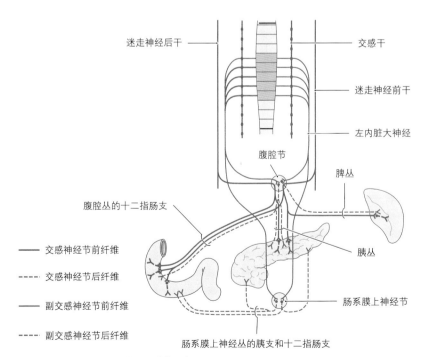

迷走神经后干

交感干

迷走神经前干

左内脏大神经

腹腔节

脾丛

腹腔丛的十二指肠支

胰丛

—— 交感神经节前纤维

---- 交感神经节后纤维

—— 副交感神经节前纤维

---- 副交感神经节后纤维

肠系膜上神经节

肠系膜上神经丛的胰支和十二指肠支

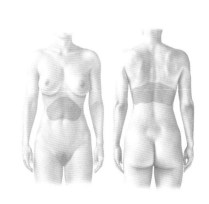

B. 胰腺的牵涉痛区域。没有与十二指肠和脾脏相关的区域。

A. 腹腔丛分布至胰腺、十二指肠和脾的示意图。

图 11.30　胰腺、十二指肠和脾脏的自主神经支配

（引自 Gilroy AM, MacPherson BR, Wikenheiser JC. Atlas of Anatomy. Illustrations by Voll M and Wesker K. 4th ed. New York: Thieme Publishers; 2020.）

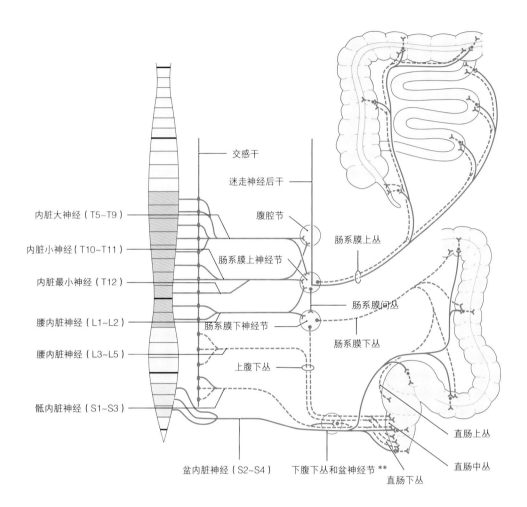

交感干

迷走神经后干

内脏大神经（T5~T9）

内脏小神经（T10~T11）

内脏最小神经（T12）

腰内脏神经（L1~L2）

腰内脏神经（L3~L5）

骶内脏神经（S1~S3）

腹腔节

肠系膜上神经节

肠系膜下神经节

上腹下丛

盆内脏神经（S2~S4）

下腹下丛和盆神经节 **

肠系膜上丛

肠系膜间丛

肠系膜下丛

直肠上丛

直肠中丛

直肠下丛

—— 交感神经节前纤维

------ 交感神经节后纤维

—— 副交感神经节前纤维

------ 副交感神经节后纤维

** 穿过骶内脏神经的最小交感神经节前纤维在位于下腹丛的神
经节中形成突触

A. 肠系膜上丛、肠系膜下丛和腹下丛分布示意图。

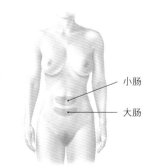

小肠

大肠

B. 小肠和大肠的牵涉痛区域。

图 11.31 腹膜内位器官的自主神经支配

（引自 Gilroy AM, MacPherson BR, Wikenheiser JC. Atlas of Anatomy. Illustrations by Voll M and Wesker K. 4th ed. New York: Thieme Publishers; 2020.）

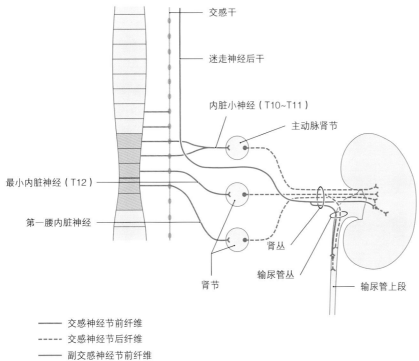

交感干

迷走神经后干

内脏小神经（T10~T11）

主动脉肾节

最小内脏神经（T12）

第一腰内脏神经

肾丛

输尿管丛

肾节

输尿管上段

—— 交感神经节前纤维
----- 交感神经节后纤维
—— 副交感神经节前纤维
----- 副交感神经节后纤维

A. 肾和输尿管丛分布示意图。

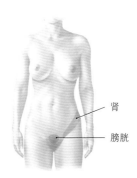

肾

膀胱

B. 肾和膀胱的牵涉痛区域。

图 11.32　肾和输尿管上段自主神经支配

（引自 Gilroy AM, MacPherson BR, Wikenheiser JC. Atlas of Anatomy. Illustrations by Voll M and Wesker K. 4th ed. New York: Thieme Publishers; 2020.）

12 腹部的脏器

腹部的腹膜腔包含胃肠道的主要器官和附属器官。主要器官是胃、小肠和大肠；附属器官是肝、胆囊、胰和脾。

肾、近端输尿管和肾上腺位于腹膜腔外，腹后壁的腹膜后 (**图 12.1**)。

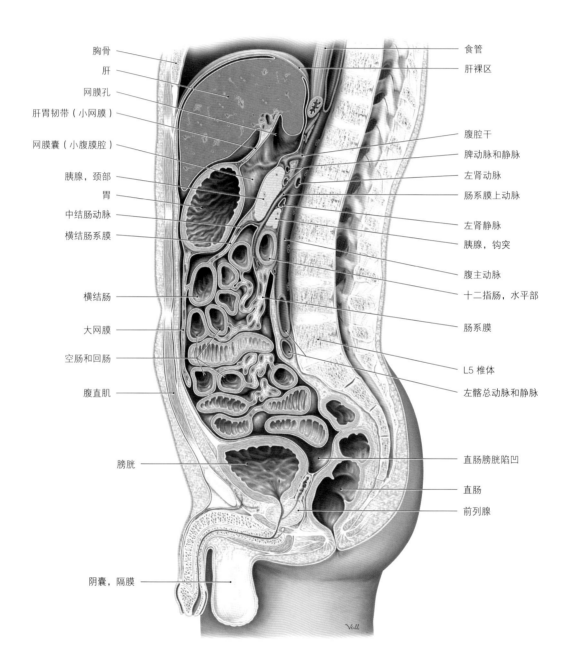

胸骨
肝
网膜孔
肝胃韧带（小网膜）
网膜囊（小腹膜腔）
胰腺，颈部
胃
中结肠动脉
横结肠系膜
横结肠
大网膜
空肠和回肠
腹直肌
膀胱
阴囊，隔膜

食管
肝裸区
腹腔干
脾动脉和静脉
左肾动脉
肠系膜上动脉
左肾静脉
胰腺，钩突
腹主动脉
十二指肠，水平部
肠系膜
L5 椎体
左髂总动脉和静脉
直肠膀胱陷凹
直肠
前列腺

图 12.1 腹部和盆部的器官
男性盆腔的正中矢状面，左侧面观。（引自 Schuenke M, Schulte E, Schumacher U. THIEME Atlas of Anatomy, Vol 2. Illustrations by Voll M and Wesker K. 3rd ed. New York: Thieme Publishers; 2020.）

12.1 腹膜腔的器官——胃肠道

胃肠道的分部

成年时保留着胚胎期胃肠道的三部分，且反映在其血液供应和神经支配中。这三部分是：

- **前肠**：由食管远端、胃、十二指肠近端、肝、胆囊和胰腺上部组成。
- **中肠**：包括十二指肠的远半端 1/2、空肠、回肠、盲肠和阑尾，以及升结肠和横结肠的近 2/3。
- **后肠**：包括横结肠的远端 1/3、降结肠和乙状结肠、直肠和肛管的上部。

知识拓展 12.1：发育相关

中肠管的扭转

中肠的发育特点是肠道及其肠系膜迅速伸长，从而形成初级肠袢。该肠袢通过脐肠管（卵黄柄）在前部连接到卵黄囊，通过肠系膜上动脉在后部连接到腹后壁。由于肝脏的快速伸长和扩张，腹腔变得太小，无法容纳所有的肠袢，它们生理性疝入脐的近端。随着长度的增长，初级肠袢绕着肠系膜上动脉起点形成的轴逆时针旋转 270°（如果从前面看）。旋转发生在疝出期间（约 90°）和肠袢返回腹腔期间（剩余180°），这被认为是在肝和肾的相对大小减少时发生的。中肠旋转不良可导致先天性异常，如肠扭转。

知识拓展 12.2：发育相关

前肠、中肠和后肠衍生结构的疼痛定位

胃肠道器官的疼痛遵循胚胎起源确定的途径。前肠结构的疼痛局限于上腹部，中肠结构的疼痛局限于脐区，后肠结构的疼痛局限于下腹部。

胃

胃是一个储存、搅拌和启动食物消化的中空容器，在近端与食管相通，在远端与小肠的十二指肠相通（**图 12.2~图 12.4**）。

- 它通常是 J 形的，位于左上象限。尽管它的形状和位置因个体而异，但也可能因其内容物而变化。
- 胃分为四部分：
  - **贲门**：是围绕着食道的开口。
  - **胃底**：即食管和胃之间的开口上方和左侧的上部（**贲门口**）。
  - **胃体**：是胃底下方的扩大部分。
  - **幽门部**：是由宽的幽门窦、狭窄的**幽门管**和幽门或括约肌区组成的流出通道，**幽门**或括约肌区域包含**幽门括约肌**围绕幽门口进入十二指肠第一部分。
- 胃有胃小弯和胃大弯。
  - 小弯构成了上凹边缘。沿着弯曲的有角度的**角切迹**（或凹痕）标志着胃体和幽门部的连接处。
  - 大弯构成了下凸边缘。

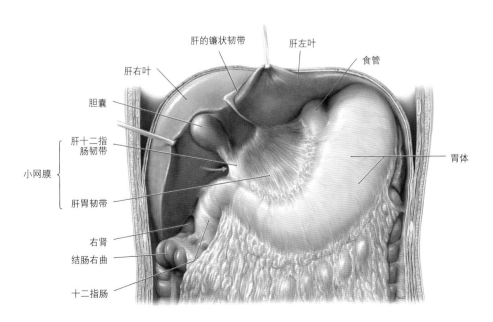

图 12.2　原位胃

上腹部前视图。肝脏已向上翻起，露出胃和小网膜。（引自 Gilroy AM, MacPherson BR, Wikenheiser JC. Atlas of Anatomy. Illustrations by Voll M and Wesker K. 4th ed. New York: Thieme Publishers; 2020.）

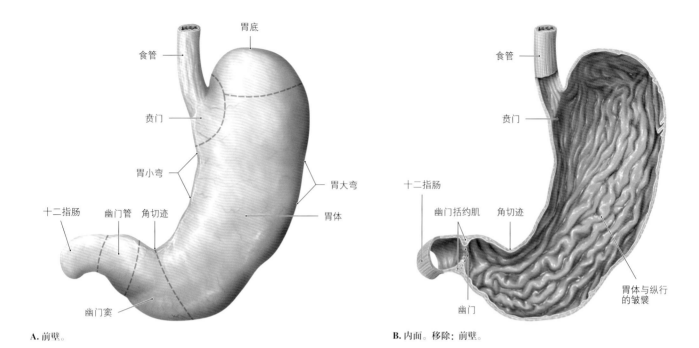

A. 前壁。

B. 内面。移除：前壁。

图 12.3 胃

前视图。（引自 Schuenke M, Schulte E, Schumacher U. THIEME Atlas of Anatomy, Vol 2. Illustrations by Voll M and Wesker K. 3rd ed. New York: Thieme Publishers; 2020.）

- 尽管胃肠道的中空器官通常具有由两层肌肉组成的壁，但胃的独特之处在于具有三层：外纵层、中环层和内斜层。这些使胃能够产生强大的搅拌运动，将大的食物颗粒分解。
- 胃的内表面是高度扩张的；成年人的胃可以容纳 2~3 升。胃黏膜的**褶皱**（纵向褶皱）在胃收缩过程中形成，在幽

门部分和胃大弯处最为突出。胃充盈会导致黏膜褶皱消失。
- 胃前壁和后壁的腹膜层沿着胃小弯结合形成小网膜；沿着胃大弯，腹膜结合形成大网膜（详见**图 12.1** 和**图 12.2**）。
- 胃前壁与腹壁、膈和肝左叶接触。胃后壁形成网膜囊的前壁。
- 仰卧位时，胃位于胰腺、脾、左肾、左肾上腺、横结肠及其肠系膜上。
- 胃的左、右动脉，**胃网膜的左、右动脉**，以及**胃短动脉**（均来源于腹腔干的分支），为胃供血（详见**图 11.12** 和**图 11.14**）。
- 与胃动脉伴行的静脉引流至肝门静脉系统。
- 淋巴管引流至胃和胃网膜淋巴结，再引流至腹腔淋巴结。
- 腹腔丛支配胃（详见**图 11.30**)。
  - 交感神经促进血管收缩并抑制蠕动。
  - 副交感神经刺激胃的分泌。

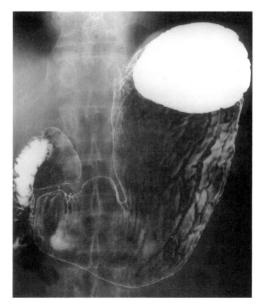

图 12.4 胃的双对比灌肠造影 X 射线影像

前视图。（引自 Gunderman R. Essential Radiology, 3rd ed. New York: Thieme Publishers; 2014.）

知识拓展 12.3：临床相关

胃溃疡

　　胃溃疡是黏膜的开放性病变，已知是由胃酸分泌增加引起的，并因幽门螺杆菌的存在而加剧。胃溃疡如果侵蚀到胃动脉中，会导致出血。位于胃后壁的溃疡会侵蚀胰腺和脾动脉，导致严重出血。慢性溃疡患者可以进行迷走神经切断术，即迷走神经的外科离断，这可能会减少胃酸的产生。

小肠

小肠从胃的幽门口延伸到回盲连接处的回盲口，是消化和吸收消化产物的主要部位。它由三部分组成，**十二指肠**大部分位于腹膜后，**空肠和回肠**由小肠的肠系膜悬吊起来。

- 十二指肠是第一个也是最短的部分，在胰头周围形成 C 形弯曲，有四个部分（**图 12.5~图 12.7**）：
  - **上部**（第一部分）：位于 L1 水平面上。
    近端 2 厘米的部分，称为十二**指肠球部**或壶腹，被肠系膜固定。
  - **降部**（第二部分）：沿着 L1~L3 椎体的右侧延伸。
    这是前肠和中肠的交界处。
    肝胰管由胆总管和主胰管组成，通过后内侧壁上的十二指肠大乳头进入十二指肠。在肝胰管之上，**副胰管**通过十二指肠小乳头进入。
  - **水平部**（第三部分）：沿着胰腺的下缘向左交叉，位于下腔静脉、主动脉和 L3 前方。
    小肠肠系膜根和肠系膜上血管在其前面穿过。
  - **升部**（第四部分）：沿着在主动脉的左侧上升至 L2 水平，位于胰腺下缘。
    它在十二指肠空肠曲处延续空肠，十二指肠空肠曲由 Treitz **悬韧带**固定在腹后壁上。

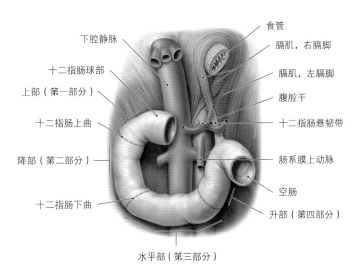

图 12.5　十二指肠的分部
前视图。（引自 Gilroy AM, MacPherson BR, Wikenheiser JC. Atlas of Anatomy. Illustrations by Voll M and Wesker K. 4th Edition. New York: Thieme Publishers; 2020.）

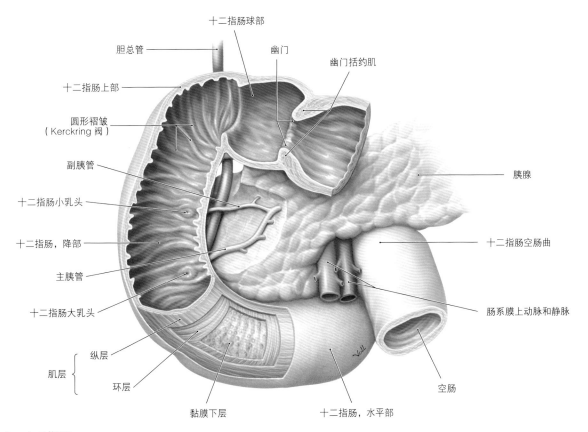

图 12.6　十二指肠
前壁打开的前视图。（引自 Schuenke M, Schulte E, Schumacher U. THIEME Atlas of Anatomy, Vol 2. Illustrations by Voll M and Wesker K. 3rd ed. New York: Thieme Publishers; 2020.）

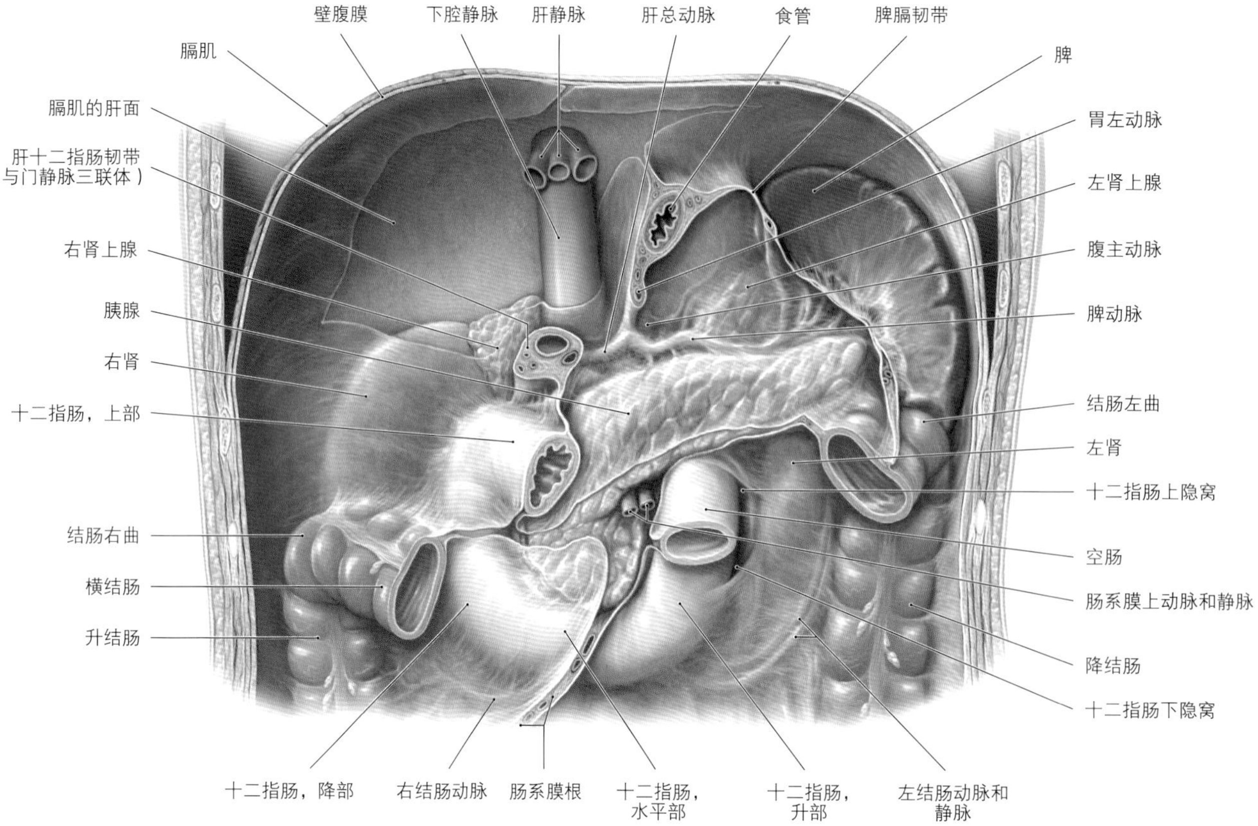

图 12.7　原位十二指肠

前视图。移除：胃、肝、小肠和大部分横结肠。（引自 Schuenke M, Schulte E, Schumacher U. THIEME Atlas of Anatomy, Vol 2. Illustrations by Voll M and Wesker K. 3rd ed. New York: Thieme Publishers; 2020.）

知识拓展 12.4：临床相关

十二指肠溃疡

　　十二指肠溃疡通常发生在幽门后壁几厘米以内。十二指肠穿孔可导致腹膜炎和邻近器官溃疡。如果溃疡侵蚀沿着十二指肠后侧的胃十二指肠动脉，会导致严重出血。

- 空肠是小肠近端腹膜内部分的近 2/5，由肠系膜固定，主要位于左上象限（**图 12.8~图 12.11**）。
  - 它的壁厚，直径比回肠的大。
  - 高而紧密的**环形褶皱（环状皱襞）**排列在它的内表面，增加了它的吸收表面积。
  - 肠系膜内广泛分布的动脉弓发出长而直的动脉，即**直小血管**（详见**图 11.16**）。
- 回肠占小肠远端腹膜内部分的 3/5，也被小肠的肠系膜固定。回肠从空肠末端延伸到其与盲肠的交界处（**回盲处**），位于右下象限和大骨盆（**图 12.8~图 12.11**）。
  - 它的长度比空肠长。
  - 淋巴结（**Peyer 集合淋巴结**）从表皮下的结缔组织层（固有层）向外凸出。
  - 圆形褶皱（环状褶皱）低而稀疏。
  - 回肠的脂肪比空肠多，血管弓密度更大，肠系膜中的直小血管更短。
- 小肠各部分的血液供应、淋巴引流和神经支配反映了它们从胚胎前肠和中肠发育而来（详见 11.2）。
  - 从幽门括约肌延伸到十二指肠大乳头（前肠）下方的部分由**胃十二指肠动脉**的**胰十二指肠**上支供血（通过腹腔干）。
  - 中肠（十二指肠降部的远端、空肠和回肠）由**胰十二指肠下动脉、空肠动脉**和**回肠动脉**供应，这些动脉是肠系膜上动脉的分支。
  - 同名静脉与动脉同行并终止于肝门静脉系统。
  - 小肠的淋巴管沿着动脉汇入腹腔和肠系膜上淋巴结。
  - 腹腔丛（至前肠）和肠系膜上丛（至中肠）支配小肠。交感神经抑制肠道的活动、分泌和血管舒张。交感神经刺激后，副交感神经恢复正常的消化活动。内脏感觉纤维传递张力（通常被认为是痉挛），但肠道对大多数疼痛刺激不敏感。

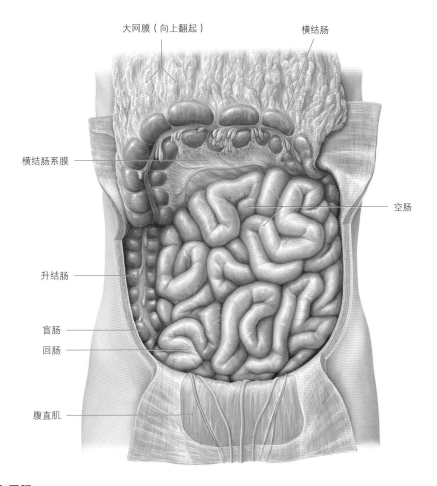

大网膜（向上翻起）　横结肠

横结肠系膜

空肠

升结肠

盲肠

回肠

腹直肌

图 12.8　原位空肠和回肠

前视图。翻起：横结肠和大网膜。（引自 Schuenke M, Schulte E, Schumacher U. THIEME Atlas of Anatomy, Vol 2. Illustrations by Voll M and Wesker K. 3rd ed. New York: Thieme Publishers; 2020.）

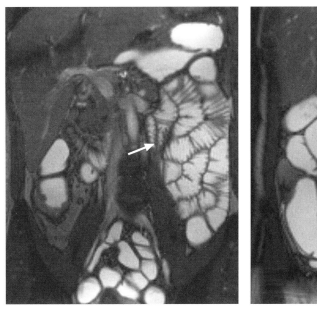

A. 空肠（箭头）。

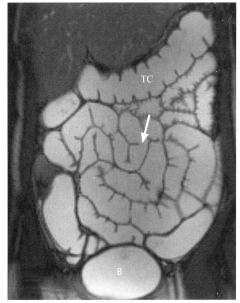

B. 回肠（箭头），横结肠（TC），膀胱（B）。

图 12.9　小肠 MRI

冠状视图。在胃肠道疾病的评估中，CT 和 MR 等断层成像方式大多取代了传统的 X 线片。（引自 Krombach GA, Mahnken AH. Body Imaging: Thorax and Abdomen. New York: Thieme Publishers; 2015.）

图 12.10　小肠系膜

前面观。移除：胃、空肠和回肠。翻起：肝脏。(引自 Schuenke M, Schulte E, Schumacher U. THIEME Atlas of Anatomy, Vol 2. Illustrations by Voll M and Wesker K. 3rd ed. New York: Thieme Publishers; 2020.)

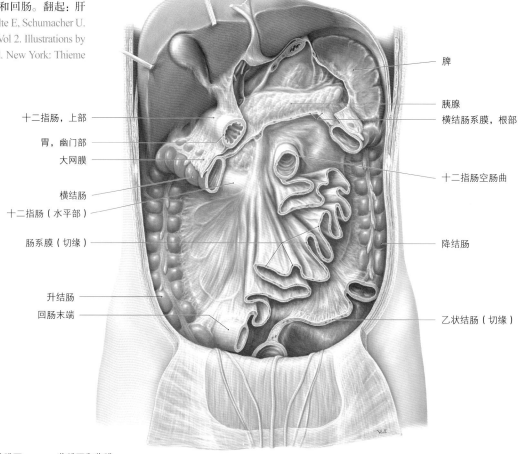

脾

胰腺

横结肠系膜，根部

十二指肠，上部

胃，幽门部

大网膜

横结肠

十二指肠（水平部）

肠系膜（切缘）

升结肠

回肠末端

十二指肠空肠曲

降结肠

乙状结肠（切缘）

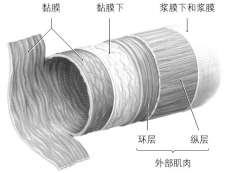

黏膜　　黏膜下　　浆膜下和浆膜

环层　　纵层

外部肌肉

A. 小肠的壁层以"套叠"横截面显示，黏膜层被纵向切开并打开。

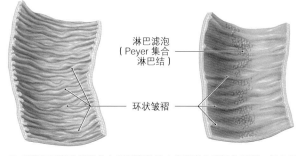

淋巴滤泡（Peyer 集合淋巴结）

环状皱褶

B、C. 空肠和回肠的壁结构与胃肠道其他中空器官的壁结构相似，但在环状褶皱中可以看到局部差异。

图 12.11　小肠壁的结构

(引自 Schuenke M, Schulte E, Schumacher U. THIEME Atlas of Anatomy, Vol 2. Illustrations by Voll M and Wesker K. 3rd ed. New York: Thieme Publishers; 2020.)

知识拓展 12.5：发育相关

回肠憩室

　　回肠憩室（也称为 Meckel 憩室）是最常见的先天性肠道异常，是回肠的疝出，是脐肠系膜管（卵黄柄）的残余部分，无法吸收。憩室可能是独立的，也可能通过纤维索或瘘管与脐相连。它们存在于约 2% 的人群中，距离回盲交界处约 2 英尺（约 61 厘米）处，通常含有两种或多种类型的黏膜。憩室可以包含胃、胰腺、空肠或结肠组织。回肠憩室通常是无症状的，但当发炎时可能会类似急性阑尾炎。

(引自 Schuenke M, Schulte E, Schumacher U. THIEME Atlas of Anatomy, Vol 2. Illustrations by Voll M and Wesker K. 3rd ed. New York: Thieme Publishers; 2020.)

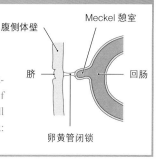

腹侧体壁

Meckel 憩室

脐

回肠

卵黄管闭锁

大肠

大肠从盲肠延伸到肛管（**图12.12~图12.15**）。它通过吸收水、电解质和盐将液体粪便转化为半固态。它还储存和润滑粪便。虽然它由五个部分组成，但只有**盲肠**、**阑尾**和**结肠**位于腹部。**直肠**和**肛管**将在"15 盆腔的脏器"中阐述。

- 盲肠是一个位于右下象限的盲囊。
  - 以端到端的方式在近端连接到回肠末端，并在远端与升结肠延续。
  - 它没有肠系膜，但被腹膜包围，因此很灵活。
- 阑尾是一个肌性憩室盲端（膨出），在**回盲口**下方通向盲肠的后内侧壁。
  - 它的壁含有大量的淋巴组织。
  - 它的阑尾系膜（肠系膜）将它固定在回肠上。
  - 它的位置变化很大，但通常位于盲肠后方。
- 结肠有四个部分构成了腹腔脏器：

- **升结肠**：从右下象限的盲肠上升到肝脏下方的**结肠右（肝）曲**处。
- **横结肠**：从结肠右曲穿过腹部，到达左上腹，在左上腹终止于**结肠左（脾）曲**处。
- **降结肠**：沿着腹部左侧下降到左下象限。
- **乙状结肠**：穿过髂窝，与盆腔中的直肠相连。
- 阑尾、横结肠和乙状结肠是腹膜内位器官。每一个都由其各自的中结肠（肠系膜）悬吊。结肠左曲通过**膈结肠韧带**附着在膈肌上。
- 升结肠和降结肠位于腹膜后，因此缺乏肠系膜。
- 结肠的外部特征将其与小肠区分开来：
  - **结肠带**：由外肌层形成的三条纵向条带（中结肠带、网膜带和游离带）。
  - **结肠袋**：结肠带之间可见的肠壁凸出。
  - **肠脂垂**：脂肪的小囊沿着结肠带排列。

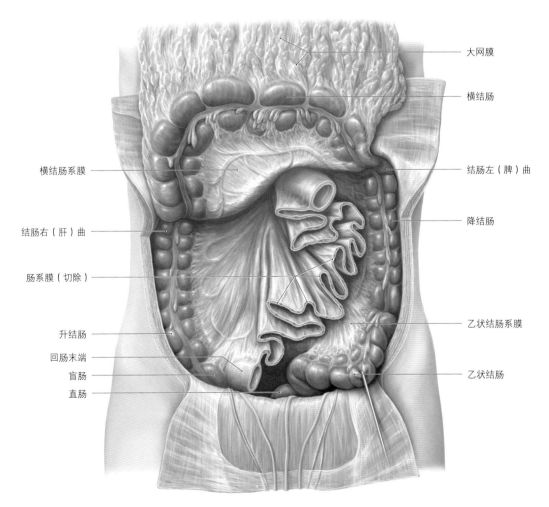

大网膜
横结肠
横结肠系膜
结肠左（脾）曲
结肠右（肝）曲
降结肠
肠系膜（切除）
升结肠
乙状结肠系膜
回肠末端
盲肠
乙状结肠
直肠

图12.12　原位大肠
前视图。翻起：横结肠和大网膜。移除：腹膜内小肠。（引自 Schuenke M, Schulte E, Schumacher U. THIEME Atlas of Anatomy, Vol 2. Illustrations by Voll M and Wesker K. 3rd ed. New York: Thieme Publishers; 2020.）

图 12.13　大肠

前视图。（引自 Gilroy AM, MacPherson BR, Wikenheiser JC. Atlas of Anatomy. Illustrations by Voll M and Wesker K. 4th ed. New York: Thieme Publishers; 2020.）

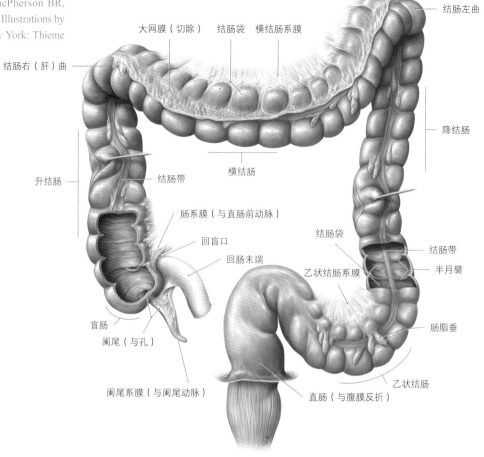

结肠左曲

大网膜（切除）　结肠袋　横结肠系膜

结肠右（肝）曲

降结肠

升结肠

结肠带

横结肠

肠系膜（与直肠前动脉）

回盲口

回肠末端

结肠袋

结肠带

乙状结肠系膜

半月襞

盲肠

阑尾（与孔）

肠脂垂

阑尾系膜（与阑尾动脉）

乙状结肠

直肠（与腹膜反折）

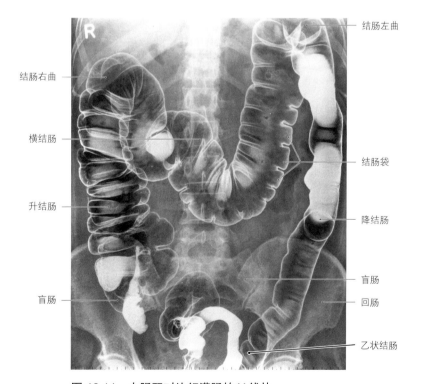

结肠左曲

结肠右曲

横结肠

结肠袋

升结肠

降结肠

盲肠

盲肠

回肠

乙状结肠

图 12.14　大肠双对比钡灌肠的 X 线片

前视图。（引自 Moeller TB, Reif E. Pocket Atlas of Sectional Anatomy, Vol 2, 3rd ed. New York: Thieme; 2007.）

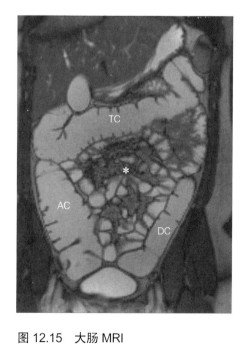

图 12.15　大肠 MRI

升结肠（AC）、降结肠（DC）、横结肠（TC）、小肠和肠系膜结构（*）。（引自 Gilroy AM, MacPherson BR, Wikenheiser JC. Atlas of Anatomy. Illustrations by Voll M and Wesker K. 4th ed. New York: Thieme Publishers; 2020.）

– 大肠部分的血液供应、淋巴引流和神经支配反映了它们在胚胎中肠和后肠的发育（详见 11.2）。

- 肠系膜上动脉的回结肠、右结肠和中结肠分支供应盲肠、升结肠和横结肠近 2/3 的血供（中肠）。
- 肠系膜下动脉的左结肠和乙状结肠分支供应横结肠的远端 1/3，以及降结肠和乙状结肠（后肠）。直肠上动脉供应盆腔中的直肠上部。
- 边缘动脉沿着大肠的肠系膜边缘延伸，将肠系膜上动脉的分支与肠系膜下动脉的分支吻合。反过来，直肠上动脉与盆腔中的直肠中动脉和直肠下动脉吻合。
- 结肠的静脉与动脉伴行，流入肝门系统。
- 淋巴管沿着动脉引流到肠系膜上淋巴结或肠系膜下淋巴结。
- 肠系膜上丛（中肠）和肠系膜下丛（后肠）支配大肠。

知识拓展 12.6：临床相关

炎症性肠病

炎症性肠病有两种类型：克罗恩病和溃疡性结肠炎。克罗恩病是一种慢性炎症性疾病，可影响整个胃肠道，但最常见的是回肠末端和结肠。它会导致溃疡、瘘管（异常流通）和肉芽肿，产生发烧、腹泻、体重减轻和腹痛等症状。溃疡性结肠炎是一种结肠和直肠的复发性炎症性疾病，会导致出血性腹泻、体重减轻、发烧和腹痛。针对这些疾病，使用抗炎药治疗。

知识拓展 12.7：临床相关

阑尾的各种位置及阑尾炎

胚胎期肠道旋转的异常会导致盲肠和阑尾的几种位置变化。这会影响对阑尾炎症状的准确解释。典型位置的阑尾炎最初感觉为脐周区域的模糊疼痛，通过 T10 脊髓节段的内脏纤维传递。由于炎症刺激了被覆的壁腹膜，压痛可由两个点引起：

- McBurney 点（麦氏点）：位于从髂前上棘至脐连线距离的中外 1/3 处。
- Lanz 点：位于从右髂前上棘到左髂前上棘的直线距离的外 1/3 处。

如果阑尾的位置不典型，可能会在腹部其他部位感觉到压痛，从而使诊断复杂化。

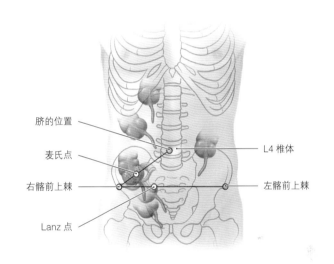

脐的位置

麦氏点

右髂前上棘

Lanz 点

L4 椎体

左髂前上棘

（引自 Schuenke M, Schulte E, Schumacher U. THIEME Atlas of Anatomy, Vol 2. Illustrations by Voll M and Wesker K. 3rd ed. New York: Thieme Publishers; 2020.）

知识拓展 12.8：临床相关

结肠癌

结肠和直肠的恶性肿瘤是最常见的实体瘤之一。超过 90% 的病例发生在 50 岁以上的患者身上。在早期，肿瘤可能是无症状的；后来的症状包括食欲不振、排便改变和体重减轻。大便带血是其典型症状，因此必须进行仔细检查。除非所有其他检查（包括结肠镜检查）均为阴性，否则痔疮并不能充分解释便血。

结肠癌的结肠镜检查。肿瘤（黑色箭头）部分阻塞了结肠的管腔

（引自 Gilroy AM, MacPherson BR, Wikenheiser JC. Atlas of Anatomy. Illustrations by Voll M and Wesker K. 4th Edition. New York: Thieme Publishers; 2020.）

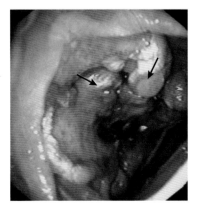

12.2 腹膜腔的器官——胃肠道的附属器官

肝

肝位于右半膈下方的右上象限，向下延伸至肋缘（**图12.16**）。它在碳水化合物、蛋白质和脂肪代谢中发挥主要作用。它还产生与分泌胆汁和胆色素；对胃肠道吸收的物质进行解毒；并储存维生素和矿物质，如铁。在胎儿，肝是造血（*红细胞产生*）的部位。

- 从外部看，韧带和裂隙将肝分为四个解剖（局部）叶：**右叶、左叶、尾状叶和方叶**（图12.17）。
- 肝的膈面符合膈的形状，并以**肝裸区**为标志。该区域缺乏腹膜，与膈直接接触。
- 肝脏的脏（下）面有三个突出的裂隙：
  - 左矢状裂。其容纳：

    肝圆韧带（圆韧带）：位于左叶和方叶之间肝圆韧带是胎儿脐静脉的残余部分。

    静脉韧带：位于左叶和尾状叶之间。静脉韧带是胎儿静脉导管的残余。
  - 右矢状裂。其容纳：

    胆囊：位于右叶和方叶之间的前部。

    下腔静脉：位于右叶和尾状叶之间。
  - 横向裂。其容纳：

    肝门：**门脉三联体**的结构（肝固有动脉、门静脉和胆总管）在此进入或离开。

- 肝脏是腹膜间位器官，除了肝裸区、胆囊窝和肝门外，都被腹膜覆盖。腹膜形成物包括：
  - **冠状韧带和三角韧带**：肝脏和膈之间围绕肝裸区的单层腹膜反折。
  - **镰状韧带**：是双层腹膜结构，将肝连接到腹前壁，并在其游离边缘包含肝圆韧带。
  - 肝胃和肝十二指肠韧带（都是小网膜的一部分）：将肝连接到胃和十二指肠近端。
- 腹膜下的纤维囊，即 **Glisson 囊**，覆盖在肝脏表面。
- 在内部，肝内血管的分支将肝脏分为八个功能节段（定为Ⅰ~Ⅷ）（**图12.18**；**表12.1**）。这种节段式的血液供应排列有助于切除单个病变节段。
- 肝脏有双重血液供应：门静脉和肝固有动脉（详见11.2）。所有的血管分开形成一级和二级分支，供应肝段。
  - 门静脉从消化道输送营养丰富的血液，为肝脏提供75%~80%的血容量。
  - 由腹腔干经由肝总动脉供应的肝固有动脉为肝脏贡献了20%~25%的血容量。
- 右、左和中肝静脉在节段间延伸，引流相邻节段，并直接通向膈下方的下腔静脉。
- 肝脏有浅淋巴管和深淋巴管。
  - 位于纤维包膜内的浅淋巴丛将肝前表面引流至肝淋巴结（最终引流至腹腔干淋巴结），肝后表面至肝裸区的淋巴流入膈或后纵隔淋巴结。

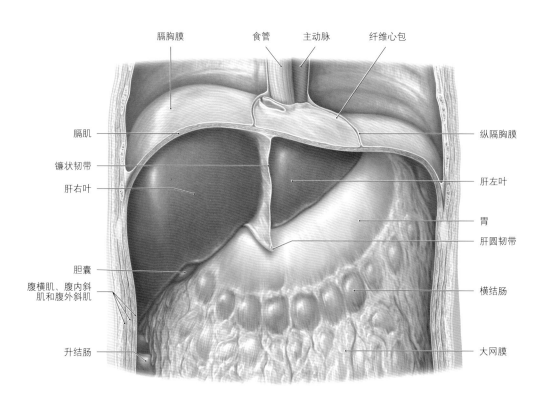

膈胸膜　食管　主动脉　纤维心包

膈肌　纵隔胸膜

镰状韧带　肝左叶

肝右叶　胃

肝圆韧带

胆囊　横结肠

腹横肌、腹内斜肌和腹外斜肌

升结肠　大网膜

图 12.16　原位肝

前视图。（引自 Schuenke M, Schulte E, Schumacher U. THIEME Atlas of Anatomy, Vol 2. Illustrations by Voll M and Wesker K. 3rd ed. New York: Thieme Publishers; 2020.）

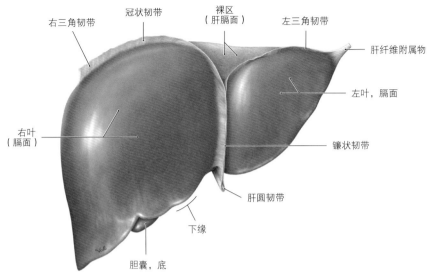

A. 前视图。

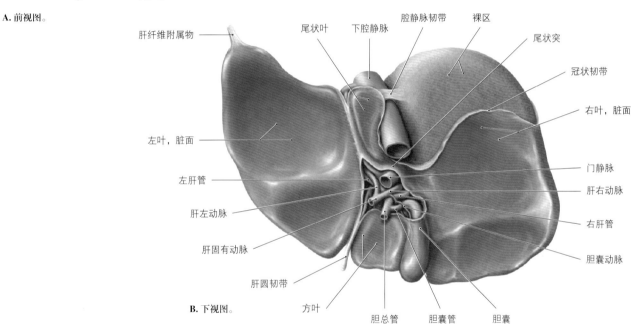

B. 下视图。

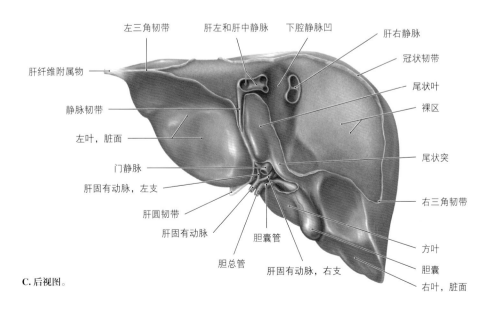

C. 后视图。

图 12.17　肝的表面

肝脏由韧带分为四个叶：右叶、左叶、尾状叶和方叶。(引自 Schuenke M, Schulte E, Schumacher U. THIEME Atlas of Anatomy, Vol 2. Illustrations by Voll M and Wesker K. 3rd ed. New York: Thieme Publishers; 2020.)

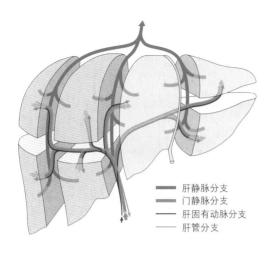

图例：
- 肝静脉分支
- 门静脉分支
- 肝固有动脉分支
- 肝管分支

图 12.18　肝段
前视图。肝固有动脉、门静脉和肝管的分支将肝脏分成肝段。（引自 Schuenke M, Schulte E, Schumacher U. THIEME Atlas of Anatomy, Vol 2. Illustrations by Voll M and Wesker K. 2nd ed. New York: Thieme Publishers; 2016.）

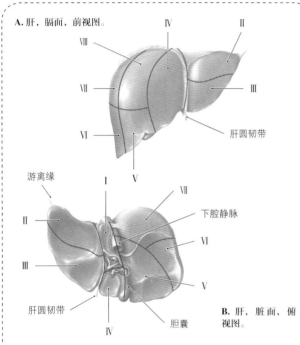

A. 肝，膈面，前视图。

标注：VIII、IV、II、VII、III、VI、I、V、肝圆韧带

游离缘、II、III、肝圆韧带、IV、I、V、胆囊、VII、下腔静脉、VI、V

B. 肝，脏面，俯视图。

（引自 Schuenke M, Schulte E, Schumacher U. THIEME Atlas of Anatomy, Vol 2. Illustrations by Voll M and Wesker K. 3rd ed. New York: Thieme Publishers; 2020.）

表 12.1　肝段

部	区	段
左	后部	I 肝尾叶
	左外侧区	II 左后外侧
		III 左前外侧
	左内侧区	IV 左内侧
右	右内侧区	V 右前内侧
		VI 右前外侧
	右外侧区	VII 右后外侧
		VIII 右后内侧

- 深淋巴丛伴随着肝段内的血管，引流大部分肝的淋巴，首先流入肝门和小网膜的肝淋巴结，然后引流到腹腔淋巴结。
- 肝丛是腹腔丛的一个分支，沿着门脉三联体的血管行进以支配肝脏。

知识拓展 12.9：临床相关

肝硬化
　　肝硬化最常见于慢性酒精中毒，其特征是肝内血管和胆管周围的肝组织进行性纤维化，阻碍血液流动。肝脏变硬，呈结节状。症状包括腹水、脾肿大、外周水肿、食管静脉曲张和其他门静脉高压症状。

胆囊和肝外胆道系统
　　胆囊是一个梨形囊，位于肝脏面的胆囊窝中（**图 12.17** 和**图 12.19**）。肝产生和分泌的胆汁，储存于胆囊中，并通过吸收盐和水将其浓缩。激素或神经刺激使胆囊将胆汁释放到**肝外胆道**中（**图 12.20**）。

- 胆囊分为四部分（**图 12.21**）：
  - **底**，即与腹前壁接触的膨大远端。
  - **体**，主要的部分。
  - **漏斗**：位于体和颈部之间。
  - **颈**，与胆囊管相连的狭窄远端。
- 肝外胆道系统将胆汁从肝和胆囊输送到十二指肠。它包括：
  - **肝总管**：由左、右肝管的汇合形成，用于引流肝的胆汁。
  - **胆囊管**：用于排出胆囊的胆汁并与肝的肝总管相通（胆囊颈部的**螺旋瓣**保持胆囊管打开）。
  - **胆管**：由肝总管和胆囊管的汇合形成，将胆汁排入十二指肠的第二部分。
- 胆管从十二指肠第一部分的后部穿过，位于胰头的后部或穿过胰头。它终止于**肝胰壶腹**（Vater 壶腹），这是胆管远端的扩张，在这里它与胰腺的**主胰管**相连。
- **Oddi 括约肌**围绕着肝胰壶腹，肝胰壶腹通过穿过十二指肠内侧壁的十二指肠大乳头，开口于十二指肠的降部（**图 12.22**）。
- **胆囊动脉**，通常是肝右动脉的一个分支，为胆囊供血。
- 胆囊的静脉血汇入肝的肝静脉，肝静脉流入下腔静脉。
- 肝丛支配胆囊。
  - 交感神经抑制胆汁分泌。
  - 副交感神经导致胆囊收缩并释放胆汁。

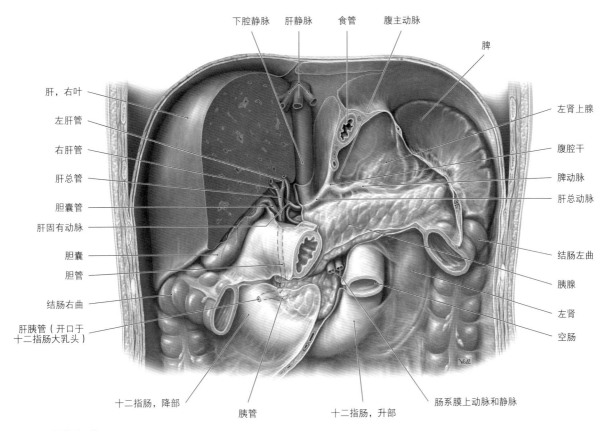

图 12.19　原位胆道

前视图。切除：胃、小肠、横结肠和大部分肝。胆囊是腹膜间位，被脏腹膜覆盖，所以脏腹膜没有附着在肝脏上。（引自 Gilroy AM, MacPherson BR, Wikenheiser JC. Atlas of Anatomy. Illustrations by Voll M and Wesker K. 4th ed. New York: Thieme Publishers; 2020.）

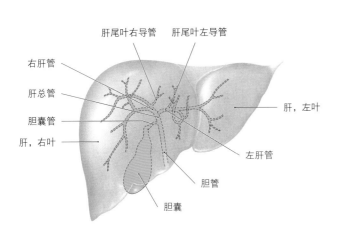

图 12.20　肝胆管

投影到肝脏表面，前视图。（引自 Schuenke M, Schulte E, Schumacher U. THIEME Atlas of Anatomy, Vol 2. Illustrations by Voll M and Wesker K. 3rd ed. New York: Thieme Publishers; 2020.）

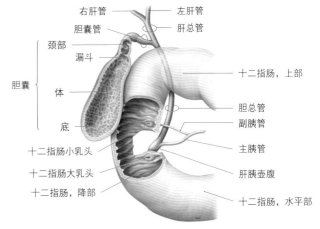

图 12.21　肝外胆管和胆囊

前视图。打开：胆囊和十二指肠。（引自 Schuenke M, Schulte E, Schumacher U. THIEME Atlas of Anatomy, Vol 2. Illustrations by Voll M and Wesker K. 3rd ed. New York: Thieme Publishers; 2020.）

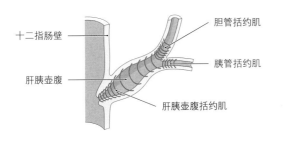

图 12.22　胆道括约肌系统

胰管和胆管的括约肌。（引自 Schuenke M, Schulte E, Schumacher U. THIEME Atlas of Anatomy, Vol 2. Illustrations by Voll M and Wesker K. 3rd ed. New York: Thieme Publishers; 2020.）

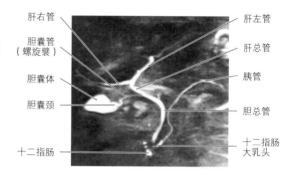
胰腺

胰腺是一个有小叶的腺体，具有双重功能。作为外分泌腺，它合成消化酶；作为内分泌腺，它产生并分泌胰岛素和胰高血糖素（**图 12.19** 和**图 12.23~图 12.25**）。

- 次要腹膜后结构，位于网膜囊的后壁上。
- 它穿过中线，胰头在十二指肠的"C"形内，尾部接触脾门。
- 胰腺的四个部分是**头和钩突**、**颈**、**体**和尾部。

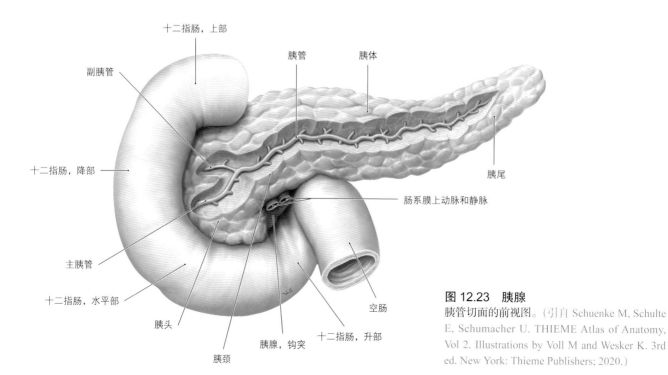

图 12.23　胰腺

胰管切面的前视图。（引自 Schuenke M, Schulte E, Schumacher U. THIEME Atlas of Anatomy, Vol 2. Illustrations by Voll M and Wesker K. 3rd ed. New York: Thieme Publishers; 2020.）

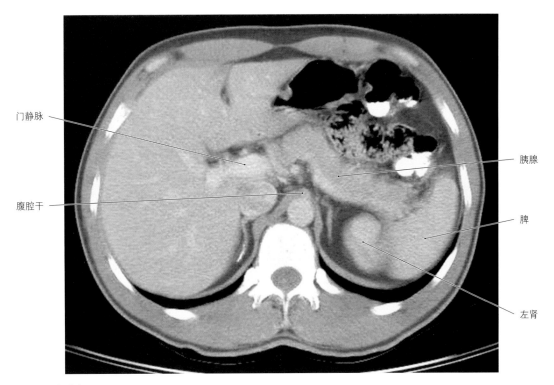

图 12.24　L1 水平的腹部 CT
(引自 Moeller TB, Reif E. Pocket Atlas of Sectional Anatomy, Vol 2, 3rd ed. New York: Thieme Publishers; 2007.)

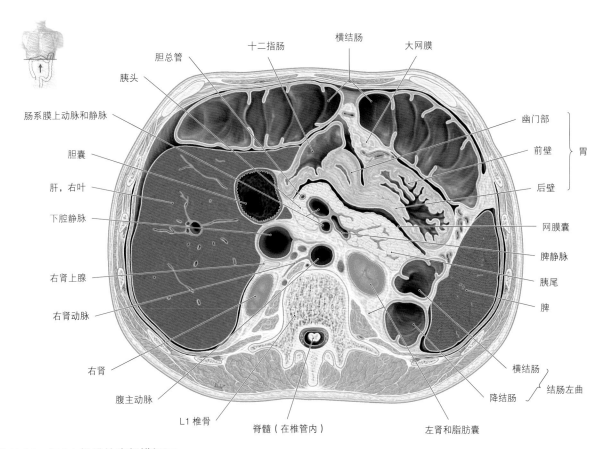

图 12.25　经 L1 椎骨的腹部横切面
下视图。(引自 Schuenke M, Schulte E, Schumacher U. THIEME Atlas of Anatomy, Vol 2. Illustrations by Voll M and Wesker K. 3rd ed. New York: Thieme Publishers; 2020.)

- **主胰管**（Wirsung 管）穿过腺体的长轴，与肝胰壶腹的胆总管相连。它们一起在十二**指肠大乳头**处排入十二指肠降部（详见**图 12.21** 和**图 12.22**）。
- 当**副胰管**（Santorini 管）存在时，可以在靠近主胰管引流部位 2 厘米处，引流到十二指肠的降部的十二**指肠小乳头**处。
- 由于其位于上腹部的中心位置，胰腺在局部与许多腹部主要血管相邻（详见**图 11.23**）：
  - 头部位于右肾血管、左肾静脉和下腔静脉的前方。
  - 颈部和体部在腹主动脉、肠系膜上血管和门静脉的前方交叉。腹腔干发自主动脉，位于其上方。
  - 尾部在左肾前方交叉，延伸至脾门。脾动脉沿着其上缘延伸，脾静脉在其后面延伸。
- 腹腔干和肠系膜上动脉的分支供应胰腺（见 11.2）。
  - 胃十二指肠动脉的胰十二指肠分支（来自腹腔干）和肠系膜上动脉供应头部。
  - 脾动脉的分支供应颈、体和尾部。
- 静脉血流入脾静脉和肠系膜上静脉，合并形成肝门系统。
- 淋巴引流因其血液供应而异，但通常与动脉一致，最终引流至腹腔干和肠系膜上淋巴结。
- 腹腔干丛和肠系膜上丛支配胰腺。

知识拓展 12.13：临床相关

胰腺癌

　　胰腺的解剖关系在胰腺癌患者中具有重要的临床意义。胰腺癌广泛转移到深淋巴结和邻近器官。胰头肿瘤最为常见，可阻碍胆管和胰管的引流，导致梗阻性黄疸。颈部和体部的肿瘤可以阻塞门静脉或下腔静脉。

脾

　　脾是位于左季肋区的腹膜内器官（**图 12.25~图 12.27**）。它是淋巴器官，起到过滤衰老或异常红细胞的作用。

- 脾位于膈顶下，通常不会突出到肋缘以下，因此在检查时无法触及。
- 脾的凹面处，脾血管和神经进入**脾门**。

- 脾通过腹膜形成的韧带与邻近器官相连。
  - **脾肾韧带**包含脾血管的分支和胰尾，连接脾与肾。
  - **脾胃韧带**包含胃短血管和胃网膜左血管，连接脾和胃。
  - **脾结肠韧带**将脾连接到结肠左曲处。
  - **脾膈韧带**将脾与膈连接起来。
- 尽管脾受到第 9、第 10 和第 11 肋骨的保护，但脾特别容易受到肋骨骨折的影响，因其血管密集而大量出血。
- 副脾很常见（20%），最常见于脾胃韧带内，靠近胰门或尾部。
- 脾动脉是腹腔干的一个弯曲的大分支，在脾门的脾肾韧带内发出分支（见 11.2）。
- 脾很容易发生梗死（血液供应中断导致组织死亡），因为脾动脉没有侧支动脉，是唯一的血液供应。
- 脾静脉在胰腺后走行，在那里与肠系膜上静脉汇合形成门静脉。
- 脾丛，是腹腔丛的衍生物，支配脾脏。

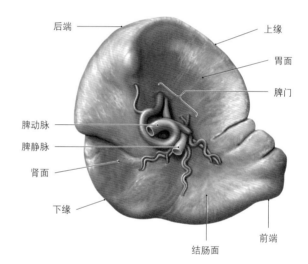

图 12.26　脾

脏面。（引自 Schuenke M, Schulte E, Schumacher U. THIEME Atlas of Anatomy, Vol 2. Illustrations by Voll M and Wesker K. 3rd ed. New York: Thieme Publishers; 2020.）

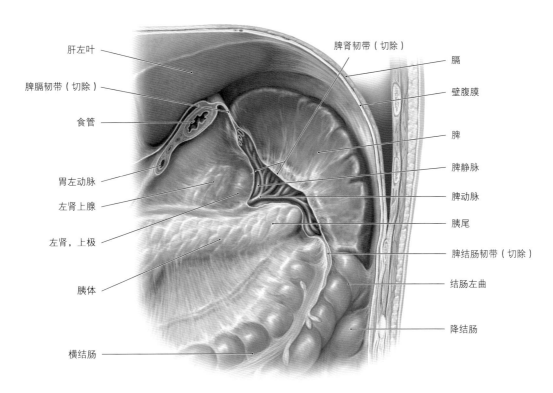

图 12.27　原位脾脏与腹膜的关系
切除胃的左上象限（LUQ）前视图。（引自 Schuenke M, Schulte E, Schumacher U. THIEME Atlas of Anatomy, Vol 2. Illustrations by Voll M and Wesker K. 3rd ed. New York: Thieme Publishers; 2020.）

知识拓展 12.14：临床相关

脾外伤和脾切除术

尽管脾受到后壁下位肋骨的保护，但它是最常受伤的腹部器官。它特别容易因左侧创伤导致下部肋骨骨折而破裂。突出于肋缘以下的脾脏肿大可能很脆弱，在钝性腹部创伤中易受伤。这种创伤可能会使薄的脾包膜破裂，导致严重出血，可能需要全脾切除或部分脾切除。在全脾切除术中，易损伤胰尾穿过脾肾韧带和脾血管的部位。

知识拓展 12.15：发育相关

副脾

副脾是脾组织的小结节，通常直径约 1 厘米，与主脾分开形成。它们通常位于胰腺尾部附近的脾门、脾胃或脾肾韧带内、肠系膜内、卵巢或睾丸附近。

12.3　腹膜后腔器官

肾

肾通常是光滑的、红棕色的器官，长约 11 厘米。它们位于腹膜后，位于 T12 和 L3 水平之间，脊柱两侧腰方肌的前方（**图 12.28** 和 **图 12.29**）。肾调节血压、离子平衡和血液含水量；它们还可以消除代谢废物并产生尿液。

– 右肾：
  • 位于第 12 肋的前方，略低于左侧，因为存在较大的

肝右叶。
  • 位于右肾上腺、肝、十二指肠降部和结肠右曲的后部。
– 左肾：
  • 位于第 11 和第 12 肋的前面。

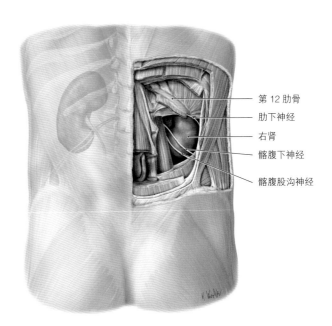

图 12.28　原位肾
体壁打开的后视图。（引自 Schuenke M, Schulte E, Schumacher U. THIEME Atlas of Anatomy, Vol 2. Illustrations by Voll M and Wesker K. 3rd ed. New York: Thieme Publishers; 2020.）

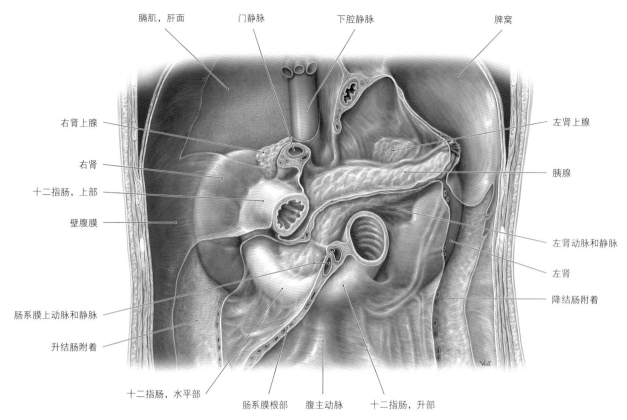

膈肌，肝面　门静脉　下腔静脉　脾窝

右肾上腺　左肾上腺

右肾　胰腺

十二指肠，上部

壁腹膜　左肾动脉和静脉

左肾

降结肠附着

肠系膜上动脉和静脉

升结肠附着

十二指肠，水平部　肠系膜根部　腹主动脉　十二指肠，升部

图 12.29　腹膜后的肾和肾上腺

前视图。肾脏和肾上腺都是腹膜后的。切除：腹膜内器官，以及部分升结肠和降结肠。（引自 Schuenke M, Schulte E, Schumacher U. THIEME Atlas of Anatomy, Vol 2. Illustrations by Voll M and Wesker K. 3rd ed. New York: Thieme Publishers; 2020.）

• 位于左肾上腺、脾、胰尾和结肠左曲的后部。
– 每个肾及其相关的肾上腺、肾血管、输尿管和肾周脂肪囊周围都有**肾筋膜**（Gerota 筋膜）（**图 12.30**）。肾旁脂肪位于该间隙之外，最厚。

– 在肾筋膜深处，一个薄的肾纤维囊完全包裹着每个肾脏（**图 12.31A**）。
– 肾的侧缘是光滑和凹陷的；内侧缘有一个垂直的肾门，被肾静脉、肾动脉和肾盂穿过。肾门在肾内扩大形成**肾窦**。

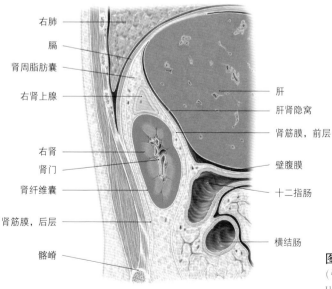

右肺

膈

肾周脂肪囊

右肾上腺

肝

肝肾隐窝

肾筋膜，前层

右肾

肾门

壁腹膜

肾纤维囊

十二指肠

肾筋膜，后层

髂嵴

横结肠

A. 从右侧看，大约与肾门水平的矢状切面。

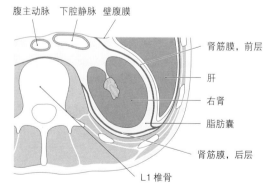

腹主动脉　下腔静脉　壁腹膜

肾筋膜，前层

肝

右肾

脂肪囊

肾筋膜，后层

L1 椎骨

B. 从上方观察，大致 L1/L2 水平的腹部横切面。

图 12.30　肾床中的右肾

（引自 Gilroy AM, MacPherson BR, Wikenheiser JC. Atlas of Anatomy. Illustrations by Voll M and Wesker K. 4th ed. New York: Thieme Publishers; 2020.）

- 在内部，肾由皮质和髓质组成，这些区域包含多达 200 万个肾单位，即肾功能单位（**图 12.30**）。
  - 皮质，即外部区域，位于纤维膜深处，并作为**肾柱**延伸到髓质区域。
  - 髓质，即内部区域，排列成**肾锥体**，宽的基部朝外，顶端形成杯状的**小肾盏**。
  - 多达 11 个肾小盏合并形成两个或三个**肾大盏**，合并形成**肾盂**。在肾门处，肾盂变窄形成输尿管。
- 单个肾动脉是腹主动脉在 L2 处的直接分支，为每个肾脏提供血液（**图 12.31** 和**图 12.32**）。
  - 右肾动脉比左肾动脉长，并在下腔静脉后方通过。
  - 动脉在肾门附近发出分支，供应肾的前部和后部，这两部分被无血管的纵向平面分开（Brodel 白线）。
- 每个肾脏的单个肾静脉引流至下腔静脉（**图 12.31** 和**图 12.32**）。
  - 两个肾静脉都接受来自输尿管的静脉属支，但只有左肾静脉接收左肾上腺静脉和左睾丸或卵巢静脉。在右

侧，这些静脉直接汇入下腔静脉。
  - 左肾静脉比右肾静脉长，在肠系膜上动脉起点的正下方穿过主动脉。
  - 左肾静脉的长度较长，使左肾成为器官捐献的首选。
- 肾丛是腹腔丛的延伸，沿着肾动脉形成密集的动脉周围神经丛（详见 11.2）。
  - 肾脏疾病引起的疼痛沿着 T12~L2 节段延伸至腰部和腹股沟区域以及大腿前上部。

知识拓展 12.16：临床相关

肾静脉受压综合征

　　左肾静脉以锐角越过中线，位于向下走行的肠系膜上动脉和腹主动脉之间。动脉的病理状况（动脉粥样硬化、动脉瘤）或肠系膜上动脉向下的压力会压迫肾静脉。有时被称为胡桃夹综合征。

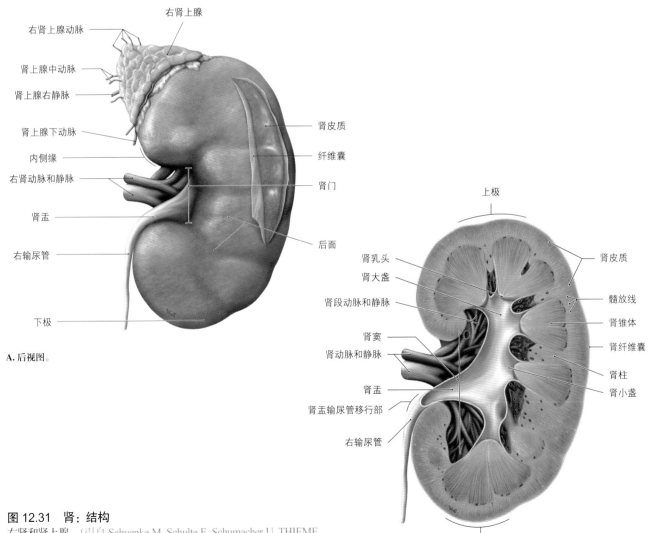

图 12.31　肾：结构

右肾和肾上腺。（引自 Schuenke M, Schulte E, Schumacher U. THIEME Atlas of Anatomy, Vol 2. Illustrations by Voll M and Wesker K. 3rd ed. New York: Thieme Publishers; 2020.）

A. 后视图。

B. 后视图，正中矢状切面。

知识拓展 12.17：发育相关

肾的常见变异

　　肾血管变异很常见，通常无症状。肾在盆腔发育，并在胚胎第 6 周至第 9 周之间上升到其在腰部的位置。当它们上升时，更多的肾上动脉和静脉取代了肾下血管。在约 30% 的人群中，这些下血管未能退化会导致多个肾动脉和静脉。

　　在某些情况下，一个肾可能无法上升 (a)，从而导致盆腔肾。在另外一些情况下，肾的下极可以融合形成单个 U 形结构 (b)，尽管它们在功能上保持分离。这些"马蹄肾"在上升过程中被困在肠系膜下动脉下方，并保持在 L3 或 L4 水平。

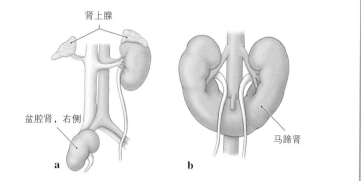

（引自 Schuenke M, Schulte E, Schumacher U. THIEME Atlas of Anatomy, Vol 2. Illustrations by Voll M and Wesker K. 3rd ed. New York: Thieme Publishers; 2020.）

输尿管

　　输尿管是一肌性管道，长 25~30 厘米，通过蠕动（波状）作用将尿液从肾脏输送到膀胱（**图 12.32** 和**图 12.33**）。输尿管的腹部和盆部都位于腹膜后。盆部输尿管在"15　盆腔的脏器"中进一步讨论。

　　– 在肾门附近，肾盂变窄，在**肾盂输尿管移行处**与输尿管起点相连（**图 12.31**）。

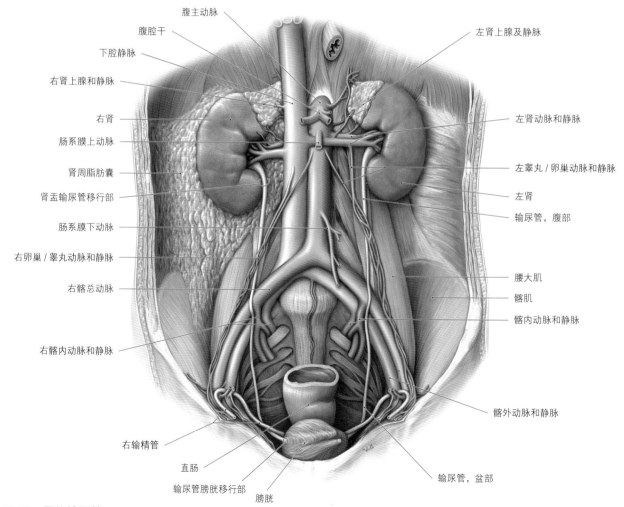

图 12.32　原位输尿管

男性腹部腹膜后，前视图。移除：非泌尿器官和直肠残端。（引自 Schuenke M, Schulte E, Schumacher U. THIEME Atlas of Anatomy, Vol 2. Illustrations by Voll M and Wesker K. 3rd ed. New York: Thieme Publishers; 2020.）

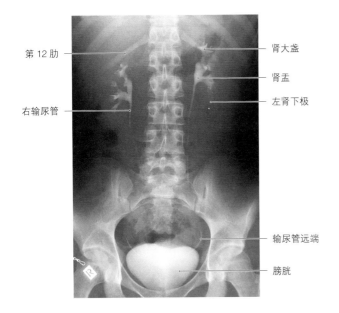

图 12.33　经静脉肾盂造影
前视图。（引自 Moeller TB, Reif E. Pocket Atlas of Sectional Anatomy,
Vol 2, 3rd ed. New York: Thieme Publishers; 2007.）

图中标注：第 12 肋、右输尿管、肾大盏、肾盂、左肾下极、输尿管远端、膀胱

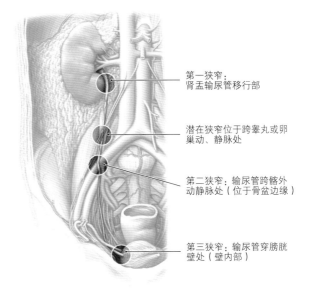

图 12.34　输尿管的解剖学狭窄
右侧，前视图。（引自 Schuenke M, Schulte E, Schumacher U. THIEME
Atlas of Anatomy, Vol 2. Illustrations by Voll M and Wesker K. 3rd ed.
New York: Thieme Publishers; 2020.）

图中标注：第一狭窄：肾盂输尿管移行部、潜在狭窄位于跨睾丸或卵巢动、静脉处、第二狭窄：输尿管跨髂外动静脉处（位于骨盆边缘）、第三狭窄：输尿管穿膀胱壁处（壁内部）

- 输尿管的腹部沿着腰大肌的前表面下降，性腺血管穿过该前表面。
- 输尿管穿过骨盆边缘，在髂总动脉分为髂内支和髂外支的分叉处进入骨盆。
- 输尿管的盆部在**输尿管膀胱移行处**进入膀胱之前，沿着骨盆侧壁向前移动。
- 输尿管狭窄或相邻结构压迫引起的输尿管缩窄，可发生在其起点附近和其延长方向（**图 12.34**）。
- 几条动脉的分支沿着输尿管的纵轴形成了一个精细的吻合（详见 11.2）。
  • 在腹部，这个血管网通常包括来自腹主动脉、肾动脉、性腺动脉（睾丸动脉或卵巢动脉）和髂总动脉的血管。
  • 膀胱上动脉、膀胱下动脉和子宫动脉的分支供应输尿管盆部。
- 输尿管的静脉与动脉伴行。
- 肾丛、主动脉丛和上腹下丛支配输尿管腹部。腹下丛支配输尿管盆部（详见 10.6）。
- 来自输尿管的疼痛沿着交感神经途径传递到脊髓 T11~L2

知识拓展 12.18：临床相关

肾和输尿管结石

　　尿液中形成的结石可滞留在肾盏、肾盂或输尿管中。结石滞留在输尿管中，使输尿管壁扩张，并随着蠕动收缩使结石向下移动而引起剧烈的间歇性疼痛。随着结石向盆部移动，疼痛从腰部转移到腹股沟区（T11~L2 皮肤节段），并可能随着生殖股神经的分支延伸到阴囊和大腿前部。

节段，并涉及下腹壁、腹股沟区和大腿内侧的相应皮肤节段。

肾上腺

　　成对的**肾上腺**位于腹膜后，它们覆盖每个肾脏的上极，位于膈脚的前方。肾上腺是对压力做出反应的神经内分泌腺。

- 肾周脂肪和肾筋膜包裹着腺体；筋膜的隔膜将它们与肾脏隔开。
- 右侧肾上腺为锥体状，左侧为新月形（**图 12.35** 和**图 12.36**）。
- 腺体由外部皮质和内部髓质组成。这两个部分都是内分泌腺（即分泌激素），但在发育和功能上有所不同。
- 皮质：
  • 来源于中胚层。
  • 受到促肾上腺皮质激素（ACTH）等激素的刺激。
  • 分泌激素（皮质醇和雄激素），通过调节肾脏中的钠水潴留来影响血压和血容量。
- 髓质：
  • 主要由衍生自神经嵴细胞的神经组织组成（胚胎细胞从发育中的神经管迁移并产生与外周神经系统相关的各种结构）。
  • 受到来自腹腔丛的节前交感纤维的刺激。
  • 含有**嗜铬细胞**，其功能类似交感神经节，分泌激素（儿茶酚胺），可加快心率、升高血压、加快血流和呼吸。
- 静脉和淋巴管在前表面的肾门处离开，但动脉和神经从多点进入肾上腺。

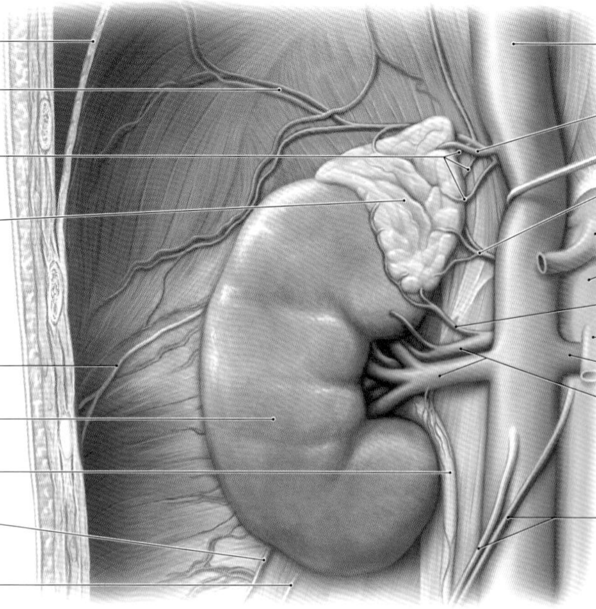

膈

膈下动脉和静脉

肾上腺上动脉

右肾上腺

肋下神经
（第 12 肋间神经）

右肾

右输尿管

髂腹下神经

髂腹股沟神经

下腔静脉

肾上腺静脉

肾上腺中动脉

腹腔干

腹主动脉

肾上腺下动脉

肠系膜上动脉

左肾静脉

右肾动脉和静脉

右睾丸 / 卵巢动脉和静脉

图 12.35　右肾和肾上腺
前视图。移除：肾周脂肪囊。牵拉：下腔静脉。（引自 Schuenke M, Schulte E, Schumacher U. THIEME Atlas of Anatomy, Vol 2. Illustrations by Voll M and Wesker K. 3rd ed. New York: Thieme Publishers; 2020. ）

- 每个肾上腺都有多条上、中、下肾上腺动脉，分别是膈下动脉、腹主动脉和肾动脉的分支。
- 单个肾上静脉引流每个腺体。右静脉引流至下腔静脉；左静脉可以在引流到左肾静脉之前与膈下静脉汇合。

- 内脏大神经的节前交感纤维与腹腔丛的纤维结合形成肾上腺丛，但它们不在腹腔神经节上形成突触。这些节前纤维可以被认为与节后交感神经元同源，直接终止于髓质的嗜铬细胞。

食管　肾上腺上动脉　左肾上腺　膈下静脉

下腔静脉

膈下动脉

腹主动脉

门静脉

胃左动脉

肝固有动脉

肝总动脉

胆管

脾动脉和静脉

胰腺，颈部

肠系膜上动脉和静脉

十二指肠

左睾丸 / 卵巢动脉和静脉

膈

膈下静脉与肾上腺静脉的侧支吻合

肾上腺中动脉

左肾上腺静脉

肋下神经

胰腺，尾部

肾上腺下动脉

左肾动脉和静脉

左肾

腹横肌，内、外斜肌

生殖股神经　左输尿管　髂腹股沟神经　髂腹下神经

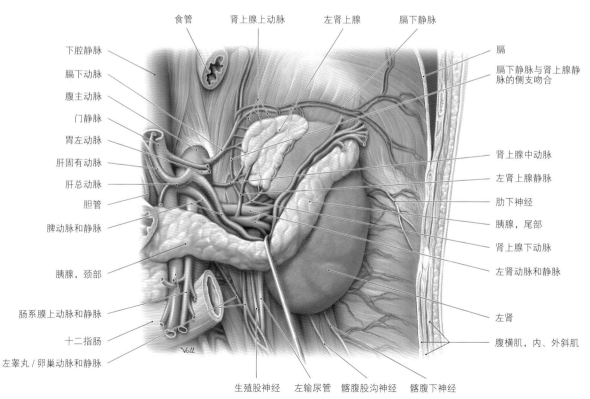

图 12.36　左肾和肾上腺
前视图。移除：肾周脂肪囊。牵拉：胰腺。（引自 Schuenke M, Schulte E, Schumacher U. THIEME Atlas of Anatomy, Vol 2. Illustrations by Voll M and Wesker K. 3rd ed. New York: Thieme Publishers; 2020. ）

13 腹部临床影像学基础

对于急腹痛患者，X 射线是快速而廉价的首选成像方式，可以概览肠道气体的分布，并可以识别腹部的紧急情况，如肠梗阻或肠穿孔。然而，X 射线通常无法识别特殊病情。

另一方面，计算机断层（CT）扫描显示了所有内脏的解剖细节，通常可以提供大多数腹腔内疾病的诊断。CT 扫描的快速和便利使其成为紧急情况下的理想选择。磁共振成像（MRI）也能显示腹部的微小细节，但由于扫描时间长，通常只用于非紧急情况。当考虑到胆道系统或泌尿道的异常时，超声通常是最好的检查方法。超声无辐射，易于获取，总体成本低，适用于急诊和非急诊评估（表 13.1）。在儿科，超声作为一线成像工具，在评估儿童腹痛方面提供了更好的实用性，特别是在评估阑尾方面（图 13.1）。

腹部的标准放射影像（X 射线）包括仰卧和直立位的正位（前后位，AP 位）片（图 13.2）。位置的变化会使正常患者的肠道气体重新分布。评估腹部 X 线片时，系统的方法很重要，应包括：

- 评估肠道中的气体分布模式。
- 器官大小和位置的粗略估计，异常钙化的评估（只有骨骼应该钙化，即白色）。
- 评估异常气体（肠外）。

异常的肠道气体分布可能是严重潜在情况的征兆，识别这种模式的能力是一项重要的技能。所有学生都应该熟悉正常和异常的分布，因为快速诊断至关重要（图 13.2 和图 13.3）。可以通过使用钡（患者摄入）、荧光透视（图 13.4）以及腹部 CT 扫描中使用的口服或静脉造影剂（图 13.5）来增强腹部结构的细节。在 MRI 中，腹腔内脂肪可以作为一种天然的"造影剂"，勾勒出器官的轮廓（图 13.6）。超声通常利用相邻的结构来更好地观察特定的靶器官（图 13.7）。

表 13.1 腹部成像方法的适用性

成像方法	临床应用
放射影像	
· X 射线	腹部 X 线片（"KUB"：肾脏、输尿管和膀胱）通常是急性腹痛患者评估肠梗阻和（或）肠穿孔的首选。X 射线摄影很容易获取，而且可以很快得影像。尽管许多患者需要更先进的成像和（或）其他检测，但腹部 X 射线可以提供关键信息并帮助医生作出治疗决定
· X 线透视检查	"实时"射线摄影术：当获得图像时，在计算机屏幕上动态观察图像；最常用于在管腔内造影剂（通常是钡）的帮助下对胃肠道进行成像。内镜直接可视化检查的出现使得这种 X 线透视检查已经很少使用了
CT 扫描	提供普通 X 线片无法提供的横切面的解剖细节，是用于评估实质器官、空腔脏器和血管的最准确成像
MRI	对评估实质器官非常有用，并且对评估肠道越来越有用。缺点是检查时间长、费用高
超声	通常是用于评估胆道系统和肾脏的一线成像方式

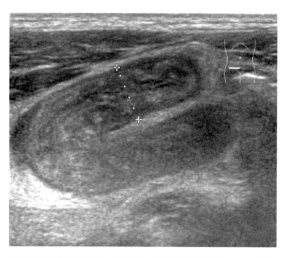 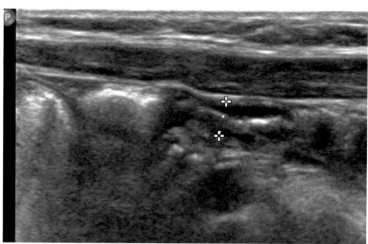

A. 用于对比的正常阑尾。（引自 Joseph Makris, MD, Baystate Medical Center.）

B. 急性阑尾炎。管状盲端结构是增厚／发炎的阑尾。（引自 Joseph Makris, MD, Baystate Health Care.）

图 13.1　腹部超声
儿童腹痛右下腹的聚焦超声检查。

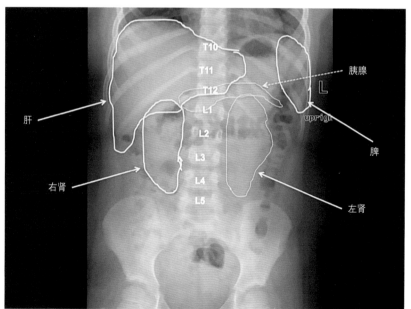 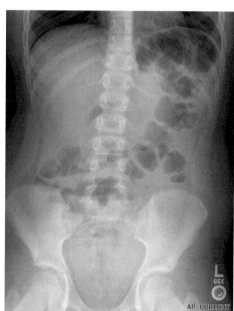

A. 腹部主要器官的正常位置和大小概貌。（引自 Joseph Makris, MD, Baystate Medical Center.）

B. 直立腹部 X 线片。注意横结肠、降结肠和直肠乙状结肠中的气体（黑色区域），勾勒出其特征性袋状结构。胃中的一些气体位于脾曲内侧，但小肠中没有气体。肝脏阴影占据了右上象限的大部分，尽管很难识别其边缘。脾脏被结肠脾曲中的气体所掩盖。在这个较瘦的患者身上，没有足够的腹膜脂肪勾勒出肾脏的轮廓。（引自 Joseph Makris, MD, Baystate Medical Center.）

图 13.2　腹部射线照片
前视图。

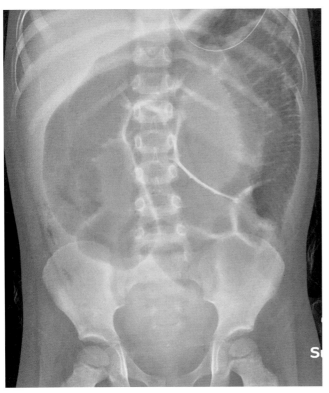
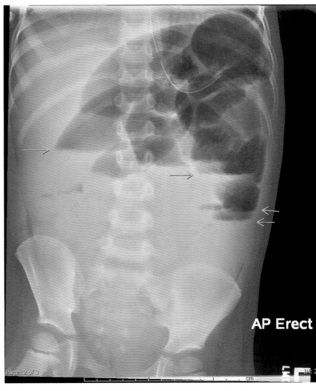

A　　　　　　　　　　　　　　　　　　　　　B

图 13.3　幼儿肠梗阻

仰卧位 (A) 和直立位 (B) 的 X 线片显示了数个充满气体和扩张的肠环。请注意，异常肠环形成 C 形，并且看起来是堆叠在一起的。此外，请注意在充气肠道下方的直立位置形成的水平直线（箭头），这些是气液平面。（引自 Joseph Makris, MD, Baystate Medical Center.）

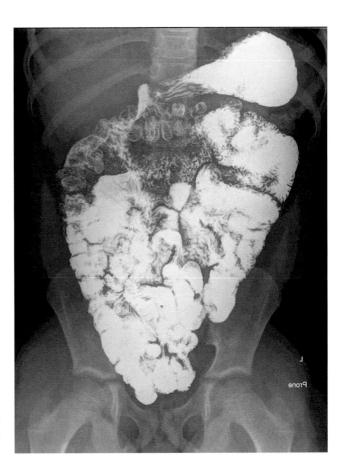

图 13.4　腹部钡片

前后位片。

钡剂已通过肠道，覆盖肠壁，到达升结肠的水平。注意，左上腹（空肠）的小肠环在每段肠管长度上的皱襞比下腹部（回肠）的多。这很好地说明了与近端和远端小肠吸收营养物质有关的生理和解剖特性（形态与功能一致）。（引自 Joseph Makris, MD, Baystate Medical Center.）

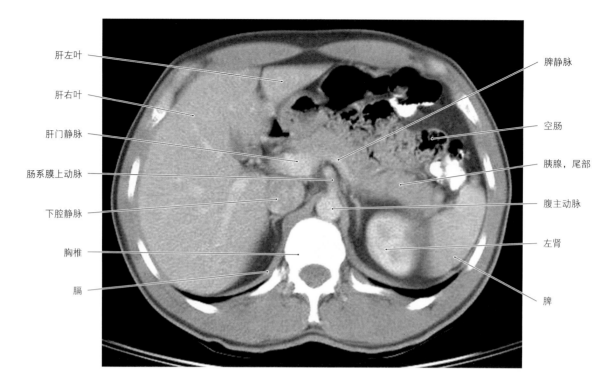

图 13.5　肾上极水平的腹部 CT
由下向上视图。

经口造影剂用于突出肠管（亮白色）；静脉造影剂用于增强血管和器官的外形。这张图像显示了增强扫描皮质期；肾皮质比肾脏的其余部分更白。当在计算机屏幕上滚动所有的轴位图像，并将轴位图像与重建的矢状位和冠状位图像结合观察时，CT 的全部功能得以实现。（引自 Moeller TB, Reif E. Pocket Atlas of Sectional Anatomy, Vol 2, 3rd ed. New York: Thieme Publishers; 2007.）

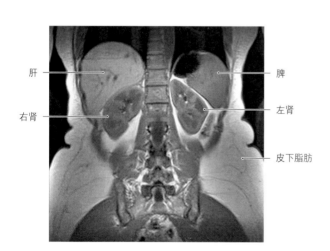

图 13.6　腹部 MRI
冠状切面。

在这张照片中，脂肪是亮的，空气是黑色的，软组织是灰色的，流体为深灰色。注意正常肾脏的结构，有较暗的锥体（较暗是因为那里的液体含量比皮质中的多）。肾脏被腹膜后脂肪包围。（引自 Moeller T, et al. Pocket Atlas of Sectional Anatomy, Vol. Ⅱ: Thorax, Abdomen, Heart, and Pelvis, 3rd ed. Stuttgart: Thieme; 2007.）

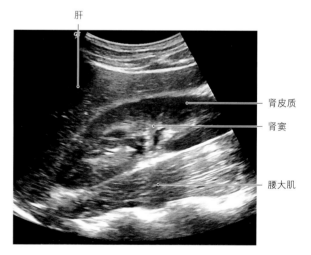

图 13.7　右肾的超声影像
矢状切面。

探头位于腹前壁，肝脏被用作观察肾脏的"窗口"。肾皮质内很容易看到回声（白色的）肾窦。（引自 Block B. Color Atlas of Ultrasound Anatomy, 2nd ed. New York: Thieme; 2012.）

第 5 部分　盆部和会阴

14　盆部和会阴概述

盆部是位于腹部和下肢之间的躯干区域。它包括**盆腔**、由骨盆包围的碗状空间和**会阴**（盆底下方和大腿上部之间的菱形区域）。

14.1　一般特征

- **表 14.1** 概述了盆部和会阴的划分。
  - 骨盆，或称骨盆带，包围着盆腔。其上部骨的标志是**髂嵴**（**图 14.1**）。
  - 骨盆入口平面处的**骨盆边缘**确定了**真骨盆**（产道）的上边界，并将其与上方的**假骨盆**分开。**骨盆出口**定义了真正骨盆的下边界（**图 14.2**）。
  - 盆腔的肌底，即**盆膈**，将真正的骨盆与位于其下方的会阴分开（**图 14.3**）。
  - 菱形的会阴分为前面的尿生殖三角和肛三角（**图 14.4**）。
  - **会阴膜**将尿生殖三角区分成两个小空间：

    上部**深凹**：包括坐骨肛门窝的前部凹陷（下至会阴膜），上至盆膈的下筋膜，以及两侧的闭孔筋膜。

    下部**浅凹**：上至会阴膜，下至会阴浅筋膜，两侧至坐骨支（**图 14.3**）。

    肛三角中不存在会阴膜（详见**图 15.24**）。

- 骨盆入口和骨盆出口是骨盆的开口（**图 14.5**）。
  - 骨盆入口（骨盆边缘），即上口，是一条从骶骨岬沿着髂骨的弓形线和耻骨梳延伸到耻骨联合上缘的线。
  - 骨盆出口，即下口，是连接尾骨、骶结节韧带、坐骨结节、坐骨支和耻骨联合下缘的线。

- 真骨盆和假骨盆的腔彼此延续，但包含不同的内脏。
  - **真骨盆**位于骨盆边缘的下方，其下方以肌肉发达的盆底为界。在成年人中，这个空间容纳了膀胱、直肠和盆腔生殖器结构。
  - **假骨盆**是腹腔的下部，位于骨盆边缘上方，两侧以髂窝为界。它包含盲肠、阑尾、乙状结肠和小肠袢。

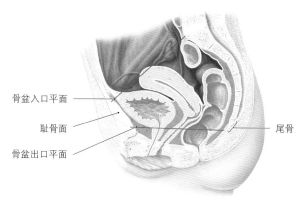

A. 女性。

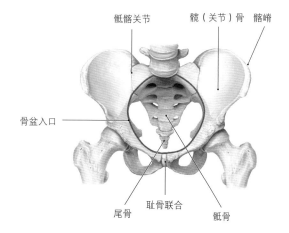

图 14.1　骨盆带
前视图。骨盆带由两块髋骨和骶骨组成。（引自 Schuenke M, Schulte E, Schumacher U. THIEME Atlas of Anatomy, Vol 1. Illustrations by Voll M and Wesker K. 3rd ed. New York: Thieme Publishers; 2020.）

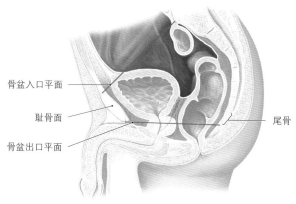

B. 男性。

图 14.2　真骨盆和假骨盆
从左侧观察的中矢状面。（引自 Gilroy AM, MacPherson BR, Wikenheiser JC. Atlas of Anatomy. Illustrations by Voll M and Wesker K. 4th ed. New York: Thieme Publishers; 2020.）

表 14.1　盆部和会阴的分区

盆部的水平由骨性标志（髂关节和骨盆入口 / 边缘）决定。会阴的内容物通过盆膈和两层筋膜与真骨盆分离

髂窝			
盆部		假骨盆	· 回肠（曲） · 直肠和阑尾 · 乙状结肠 · 髂总动、静脉和髂外动、静脉 · 腰丛（分支）
		骨盆入口	
		真骨盆	· 输尿管远端 · 膀胱 · 直肠 · 女性：阴道、子宫、输卵管和卵巢 · 男性：输精管、精囊腺和前列腺 · 髂内动、静脉及其分支 · 骶丛 · 下腹下丛
盆膈（肛提肌和尾骨肌）			
会阴		深凹	· 尿道外括约肌 · 尿道收缩及尿道阴道括约肌（女性） · 尿道（男性是尿道膜部） · 会阴横肌（男性），平滑肌（女性） · 尿道球腺（男性） · 坐骨肛门脂肪垫前隐窝 · 阴部内动、静脉，阴部神经及其分支
		会阴膜	
		浅凹	· 尿道海绵体、阴茎海绵体和会阴浅横肌 · 尿道（男性为海绵体部） · 阴蒂和阴茎根部 · 前庭球 · 前庭大腺 · 阴部内动、静脉，阴部神经及其分支
		会阴浅筋膜（Colles 筋膜）	
		会阴皮下间隙	· 脂肪
皮肤			

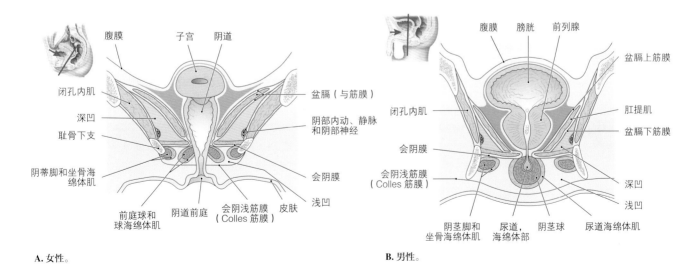

A. 女性。　　　　　　　　　　　　　　　　　**B. 男性。**

图 14.3　骨盆和尿生殖三角

冠状切面，前视图。（引自 Gilroy AM, MacPherson BR, Wikenheiser JC. Atlas of Anatomy. Illustrations by Voll M and Wesker K. 4th ed. New York: Thieme Publishers; 2020.）

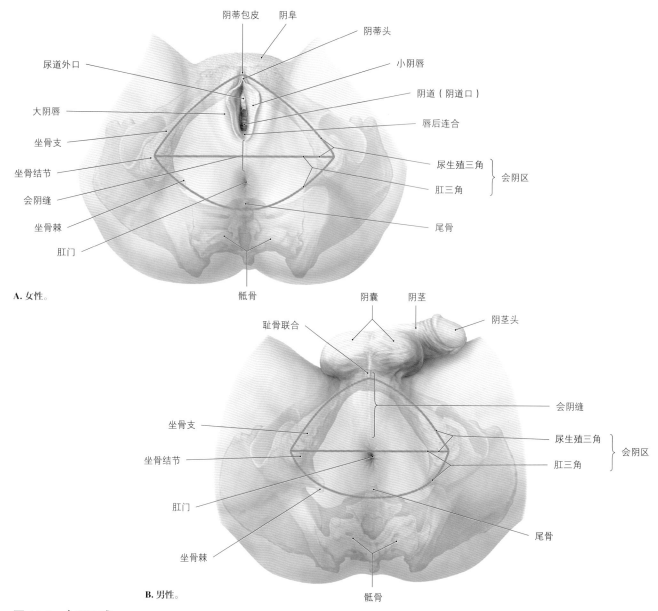

阴蒂包皮　阴阜

阴蒂头

尿道外口

小阴唇

大阴唇

阴道（阴道口）

坐骨支

唇后连合

坐骨结节

尿生殖三角

会阴区

会阴缝

肛三角

坐骨棘

尾骨

肛门

骶骨

A. 女性。

阴囊　阴茎

耻骨联合

阴茎头

坐骨支

会阴缝

坐骨结节

尿生殖三角

会阴区

肛三角

肛门

尾骨

坐骨棘

骶骨

B. 男性。

图 14.4　会阴区域

膀胱截石位，尾端（下部）视图。（引自 Schuenke M, Schulte E, Schumacher U. THIEME Atlas of Anatomy. Vol 1. Illustrations by Voll M and Wesker K. 3rd ed. New York: Thieme Publishers; 2020.）

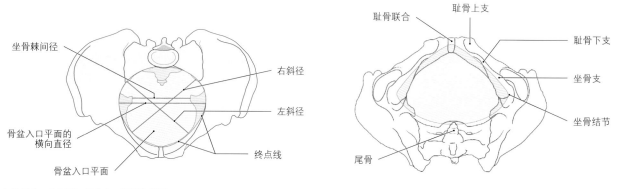

坐骨棘间径

右斜径

左斜径

骨盆入口平面的横向直径

终点线

骨盆入口平面

耻骨联合　耻骨上支

耻骨下支

坐骨支

坐骨结节

尾骨

A. 女性骨盆，上面观。骨盆入口以红色标记。

B. 女性骨盆，下面观。骨盆出口以红色标记。

图 14.5　骨盆入口和出口

（引自 Schuenke M, Schulte E, Schumacher U. THIEME Atlas of Anatomy. Vol 1. Illustrations by Voll M and Wesker K. 3rd ed. New York: Thieme Publishers; 2020.）

－腹腔的腹膜延续进入盆腔。
  ·腹前壁的腹膜覆盖在膀胱、子宫、直肠和盆壁上，但它的延伸没有远至盆底。
  ·腹膜下的盆腔深部脏器位于与腹部腹膜后延续的**腹膜下空间**（详见**图 14.3**）。
－会阴位于盆腔下方（详见**图 14.4**）。
  ·骨盆出口形成会阴的边缘；盆膈形成会阴的顶部；在下方，会阴皮肤形成其底部。
  ·会阴的尿生殖三角包括外部生殖器结构以及尿道和阴道的开口（女性）。
  ·会阴的肛三角包含肛门和肛管，周围是肛门外括约肌。
－坐骨肛门窝是肛三角的楔形脂肪填充空间，位于肛管的两侧，并向前延伸到尿生殖三角的一个小凹陷中（详见**图 15.24**；详见 16.5）。

知识拓展 14.1：临床相关

骨盆直径：真共轭，对角线共轭

骨盆测量是阴道分娩容易程度的重要产科预测因素。真（产科）共轭，即产道前后最窄的直径，测量是从耻骨联合后上缘到骶岬尖（~11 厘米）。因为这个距离很难测量精确，所以使用对角线共轭来计算。它是从耻骨联合的下边界到骶岬尖（~12.5 厘米）来测量的。

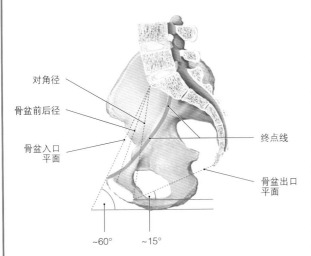

右半骨盆

（引自 Gilroy AM, MacPherson BR, Wikenheiser JC. Atlas of Anatomy. Illustrations by Voll M and Wesker K. 4th Edition. New York: Thieme Publishers; 2020.）

14.2 骨盆

骨盆，或称**骨盆带**，由骶骨、尾骨和两块**髋骨**组成。它保护盆腔脏器，稳定背部，并为下肢提供一个附着部位。骨盆关节形成了骨盆带的圆形结构，由强大的韧带支持（详见**图 14.1**）。

－骶骨和尾骨是脊柱的最低部分，构成了骨盆带的后壁。
－每块髋骨，即骨盆带的外侧部分，由**髂骨**、**坐骨**和**耻骨**三块骨融合而成（**图 14.6**）。髋骨的特征（**图 14.7**）包括以下几点：
  ·**耻骨上支和下支**，它们在前方连接，但在**闭孔**周围横向分叉。
  ·**坐骨棘**向后，将坐骨大切迹和小切迹分开。
  ·**坐骨支**，在前方与**耻骨下支**融合，在后方终止为**坐骨结节**。
  ·**髂骨翼**，在前方凹陷，形成**髂窝**。髂骨翼的上边缘，即**髂嵴**，前端为**髂前上棘**，后端为**髂后上棘**。
  ·内表面上的**弓状线**，将髂骨一分为二，并继续向前与耻骨的**耻骨梳**相连。这两条线都形成了骨盆入口的一部分（也称为**终末线**）。
  ·外表面上的一个深的杯状凹陷，即**髋臼**，与下肢的股骨形成关节。
－骨盆带的关节包括（详见**图 14.1**）：
  ·成对的**骶髂关节**：是骶骨和髋骨的耳状面表面之间形成的滑膜关节。
  ·**耻骨联合**：一种位于前中线的不动软骨结合，通过纤维软骨盘连接髋骨的耻骨部分。

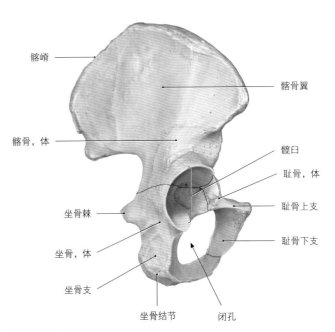

图 14.6　髋骨三放射状软骨

右髋骨，右侧面观。髋骨包括髂骨、坐骨和耻骨。（引自 Schuenke M, Schulte E, Schumacher U. THIEME Atlas of Anatomy, Vol 1. Illustrations by Voll M and Wesker K. 3rd ed. New York: Thieme Publishers; 2020.）

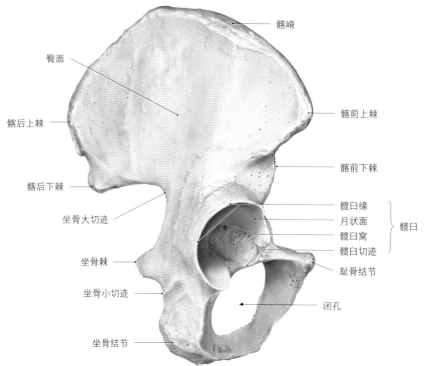

A. 内侧面观。

B. 外侧面观。

图 14.7   髋（关节）骨
右髋骨（男性）。

– 支持骨盆关节的韧带（**图 14.8**）包括：

- 支撑骶髂关节的强大的**骶髂前韧带**、**骶髂后韧带**和**骶髂骨间韧带**。
- 稳定腰椎和骶骨之间连接处的**髂腰韧带**。
- 两对后韧带，用于固定骶骨和髋关节，并抵抗骶骨的后移位。

骶结节韧带起自骶骨，附着于坐骨结节。
骶棘韧带起源于骶骨，附着于坐骨棘。

– 骨盆和韧带形成开口，使盆部的血管、神经和肌肉与相邻区域相连接（**图 14.9**）。

- **坐骨大孔**是连接盆部和臀部后方的开口。

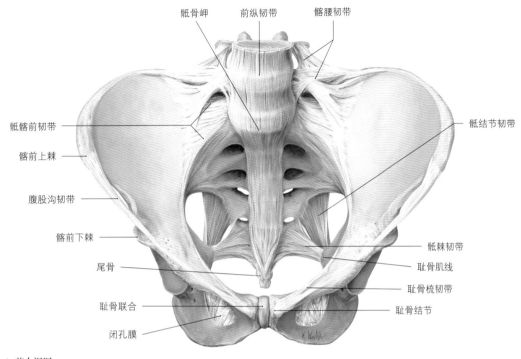

A. 前上视图。

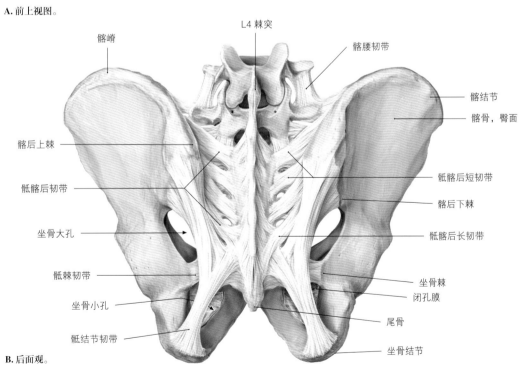

B. 后面观。

图 14.8　骨盆的韧带

男性骨盆。（引自 Gilroy AM, MacPherson BR, Wikenheiser JC. Atlas of Anatomy. Illustrations by Voll M and Wesker K. 4th ed. New York: Thieme Publishers; 2020.）

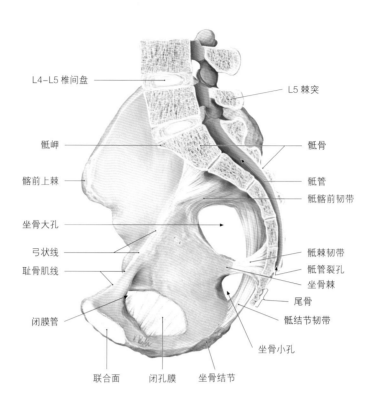

图 14.9   骨盆开口

男性骨盆的右半部分，内侧面观。(引自 Gilroy AM, MacPherson BR, Wikenheiser JC. Atlas of Anatomy. Illustrations by Voll M and Wesker K. 4th ed. New York: Thieme Publishers; 2020.)

- **坐骨小孔**是骶结节韧带和骶棘韧带之间的通道，连接臀区和会阴。
- **闭孔膜**覆盖了大部分闭孔，留下一个小的闭孔管，闭孔神经和血管通过该管进入股部。

知识拓展 14.2：临床相关

妊娠期韧带松弛和活动范围增大

在妊娠的最后 3 个月，耻骨联合和骶髂韧带的柔软度和松弛度显著增加，这归因于松弛素和其他妊娠激素水平的增加。这通常会导致骨盆不稳定和妊娠晚期特有的蹒跚步态。骨盆韧带的软化增加了骨盆的直径，这对新生儿通过产道是有益的。正常情况下，韧带将在出生后数月内恢复。

14.3 盆壁和底

- 位于盆壁上的肌肉进入臀区，附着于股骨（大腿骨）上并作用于髋关节（表 14.2；**图 14.10**）。
  - **梨状肌**位于骨盆的后壁上。
    它从骨盆通过坐骨大孔到达臀区。
    它在骨盆后壁上形成骶丛和髂内血管的床。
  - **闭孔内肌**被上面的**闭孔膜**覆盖，位于骨盆和会阴的侧壁上。

它的肌腱从会阴通过坐骨小孔到达臀区。

闭孔膜增厚，即**肛提肌腱弓**，从耻骨体延伸到坐骨棘。

- 漏斗形的盆底由肌肉组成，统称为**盆膈**，支撑盆腔脏器并抵抗腹内压（即咳嗽、打喷嚏、用力呼气、排便和分娩时产生的压力）。盆膈由**肛提肌**和**尾骨肌**组成。
  - 肛提肌构成了盆底的最大部分。肛提肌的三块肌肉来自耻骨上支和腱弓。它们止于尾骨的中线，沿着一条腱状中缝，称为**肛尾韧带**（**提肌板**）。
    耻尾肌形成肛提肌的前部。
    髂尾肌形成肛提肌的中间部。
    耻骨直肠肌形成一个肌肉吊带，环绕肛门直肠。正常的肌肉张力维持肛门直肠的前角通过盆膈。排便时肌肉会放松。
  - 尾骨肌形成了盆膈的后部；它附着在骶骨和坐骨棘上，并沿着整个全长紧紧地附着在骶棘韧带上。
- **提肌**（或**生殖器**）**裂孔**是两侧耻骨直肠肌之间的间隙，允许尿道、阴道和直肠进入会阴。
- 髂内动脉的臀下支、臀上支和骶外侧支以及腹主动脉的骶正中动脉供应大部分盆壁和盆底的肌肉（详见**图 14.14A**）。
- 伴随动脉并引流至盆底和盆壁的静脉最终引流至髂内静脉，尽管骶外侧静脉也可能引流至椎内静脉丛。

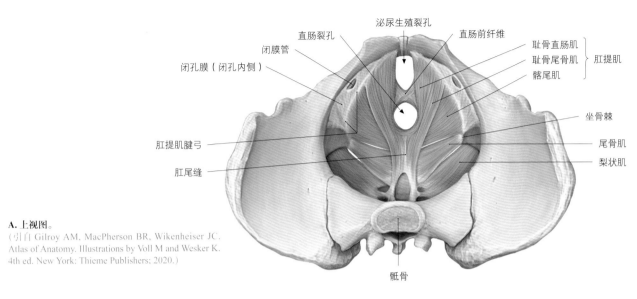

泌尿生殖裂孔

直肠裂孔

闭膜管

闭孔膜（闭孔内侧）

直肠前纤维

耻骨直肠肌
耻骨尾骨肌　} 肛提肌
髂尾肌

坐骨棘

尾骨肌

梨状肌

肛提肌腱弓

肛尾缝

骶骨

A. 上视图。
（引自 Gilroy AM, MacPherson BR, Wikenheiser JC. Atlas of Anatomy. Illustrations by Voll M and Wesker K. 4th ed. New York: Thieme Publishers; 2020.）

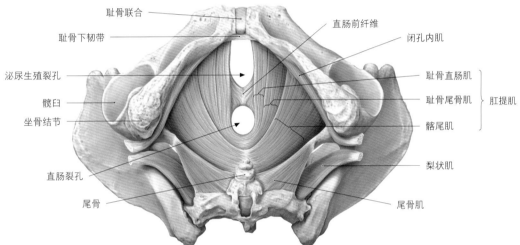

耻骨联合

耻骨下韧带

直肠前纤维

闭孔内肌

泌尿生殖裂孔

髋臼

坐骨结节

耻骨直肠肌
耻骨尾骨肌　} 肛提肌
髂尾肌

梨状肌

直肠裂孔

尾骨

尾骨肌

B. 下视图。
（引自 Gilroy AM, MacPherson BR, Wikenheiser JC. Atlas of Anatomy. Illustrations by Voll M and Wesker K. 4th ed. New York: Thieme Publishers; 2020.）

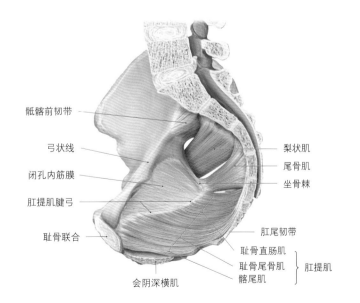

骶髂前韧带

弓状线

闭孔内筋膜

肛提肌腱弓

耻骨联合

会阴深横肌

梨状肌

尾骨肌

坐骨棘

肛尾韧带

耻骨直肠肌
耻骨尾骨肌　} 肛提肌
髂尾肌

C. 右侧半骨盆的内侧面。
（引自 Schuenke M, Schulte E, Schumacher U. THIEME Atlas of Anatomy, Vol 1. Illustrations by Voll M and Wesker K. 3rd ed. New York: Thieme Publishers; 2020.）

图 14.10　盆底的肌肉
女性骨盆。

表 14.2　盆底的肌肉

肌肉		起点	止点	神经支配	功能
盆膈的肌肉					
肛提肌	耻骨直肠肌	耻骨上支（耻骨联合两侧）	肛尾韧带	支配肛提肌的神经（S4），直肠下神经	盆膈：支撑盆腔脏器
	耻骨尾骨肌	耻骨（耻骨直肠肌起点旁）	肛尾韧带，尾骨		
	髂尾肌	肛提肌的闭孔内肌筋膜（腱弓）			
尾骨肌		骶骨（下端）	坐骨棘	来自骶丛的直接分支（S4、S5）	支撑盆腔脏器，弯曲尾骨
骨盆壁的肌肉（壁肌）					
梨状肌		骶骨（骨盆表面）	股骨（大转子的尖）	来自骶丛的直接分支（S1、S2）	髋关节：髋关节屈曲状态下的外旋、稳定和外展
闭孔内肌		闭孔膜和骨盆边缘（内表面）	股骨（大转子，内侧面）	来自骶丛的直接分支（L5、S1）	髋关节：髋关节屈曲状态下的外旋和外展

14.4　盆筋膜

　　盆筋膜是位于内脏与骨盆壁和底部肌肉之间的结缔组织层。有两种类型：**膜筋膜**和**盆内筋膜**（**图 14.11** 和**图 14.12**；另见**图 14.3**）。

－ 膜筋膜通常是一层附着在骨盆壁和内脏上的薄层，有脏层和壁层。

　　• **盆脏筋膜**包裹着各个器官，当与腹膜接触时，它位于脏腹膜和器官壁之间。

　　• **盆壁筋膜**位于骨盆壁和盆底肌肉的内表面。它与腹横筋膜和腹部的腰大肌筋膜相延续，并因其覆盖的肌肉而得名（例如闭孔筋膜）。

　　• 在盆腔脏器穿过盆膈的地方，壁层和脏层合并形成**盆筋膜的腱弓**。此弓从耻骨一直延伸到盆底两侧的骶骨。女性的**耻骨膀胱韧带**和男性的**耻骨前列腺韧带**是支撑膀胱和前列腺的腱弓的延伸。在女性中，**阴道旁组织**（在脏筋膜和腱弓之间的横向连接）悬挂并支持阴道。

－ 盆内筋膜形成一个松散的结缔组织基质，填充膜筋膜脏层和壁层之间的盆壁下间隙。

　　• 大部分筋膜具有棉花糖般的延展度，可以填充腹膜下间隙，但也可以扩张盆腔脏器（例如阴道、直肠）。

　　• 这种结缔组织的支持从骨盆壁延伸到直肠成为**直肠的旁韧带**，从骨盆壁到膀胱成为**膀胱的旁韧带**。

　　• 在某些区域，盆内筋膜形成纤维韧带［例如子宫主韧带（子宫颈横韧带）］，支撑盆腔内脏及其血管和神经丛。

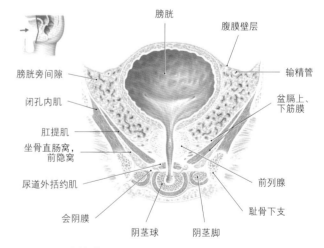

图 14.11　盆筋膜

男性骨盆的冠状切面，前视图。（引自 Gilroy AM, MacPherson BR, Wikenheiser JC. Atlas of Anatomy. Illustrations by Voll M and Wesker K. 4th ed. New York: Thieme Publishers; 2020.）

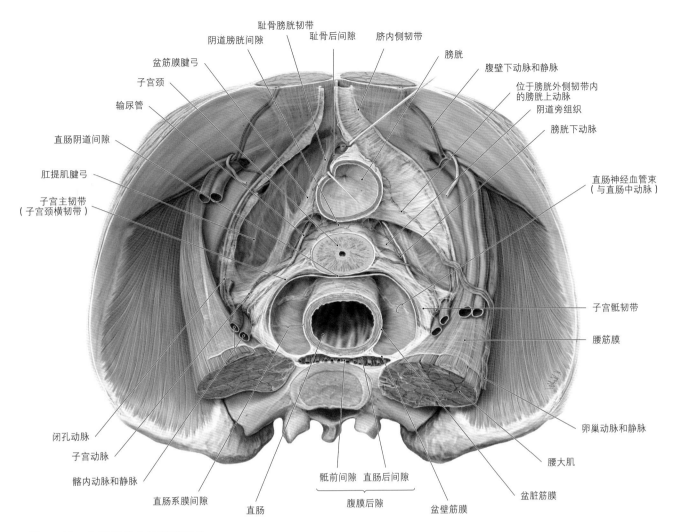

耻骨膀胱韧带

阴道膀胱间隙　耻骨后间隙

脐内侧韧带

盆筋膜腱弓

膀胱

子宫颈

腹壁下动脉和静脉

输尿管

位于膀胱外侧韧带内的膀胱上动脉

直肠阴道间隙

阴道旁组织

肛提肌腱弓

膀胱下动脉

子宫主韧带
（子宫颈横韧带）

直肠神经血管束
（与直肠中动脉）

子宫骶韧带

腰筋膜

闭孔动脉

子宫动脉

卵巢动脉和静脉

髂内动脉和静脉

腰大肌

直肠系膜间隙

骶前间隙　直肠后间隙

直肠

盆脏筋膜

腹膜后隙

盆壁筋膜

图 14.12　女性骨盆中的筋膜附件
经过子宫颈的横切面，上视图。（引自 Gilroy AM, MacPherson BR, Wikenheiser JC. Atlas of Anatomy. Illustrations by Voll M and Wesker K. 4th ed. New York: Thieme Publishers; 2020.）

14.5　盆间隙

　　壁腹膜覆盖膀胱上表面、子宫前表面和后表面以及直肠前外侧面。因为腹膜不会下降到盆底，所以在腹膜上方、腹膜腔内和腹膜下间隙的腹膜下方都会产生空间（**图 14.13**）。

- **腹膜隐窝**是与腹部腹膜腔延续的腹膜内间隙，由覆盖盆腔器官的脏腹膜构成，通常由小肠袢和腹膜腔积液占据。
  - 在男性中，膀胱和直肠之间的**直肠膀胱陷凹**是男性腹膜腔的最低点。
  - 在女性中，膀胱和子宫之间形成**膀胱子宫陷凹**，子宫和直肠之间形成**直肠子宫陷凹**（Douglas 陷凹）。直肠

子宫陷凹是女性腹膜腔的最低点。
- **腹膜下隐窝**是腹膜外空间，与腹部腹膜后延续，并充满盆内筋膜。
  - **耻骨后间隙**（膀胱前间隙，Retzius 间隙）位于耻骨联合和膀胱之间。
  - **直肠间隙**（骶前间隙）位于直肠和骶骨之间。
- 双层腹膜隔从直肠膀胱（或直肠子宫）陷凹下降到会阴。
  - 在男性中，**直肠膀胱隔**将直肠与精囊腺和前列腺分隔开来。它的下部通常被称为**直肠前列腺筋膜**。
  - 在女性中，**直肠阴道隔**将直肠与阴道分隔开。

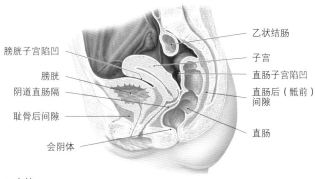

A. 女性。

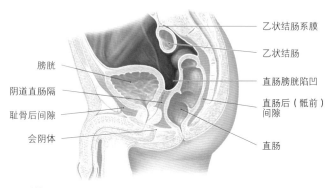

B. 男性。

图 14.13　盆部腹膜和腹膜下间隙

从左侧观察的正中矢状切面。腹膜下间隙显示为绿色。（引自 Gilroy AM, MacPherson BR, Wikenheiser JC. Atlas of Anatomy. Illustrations by Voll M and Wesker K. 4th ed. New York: Thieme Publishers; 2020.）

表 14.3　髂内动脉分支

前干		后干
脏支	壁支	壁支
• 脐动脉-膀胱上 *	• 闭孔	• 髂腰
• 子宫（女性）	• 臀下	• 骶外侧
• 阴道（女性）		• 臀上
• 膀胱下（男性）		
• 直肠中		
• 阴部内		

注：* 出生后，脐动脉的远端部分消失，但其残余物仍为前腹壁上的脐内侧韧带；近端部分仍然是支配膀胱的膀胱上动脉。

14.6　盆部和会阴的神经、血管

盆部和会阴的动脉

盆部的内脏血管丰富，主要通过髂内动脉的分支，具有丰富的同侧和对侧交通（**图 14.14**）。

- **右侧**和**左侧髂总动脉**沿着骨盆边缘下降，然后在 L5-S1 椎间盘水平分叉为髂外动脉和髂内动脉。
- 每个**髂外动脉**沿着骨盆边缘延伸，位于伴行静脉的外侧，并进入下肢，而不向盆腔脏器发出分支。
- 每个**髂内动脉**沿侧壁下降至小骨盆，然后分支为两个部分（**表 14.3**）。
  - 前支供应大部分盆腔脏器、会阴的结构以及臀区和股部的一些肌肉。
  - 后支只提供供应腹后壁、下背部和臀区肌肉的壁支，以及供应骶脊神经根的脊膜的脊支。
- **阴部内动脉**是髂内动脉的一个分支，供应会阴的大部分结构。它通过坐骨大孔出骨盆，然后通过坐骨小孔进入会阴，在那里它沿着肛三角的侧壁延伸到会阴膜。其主要分支（**图 14.15** 和**图 14.16**）包括：
  - **直肠下动脉**：供应肛门外括约肌和肛门周围的皮肤。
  - **会阴动脉**：通过阴囊后支或阴唇后支供应会阴浅隙的结构。

- **阴茎或阴蒂背动脉**：为会阴深隙和阴茎或阴蒂头的结构供血。
- **阴部外动脉**是股动脉在股前部上的一个分支，供应会阴的浅表组织。

直接或间接来自腹主动脉的盆部动脉为盆腔内脏提供了重要的额外的侧支血液供应。

- **卵巢动脉**和**睾丸动脉**从 L2 处的腹主动脉发出，沿腹后壁下降。
  - 卵巢动脉跨过骨盆边缘，在**卵巢悬韧带**内进入盆腔。在盆部，它供应卵巢和输卵管，并与子宫动脉吻合（**图 14.17**）。
  - 睾丸动脉作为精索的一部分穿过腹股沟管，为睾丸供血。在盆部，它不支配任何结构（**图 14.18**）。
- 直肠上动脉是肠系膜下动脉的一个分支，供应直肠上部和肛管，并与盆部和会阴的直肠中动脉和直肠下动脉吻合（**图 14.19**）。

盆部和会阴的静脉

大多数盆腔脏器的血液流向静脉**丛**，该静脉丛位于器官（膀胱、前列腺）周围的脏筋膜内或器官壁（直肠）内。

- 盆腔内的内脏静脉丛自由交通，大部分通过髂内静脉的属支流至下腔静脉，髂内静脉与类似名称和血管分布（由血管支配的区域）的动脉伴行（详见**图 14.14**）。
- **阴部内静脉**与阴部内动脉伴行，并引流会阴的大部分结构的静脉血。然而，尿生殖三角中的勃起组织通过穿过耻骨联合下方的**背深静脉**引流，与盆部的内脏静脉**丛**连接。

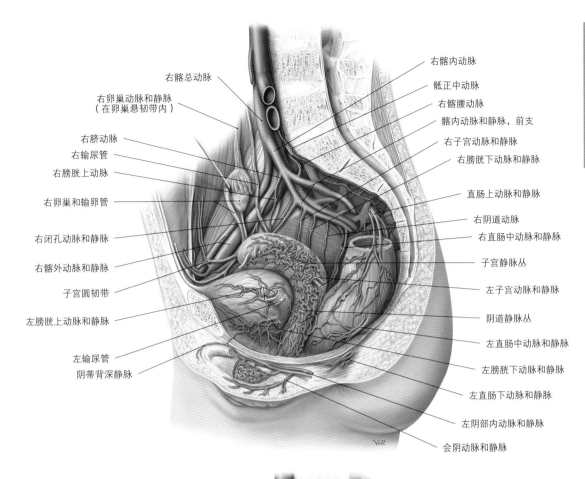

右髂总动脉
右卵巢动脉和静脉
（在卵巢悬韧带内）
右脐动脉
右输尿管
右膀胱上动脉
右卵巢和输卵管
右闭孔动脉和静脉
右髂外动脉和静脉
子宫圆韧带
左膀胱上动脉和静脉
左输尿管
阴蒂背深静脉

右髂内动脉
骶正中动脉
右髂腰动脉
髂内动脉和静脉，前支
右子宫动脉和静脉
右膀胱下动脉和静脉
直肠上动脉和静脉
右阴道动脉
右直肠中动脉和静脉
子宫静脉丛
左子宫动脉和静脉
阴道静脉丛
左直肠中动脉和静脉
左膀胱下动脉和静脉
左直肠下动脉和静脉
左阴部内动脉和静脉
会阴动脉和静脉

A. 女性盆腔。

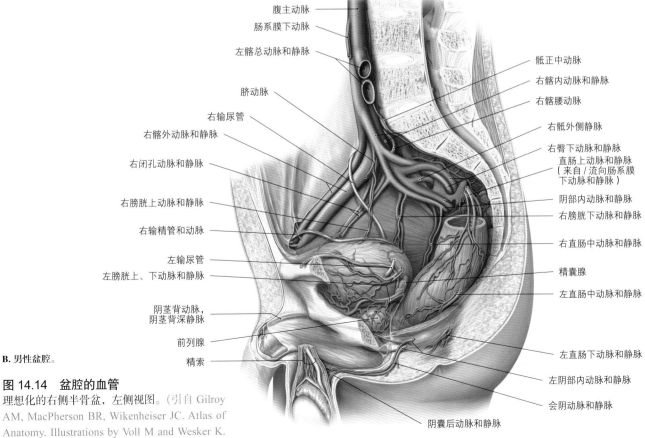

腹主动脉
肠系膜下动脉
左髂总动脉和静脉
脐动脉
右输尿管
右髂外动脉和静脉
右闭孔动脉和静脉
右膀胱上动脉和静脉
右输精管和动脉
左输尿管
左膀胱上、下动脉和静脉
阴茎背动脉，
阴茎背深静脉
前列腺
精索

骶正中动脉
右髂内动脉和静脉
右髂腰动脉
右骶外侧静脉
右臀下动脉和静脉
直肠上动脉和静脉
（来自/流向肠系膜
下动脉和静脉）
阴部内动脉和静脉
右膀胱下动脉和静脉
右直肠中动脉和静脉
精囊腺
左直肠中动脉和静脉
左直肠下动脉和静脉
左阴部内动脉和静脉
会阴动脉和静脉
阴囊后动脉和静脉

B. 男性盆腔。

图 14.14　盆腔的血管

理想化的右侧半骨盆，左侧视图。（引自 Gilroy
AM, MacPherson BR, Wikenheiser JC. Atlas of
Anatomy. Illustrations by Voll M and Wesker K.
4th ed. New York: Thieme Publishers; 2020.）

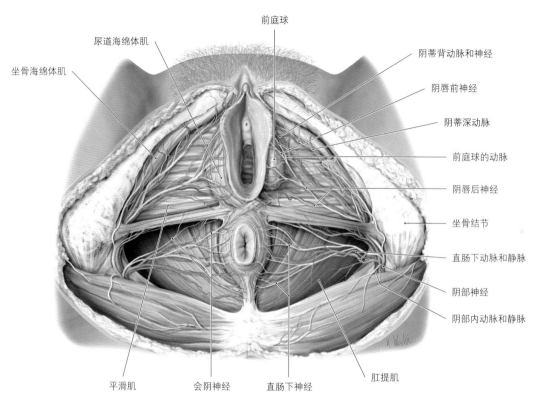

尿道海绵体肌
坐骨海绵体肌
前庭球
阴蒂背动脉和神经
阴唇前神经
阴蒂深动脉
前庭球的动脉
阴唇后神经
坐骨结节
直肠下动脉和静脉
阴部神经
阴部内动脉和静脉
平滑肌
会阴神经
直肠下神经
肛提肌

图 14.15　女性会阴神经、血管
膀胱截石位。移除：左侧尿道海绵体肌和坐骨海绵体肌。（引自 Schuenke M, Schulte E, Schumacher U. THIEME Atlas of Anatomy. Vol 1. Illustrations by Voll M and Wesker K. 3rd ed. New York: Thieme Publishers; 2020.）

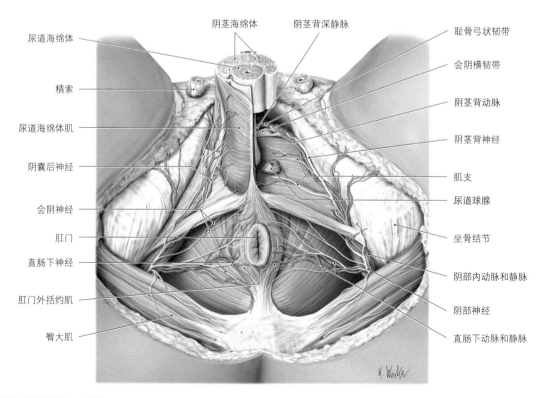

阴茎海绵体
阴茎背深静脉
尿道海绵体
精索
尿道海绵体肌
阴囊后神经
会阴神经
肛门
直肠下神经
肛门外括约肌
臀大肌
耻骨弓状韧带
会阴横韧带
阴茎背动脉
阴茎背神经
肌支
尿道球腺
坐骨结节
阴部内动脉和静脉
阴部神经
直肠下动脉和静脉

图 14.16　男性会阴神经、血管
膀胱截石位。移除左侧：会阴膜、尿道海绵体肌和坐骨海绵体肌。（引自 Schuenke M, Schulte E, Schumacher U. THIEME Atlas of Anatomy. Vol 1. Illustrations by Voll M and Wesker K. 3rd ed. New York: Thieme Publishers; 2020.）

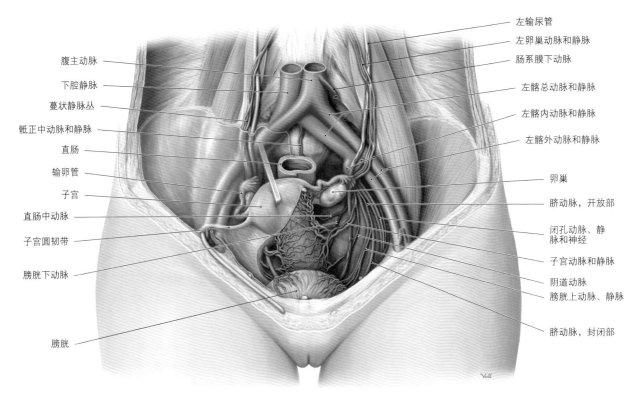

左输尿管
左卵巢动脉和静脉
肠系膜下动脉
左髂总动脉和静脉
左髂内动脉和静脉
左髂外动脉和静脉
卵巢
脐动脉，开放部
闭孔动脉、静脉和神经
子宫动脉和静脉
阴道动脉
膀胱上动脉、静脉
脐动脉，封闭部

腹主动脉
下腔静脉
蔓状静脉丛
骶正中动脉和静脉
直肠
输卵管
子宫
直肠中动脉
子宫圆韧带
膀胱下动脉
膀胱

图 14.17　女性生殖器的血管
前面观。从左侧移除：腹膜。移位：子宫。（引自 Schuenke M, Schulte E, Schumacher U. THIEME Atlas of Anatomy, Vol 2. Illustrations by Voll M and Wesker K. 3rd ed. New York: Thieme Publishers; 2020.）

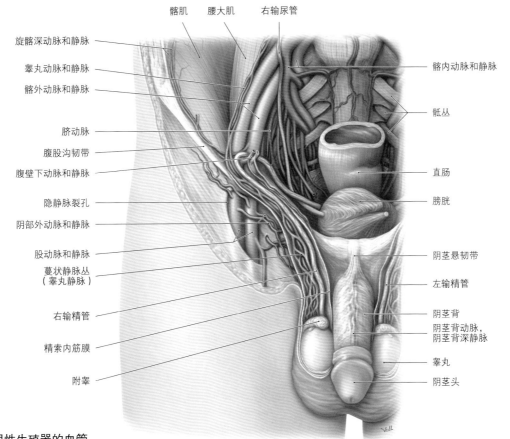

髂肌　腰大肌　右输尿管
旋髂深动脉和静脉
睾丸动脉和静脉
髂外动脉和静脉
脐动脉
腹股沟韧带
腹壁下动脉和静脉
隐静脉裂孔
阴部外动脉和静脉
股动脉和静脉
蔓状静脉丛
（睾丸静脉）
右输精管
精索内筋膜
附睾

髂内动脉和静脉
骶丛
直肠
膀胱
阴茎悬韧带
左输精管
阴茎背
阴茎背动脉，阴茎背深静脉
睾丸
阴茎头

图 14.18　男性生殖器的血管
前面观。开放：腹股沟管和精索的包被。（引自 Schuenke M, Schulte E, Schumacher U. THIEME Atlas of Anatomy, Vol 2. Illustrations by Voll M and Wesker K. 3rd ed. New York: Thieme Publisher; 2020.）

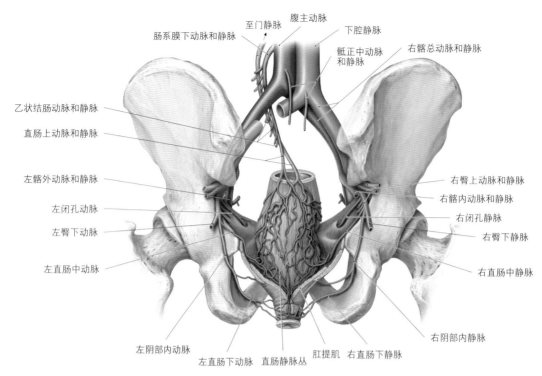

至门静脉　腹主动脉

肠系膜下动脉和静脉　下腔静脉

骶正中动脉和静脉　右髂总动脉和静脉

乙状结肠动脉和静脉

直肠上动脉和静脉

左髂外动脉和静脉　右臀上动脉和静脉

左闭孔动脉　右髂内动脉和静脉

左臀下动脉　右闭孔静脉

右臀下静脉

左直肠中动脉　右直肠中静脉

右阴部内静脉

左阴部内动脉　左直肠下动脉　直肠静脉丛　肛提肌　右直肠下静脉

图 14.19　直肠的血管

后面观。直肠的主要血液供应来自直肠上动脉；直肠中动脉作为直肠上动脉和直肠下动脉之间的侧支吻合。(引自 Schuenke M, Schulte E. Schumacher U. THIEME Atlas of Anatomy, Vol 2. Illustrations by Voll M and Wesker K. 3rd ed. New York: Thieme Publishers; 2020.)

- **髂内静脉**从盆部向上发出，与**髂外静脉**汇合形成**右侧**和**左侧髂总静脉**，在 L5 椎骨水平处汇合形成下腔静脉。
- 盆腔内脏有三种交替的静脉回流方式。
  - 卵巢静脉直接流入右侧的下腔静脉和左侧的肾静脉，但它们也与其他盆腔静脉丛（子宫、阴道）相通，这些静脉丛流入髂内静脉（详见**图 14.17**）。
  - 直肠上静脉通过肠系膜下静脉引流至肝门系统。这种引流建立了门静脉和腔静脉系统与直肠中静脉和下静脉之间的吻合（门体吻合），直肠中静脉和下静脉是髂内静脉的支流（详见**图 14.19**）。
  - 椎静脉丛流入奇静脉系统，通过髂内静脉的属支与盆内脏静脉丛相通（详见**图 3.17**）。

盆部和会阴的淋巴

　　来自盆部和会阴的淋巴通过一组或多组淋巴结，最终汇入胸导管（**表 14.4**）。淋巴结组往往相互连接，但大小和数量各不相同。

　　有几种常见的淋巴回流模式。

- 在盆腔内，淋巴引流通常遵循静脉通路，尽管引流到髂外淋巴结的结构不遵循这种模式。
- 髂外淋巴结接受来自盆腔前部内脏上部的淋巴。
- 髂内淋巴结接受来自盆腔深部和会阴深部结构的淋巴。
- 骶淋巴结接受来自盆腔深部后部内脏的淋巴。
- 腹股沟浅部和深层淋巴结引流会阴的大部分结构的淋巴。
- 腹股沟淋巴结引流至髂外淋巴结。
- 髂外、髂内和骶淋巴结引流至髂总淋巴结，髂总淋巴结又引流至主动脉外侧淋巴结和腰干。

盆部和会阴的神经

　　盆部和会阴的神经包括躯体神经丛和自主神经丛的分支。躯体神经来源于腰丛和骶丛。

- 腰丛（T12~L4）形成于腹后壁（详见**图 11.26**），其神经主要支配下腹壁和下肢的肌肉和皮肤。然而，它的髂腹股沟和生殖股神经在会阴处从耻骨、阴唇和阴囊前方递感觉。
  - 闭孔神经（L2~L4）沿着骨盆的侧壁穿过，并经过闭孔管离开。尽管它不支配盆腔的结构，但它的位置值得注意，因为它可能在盆部的手术中受伤。

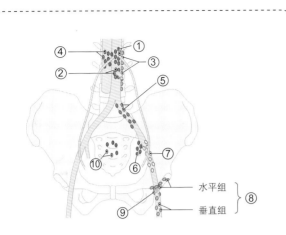

表 14.4　盆部的淋巴结

(引自 Gilroy AM, MacPherson BR, Wikenheiser JC. Atlas of Anatomy. Illustrations by Voll M and Wesker K. 4th ed. New York: Thieme Publishers; 2020.)

主动脉前淋巴结	①肠系膜上淋巴结
	②肠系膜下淋巴结
③左主动脉旁淋巴结	
④右主动脉旁（腔静脉）淋巴结	
⑤髂总淋巴结	
⑥髂内淋巴结	
⑦髂外淋巴结	
⑧腹股沟浅淋巴结	水平组
	垂直组
⑨腹股沟深淋巴结	
⑩骶淋巴结	

- 来自 L4~S4 前支的**骶丛**形成于盆后壁。除了盆底肌肉的短分支外，神经丛的分支通过坐骨大孔离开骨盆，在那里它们支配会阴、臀区和下肢的结构（详见 15.4）。其在盆部的分支包括：
  - **阴部神经**（S2~S4）是骶丛的一个分支，是会阴部的主要神经。它穿过靠近坐骨棘的坐骨大孔，然后通过坐骨

小孔进入会阴，在那里它与阴部内血管向前行进。阴部神经是混合性躯体神经（运动神经和感觉神经），但也携带节后交感纤维到会阴部。其主要分支结构如下（**图 14.20** 和**图 14.21**）：

　　直肠下神经：支配肛门外括约肌。

　　会阴神经：为阴囊和阴唇提供皮支，为会阴深隙和浅隙的肌肉提供运动支。

　　阴茎背（阴蒂）神经：是阴茎和阴蒂，尤其是龟头的主要感觉神经。

　　盆部的自主神经支配包括交感神经和副交感神经（**图 14.22~ 图 14.25**；另见**表 11.8**）。

- **骶交感干**是腰交感干的延续，沿着骶骨的前表面下降到尾骨，在那里它们合并形成一个小神经节，即**奇神经节**。这部分交感干的主要功能是通过骶内脏神经向骶丛的下肢分支提供节后交感纤维。它发出纤维加入盆腔的内脏丛。

- **上腹下丛**是腹部肠系膜间丛的延续，接受来自两个下部的腰内脏神经（交感神经）。它覆盖在主动脉的分叉处，分支到**右腹下神经**和**左腹下神经**，这些神经进入盆部。

- **盆内脏神经**是副交感神经系统的盆部组成部分。它们起源于骶髓，并通过 S2~S4 前支进入盆部。

- **腹下神经**，连接骶内脏神经（交感神经）和盆内脏神经（副交感神经），形成右、**左下腹下丛**（盆丛）。

- **直肠丛、子宫阴道丛**（女性）、**前列腺丛**（男性）和**膀胱丛**来源于下腹下丛，围绕着各个盆腔脏器。
  - 前列腺丛发出的**海绵体神经**穿过生殖裂孔，与副交感神经一起到达会阴结构。它们负责勃起组织的充血以及阴茎和阴蒂的勃起。在前列腺切除手术中，他们的风险较大。

- 来自盆腔大多数结构的内脏感觉纤维与交感神经或副交感神经一起行进，这取决于内脏与腹膜的关系，这一划分被称为"盆疼痛线"。
  - 感觉纤维从与腹膜接触的盆腔脏器起始，与交感神经一起支配上腹下丛和胸髓。
  - 感觉纤维从腹膜下的盆腔内脏与副交感盆内脏神经一起到达骶髓。
  - 虽然直肠的大部分表面与腹膜接触，但其内脏感觉纤维也与盆内脏神经一起伴行。

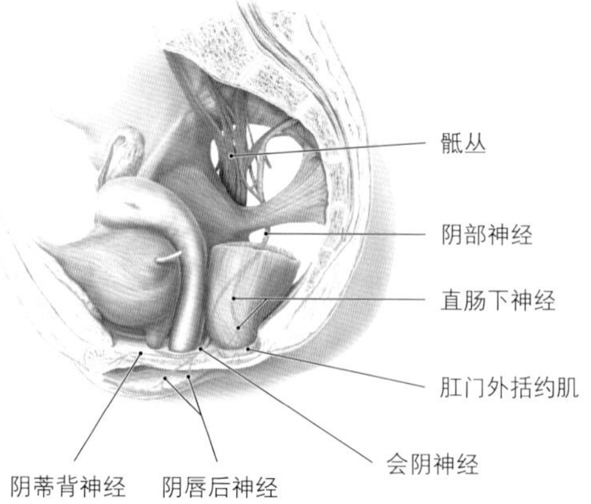

A. 阴部神经的走行，左侧面观。

骶丛
阴部神经
直肠下神经
肛门外括约肌
会阴神经
阴蒂背神经　阴唇后神经

髂腹股沟神经和生殖股神经，
生殖支和唇支

会阴神经

股后皮神经

臀中皮神经

臀上皮神经

臀下皮神经

肛尾神经

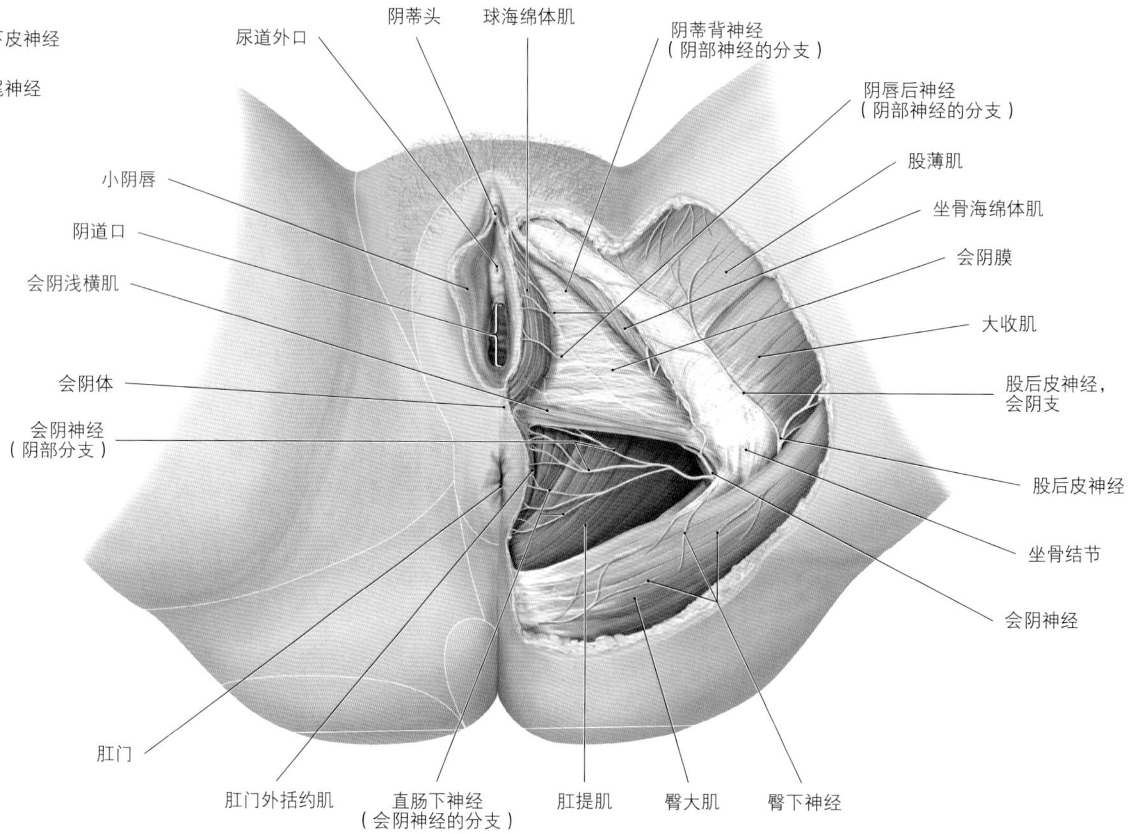

尿道外口　阴蒂头　球海绵体肌　阴蒂背神经
（阴部神经的分支）

阴唇后神经
（阴部神经的分支）

股薄肌

坐骨海绵体肌

会阴膜

大收肌

股后皮神经，
会阴支

股后皮神经

坐骨结节

会阴神经

小阴唇

阴道口

会阴浅横肌

会阴体

会阴神经
（阴部分支）

肛门

肛门外括约肌　直肠下神经　肛提肌　臀大肌　臀下神经
（会阴神经的分支）

B. 感觉支配，膀胱截石位。

图 14.20　女性会阴和生殖器的神经

（引自 Schuenke M, Schulte E, Schumacher U. THIEME Atlas of Anatomy, Vol 1. Illustrations by Voll M and Wesker K. 3rd ed. New York: Thieme Publishers; 2020.）

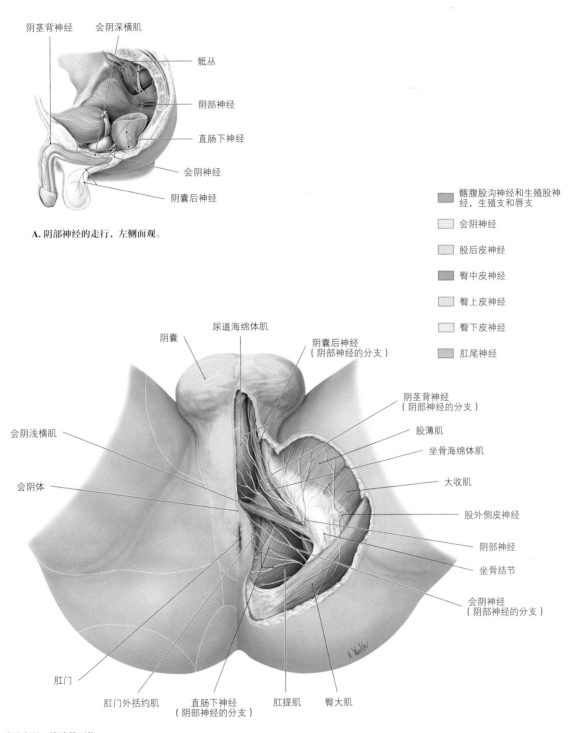

阴茎背神经　会阴深横肌

骶丛

阴部神经

直肠下神经

会阴神经

阴囊后神经

A. 阴部神经的走行，左侧面观。

髂腹股沟神经和生殖股神经，生殖支和唇支

会阴神经

股后皮神经

臀中皮神经

臀上皮神经

臀下皮神经

肛尾神经

阴囊　尿道海绵体肌　阴囊后神经（阴部神经的分支）

阴茎背神经（阴部神经的分支）

股薄肌

坐骨海绵体肌

大收肌

股外侧皮神经

阴部神经

坐骨结节

会阴神经（阴部神经的分支）

会阴浅横肌

会阴体

肛门

肛门外括约肌　直肠下神经（阴部神经的分支）　肛提肌　臀大肌

B. 感觉支配，膀胱截石位。

图 14.21　男性会阴和生殖器的神经

（引自 Schuenke M, Schulte E, Schumacher U. THIEME Atlas of Anatomy, Vol 1. Illustrations by Voll M and Wesker K. 3rd ed. New York: Thieme Publishers; 2020.）

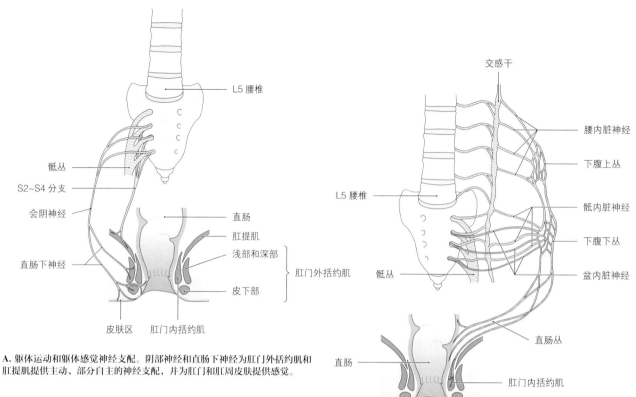

A. 躯体运动和躯体感觉神经支配。 阴部神经和直肠下神经为肛门外括约肌和肛提肌提供主动、部分自主的神经支配，并为肛门和肛门周围皮肤提供感觉。

B. 内脏运动和内脏感觉神经支配。 盆内脏神经（S2~S4）支配肛门内括约肌，有助于维持肛管的闭合。它们还为直肠壁提供感觉，特别是直肠壶腹中的牵张感受器，当拉伸时，会引发排便需求的意识。

图 14.22   肛门括约肌神经支配的机制

（引自 Gilroy AM, MacPherson BR, Wikenheiser JC. Atlas of Anatomy. Illustrations by Voll M and Wesker K. 4th ed. New York: Thieme Publishers; 2020.）

知识拓展 14.3：临床相关

阴部神经阻滞

　　在分娩过程中，阴部神经麻醉可以缓解分娩时的会阴疼痛。外科医生将针对准坐骨棘，通过阴道后壁实施阴部阻滞。该阻滞也可以在外部实施，将针通过坐骨结节内侧的皮肤插入。由于阴部神经只支配会阴，上阴道和子宫颈不受阻滞的影响，母体仍能感觉到宫缩。

知识拓展 14.4：临床相关

分娩过程中的疼痛传递

　　在分娩过程中，疼痛的感觉沿着内脏感觉和躯体感觉路径传递。这些路径之间的分界线是盆疼痛线，它与盆腔脏器与腹膜的关系有关。从子宫体和底部（腹膜内）的疼痛沿着交感神经传到下腹上丛，从子宫颈和阴道上 2/3（腹膜下）的疼痛沿着副交感神经传播到骶髓。表面结构、阴道下部和会阴的疼痛通过阴部神经分支传递到骶丛。

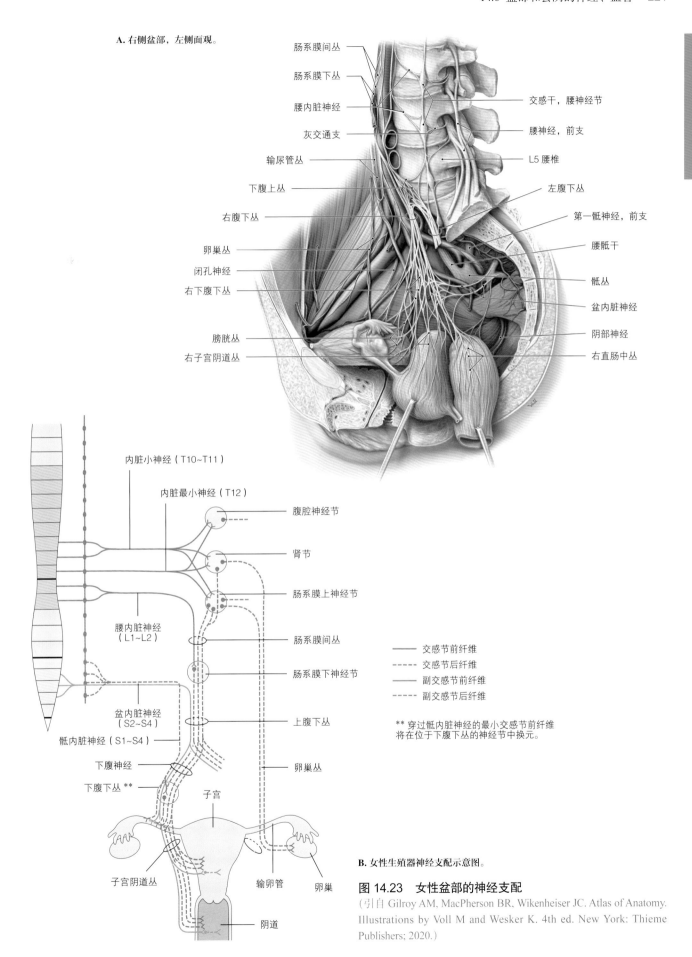

A. 右侧盆部，左侧面观。

肠系膜间丛

肠系膜下丛

腰内脏神经

灰交通支

输尿管丛

下腹上丛

右腹下丛

卵巢丛

闭孔神经

右下腹下丛

膀胱丛

右子宫阴道丛

交感干，腰神经节

腰神经，前支

L5 腰椎

左腹下丛

第一骶神经，前支

腰骶干

骶丛

盆内脏神经

阴部神经

右直肠中丛

内脏小神经（T10~T11）

内脏最小神经（T12）

腹腔神经节

肾节

肠系膜上神经节

腰内脏神经
（L1~L2）

肠系膜间丛

肠系膜下神经节

盆内脏神经
（S2~S4）

上腹下丛

骶内脏神经（S1~S4）

下腹神经

卵巢丛

下腹下丛 **

子宫

子宫阴道丛

输卵管　卵巢

阴道

—— 交感节前纤维

---- 交感节后纤维

—— 副交感节前纤维

---- 副交感节后纤维

** 穿过骶内脏神经的最小交感节前纤维
将在位于下腹下丛的神经节中换元。

B. 女性生殖器神经支配示意图。

图 14.23　女性盆部的神经支配

（引自 Gilroy AM, MacPherson BR, Wikenheiser JC. Atlas of Anatomy. Illustrations by Voll M and Wesker K. 4th ed. New York: Thieme Publishers; 2020.）

A. 右侧盆部，左侧面观。

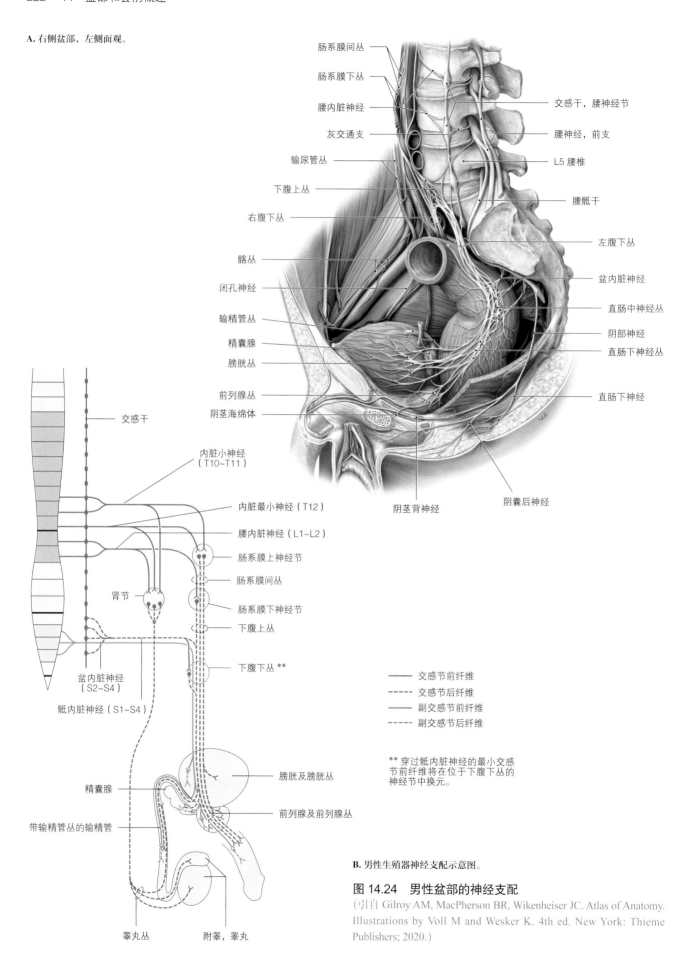

肠系膜间丛

肠系膜下丛

腰内脏神经

灰交通支

输尿管丛

下腹上丛

右腹下丛

髂丛

闭孔神经

输精管丛

精囊腺

膀胱丛

前列腺丛

阴茎海绵体

交感干，腰神经节

腰神经，前支

L5 腰椎

腰骶干

左腹下丛

盆内脏神经

直肠中神经丛

阴部神经

直肠下神经丛

直肠下神经

阴囊后神经

阴茎背神经

交感干

内脏小神经
（T10~T11）

内脏最小神经（T12）

腰内脏神经（L1~L2）

肠系膜上神经节

肠系膜间丛

肾节

肠系膜下神经节

下腹上丛

下腹下丛 **

盆内脏神经
（S2~S4）

骶内脏神经（S1~S4）

膀胱及膀胱丛

精囊腺

前列腺及前列腺丛

带输精管丛的输精管

睾丸丛　　附睾，睾丸

—— 交感节前纤维

----- 交感节后纤维

—— 副交感节前纤维

----- 副交感节后纤维

** 穿过骶内脏神经的最小交感
节前纤维将在位于下腹下丛的
神经节中换元。

B. 男性生殖器神经支配示意图。

图 14.24　男性盆部的神经支配

（引自 Gilroy AM, MacPherson BR, Wikenheiser JC. Atlas of Anatomy. Illustrations by Voll M and Wesker K. 4th ed. New York: Thieme Publishers; 2020.）

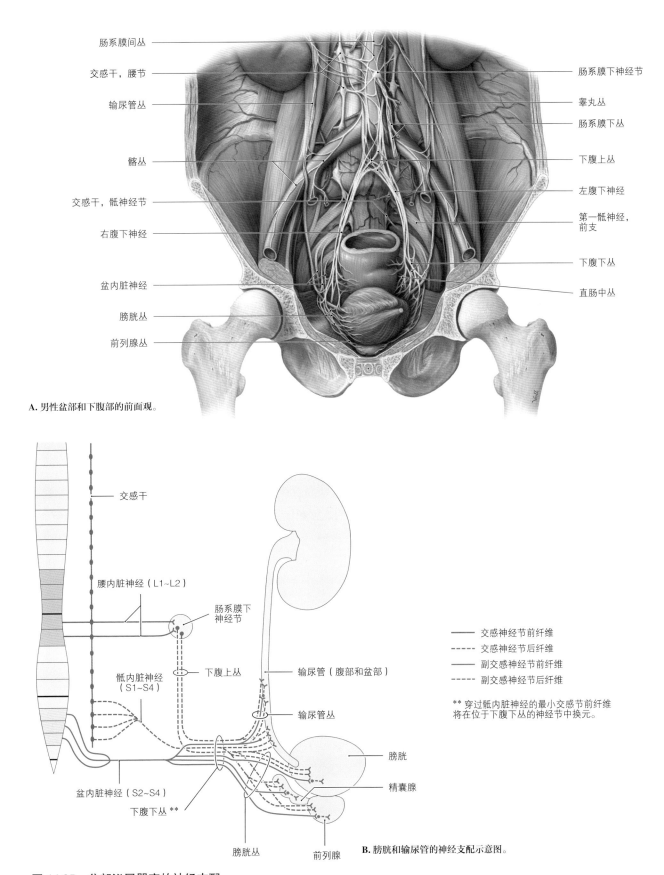

A. 男性盆部和下腹部的前面观。

肠系膜间丛

交感干，腰节

输尿管丛

髂丛

交感干，骶神经节

右腹下神经

盆内脏神经

膀胱丛

前列腺丛

肠系膜下神经节

睾丸丛

肠系膜下丛

下腹上丛

左腹下神经

第一骶神经，前支

下腹下丛

直肠中丛

交感干

腰内脏神经（L1~L2）

肠系膜下神经节

骶内脏神经（S1~S4）

下腹上丛

输尿管（腹部和盆部）

输尿管丛

盆内脏神经（S2~S4）

下腹下丛**

膀胱丛

前列腺

膀胱

精囊腺

———— 交感神经节前纤维

------ 交感神经节后纤维

———— 副交感神经节前纤维

------ 副交感神经节后纤维

** 穿过骶内脏神经的最小交感节前纤维
将在位于下腹下丛的神经节中换元。

B. 膀胱和输尿管的神经支配示意图。

图 14.25　盆部泌尿器官的神经支配

（引自 Gilroy AM, MacPherson BR, Wikenheiser JC. Atlas of Anatomy. Illustrations by Voll M and Wesker K. 4th ed. New York: Thieme Publishers; 2020.）

15   盆腔的脏器

盆腔包括男性或女性的生殖器官、盆腔泌尿器官和直肠。这些器官通常位于真骨盆中，尽管当膀胱和子宫增大时可以延伸到腹腔。

15.1 男性生殖器

男性的性腺，即睾丸，位于腹股沟区域（将在第 10 章进行讨论）。精囊腺和前列腺是在盆部中的男性生殖器结构的附属腺（图 15.1）。

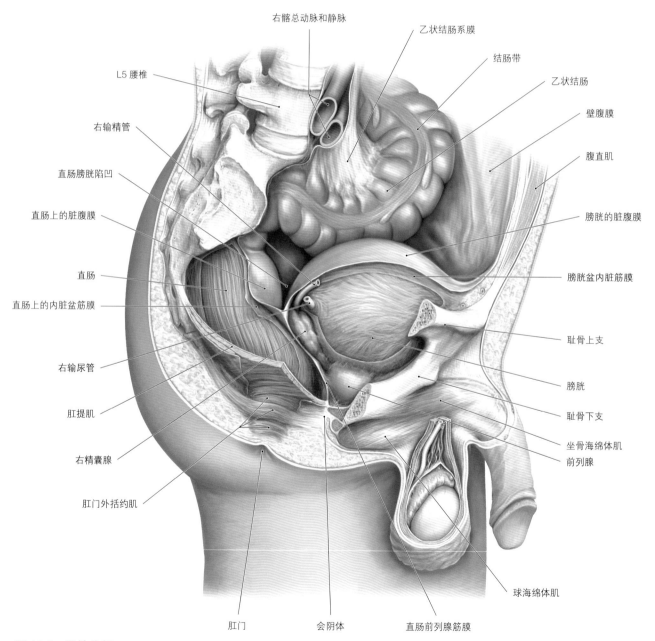

图 15.1　男性盆部
矢状旁切面，右侧面观。（引自 Gilroy AM, MacPherson BR, Wikenheiser JC. Atlas of Anatomy. Illustrations by Voll M and Wesker K. 4th ed. New York: Thieme Publishers; 2020.）

精囊腺

  精囊腺是成对的卷曲小管，产生 70% 的精液（**图 15.2** 和**图 15.3**）。

- 它们位于前列腺上方，膀胱和直肠之间。
- 精囊腺位于腹膜下，位于直肠膀胱陷凹腹膜的正下方。
- 每个精囊腺的导管与输精管的壶腹相连，形成**射精管**，这些射精管穿过前列腺并排入**尿道前列腺部**。
- 直肠中动脉和膀胱下动脉供应精囊腺。同名静脉与动脉伴随。
- 盆丛的分支支配精囊腺。

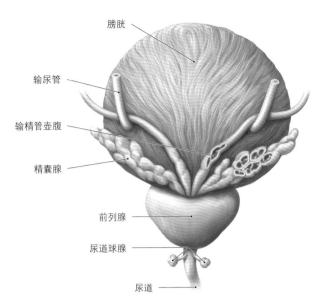

图 15.2　附属性腺

膀胱，前列腺，精囊腺，以及尿道球腺，后面观。（引自 Schuenke M, Schulte E, Schumacher U. THIEME Atlas of Anatomy, Vol 2. Illustrations by Voll M and Wesker K. 3rd ed. New York: Thieme Publishers; 2020.）

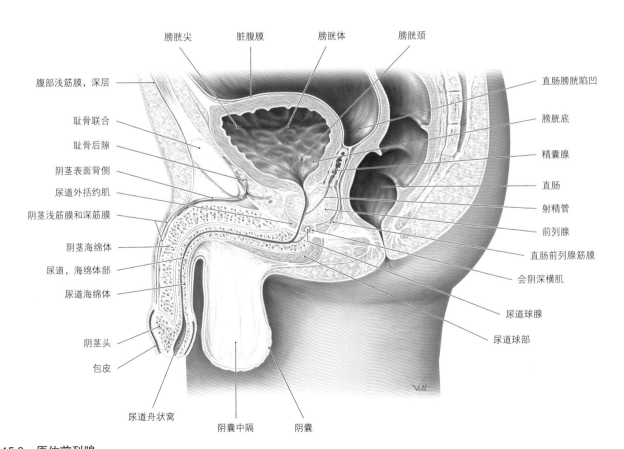

图 15.3　原位前列腺

男性骨盆矢状切面，左侧面观。（引自 Schuenke M, Schulte E, Schumacher U. THIEME Atlas of Anatomy, Vol 2. Illustrations by Voll M and Wesker K. 3rd ed. New York: Thieme Publishers; 2020.）

前列腺

　　前列腺是一生殖附属腺，产生约 25% 的精液（**图 15.4**；另见**图 15.2** 和**图 15.3**）。

－ 底部，或上表面，位于膀胱的正下方。顶指向下方，并与尿道外括约肌接触。

－ 它位于耻骨联合下部的后面，**直肠膀胱隔**的前面，直肠膀胱隔将其与直肠分开。

－ 前列腺包绕着尿道的近端（前列腺）部分。前列腺的分泌物通过大量的前列腺导管流入尿道。

－ 前列腺周围有一个纤维肌囊。前列腺囊通过前列腺静脉丛与前列腺外鞘（源自盆腔内筋膜）分离。

－ **前列腺切带**，盆筋膜腱弓向前的延伸，连接前列腺的顶（和膀胱颈部）至耻骨（详见**图 15.17**）。腱弓的后部延伸将其固定到骶骨上。

－ 前列腺的解剖叶包括：

　• 纤维肌峡部：在尿道前部。

　• 左、右侧叶：又细分为小叶。

　• 下后小叶：有时也称为后叶，位于尿道后，射精管下方，可进行触诊。

　• 一个界限不明确的中叶：位于尿道和射精管之间的侧叶上方，与膀胱颈部紧密相连。

－ 以临床需要进行划分，前列腺由其与尿道的接近程度分为：**尿道周围**、**中央**（可与解剖中叶相当）和**周围**。一个小的**过渡区**由两个叶组成，约占前列腺的腺组织的 5%（**图 15.5**）。

－ 前列腺动脉通常是膀胱下动脉的分支。直肠中动脉也支配前列腺（详见 14.6）。

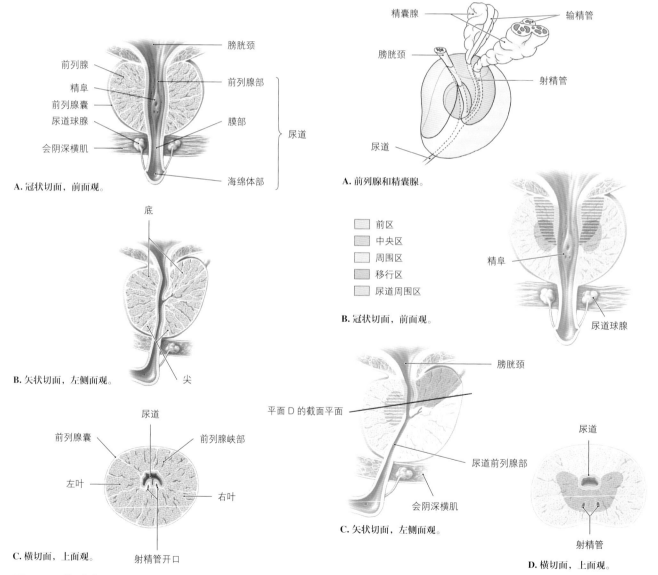

图 15.4　前列腺
（引自 Schuenke M, Schulte E, Schumacher U. THIEME Atlas of Anatomy, Vol 2. Illustrations by Voll M and Wesker K. 3rd ed. New York: Thieme Publishers; 2020.)

图 15.5　前列腺的临床分区
（引自 Schuenke M, Schulte E, Schumacher U. THIEME Atlas of Anatomy, Vol 2. Illustrations by Voll M and Wesker K. 3rd ed. New York: Thieme Publishers; 2020.)

前列腺切除术

前列腺切除术是指通过手术切除前列腺。开放根治性前列腺切除术包括通过耻骨后或会阴部切口切除前列腺、精囊腺、输精管和盆腔淋巴结。经尿道前列腺切除术（TURP）是用经尿道推进的膀胱镜进行前列腺切除。沿着前列腺与副交感神经纤维伴行的海绵体神经负责阴茎勃起，在这些手术过程中尤其有损伤风险。

前列腺癌和前列腺肥大

前列腺癌是老年男性最常见的恶性肿瘤之一，常生长在前列腺周围囊的下面（前列腺囊深处）。与始于前列腺中心部分的良性前列腺肥大不同，前列腺癌在其早期阶段不会引起尿流出道阻塞。肿瘤位于周围区域，在直肠检查时可通过直肠前壁触及一个坚硬的肿块。在某些前列腺疾病中，特别是癌症，血液中出现的蛋白质例如前列腺特异性抗原或 PSA 含量增加，可通过简单的血液检查来测量。

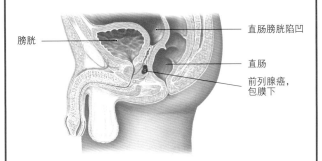

前列腺癌最常见的部位。（引自 Gilroy AM, MacPherson BR, Wikenheiser JC. Atlas of Anatomy. Illustrations by Voll M and Wesker K. 4th Edition. New York: Thieme Publishers; 2020.）

- 前列腺静脉丛与膀胱的膀胱静脉丛相连，引流至髂内静脉。前列腺静脉丛也与椎静脉丛相通（详见图 3.17）。
- 前列腺的淋巴管与静脉通路伴行，引流至髂内淋巴结。
- 前列腺丛是下腹下丛的衍生物。副交感神经支配的作用尚不清楚，但交感神经会导致腺体平滑肌收缩，在射精时将前列腺分泌物通过尿道的前列腺部排出。

15.2 女性生殖器

女性生殖器结构，包括卵巢、输卵管、子宫和阴道，位于盆腔中部，位于前方膀胱和后方直肠之间（图 15.6 和图 15.7）。

卵巢

卵巢是女性的性腺，卵圆形，产生卵子和生殖激素，位于骨盆的侧壁（**图 15.8**）。

- **卵巢韧带**将卵巢附着在子宫的上外侧。
- **卵巢的悬韧带**是腹膜的褶皱，它包裹着卵巢的血管、淋巴管和神经。
- **卵巢系膜**从阔韧带的后部悬挂卵巢。
- 卵巢动脉是 L2 处腹主动脉的一个分支，供应卵巢（详见 14.6）。
- 蔓状静脉丛，可汇聚形成单一的卵巢静脉，引流卵巢的静脉血。右卵巢静脉是下腔静脉的直接属支；左卵巢静脉是左肾静脉的一条属支。
- 淋巴管沿卵巢血管向上延伸至主动脉旁淋巴结。
- 沿着卵巢血管的卵巢丛和沿着子宫血管的盆丛都支配卵巢。

输卵管

输卵管是一对肌性管道，从子宫角（上外侧角）向外侧延伸，从卵巢输送卵子和从子宫腔输送精子（详见图 15.8）。

- 输卵管是正常的受精部位，也是异位妊娠最常见的部位（在子宫外植入受精卵）。
- 输卵管有四个部分：
  - 子宫（壁内）部分：通过子宫壁的节段。
  - 峡部：最窄的部分。
  - 壶腹：最长、最宽的部分，通常是受精的地点。
  - 漏斗：是喇叭状的末端向腹膜腔开放，卵巢周围围绕有输卵管的指状的突起。
- 输卵管被包裹在阔韧带的上边缘，在那里它由输卵管系膜固定。
- 输卵管由吻合的卵巢和子宫动脉供应，并由伴随的同名静脉引流。
- 淋巴管跟随卵巢静脉延伸至主动脉旁淋巴结。
—卵巢和子宫的神经丛支配着输卵管。

异位妊娠

受精卵在子宫外的植入可以发生在任何地方，但输卵管的壶腹是最常见的部位。通常输卵管被炎症（输卵管炎）部分阻塞，阻止囊胚进入子宫。如果没有在怀孕早期被诊断出来，输卵管破裂和随后的出血进入腹膜腔可能会危及母体生命。右侧异位妊娠破裂可能被误诊为阑尾破裂，因为这两种情况都会刺激腹膜壁层，并有相似的表现。

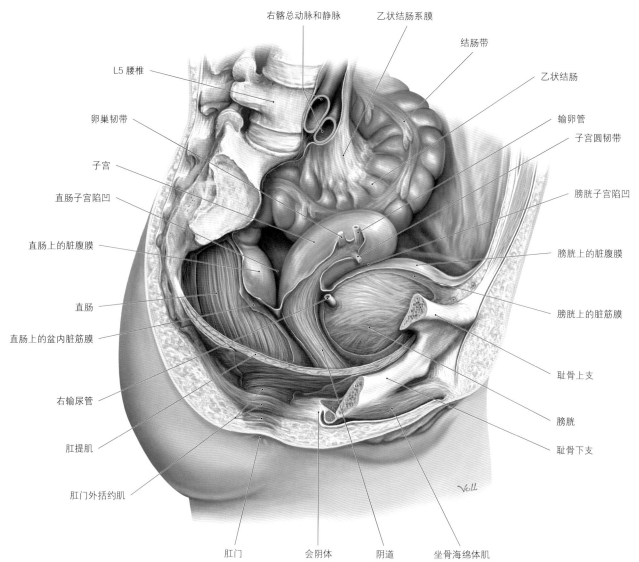

图 15.6   女性盆部
旁矢状切面，右侧面观。（引自 Gilroy AM, MacPherson BR, Wikenheiser JC. Atlas of Anatomy. Illustrations by Voll M and Wesker K. 4th ed. New York: Thieme Publishers; 2020.）

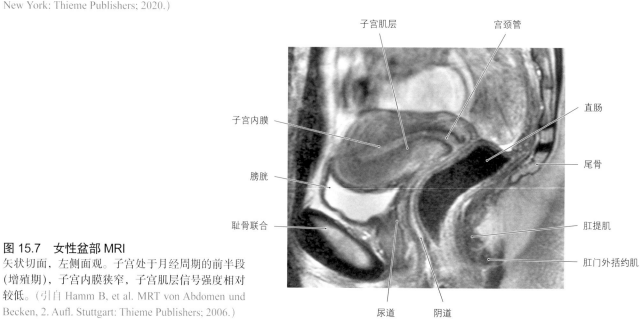

图 15.7   女性盆部 MRI
矢状切面，左侧面观。子宫处于月经周期的前半段（增殖期），子宫内膜狭窄，子宫肌层信号强度相对较低。（引自 Hamm B, et al. MRT von Abdomen und Becken, 2. Aufl. Stuttgart: Thieme Publishers; 2006.）

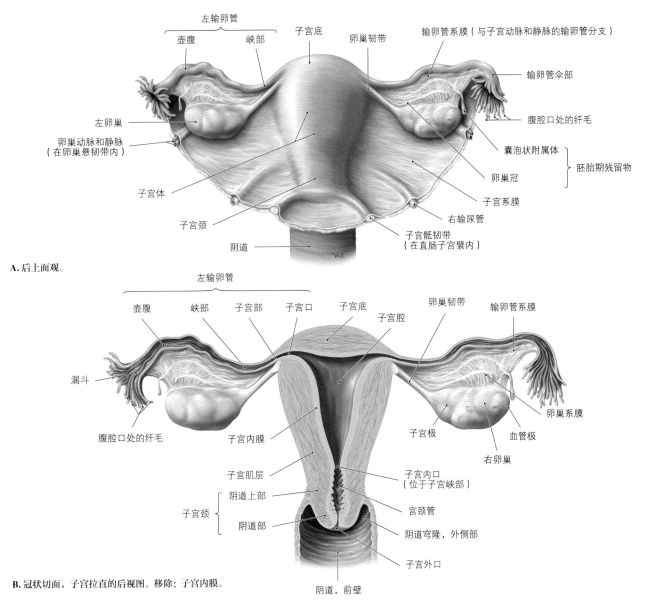

A. 后上面观。

B. 冠状切面，子宫拉直的后视图。移除：子宫内膜。

图 15.8　子宫、卵巢和输卵管

(引自 Gilroy AM, MacPherson BR, Wikenheiser JC. Atlas of Anatomy. Illustrations by Voll M and Wesker K. 4th ed. New York: Thieme Publishers; 2020.)

子宫

　　子宫是一个梨形的肌性器官，位于骨盆中心、膀胱的后部和直肠的前部。它是受精卵的植入部位，随后胚胎发育和胎儿分娩。

– 子宫（详见**图 15.8**）由两部分组成：

• **子宫体**是子宫的上 2/3，包括：

子宫底部：输卵管开口上方的最上部。

子宫峡部：一个延伸到子宫颈的狭窄的下段。

• **子宫颈**是子宫下部狭窄的 1/3，也是其活动性最小的部分。

阴道上部位于阴道的上面。

阴道部突入到阴道的上部，并被阴道穹隆（上部凹陷）包围。

– **子宫腔**是子宫体内的一个狭窄空间。

• 子宫腔与输卵管的管腔相通，输卵管在子宫角处进入管腔。

• 子宫腔向下延伸穿过**内口**（孔）到达**宫颈管**，并终止于**外口**通向阴道。

知识拓展 15.4：发育相关

双角子宫

　　胚胎期的子宫是由两个中肾旁管融合而成的。当这些中肾旁管不能正确融合时，就会形成双角子宫，子宫的上部会分叉。子宫的下段通常是正常的。尽管这种畸形有概率正常妊娠，但复发性流产、早产和婴儿发育不良的风险更大（例如，婴儿可能处于臀位或横位）。

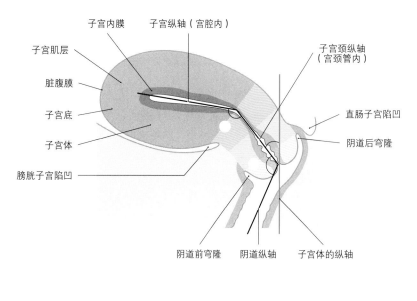

图 15.9　子宫正常的前倾前屈位
中矢状切面，左侧面观。子宫的位置可以用以下方式描述：①屈，即子宫颈纵轴线和子宫纵轴线之间的角度；正常位置为前屈。②倾，宫颈纵轴和阴道纵轴之间的角度；正常位置为前倾。（引自 Gilroy AM, MacPherson BR, Wikenheiser JC. Atlas of Anatomy. Illustrations by Voll M and Wesker K. 4th ed. New York: Thieme Publishers; 2020.）

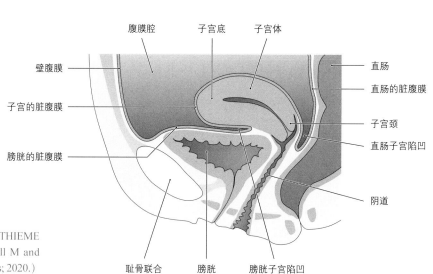

图 15.10　女性盆部的腹膜
（引自 Schuenke M, Schulte E, Schumacher U. THIEME Atlas of Anatomy, Vol 2. Illustrations by Voll M and Wesker K. 3rd ed. New York: Thieme Publishers; 2020.）

- 尽管子宫体是可移动的，但其位置会随着膀胱和直肠的充盈而变化。其正常位置为前倾和前屈（**图 15.9**）。
  · **屈**描述了子宫腔上部的长轴与峡部和宫颈管之间的角度。在前屈的子宫中，子宫体的长轴向前倾斜；**后屈**的子宫向后倾斜。
  · **倾**描述了子宫颈和阴道之间的角度。在前倾的子宫中，子宫颈的轴线向前倾；在**后倾**的子宫中，子宫颈向后弯曲。
- 腹膜覆盖子宫体，延伸至子宫颈后表面的下方。子宫两侧前方为膀胱外陷窝，后方为直肠子宫陷凹（**图 15.10**）。
- 子宫体发出的子宫韧带包括子宫阔韧带和子宫圆韧带（**图 15.11**）。
  · **子宫阔韧带**是腹膜的双重折叠，从子宫两侧横向延伸到骨盆侧壁。子宫阔韧带包括以下部分（**图 15.12**）：

输卵管系膜：包裹着输卵管。
卵巢系膜：一个后部的延伸部分，悬挂着卵巢。
子宫系膜：从子宫体在卵巢系膜下方延伸到骨盆的侧壁。
  · 成对的**子宫圆韧带**从子宫两侧起源于子宫底附近，从腹股沟深环，穿过腹股沟管，插入会阴的大阴唇皮下。
- 子宫颈发出的子宫韧带包括子宫主韧带和子宫骶韧带（**图 15.13** 和 **图 15.14**）。
  · 成对的**子宫主韧带**（子宫颈横韧带）是连接子宫颈和骨盆侧壁的增厚的盆内筋膜。它们位于阔韧带的底部，并输送子宫的血管。
  · 成对的**子宫骶韧带**是连接子宫颈和骶骨，有助于维持子宫前倾前屈的位置。

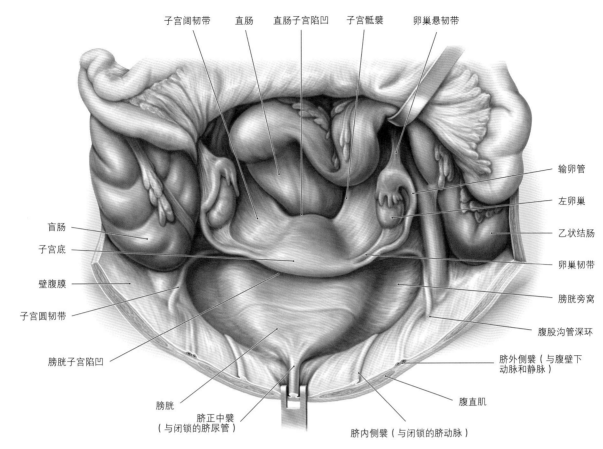

图 15.11　女性盆部的腹膜关系

小骨盆，前上面观。牵拉：小肠袢和结肠（部分）。（引自 Schuenke M, Schulte E, Schumacher U. THIEME Atlas of Anatomy, Vol 2. Illustrations by Voll M and Wesker K. 3rd ed. New York: Thieme Publishers; 2020.）

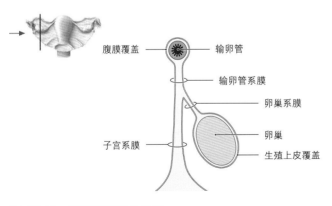

图 15.12　子宫阔韧带的系膜

矢状切面。子宫阔韧带是输卵管系膜、卵巢系膜和子宫系膜的组合。（引自 Schuenke M, Schulte E, Schumacher U. THIEME Atlas of Anatomy, Vol 2. Illustrations by Voll M and Wesker K. 3rd ed. New York: Thieme Publishers; 2020.）

- 子宫动脉是子宫的主要血液供应（详见 14.6），其穿过子宫主韧带，上与卵巢动脉吻合，下与阴道动脉吻合。
- 子宫静脉丛接受子宫静脉并引流至髂内静脉。
- 子宫的淋巴引流是复杂的，但通常沿着子宫静脉或子宫韧带（详见 14.6）。
  - 子宫底部通过卵巢静脉引流至主动脉旁淋巴结。
  - 子宫的上外侧部分通过子宫圆韧带引流到腹股沟浅淋巴结。
  - 子宫体通过子宫阔韧带引流至髂外淋巴结。
  - 子宫颈通过子宫主韧带和子宫骶韧带引流至髂内淋巴结和骶淋巴结。
- 子宫阴道丛来源于下腹下丛，支配子宫（详见图 14.23）。

阴道

　　阴道是一条纤维肌肉管，从子宫颈延伸到会阴的阴道口（图 15.15 和图 15.16）。它是产道的下部和月经的流出道，在性交时容纳阴茎。

- 阴道位于膀胱和尿道的后面，直肠的前面。

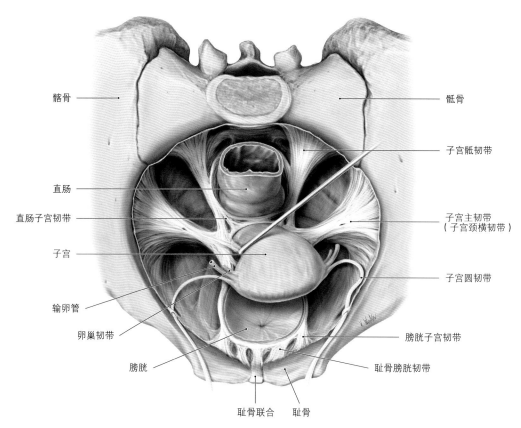

髂骨

骶骨

子宫骶韧带

直肠

子宫主韧带
（子宫颈横韧带）

直肠子宫韧带

子宫

子宫圆韧带

输卵管

卵巢韧带

膀胱子宫韧带

膀胱

耻骨膀胱韧带

耻骨联合　耻骨

图 15.13　女性盆部的韧带
上面观。移除：腹膜，神经血管结构和膀胱的上部，仅显示筋膜。盆部深层韧带在盆腔内支撑子宫，防止子宫脱垂，即子宫向下移位进入阴道。（引自 Gilroy AM, MacPherson BR, Wikenheiser JC. Atlas of Anatomy. Illustrations by Voll M and Wesker K. 4th ed. New York: Thieme Publishers; 2020.）

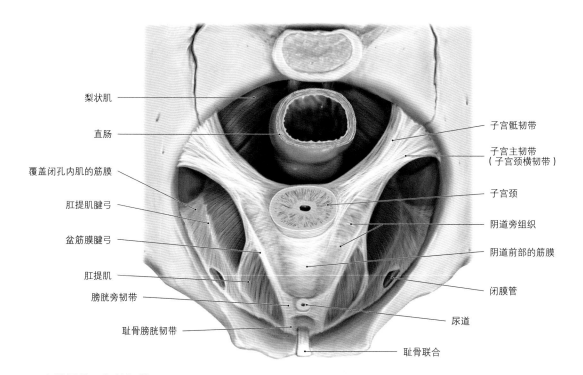

梨状肌

直肠

子宫骶韧带

子宫主韧带
（子宫颈横韧带）

覆盖闭孔内肌的筋膜

子宫颈

肛提肌腱弓

阴道旁组织

盆筋膜腱弓

阴道前部的筋膜

肛提肌

闭膜管

膀胱旁韧带

尿道

耻骨膀胱韧带

耻骨联合

图 15.14　女性骨盆深部的韧带
上面观。子宫骶韧带和阴道旁组织支撑并维持子宫颈和阴道在骨盆中的位置。（引自 Gilroy AM, MacPherson BR, Wikenheiser JC. Atlas of Anatomy. Illustrations by Voll M and Wesker K. 4th ed. New York: Thieme Publishers; 2020.）

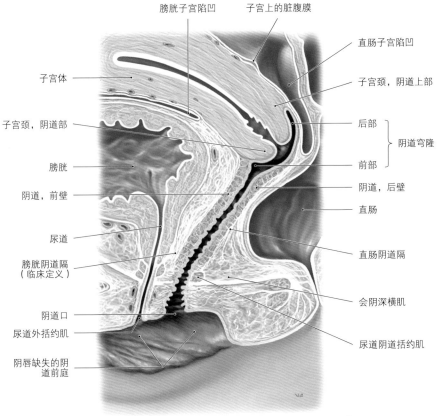

图 15.15　阴道
中矢状切面，左侧面观。(引自 Gilroy AM, MacPherson BR, Wikenheiser JC. Atlas of Anatomy. Illustrations by Voll M and Wesker K. 4th ed. New York: Thieme Publishers; 2020.)

膀胱子宫陷凹
子宫上的脏腹膜
直肠子宫陷凹
子宫体
子宫颈，阴道上部
子宫颈，阴道部
后部
阴道穹隆
前部
膀胱
阴道，后壁
阴道，前壁
直肠
尿道
直肠阴道隔
膀胱阴道隔（临床定义）
会阴深横肌
阴道口
尿道外括约肌
尿道阴道括约肌
阴唇缺失的阴道前庭

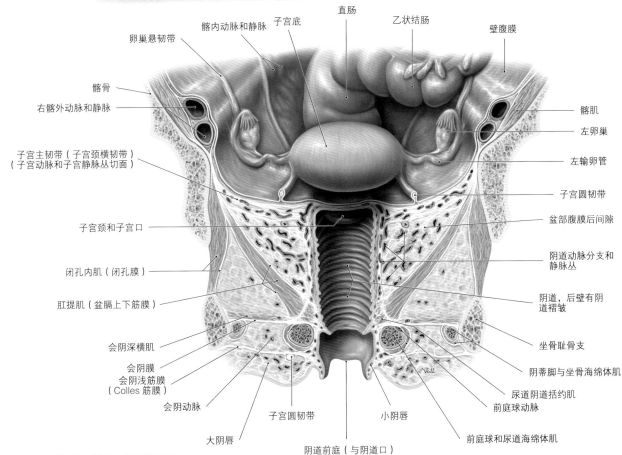

髂内动脉和静脉
子宫底
直肠
乙状结肠
壁腹膜
卵巢悬韧带
髂骨
右髂外动脉和静脉
髂肌
左卵巢
子宫主韧带（子宫颈横韧带）（子宫动脉和子宫静脉丛切面）
左输卵管
子宫圆韧带
子宫颈和子宫口
盆部腹膜后间隙
闭孔内肌（闭孔膜）
阴道动脉分支和静脉丛
肛提肌（盆膈上下筋膜）
阴道，后壁有阴道褶皱
会阴深横肌
坐骨耻骨支
会阴膜
会阴浅筋膜（Colles 筋膜）
阴蒂脚与坐骨海绵体肌
会阴动脉
尿道阴道括约肌
子宫圆韧带
前庭球动脉
小阴唇
大阴唇
前庭球和尿道海绵体肌
阴道前庭（与阴道口）

图 15.16　女性生殖器官：冠状切面
前面观。(引自 Gilroy AM, MacPherson BR, Wikenheiser JC. Atlas of Anatomy. Illustrations by Voll M and Wesker K. 4th ed. New York: Thieme Publishers; 2020.)

- 它通常是扁平的，其前壁和后壁接触。
- 通过子宫骶韧带与骶骨相连接，通过**阴道旁组织**到骨盆侧壁上的盆筋膜腱弓相连，可以稳定阴道，尤其是在分娩期间（详见**图 15.14**）。
- 阴道穹隆有前部、侧面和后部，是一个凹陷，当它突入到阴道上部时，围绕着宫颈下部。
  - 后穹隆与直肠子宫陷凹接触，从而提供进入腹膜腔的通道。前穹隆较短，紧贴膀胱后壁。
- 髂内动脉通过其子宫、阴道和阴部内的分支供应阴道（详见 14.6）。
- 阴道静脉加入子宫阴道静脉丛，该静脉丛引流至髂内静脉。
- 阴道的淋巴管引流到数组淋巴结。
  - 阴道的上部引流到髂外淋巴结或髂内淋巴结。
  - 阴道下部引流至骶淋巴结和髂总淋巴结。
  - 阴道口引流至腹股沟浅淋巴结。
- 子宫阴道丛是下腹下丛的延伸，支配阴道上 3/4（详见**图 14.23**）。
- 阴部神经的会阴深支是骶丛的一个分支，支配阴道最下面的部分（详见**图 14.20**）。这个躯体神经支配的部分是阴道中唯一对触觉敏感的部分。

知识拓展 15.5：临床相关

后穹隆穿刺术

后穹隆穿刺术是一种通过针头从直肠子宫陷凹中吸取腹膜腔积液的手术。针头穿过阴道后穹隆，没有液体或少量清澈的液体是正常的，但脓性液体提示盆腔炎（PID）。血液的存在是紧急手术的指征。

15.3 盆腔泌尿器官

盆腔的泌尿器官包括输尿管远端、膀胱和尿道。

输尿管

每个输尿管在髂总动脉分叉处穿过骨盆边缘，并沿着坐骨棘附近的骨盆侧壁下降。它向前延伸并进入膀胱的后外侧壁。

- 在男性中，输尿管从输精管盆部的下方穿过，并在精囊腺的游离端的侧面和上方进入膀胱（**图 15.17**；另见**图 15.2**）。
- 在女性中，输尿管在子宫主韧带内穿过子宫动脉下方，距离宫颈阴道部约 2 cm（**图 15.18**）。
- 输尿管盆部的最可靠的血液供应是女性的子宫动脉和男性的膀胱下动脉。动脉周围有同名静脉伴行。
- 输尿管盆部的神经支配来源于下腹下丛（**图 14.25**）。
- 内脏的感觉纤维与交感神经伴行，到达 T11~L2 脊髓水平，因此，输尿管疼痛通常发生在同侧腹股沟区。

膀胱

膀胱是一个用于临时储存尿液的肌性储存器官。虽然通常位于真骨盆内，但当膀胱充满时，可能会向上延伸到腹部。

- 膀胱位于耻骨联合的正后方，由耻骨后间隙与之隔开。在后部，膀胱与男性的直肠（详见**图 15.1**）和女性的阴道上部（详见**图 15.6**）相邻。
- 膀胱只在上表面被腹膜覆盖。
- 膀胱呈四面体，有上、后和两个下外侧面（**图 15.19**）。它有四个部分：
  - **尖**：指向耻骨联合。脐正中韧带从膀胱尖一直延伸到脐部。

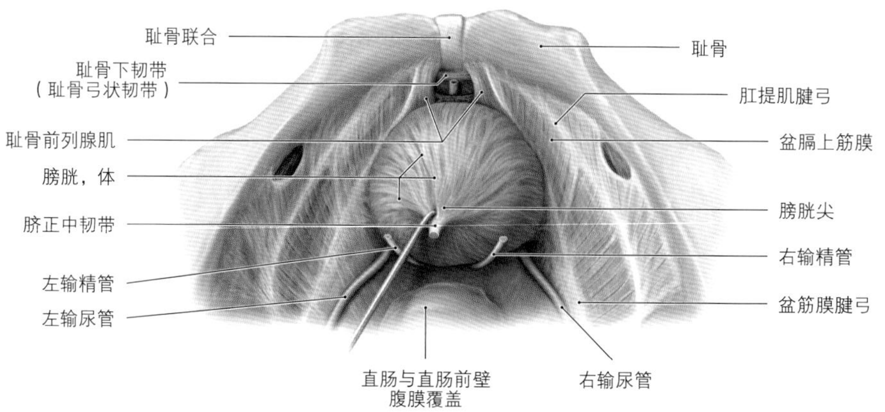

耻骨联合
耻骨下韧带
（耻骨弓状韧带）
耻骨前列腺肌
膀胱，体
脐正中韧带
左输精管
左输尿管
直肠与直肠前壁
腹膜覆盖
右输尿管
耻骨
肛提肌腱弓
盆膈上筋膜
膀胱尖
右输精管
盆筋膜腱弓

图 15.17 男性盆部的输尿管和膀胱

上面观。（引自 Gilroy AM, MacPherson BR, Wikenheiser JC. Atlas of Anatomy. Illustrations by Voll M and Wesker K. 4th ed. New York: Thieme Publishers; 2020.）

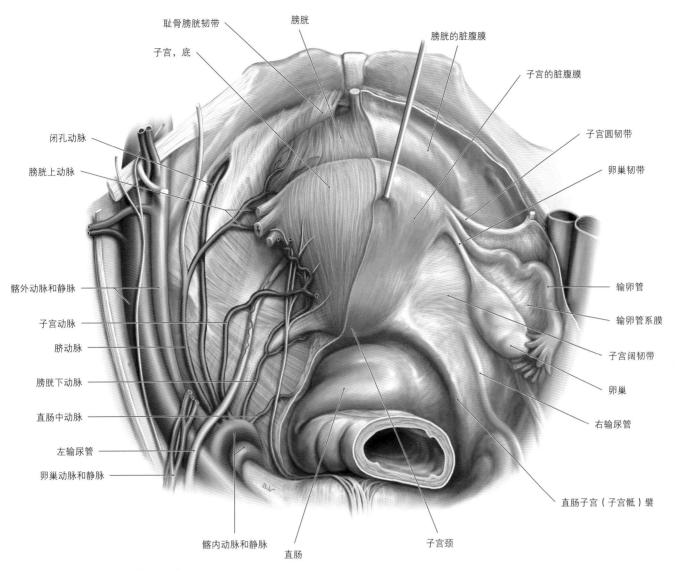

耻骨膀胱韧带
膀胱
膀胱的脏腹膜
子宫，底
子宫的脏腹膜
闭孔动脉
子宫圆韧带
膀胱上动脉
卵巢韧带
髂外动脉和静脉
输卵管
子宫动脉
输卵管系膜
脐动脉
子宫阔韧带
膀胱下动脉
卵巢
直肠中动脉
右输尿管
左输尿管
卵巢动脉和静脉
直肠子宫（子宫骶）襞
髂内动脉和静脉
直肠
子宫颈

图 15.18 女性盆部的输尿管

上面观。从右侧移除：子宫的腹膜和阔韧带。（引自 Schuenke M, Schulte E, Schumacher U. THIEME Atlas of Anatomy, Vol 2. Illustrations by Voll M and Wesker K. 3rd ed. New York: Thieme Publishers; 2020.）

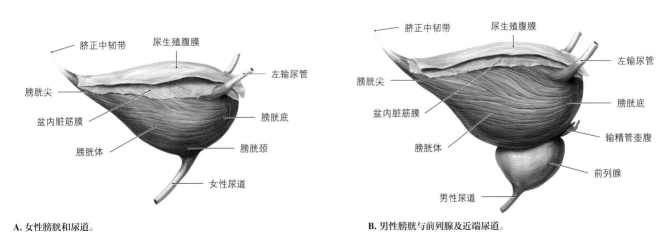

脐正中韧带
尿生殖腹膜
左输尿管
膀胱尖
盆内脏筋膜
膀胱底
膀胱体
膀胱颈
女性尿道

A. 女性膀胱和尿道。

脐正中韧带
尿生殖腹膜
左输尿管
膀胱尖
膀胱底
盆内脏筋膜
输精管壶腹
膀胱体
前列腺
男性尿道

B. 男性膀胱与前列腺及近端尿道。

图 15.19 膀胱的结构

左侧面观。（引自 Schuenke M, Schulte E, Schumacher U. THIEME Atlas of Anatomy, Vol 2. Illustrations by Voll M and Wesker K. 3rd ed. New York: Thieme Publishers; 2020.）

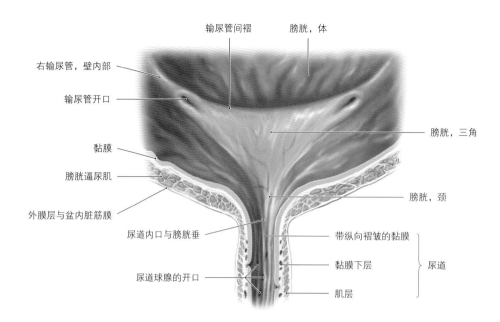

图 15.20　膀胱三角

冠状切面，前面观。（引自 Gilroy AM, MacPherson BR, Wikenheiser JC. Atlas of Anatomy. Illustrations by Voll M and Wesker K. 4th ed. New York: Thieme Publishers; 2020.）

- **底**：形成膀胱的基底或后壁。
- **体**：形成大部分的膀胱。
- **颈**：是最低和活动性最小的区域。
- 膀胱的肌肉由以下部分组成：
  - **逼尿肌**：有内部和外部纵向层，以及中间环形层，负责膀胱排空。
  - **尿道内括约肌**：位于膀胱颈部，负责膀胱闭合，男性在射精时该肌肉收缩。
- 膀胱颈部与耻骨和骨盆外侧壁紧密相贴。
  - 通过盆筋膜腱弓、女性的**耻骨膀胱韧带**和男性的耻骨前列腺韧带的前部延伸到达耻骨。这些结构为成对的耻骨膀胱肌提供了筋膜附着（详见**图 15.17**）。这些结构形成了一个重要的膀胱尿道悬吊机制，悬挂膀胱颈部并确保大小便的控制。
  - 通过盆内筋膜（膀胱的外侧韧带）的收缩作用与骨盆外侧壁相连（详见**图 5.14**）。
- 膀胱底部的内表面有三角区结构，即**膀胱三角**，是一个光滑的三角形区域（**图 15.20**）。三角形的角部由左右输尿管的狭缝状开口向后形成，由尿道内口向前形成。尿道内括约肌的后圆周部构成了三角区的形态学基础。
- 膀胱具有高度延展性，大多数人的膀胱容量可能高达 600~800 mL，尽管排尿通常发生在较小的容积时。通常情况下，排尿后膀胱内不会残留尿液。
- 膀胱上动脉接收来自膀胱下动脉（男性）和阴道动脉（女性）的血液，给膀胱供血（详见 14.6）。

- 膀胱静脉丛围绕膀胱的下外侧表面，并引流至髂内静脉。男性的膀胱静脉丛与前列腺静脉丛相通，女性的静脉丛则与子宫阴道静脉丛相通。无论男女，膀胱静脉丛都与椎静脉丛相通。
- 淋巴从膀胱引流到髂内淋巴结和髂外淋巴结。
- 膀胱丛是下腹下丛的衍生物（详见**图 14.25**）。
  - 交感神经刺激可以放松逼尿肌并收缩膀胱内括约肌，从而抑制排尿。
  - 副交感神经刺激逼尿肌收缩，同时抑制膀胱内括约肌，从而促进排尿。
  - 从膀胱下部传递疼痛的内脏感觉纤维沿着副交感神经传递。来自膀胱上部的疼痛纤维沿着交感神经传递。

尿道

尿道是女性尿液与男性尿液和精液的肌性导管。它从膀胱颈的尿道内口延伸到会阴的尿道外口。

- 在男性和女性中，尿道的主要肌肉包括（**图 15.21**）：
  - **尿道开大肌**：在尿道内括约肌的前圆周上延伸，穿过尿道内口，并沿前尿道向下延伸。它缩短尿道并加宽尿道内口，从而引发排尿。
  - **尿道外括约肌**：由光滑和有条纹的层组成，负责关闭尿道外口。
- 男性尿道从膀胱延伸至阴茎头尖端约 18~22 cm（**图 15.22**）。男性尿道有四个部分（膜部和海绵体部位于会阴，将在第 16 章中进一步讨论）：

- **前列腺前部**：位于膀胱颈部，包括尿道内口。下腹上丛的交感神经在射精过程中控制**尿道内括约肌**的闭合。
- **前列腺部**：被前列腺包围，其特征是：
  尿道嵴：后壁上的一个垂直嵴，包含一个中央隆起，即**精囊丘**。
  通向尿道嵴的射精管，以及通向尿道嵴两侧凹陷的前列腺导管。
- **膜部**：穿过尿生殖三角中的会阴膜，并被尿道外括约肌包围。
- **海绵体部**：穿过海绵体，海绵体是阴茎的血管性勃起体之一。

- 女性尿道从膀胱颈的尿道内口延伸到会阴的尿道口外4 cm（**图15.23**）。
  - 在盆腔内，它位于阴道前方，在阴道前壁内形成隆起。
  - 它穿过盆膈的生殖器裂孔、尿道外括约肌（无尿道内括约肌）和会阴膜。
  - 成对的尿道旁导管引流**尿道旁腺**，并在尿道外口附近开口。
  - 在会阴部，尿道在阴道前庭内直接通向阴道口前面（详见**图16.10**）。
- 阴部动脉的分支，以及男性的膀胱下动脉和女性的阴道动脉，为尿道供血。在男性和女性中，与动脉伴行的静脉丛引流尿道的静脉血。
- 女性尿道和男性尿道的近端（前列腺前的尿道、尿道前列腺部和尿道膜部）引流至髂内淋巴结。男性的尿道海绵部（会阴部分）引流至腹股沟深淋巴结。
- 尿道的神经来源于男性的前列腺丛和女性的膀胱丛。交感神经控制着男性尿道外括约肌的闭合。
- 来自尿道盆部的内脏感觉纤维与盆内脏神经一起伴行；来自尿道会阴部的躯体感觉纤维与阴部神经一起伴行。

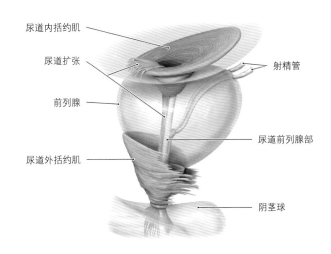

图15.21　男性尿道括约肌的机制

侧面观。（引自 Gilroy AM, MacPherson BR, Wikenheiser JC. Atlas of Anatomy. Illustrations by Voll M and Wesker K. 4th Edition. New York: Thieme Publishers; 2020.）

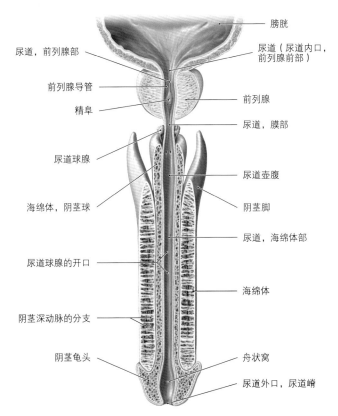

图15.22　男性尿道

冠状切面，前面观。（引自 Gilroy AM, MacPherson BR, Wikenheiser JC. Atlas of Anatomy. Illustrations by Voll M and Wesker K. 4th ed. New York: Thieme Publishers; 2020.）

知识拓展 15.6：临床相关

男性尿道破裂

　　骨盆骨折可能伴有尿道膜部破裂。这会使尿液和血液外渗（溢出）到会阴深处，并通过生殖器裂孔向上到达前列腺和膀胱周围的腹膜下间隙。尿道海绵体球部的破裂可能是由于对会阴的大力撞击造成的骑跨伤，或者是由于经尿道导管的错误操作。在这种情况下，尿液可以泄漏到腹膜浅层间隙，该空间与阴囊、阴茎周围的空间以及腹肌和皮下组织膜层之间的腹前壁上下的空间是连续的。会阴浅筋膜与阔筋膜（包裹大腿肌肉的筋膜）的延续防止尿液横向扩散到大腿。同样，通过筋膜与会阴深筋膜和会阴膜的连接，可以防止它扩散到肛三角。

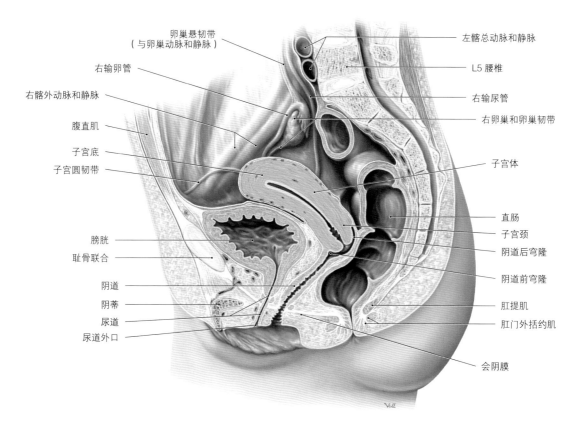

卵巢悬韧带
（与卵巢动脉和静脉）
右输卵管
右髂外动脉和静脉
腹直肌
子宫底
子宫圆韧带
膀胱
耻骨联合
阴道
阴蒂
尿道
尿道外口

左髂总动脉和静脉
L5 腰椎
右输尿管
右卵巢和卵巢韧带
子宫体
直肠
子宫颈
阴道后穹隆
阴道前穹隆
肛提肌
肛门外括约肌
会阴膜

图 15.23　女性膀胱和尿道
盆部的正中矢状切面，左侧面观。右半面。（引自 Gilroy AM, MacPherson BR, Wikenheiser JC. Atlas of Anatomy. Illustrations by Voll M and Wesker K. 4th ed. New York: Thieme Publishers; 2020.）

15.4　直肠

　　直肠是胃肠道在盆部的延续，是粪便的临时储存场所。它的上部与乙状结肠相连，下部与肛管相延续（**图 15.24 和 图 15.25**；详见 16.5）。
- 它位于骶骨和尾骨的前部，位于盆底的肛尾韧带上。
- 从前面看，男性的直肠与膀胱、精囊腺和前列腺相贴，女性的直肠与阴道相贴。直肠膀胱或直肠阴道隔膜将直肠与这些前部结构分隔开。
- 直肠没有系膜。其上 2/3 位于腹膜后，形成直肠膀胱和直肠子宫陷凹的后表面。远端的 1/3 是腹膜下。
- 与结肠不同的是，直肠没有结肠带、结肠袋和肠脂垂。
- 直肠起于**直肠乙状结肠移行处**，也就是结肠带消失的地方。在这个移行处，结肠带的肌肉纤维均匀地分布在直肠表面。移行处通常位于 S3 椎骨的前方。
- 直肠终止于**肛门直肠移行处**（与肛管的交界处），穿过尾骨尖端附近的盆膈。

- 直肠内壁有三个横向**直肠褶皱**，一个在右边，两个在左边，它们产生了外部可见的横向弯曲。
- **壶腹**是直肠最远端的部分，储存积聚的粪便物质直到排便，并在排便节制中发挥重要作用。当它与肛管连接并穿过盆膈时，它会突然变窄。
- 直肠具有双重血液供应：
  - 直肠上动脉：是肠系膜下动脉的不成对末端分支，为直肠上段供血（详见 14.6）。
  - 右侧和左侧直肠中动脉：是髂内动脉的分支，供应直肠下部。
- 直肠静脉引流黏膜下直肠静脉丛，该静脉丛具有内部和外部（皮下）成分。
  - 外丛与盆部其他内脏静脉丛相通。
  - 内丛与直肠动脉的分支相通（动静脉吻合），形成围绕肛门直肠交界处的增厚血管组织（**痔静脉丛**）。该组织在左侧、右前外侧和右后外侧位置形成突出的肛门垫。

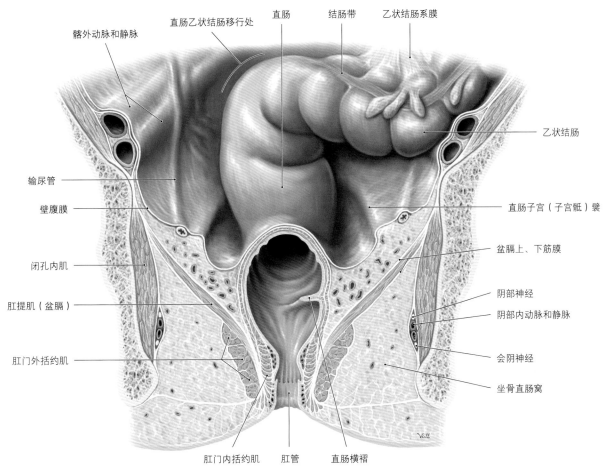

髂外动脉和静脉

直肠乙状结肠移行处

直肠

结肠带

乙状结肠系膜

输尿管

壁腹膜

闭孔内肌

肛提肌（盆膈）

肛门外括约肌

乙状结肠

直肠子宫（子宫骶）襞

盆膈上、下筋膜

阴部神经

阴部内动脉和静脉

会阴神经

坐骨直肠窝

肛门内括约肌　　肛管　　直肠横褶

图 15.24　原位直肠
女性盆部，冠状切面，前面观。（引自 Gilroy AM, MacPherson BR, Wikenheiser JC. Atlas of Anatomy. Illustrations by Voll M and Wesker K. 4th ed. New York: Thieme Publishers; 2020.）

– 直肠的静脉血汇入门静脉和腔静脉（体静脉）系统（详见 14.6）。
　• 直肠上静脉引流直肠上部的静脉血，是门静脉系统的肠系膜下静脉的一个分支。
　• 成对的直肠中静脉和直肠下静脉引流直肠下段（和肛管），是下腔静脉的髂内静脉的属支。
　• 直肠上、中、下静脉之间的连通形成了临床上重要的门-腔静脉吻合，在门静脉高压症中出现静脉曲张。
– 淋巴引流与血管通路一致。
　• 直肠上部沿着直肠上部血管的路线引流至肠系膜下淋巴结。它最终会引流到腰淋巴结，尽管一些淋巴可能会首先引流到骶淋巴结。
　• 直肠下部主要引流至骶淋巴结或直接引流至髂内淋巴结。

– 直肠的交感神经由腰内脏神经传递到腹下丛，以及由沿着直肠上动脉行进的肠系膜下丛传递（见**图 14.22**）。
– 副交感神经起源于盆内脏神经，其与内脏感觉纤维伴行。

知识拓展 15.7：临床相关

直肠检查
　　直肠检查是通过将戴着手套、润滑过的手指插入直肠进行的，而另一只手则用于按压小腹或盆区。可触摸的结构包括前列腺、精囊腺、输精管壶腹、膀胱、子宫、宫颈和卵巢。可以感觉到痔、肿瘤、肿大和与组织变化一致的改变等病理异常。由阴部神经（S2~S4）介导的肛门括约肌的张力也可以进行评估。

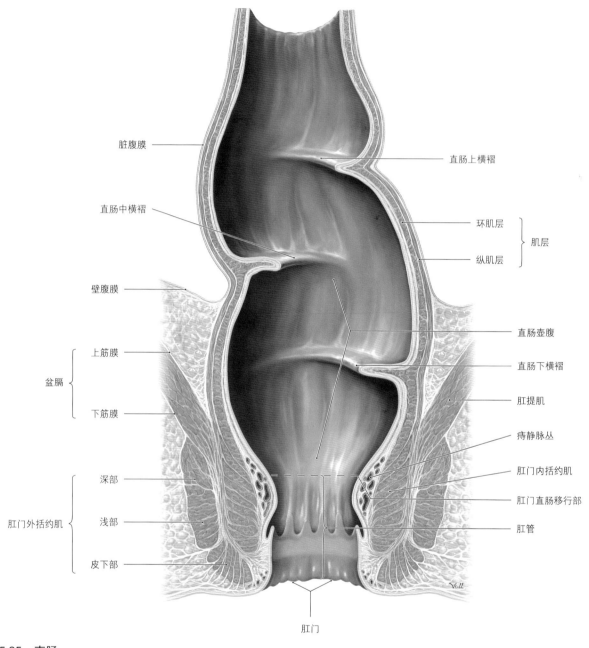

脏腹膜

直肠中横褶

壁腹膜

上筋膜

盆膈

下筋膜

深部

肛门外括约肌　浅部

皮下部

肛门

直肠上横褶

环肌层

纵肌层

肌层

直肠壶腹

直肠下横褶

肛提肌

痔静脉丛

肛门内括约肌

肛门直肠移行部

肛管

图 15.25　直肠
冠状切面，前面观。(引自 Schuenke M, Schulte E, Schumacher U. THIEME Atlas of Anatomy, Vol 2. Illustrations by Voll M and Wesker K. 3rd ed. New York: Thieme Publishers; 2020.)

16　会阴

会阴是盆底下方的空间，分为尿生殖三角和肛三角。尿生殖三角区包含男性和女性的外生殖器结构，肛三角区包含肛管和肛门。

16.1 会阴间隙

- 会阴的边界为菱形（**图 16.1** 和**图 16.2**；另见**图 14.4**）。
  - 骨盆出口（耻骨联合、坐骨支、骶结节韧带和尾骨），形成周边。
  - 闭孔内肌的下部及其闭孔筋膜，位于侧壁上。
  - 盆膈的下表面，形成顶。
  - 会阴的皮肤，形成底。
- 连接坐骨结节的一条线将会阴分为前方的尿生殖三角和后方的肛三角。
- **会阴膜**是一坚韧的纤维片，在坐耻前支之间延伸，向前几乎延伸到耻骨联合，向后延伸到坐骨结节。
  - 它将尿生殖三角区分为**会阴深隙**和**会阴浅隙**（详见**图 14.3**）。
  - 它形成了一个连接外生殖器海绵体（在唤醒过程中会充血）的平台。
- 会阴浅隙是一个潜在的空间，其上方为会阴膜，下方为**会阴浅筋膜**（Colles 筋膜），即腹壁浅筋膜（Scarpa 筋膜）膜层的延续。
  - 在男性和女性中，包括：

  球海绵体肌、坐骨海绵体肌和**会阴浅横肌**（详见 16.2）。
  阴部内血管和阴部神经的**会阴深支**。
  - 在男性中（详见 16.3），也包括：
  阴茎根部。
  尿道海绵体（阴茎）的近端部分。
  - 在女性中（详见 16.4），也包括：
  阴蒂和相关的肌肉。
  前庭球。
  前庭大腺。
- 会阴深间隙的下方为会阴膜，上方为盆膈的下筋膜。
  - 在男性和女性中，包括：
  尿道的一部分和**尿道外括约肌**的下部。
  坐骨肛门脂肪垫的前隐窝。
  阴茎或阴蒂的神经、血管。
  - 在男性中，也包括：
  尿道膜部。
  尿道球腺。
  会阴深横肌（在女性中，通常被平滑肌所替代）。
  - 在女性中，也包括：
  尿道收缩肌、尿道阴道括约肌和部分尿道外括约肌。
  尿道的近端。

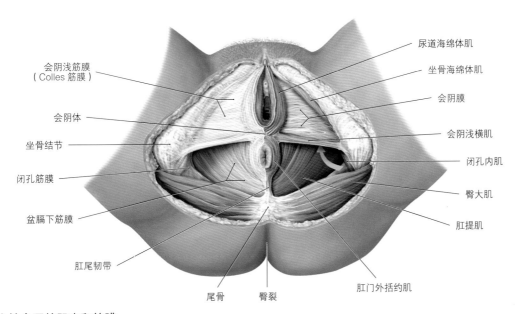

图 16.1　女性会阴的肌肉和筋膜
膀胱截石位，尾部（下）视图。绿色箭头指向坐骨肛门窝的前隐窝。（引自 Schuenke M, Schulte E, Schumacher U. THIEME Atlas of Anatomy, Vol 1. Illustrations by Voll M and Wesker K. 3rd ed. New York: Thieme Publishers; 2020.）

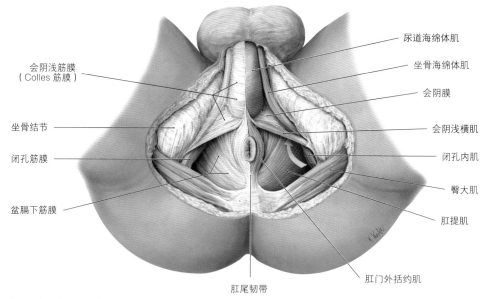

图 16.2   男性会阴的肌肉和筋膜
膀胱截石位，尾部（下）视图。绿色箭头指向坐骨肛门窝的前隐窝。（引自 Schuenke M, Schulte E, Schumacher U. THIEME Atlas of Anatomy, Vol 1. Illustrations by Voll M and Wesker K. 3rd ed. New York: Thieme Publishers; 2020.）

16.2 会阴的肌肉

– 会阴肌支撑着盆底，包围着尿道和肛门的开口，并有助于生殖器结构的勃起（**表 16.1；图 16.3**）。
– **会阴体**是由肛提肌、会阴浅横肌和会阴深横肌、球海绵体肌，以及肛门外括约肌的纤维汇聚而成的不规则皮下纤维肌肉组织。
  • 会阴体位于男性的直肠和阴茎球部之间，女性的直肠和阴道之间。
  • 会阴体支撑着盆膈和盆腔的内脏。
– 阴部内动脉的**会阴支**供应会阴的肌肉。静脉血流入阴部内静脉和髂内静脉。
– 阴部神经（S2~S4）支配会阴的肌肉。

> **知识拓展 16.1：临床相关**
>
> **会阴切开术**
>
> 　　阴道分娩时，对会阴施加的压力具有撕裂会阴肌肉的风险。通过阴道口后部进入会阴体的洁净切口，称为会阴切开术，通常用于扩大开口并防止对会阴肌肉的损伤。会阴正中切开术或中线切开术仅延伸至会阴体，但如果发生进一步的创伤性撕裂以延长切口，可能会损伤肛门外括约肌（导致大便失禁）或产生肛门阴道瘘。会阴中外侧切口通常代替中线切口，从阴道口横向延伸到会阴浅横肌，从而避免了会阴体和大面积撕裂可能带来的后遗症。然而，虽然更多的横向切口提供了更大的通道，但它们更难修复。

> **知识拓展 16.2：临床相关**
>
> **盆腔器官脱垂**
>
> 　　盆膈、盆部韧带和会阴体为盆腔脏器提供了重要的结构支撑。这些组织的拉伸或破坏通常发生在分娩期间，并导致子宫脱垂进入阴道。萎缩的盆底或会阴部变弱导致生殖器裂孔变宽，可使膀胱（膀胱膨出）、直肠（直肠膨出）或直肠膀胱陷凹（肠膨出）凸出阴道壁。

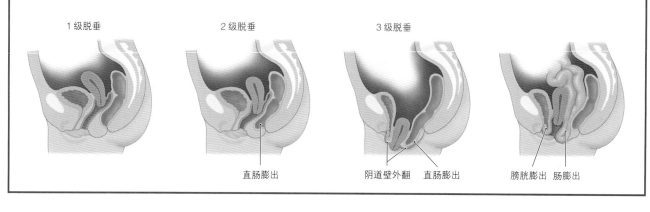

表 16.1 会阴的肌肉

肌肉	行径	神经支配	功能
会阴深隙			
尿道外括约肌	环绕尿道（会阴深横肌的分部） 男性：沿着前列腺尖在膀胱颈和会阴膜之间上升。女性：一些纤维从括约肌向尾部延伸，围绕阴道侧壁，作为尿道阴道括约肌。其他纤维从括约肌向后外侧弯曲到坐骨支，作为尿道收缩肌	阴部神经（S2~S4）	收缩尿道
会阴深横肌（在女性中通常由平滑肌替代）	从坐骨支和坐骨结节延伸至会阴体		通过盆底支撑会阴体和内脏通道
会阴浅隙			
球海绵体肌	从会阴体向前延伸。女性：包绕尿道球和前庭大腺，包围阴道口，并附着在阴蒂的海绵体上。男性：包绕阴茎球和海绵体，并附着在阴茎中缝上		女性：缩小阴道口，压迫前庭大腺，助阴蒂勃起 男性：压迫阴茎球以完全排出尿液/精液，并有助于勃起
坐骨海绵体肌	覆盖阴蒂（女性）或阴茎（男性）的脚，沿着坐骨支延伸		压迫阴蒂/阴茎脚，有助于保持勃起
会阴浅横肌	从坐骨结节延伸到肛门前的会阴体		支撑会阴体，对抗腹内压
肛三角			
肛门外括约肌	从会阴体到肛尾韧带环绕肛门		收缩肛管，抵抗排便

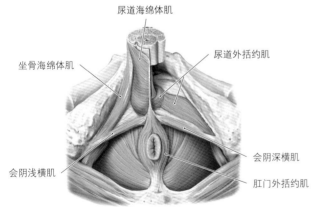

A. 男性浅、深会阴肌。

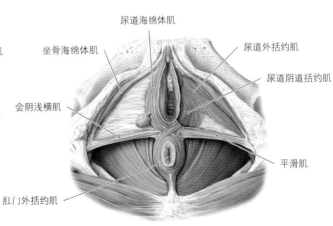

B. 女性浅、深会阴肌。

图 16.3 会阴的肌肉

下面观。（引自 Gilroy AM, MacPherson BR, Wikenheiser JC. Atlas of Anatomy. Illustrations by Voll M and Wesker K. 4th Edition. New York: Thieme Publishers; 2020.）

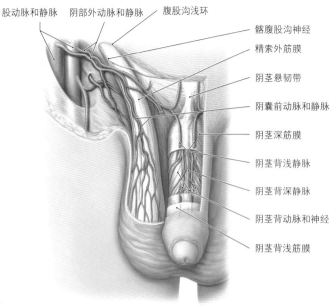

图 16.4 阴茎和阴囊的神经、血管
前面观。部分移除：皮肤和筋膜。（引自 Schuenke M, Schulte E, Schumacher U. THIEME Atlas of Anatomy, Vol 1. Illustrations by Voll M and Wesker K. 3rd ed. New York: Thieme Publishers; 2020.）

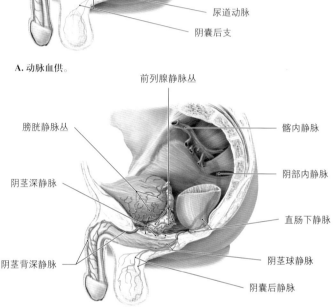

A. 动脉血供。

B. 静脉属支。

图 16.5 男性生殖器官的血管
左侧面观。（引自 Schuenke M, Schulte E, Schumacher U. THIEME Atlas of Anatomy, Vol 1. Illustrations by Voll M and Wesker K. 3rd ed. New York: Thieme Publishers; 2020.）

16.3 男性尿生殖三角

男性尿生殖三角包括阴囊、阴茎、尿道球腺、会阴肌肉和相关的神经血管系统。

阴囊

- **阴囊**是包围睾丸和精索的前腹壁的囊状延伸（详见 10.4）。
- 阴囊上方的皮下皮肤层没有脂肪，但皮肤下方的**肉膜**与腹部浅筋膜的深层（膜层）（Scarpa 筋膜）和会阴浅筋膜（Colles 筋膜）是延续的。
- 肉膜的延伸将阴囊分为左、右两个隔间，在外部可以看到**阴囊中缝**。
- 阴部内动脉和阴部外动脉的阴囊支以及腹壁下动脉的提睾肌支供应阴囊。同名静脉与动脉伴行（**图 16.4** 和**图 16.5**）。
- 淋巴从阴囊引流到腹股沟浅淋巴结。阴囊内的内容物（即睾丸和附睾）的淋巴直接引流到主动脉旁淋巴结。
- 阴囊的神经支配（详见图 14.21）如下。
  · 髂腹股沟和生殖股（生殖支）神经（腰丛）：支配阴囊前部。
  · 阴部神经和股后皮神经（骶丛）：支配阴囊后部。

阴茎

阴茎同时具有交配和泌尿功能。它包含三个由勃起组织组成的圆柱体，其中一个围绕着尿道（尿道海绵体），尿道海绵体从膀胱输送尿液，在性交时输送精液（**图 16.6** 和**图 16.7**）。

- 阴茎包括三个部分：
  · **根部**：最近的部分，附着在会阴膜上，被肌肉覆盖。它由以下部分组成：
    右和左脚：附着在两侧的坐骨支上，被坐骨海绵体肌覆盖。
    阴茎的**球部**：附着在会阴膜上，被球海绵体肌覆盖。尿道海绵体部（阴茎）从阴茎球部的背面进入。

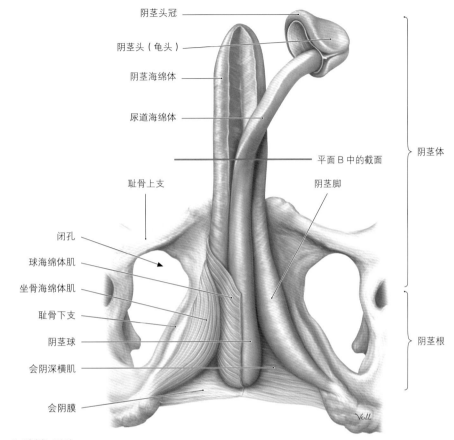

阴茎头冠

阴茎头（龟头）

阴茎海绵体

尿道海绵体

平面 B 中的截面

耻骨上支

阴茎脚

闭孔

球海绵体肌

坐骨海绵体肌

耻骨下支

阴茎球

会阴深横肌

会阴膜

阴茎体

阴茎根

A. 下（腹侧）面观。

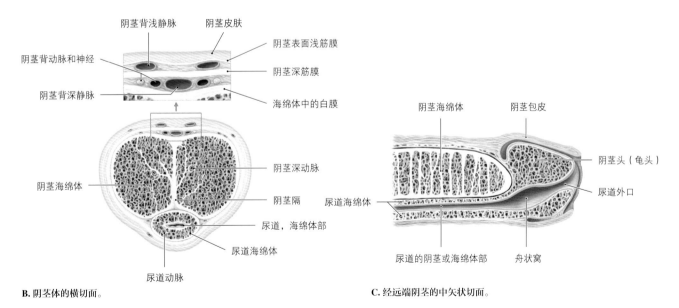

阴茎背浅静脉

阴茎皮肤

阴茎背动脉和神经

阴茎表面浅筋膜

阴茎深筋膜

阴茎背深静脉

海绵体中的白膜

阴茎海绵体

阴茎深动脉

阴茎隔

尿道，海绵体部

尿道海绵体

尿道动脉

阴茎海绵体

阴茎包皮

阴茎头（龟头）

尿道海绵体

尿道外口

尿道的阴茎或海绵体部

舟状窝

B. 阴茎体的横切面。

C. 经远端阴茎的中矢状切面。

图 16.6　阴茎

（引自 Schuenke M, Schulte E, Schumacher U. THIEME Atlas of Anatomy, Vol 1. Illustrations by Voll M and Wesker K. 3rd ed. New York: Thieme Publishers; 2020.）

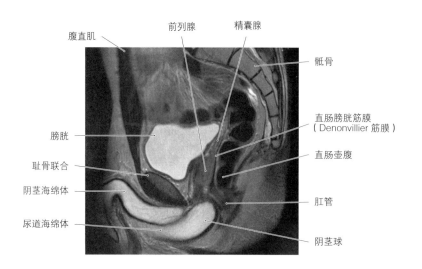

图 16.7　男性盆部的磁共振成像
矢状面，左侧面观。（引自 Hamm B, et al. MRI Imaging of the Abdomen and Pelvis, 2nd ed. New York: Thieme Publishers; 2009.）

- **体部**：下垂，无肌肉覆盖，由三个圆柱形的勃起组织组成。白膜是一密集的纤维外套，围绕着每个勃起的体，远端有一**阴茎深筋膜**（Buck 筋膜）将这三个体结合在一起。这三个勃起的体包括：

    两个**阴茎海绵体**：脚的延续，并排位于阴茎背上。

    一个**尿道海绵体**：是阴茎球的延续，位于两个阴茎海绵体的腹侧，尿道海绵体（阴茎部）从中穿过。

- **阴茎头**（也称为**龟头**）是尿道海绵体远端的扩张，其特征是：

    阴茎冠位于阴茎海绵体的远端。

    尿道海绵体的梭形扩张是**舟状窝**，其终止于**尿道外口**的尖端。

- 阴部外动脉供应阴茎的皮肤和皮下组织。该组织的静脉引流通过**阴茎背浅静脉**，阴茎背浅静脉回流至阴部外静脉（详见**图 16.4**）。

- 阴部内动脉为阴茎深层结构提供血液。它们的分支（**图 16.8**；另见**图 16.6B**）包括：

    - **阴茎球的动脉**：为阴茎球、球内的尿道和尿道球腺提供血供。

    - **阴茎背动脉**：位于阴茎深筋膜和白膜之间，供应阴茎筋膜、皮肤和龟头。

    - **阴茎深动脉**：位于海绵体内，发出**螺旋动脉**，供应勃起组织，并负责勃起过程中海绵体的充血。

- 勃起的体通过静脉丛引流，流入单个**阴茎背深静脉**，该静脉穿过耻骨联合下方，加入盆部的前列腺静脉丛。

- 阴茎的淋巴引流区包括：

    - 阴茎勃起的体：引流到髂内淋巴结。

    - 阴茎头：引流至腹股沟深部淋巴结。

    - 尿道：引流至髂内和腹股沟深部淋巴结。

- 阴茎头通过阴部神经的一个分支——**阴茎背神经**接受感觉纤维的丰富支配。来自腹下丛的交感神经纤维也沿着此路径传递信息。

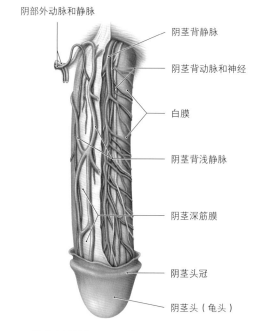

图 16.8　阴茎背侧的神经、血管
上（背）面观。移除：皮肤。（引自 Schuenke M, Schulte E, Schumacher U. THIEME Atlas of Anatomy, Vol 1. Illustrations by Voll M and Wesker K. 3rd ed. New York: Thieme Publishers; 2020.）

- 来自前列腺丛的海绵体神经携带的副交感神经纤维支配勃起组织内的螺旋动脉，并负责阴茎勃起。

尿道球腺

尿道球腺是成对的黏液分泌腺（详见**图 15.2** 和**图 15.3**）。

- 它们位于前列腺下方尿道的两侧，被尿道括约肌包围。

- 它们的导管通向尿道海绵体部的近端。

- 它们在性唤起时很活跃。

勃起、排泄及射出

勃起、**排泄**和**射精**的性反应涉及交感神经、副交感神经和躯体（通过阴部神经）神经通路。

- 在勃起时：
  - 通常由交感神经维持螺旋动脉的收缩，受到副交感神经的抑制。当动脉舒张时，勃起体内的海绵状空间扩张并充血。
  - 受阴部神经支配的球海绵体肌和坐骨海绵体肌的收缩阻碍静脉流出并维持勃起（**图 16.9**）。
- 在排泄时：
  - 副交感神经介导精囊腺、尿道球腺和前列腺的精液分泌。
  - 交感神经通过启动输精管和精囊腺的蠕动来介导排泄（精液通过导管的运动）。这推动精液进入尿道前列腺部，当前列腺收缩时，在尿道中加入前列腺液。

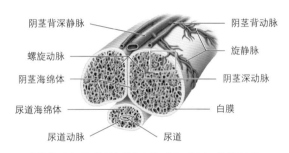

阴茎背深静脉　　阴茎背动脉
螺旋动脉　　旋静脉
阴茎海绵体　　阴茎深动脉
尿道海绵体　　白膜
尿道动脉　　尿道

A. 阴茎横截面显示与勃起有关的血管（图 B 和图 C 为放大图）。

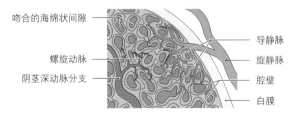

吻合的海绵状间隙　　导静脉
螺旋动脉　　旋静脉
阴茎深动脉分支　　腔壁
白膜

B. 松弛状态的海绵体。

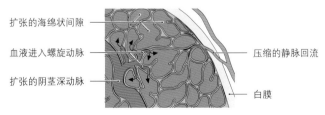

扩张的海绵状间隙
血液进入螺旋动脉　　压缩的静脉回流
扩张的阴茎深动脉　　白膜

C. 勃起状态的海绵体。

图 16.9　阴茎勃起机制

（引自 Schuenke M, Schulte E, Schumacher U. THIEME Atlas of Anatomy, Vol 1. Illustrations by Voll M and Wesker K. 3rd ed. New York: Thieme Publishers; 2020.）

- 在射精时：
  - 交感神经刺激使尿道内括约肌收缩，从而阻止精液进入膀胱（逆行射精）。
  - 副交感神经刺激使尿道肌肉收缩。
  - 阴部神经收缩球海绵体肌。

16.4 女性尿生殖三角

与男性会阴一样，女性会阴包含勃起体、分泌腺及其相关的神经、血管。此外，它还包含成对的皮肤褶皱，围绕着尿道和阴道口。这些外生殖器统称为**外阴**（**图 16.10~图 16.13**）。

- **阴阜**是一个富含皮下脂肪组织的浅丘，与腹壁的浅脂肪层连续，位于耻骨联合前方，与**大阴唇**延续。
- **大阴唇**，是双侧皮下脂肪组织褶皱，位于**阴唇裂**的侧面，是阴唇之间的开口。阴唇在**前连合**处向前接合，在**后连合**处向后接合。阴唇的外表面覆盖着色素沉着的皮肤和粗糙的阴毛；内表面光滑无毛。
- **小阴唇**，是阴唇裂内无毛皮肤的双侧褶皱，位于阴道前庭的侧面。
- **阴道前庭**是一个由两个小阴唇包围的空间。它包含尿道和阴道口以及前庭大腺和前庭小腺的导管开口。
- **前庭球**是成对的勃起组织块，位于小阴唇深处，被球海绵体肌覆盖。
- **前庭大腺**（Bartholin 腺）是位于前庭球后端下方的小腺体，在性唤起过程中有助于润滑前庭。
- **前庭小腺**位于前庭两侧，分泌黏液湿润阴唇和前庭。
- **阴蒂**是一个高度敏感的勃起器官，位于成对的小阴唇的前部连接处（**图 16.12**）。
  - 成对的勃起体，即**海绵体**，组成了脚，它们结合在一起形成了阴蒂**体**。**包皮**覆盖体。
  - 阴蒂的尖端是它最敏感的部位。
- 阴部外动脉为阴阜和大阴唇上方的皮肤提供血液。与男性相似，这些浅表结构会引流到阴部外静脉。
- 阴部内动脉通过与男性会阴相似的分支供应大部分外生殖器（**图 16.14A**）。
  - **会阴动脉**供应会阴肌和小阴唇。
  - **前庭球的动脉**供应前庭大腺和前庭球。

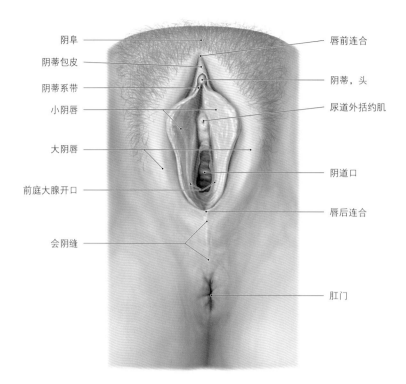

图 16.10　女性外生殖器
膀胱截石位和小阴唇分离。（引自 Schuenke M, Schulte E, Schumacher U. THIEME Atlas of Anatomy, Vol 1. Illustrations by Voll M and Wesker K. 3rd ed. New York: Thieme Publishers; 2020.）

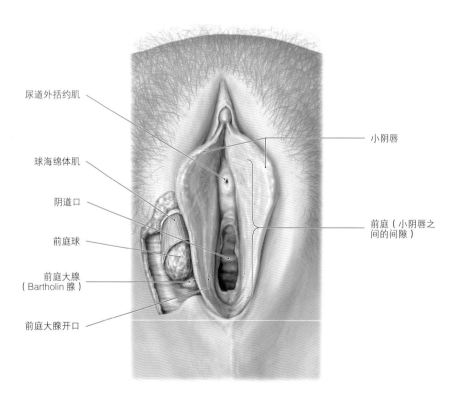

图 16.11　前庭和前庭大腺
膀胱截石位和小阴唇分离。（引自 Schuenke M, Schulte E, Schumacher U. THIEME Atlas of Anatomy, Vol 1. Illustrations by Voll M and Wesker K. 3rd ed. New York: Thieme Publishers; 2020.）

图 16.12　女性会阴中的勃起组织
(引自 Gilroy AM, MacPherson BR, Wikenheiser JC. Atlas of Anatomy. Illustrations by Voll M and Wesker K. 4th ed. New York: Thieme Publishers; 2020.)

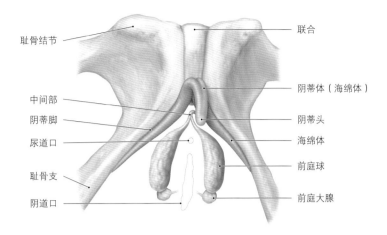

耻骨结节
中间部
阴蒂脚
尿道口
耻骨支
阴道口
联合
阴蒂体（海绵体）
阴蒂头
海绵体
前庭球
前庭大腺

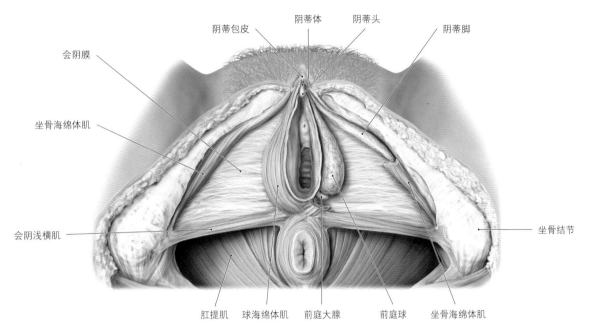

阴蒂包皮　阴蒂体　阴蒂头　阴蒂脚
会阴膜
坐骨海绵体肌
会阴浅横肌
坐骨结节
肛提肌　球海绵体肌　前庭大腺　前庭球　坐骨海绵体肌

图 16.13　女性生殖器的勃起肌肉和组织
膀胱截石位。移除：阴唇、皮肤和会阴膜。从左侧移除：坐骨海绵体肌和球海绵体肌；前庭大腺（Bartholin 腺）。（引自 Gilroy AM, MacPherson BR, Wikenheiser JC. Atlas of Anatomy. Illustrations by Voll M and Wesker K. 4th ed. New York: Thieme Publishers; 2020.）

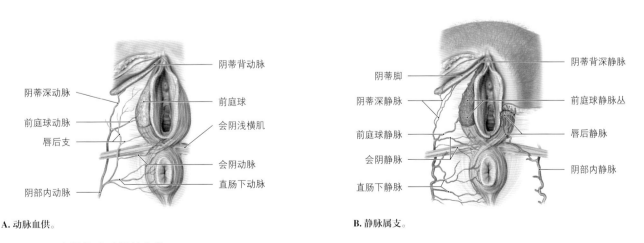

阴蒂深动脉
前庭球动脉
唇后支
阴部内动脉
阴蒂背动脉
前庭球
会阴浅横肌
会阴动脉
直肠下动脉

A. 动脉血供。

阴蒂脚
阴蒂深静脉
前庭球静脉
会阴静脉
直肠下静脉
阴蒂背深静脉
前庭球静脉丛
唇后静脉
阴部内静脉

B. 静脉属支。

图 16.14　女性外生殖器的血管
下面观。（引自 Schuenke M, Schulte E, Schumacher U. THIEME Atlas of Anatomy, Vol 1. Illustrations by Voll M and Wesker K. 3rd ed. New York: Thieme Publishers; 2020.）

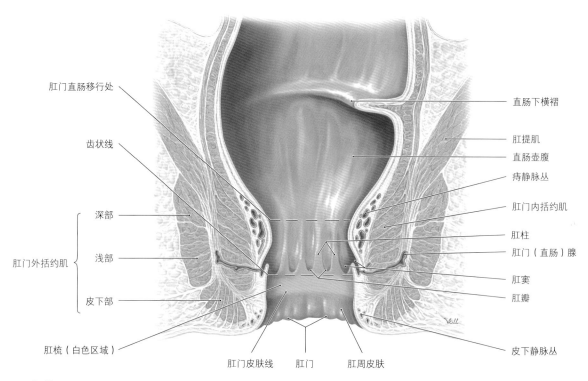

图 16.15　肛管

冠状切面，前面观。（引自 Schuenke M, Schulte E, Schumacher U. THIEME Atlas of Anatomy, Vol 2. Illustrations by Voll M and Wesker K. 3rd ed. New York: Thieme Publishers; 2020.）

- **阴蒂背动脉**供应阴蒂的尖端。
- **阴蒂深动脉**供应海绵体，并在唤醒时充血。
- 阴部内静脉的属支引流大部分会阴结构并与动脉伴行。一条**阴蒂背深静脉**引流勃起组织的静脉丛，并通过耻骨联合下与盆腔内的静脉丛相连（**图 16.14B**）。
- 大部分淋巴从女性会阴引流到腹股沟浅表淋巴结。例外情况包括：
  - 阴蒂、前庭球和阴唇前部的淋巴引流至腹股沟深部或髂内淋巴结。
  - 尿道的淋巴引流至骶淋巴结或髂内淋巴结。
- 左、右阴部神经是会阴的主要神经（详见**图 14.20**）。它们的分支包括：
  - **会阴神经**——阴道口和会阴浅肌。
  - **阴蒂背神经**——传递会阴深部肌肉和来自阴蒂的感觉，特别是阴蒂的尖端。
  - **阴唇后神经**——外阴后。
- 与男性阴囊的神经支配相似，外阴前部接受的感觉神经支配（详见**图 14.20**）来自：
  - 髂腹股沟神经和生殖股神经的生殖支：为阴阜和阴唇前部提供分支。
  - 股后皮神经：供应外阴后外侧。
- 到会阴的交感神经纤维与腹下丛一起走行；副交感神经纤维与子宫阴道丛的海绵体神经一起走行。两者都支配阴蒂和前庭球的勃起组织（**图 14.23**）。

16.5　肛三角

肛三角包括肛管和坐骨肛门窝。

肛管

肛管是胃肠道的末端，控制着贮便和排便反应。它从盆膈的肛门直肠交界处延伸至**肛门**（**图 16.15**）。

- 耻骨直肠肌在直肠肛管移行处周围形成吊索，向前拉，形成**会阴曲**（**图 16.16**）。从这个角度看，肛管在肛尾韧带（提肌板）和会阴体之间向下和向后下降（详见**图 16.1**）。

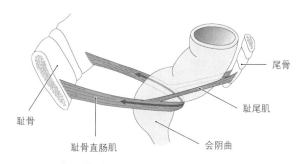

图 16.16　直肠的封闭

左侧面观。

耻骨直肠肌就像一个肌肉吊索，使肛门直肠移行处弯折。它的作用是维持粪便的控制。（引自 Gilroy AM, MacPherson BR, Wikenheiser JC. Atlas of Anatomy. Illustrations by Voll M and Wesker K. 4th ed. New York: Thieme Publishers; 2020.）

- 肛管周围有两个括约肌：
  - **肛门内括约肌**是环绕肛管上部的圆形肌肉层的增厚。
    - 它是不随意的括约肌。
    - 它通过交感神经支配保持收缩，但直肠壶腹扩张除外。副交感神经支配使括约肌放松。
  - **肛门外括约肌**是一条宽阔的肌肉带，向前延伸与会阴体融合，向后连接到尾骨（通过肛尾韧带），并向上与骨盆底的耻骨直肠肌融合（另见**图 15.1**、**图 16.1** 和**图 16.2**）。虽然它被描述为有深、浅和皮下部分，但它们在功能上以及通常在解剖学上是模糊的。
    - 它是自主括约肌。
    - 直肠下神经是阴部神经的一个分支，它支配着此括约肌。
- 肛管内表面的特征是：
  - **肛柱**：由直肠上血管的下方分支形成的垂直隆起。
  - **肛瓣**：连接肛柱的下边缘。
  - **肛窦**：在肛柱底部的凹槽，分泌黏液以促进排便。
- **齿状（梳状）线**是在肛门柱的底部的一个不规则的隆起。
  - 它将肛管分为来自胚胎后肠内胚层的上部和来自胚胎外胚层的下部。
  - 它将肛管的血液供应、淋巴引流和神经支配进行了划分。
- 在齿状线以下，有一层光滑的衬里，没有腺体和毛发，**肛梳**向下延伸到**肛皮线**或括约肌间沟。
- 在肛皮线以下，肛管处为分布毛发的皮肤，并与环绕肛门的**肛周皮肤**相连。
- 在齿状线以上，肛管的神经血管系统与胃肠道远端的神经血管系统相似（详见 14.6）。
  - 它的血液供应来自直肠上动脉，即肠系膜下动脉的一个分支。
  - 直肠静脉丛通过直肠上静脉进入门静脉系统。
  - 淋巴引流至髂内淋巴结。
  - 内脏神经支配通过直肠丛传递到腹下丛。
    - 交感神经刺激可维持括约肌的张力。
    - 副交感神经放松括约肌，刺激直肠的蠕动。
    - 内脏感觉纤维与盆内脏神经（副交感神经）一起传递，并且只传递牵张感觉（对疼痛不敏感）。
- 在齿状线下，肛管的神经血管系统与会阴部相似（详见 14.6）。
  - 它的血液供应来自左、右**直肠下动脉**，其为阴部内动脉的分支。
  - 直肠静脉丛流入**直肠下静脉**，而直肠下静脉又流入下腔静脉系统的髂内静脉。
  - 淋巴引流至腹股沟浅淋巴结。

- 躯体神经支配通过**直肠下神经**，其为阴部神经的一个分支。
  - 躯体运动纤维刺激肛门外括约肌的收缩。
  - 躯体的感觉纤维传递痛觉、触觉和温觉。

知识拓展 16.4：临床相关

痔疮

外痔是直肠外静脉丛形成的血栓静脉，通常与妊娠或慢性便秘有关。它们位于齿状线以下，被皮肤覆盖。因为它们受躯体神经支配，所以比内痔引起的疼痛更大。

内痔包含直肠内静脉丛扩张的静脉。随着肌层的破裂，这些血管垫脱垂到肛管，并可能成为溃疡。因为它们位于齿状线上方，受内脏支配，所以这些痔是无痛的。它们通常与门脉高压症无关，但由于静脉丛和直肠动脉分支之间的动静脉吻合，出血的特征是亮红色。

知识拓展 16.5：临床相关

肛裂

肛裂是指肛门周围黏膜（通常在后中线）的撕裂，是由硬的或大的粪便通过引起的。由于它们位于齿状线以下，由直肠下神经支配，这些病变会引起疼痛。如果小心防止便秘，大多数肛裂会在几周内自行愈合。由肛裂发展而来的肛周脓肿可扩散到邻近的坐骨肛门窝。

排便和控便

肛管的打开（排便）和关闭（控便）由一个复杂的装置控制，该装置包括肌肉、血管和神经成分。

- 肛门内括约肌，在内脏运动控制下，负责 70% 的粪便控制。交感神经刺激使它能够保持肛管的持续收缩，直到它因直肠内压力的升高而放松。
- 肛提肌的肛门外括约肌和耻骨直肠肌在躯体运动控制下，分别收缩肛管并保持肛门直肠角。排便时的自主放松使得肛管变宽和耻骨直肠肌吊带变直。
- 控便结构的血管部分包括痔静脉丛，这是黏膜下层内一个持续膨胀的海绵体，在肛柱上方形成环形衬垫（**图 16.17**）。当充满血液（由直肠上动脉供应）时，这些衬垫起到有效控制排便的作用，可确保气体和液体的密封。肌肉括约肌的持续收缩抑制了静脉引流，但当括约肌在排便过程中放松时，血液可以通过动静脉吻合引流到肠系膜下静脉（门静脉系统）和直肠中下静脉（腔静脉系统）。

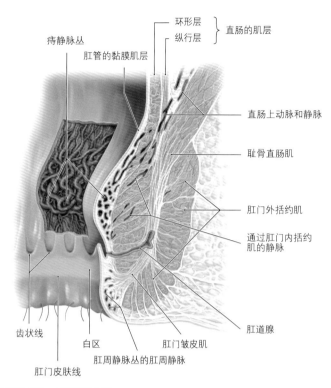

A. 肛管纵切面，与痔静脉丛窗。

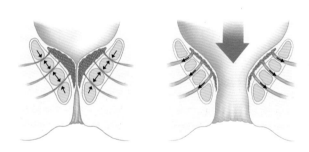

B. 静止时的痔静脉丛。　　　**C. 排便时的痔静脉丛。**

图 16.17　血管控便机制的结构
(引自 Schuenke M, Schulte E, Schumacher U. THIEME Atlas of Anatomy, Vol 2. Illustrations by Voll M and Wesker K. 3rd ed. New York: Thieme Publishers; 2020.)

- 该机制的神经成分涉及（详见**图 14.22**）：
  - 躯体运动神经主要通过阴部神经（S2~S4）支配肛门外括约肌和耻骨直肠肌；躯体感觉神经通过直肠下神经支配肛门和肛周皮肤。
  - 内脏运动神经（副交感神经）在直肠丛中通过盆内脏神经支配肛门内括约肌；内脏感觉神经支配直肠壁。

坐骨肛门窝和阴部管

- 坐骨肛门窝是肛管两侧配对的楔形间隙，上方为盆膈，下方为肛区皮肤（详见**图 15.24**）。
  - 脂肪和疏松的结缔组织，由强壮的纤维带加强，填充坐骨肛门窝。这些组织支撑肛管，但当肛管因粪便而膨胀时，这些组织很容易移位。
  - 直肠下血管和神经，阴部内血管和阴部神经的分支，穿过坐骨肛门窝。
  - 坐骨肛门窝向前延伸到会阴膜上的尿生殖三角。
- 阴部管是由坐骨肛门窝外侧壁上闭孔内肌筋膜分裂形成的通道。
  - 阴部内动脉、静脉和阴部神经在离开坐骨小孔并发出直肠下支后进入阴部管。

17　骨盆和会阴临床影像学基础

骨盆 X 线成像用于创伤患者的评估和髋关节的快速一线评估。如果需要更详细的软组织信息，可进一步行磁共振成像（MRI）。为了评估女性患者的盆腔内容物，超声可以提供快速和经济的较好成像，且避免使性腺暴露于辐射中。因此，超声在紧急情况下（如急性盆腔疼痛）非常有用。MRI 也显示了骨盆的良好细节，但由于获取图像需要更长的时间，它在紧急情况下实用性较低（**表 17.1**）。

对于儿童，超声在评估髋部方面也很有价值。正在发育中的骨骼只是部分骨化，因此其部分结构在 X 线片上不可显示（**图 17.1**）。为了评估髋关节，如髋关节发育不良（DDH），可使用超声来评估股骨头软骨的位置（**图 17.2**）。

骨盆的标准影像线图包括前后（AP）位投影，显示双侧髋关节（**图 17.3**）。在骨盆骨折患者中，通常使用不同的倾角来评估是否骨质连续。有几种方法可以对骨盆的内容物进行成像。与腹部一样，计算机断层（CT）扫描常用经口或静脉造影剂增强盆腔器官的影像（**图 17.4**），但在非紧急情况下，MRI 提供了最佳的解剖细节（**图 17.5**）。相比之下，超声提供的细节较少，但由于它更安全、更快，通常是女性盆腔器官成像的首选（**图 17.6** 和**图 17.7**）。

表 17.1　盆腔成像方法的适用性

成像方法	临床用途
X 线摄影	主要用于评估骨盆的骨
CT 扫描	提供了极好的解剖细节，但有辐射
MRI	是评估骨盆的骨及周围肌肉和软组织的理想成像方法；也可作为女性盆部超声检查的辅助成像方法
超声	评估女性盆部（特别是子宫和卵巢）的主要成像方法；评估男性阴囊和睾丸的主要成像方法

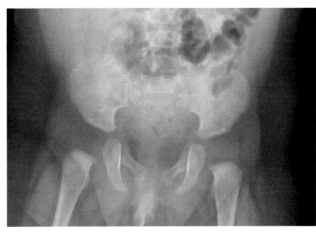

A. 婴儿。

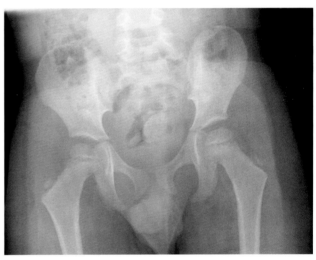

B. 学龄儿童。

图 17.1　显示骨骼发育骨化的骨盆正位 X 线片
注意股骨头和骨盆生长板是如何随着年龄的增长而逐渐骨化的，然后变成了 X 线可见的骨。可与图 17.3 中完全成年的骨盆相比。
（引自 Joseph Makris, MD, Baystate Medical Center.）

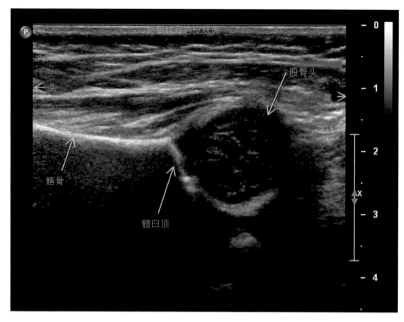

图 17.2　婴儿髋关节的超声影像

探头位于婴儿臀部的侧面，显示矢状位图像。由于正发育骨骺软骨中的水成分，通过超声可以很好地观察到软骨性股骨头（尚未骨化）。评估发育中髋臼的形状和股骨头相对于髋臼的位置，用于确定有无发育不良的征象。（引自 Joseph Makris, MD, Baystate Medical Center.）

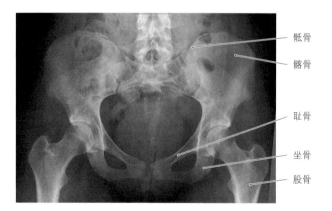

图 17.3　成人的骨盆 X 射线影像

前视图。

注意圆形股骨头规整地位于髋臼中，骶髂关节和耻骨联合清晰可见。骶骨下部被直肠中的气体和粪便部分遮挡（骨盆中部呈不规则的深灰色和浅灰色）。髂嵴可以沿着其边缘追踪到髋臼，进入坐骨和耻骨联合。骨的边缘虽有曲度但应光整，并且应该清晰可见。（引自 Joseph Makris, MD, Baystate Medical Center.）

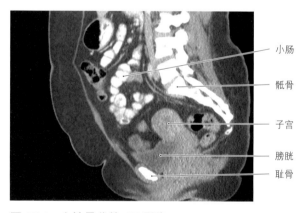

图 17.4　女性骨盆的 CT 影像

左侧位视图。

这是一张"软组织窗"的 CT 重建图像，突出了盆腔器官之间的关系。口服造影剂会使肠道呈现白色；静脉造影增强了血管丰富的软组织（浅灰色）。充满尿液的膀胱的水密度为深灰色。利用静脉增强，子宫很容易与前方的膀胱和上方的脂肪区分开来。子宫内膜在子宫内几乎看不到。子宫和邻近直肠很难精确定位区分。（引自 Joseph Makris, MD, Baystste Medical Center.）

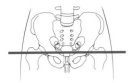

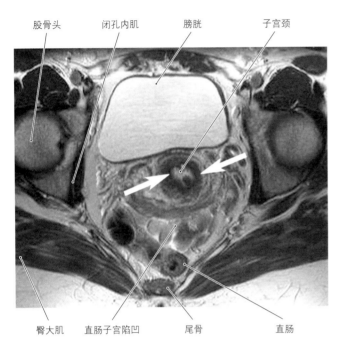

股骨头　闭孔内肌　膀胱　子宫颈

臀大肌　直肠子宫陷凹　尾骨　直肠

图 17.5　女性骨盆 MRI
子宫颈水平的轴位图。在 MRI 该序列中，液体是白色的，肌肉是黑色的，其他软组织是灰色的。MRI 上看到的软组织细节优于 CT 和超声上看到的。注意宫颈管中白色液体周围的深色（黑色）宫颈基质（箭头）。因为 MRI 在分辨组织类型方面非常敏感，所以很容易把盆腔器官从相邻器官和相邻肠道中区分出来。组织结构之间明亮的脂肪提供了良好的对比度。（引自 Hamm B, et al. MRI Imaging of the Abdomen and Pelvis, 2nd ed. New York: Thieme Publishers; 2009.）

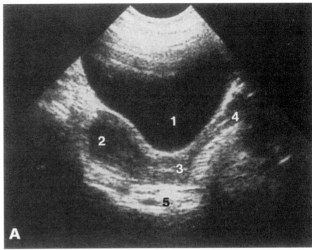

A. 正中矢状（纵向）切面。

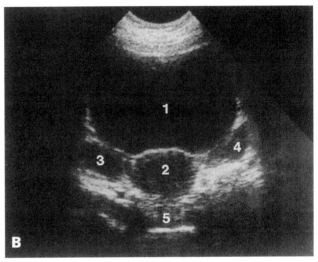

B. 横切面。

图 17.6　子宫和卵巢的经腹部超声影像
通过对骨盆进行腹部成像，将超声波探头放置在膀胱前方的下腹壁上。完整的膀胱提供了一个声学"窗口"，可以更好地观察子宫和相关结构（患者在检查前需要喝大量的液体）。膀胱中的尿液是无回声的（黑色）。子宫的肌肉和血管结构以及卵巢的卵泡和血管结构呈低回声（深灰色）。卵巢的大小和形状应该相对对称。1，充满尿液的膀胱；2，子宫；3，子宫颈；4，阴道；5，直肠。（引自 Gunderman R. Essential Radiology, 3rd ed. New York: Thieme Publishers; 2014.）

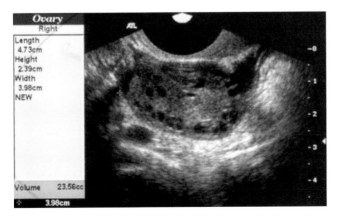

图 17.7　右侧卵巢的经阴道超声
排空的膀胱（要求患者在检查前排尿）定位子宫和相关结构，以实现最佳可视化。超声探头的尖端直接靠着宫颈定位，并指向感兴趣的一侧，直到找到卵巢。超声探头的尖端紧贴骨盆结构，提供了比经腹部图像更好的图像细节。该患者因多囊卵巢综合征导致卵巢增大。注意许多小卵泡的细节（黑色，因为它们充满了液体）。（引自 Gunderman R. Essential Radiology, 3rd ed. New York: Thieme Publishers; 2014.）

第6部分　上肢

18　上肢概述

上肢的主要功能特点是活动性大和灵巧。肩部和肘部的活动形成了上肢的各种姿势，并与手和手指的精细活动相辅相成。为了保证上肢的活动度，一部分稳定性受到影响，特别是在肩关节，这种特点使得上肢更容易受伤。

18.1　一般特征

- 在解剖位置，上肢垂直悬挂，肘部指向后方，手掌面向前方。
- 上肢主要的区域有（**图18.1**）：
  - **肩部区域**：包括胸、肩胛、三角肌、颈外侧区域以及胸（肩）带以上。
  - **腋窝（腋区）**：腋下。
  - **臂（臂区）**：肩与肘之间。
  - **肘区**：在肘部。
  - **前臂（前臂区）**：肘与腕之间。
  - **腕区**：在腕关节。
  - **手**：包括掌面与背面。
- 上肢关节运动包括：
  - **屈曲**：如同胚胎时期，向缩短腹侧面之间的间隙方向弯曲（在上肢，腹侧面相当于前面；在下肢，由于发育过程中肢体旋转，部分腹侧面转到了后面）。
  - **伸展**：向屈曲相反方向弯曲或伸展。
  - **外展**：离开中心轴的运动。
  - **内收**：靠近中心轴的运动。
  - **外旋**：沿着长轴向外旋转。
  - **内旋**：沿着长轴向内旋转。
  - **旋转运动**：绕关节中心做圆周运动。
  - **旋后**：掌心向上。
  - **旋前**：掌心向下。
  - **桡偏或者尺偏**：腕关节向桡侧和尺侧倾斜成角（腕关节外展或内收）。
  - **对掌**：拇指或第五指与其他手指掌面相接触。
- 上肢肌肉可分为：
  - **固有肌肉**：起点与止点都在关节附近（例如手部固有肌肉起点和止点在腕部和手部骨上）。
  - **外在肌肉**：起自活动部位远处，通过长肌腱止于关节附近（例如前臂弯曲手指的肌肉是手部的外在肌肉）。
    外在肌肉的肌腱一般称为**长屈肌腱**或**长伸肌腱**。
    滑膜腱鞘在腕部和手指环绕外在肌肉肌腱，形成润滑的界面以便于肌腱穿过关节。

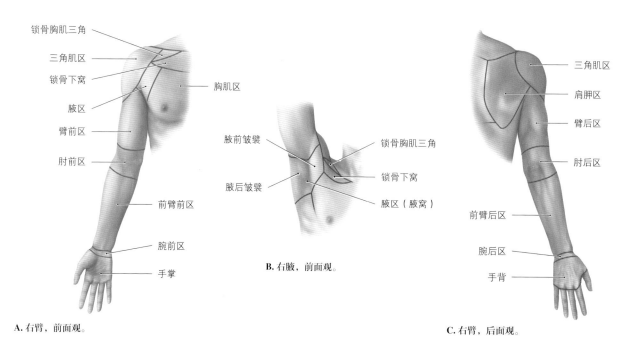

A. 右臂，前面观。

锁骨胸肌三角
三角肌区
锁骨下窝
腋区
臂前区
肘前区
胸肌区
前臂前区
腕前区
手掌

B. 右腋，前面观。

腋前皱襞
腋后皱襞
锁骨胸肌三角
锁骨下窝
腋区（腋窝）

C. 右臂，后面观。

三角肌区
肩胛区
臂后区
肘后区
前臂后区
腕后区
手背

图18.1　上肢区域

（引自 Schuenke M, Schulte E, Schumacher U. THIEME Atlas of Anatomy, Vol 1. Illustrations by Voll M and Wesker K. 3rd ed. New York: Thieme Publishers; 2020.）

18.2 上肢骨

　　上肢骨包括组成肩胸带的锁骨和肩胛骨、臂的肱骨、前臂的桡骨和尺骨、腕骨，以及手的掌骨和指骨（**图 18.2**）。

- 肩胸带将上肢固定在躯干上（**图 18.3**）。
- **锁骨**是 S 形骨，形成了肩胸带的前面部分（**图 18.4**）。
  - 锁骨在内侧和胸骨柄锁骨切迹形成关节，在外侧和肩胛骨的肩峰形成关节。
  - 锁骨全长都可以触摸到。

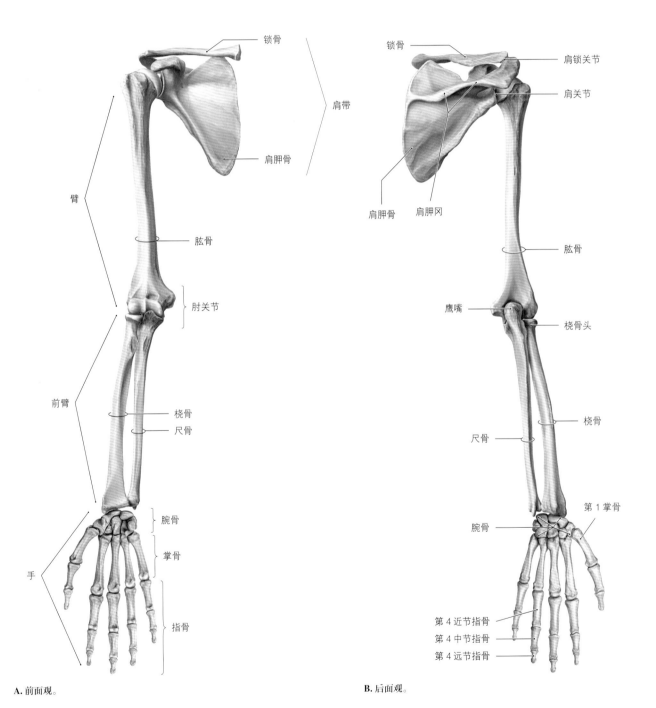

A. 前面观。　　　　　　　**B. 后面观。**

图 18.2　上肢骨骼

右上肢。上肢分为三个区域：臂、前臂和手。肩带（锁骨和肩胛骨）通过胸锁关节将上肢固定于胸廓。（引自 Schuenke M, Schulte E, Schumacher U. THIEME Atlas of Anatomy, Vol 1. Illustrations by Voll M and Wesker K. 3rd ed. New York: Thieme Publishers; 2020.）

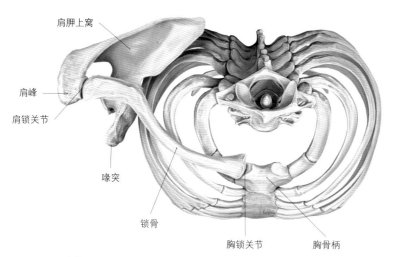

图 18.3　肩带原位图

右肩，上面观。（引自 Gilroy AM, MacPherson BR, Wikenheiser JC. Atlas of Anatomy. Illustrations by Voll M and Wesker K. 4th ed. New York: Thieme Publishers; 2020.）

- **肩胛骨**是一个扁平的三角形骨，形成肩胸带的后面部分（**图 18.5**）。
  - 肩胛骨在胸壁后侧第二到第七肋骨上。
  - 肩胛骨有内侧、外侧和上侧缘，以及上、下角。
  - 外侧有一个浅凹陷，叫作关节盂，与肱骨形成关节。
  - 狭窄的肩胛骨颈部将肩胛盂与体分开。
  - **肩胛下窝**在肩胛骨抵靠肋骨的前侧面。
  - 肩胛骨后侧面上的**肩胛冈**将肩胛骨后侧分为**冈上窝和冈下窝**，肩胛冈在外侧延续为**肩峰**。
  - **喙突**是在关节盂处向前向上伸出的凸起。

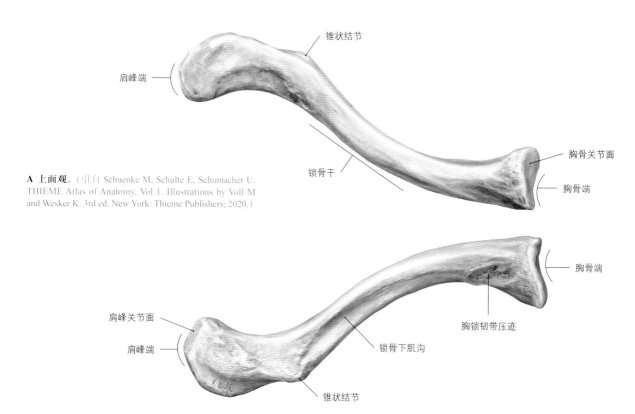

A 上面观。（引自 Schuenke M, Schulte E, Schumacher U. THIEME Atlas of Anatomy. Vol 1. Illustrations by Voll M and Wesker K. 3rd ed. New York: Thieme Publishers; 2020.）

B. 下面观。（引自 Gilroy AM, MacPherson BR, Wikenheiser JC. Atlas of Anatomy. Illustrations by Voll M and Wesker K. 4th ed. New York: Thieme Publishers; 2020.）

图 18.4　锁骨

右锁骨。

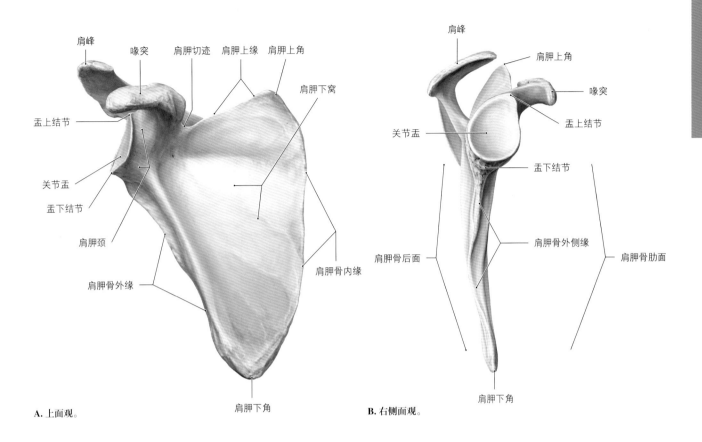

肩峰　喙突　肩胛切迹　肩胛上缘　肩胛上角

盂上结节

关节盂

盂下结节

肩胛颈

肩胛骨外缘

肩胛下窝

肩胛骨内缘

肩胛下角

A. 上面观。

肩峰　肩胛上角

喙突

盂上结节

关节盂

盂下结节

肩胛骨后面

肩胛骨外侧缘

肩胛骨肋面

肩胛下角

B. 右侧面观。

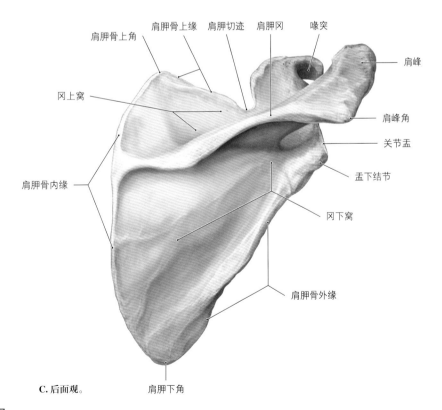

肩胛骨上角　肩胛骨上缘　肩胛切迹　肩胛冈　喙突

冈上窝

肩峰

肩峰角

关节盂

盂下结节

冈下窝

肩胛骨内缘

肩胛骨外缘

肩胛下角

C. 后面观。

图 18.5　肩胛骨
右肩胛骨。(引自 Schuenke M, Schulte E, Schumacher U. THIEME Atlas of Anatomy, Vol 1. Illustrations by Voll M and Wesker K. 3rd ed. New York: Thieme Publishers; 2020.)

- **肱骨**是臂的长骨（图 18.6）。
  - 在近端，**肱骨头**与肩胛骨的关节盂形成关节。
  - 在前面，**结节间沟**将肱骨大结节和肱骨小结节分开。
  - **肱骨解剖颈**将肱骨头与肱骨大结节和小结节分开。**肱骨外科颈**是肱骨头和肱骨结节远端移行为肱骨干的狭窄部分。

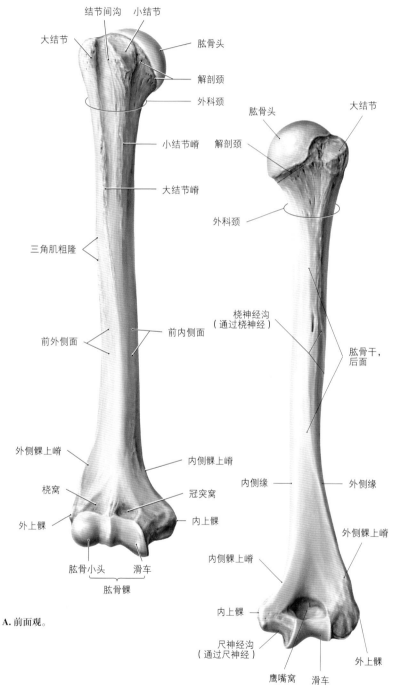

A. 前面观。

B. 后面观。（引自 Gilroy AM, MacPherson BR, Wikenheiser JC. Atlas of Anatomy. Illustrations by Voll M and Wesker K. 4th ed. New York: Thieme Publishers; 2020.）

图 18.6　肱骨
右肱骨。肱骨头与肩胛骨形成盂肱关节，肱骨小头和滑车与桡骨和尺骨形成肘关节。

知识拓展 18.2：临床相关

肱骨骨折

　　肱骨近端骨折非常常见，常见于老年人摔倒时臂伸展着地或肩部直接着地。一共分为三类。

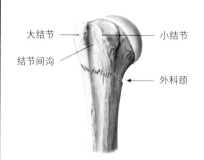

A. 关节外骨折。

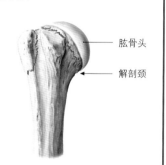

B. 关节内骨折。

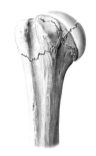

C. 粉碎性骨折。
（引自 Gilroy AM, MacPherson BR, Wikenheiser JC. Atlas of Anatomy. Illustrations by Voll M and Wesker K. 4th Edition. New York: Thieme Publishers; 2020.）

　　关节外和关节内骨折常伴有滋养肱骨头的血管（旋肱前动脉和旋肱后动脉）的损伤，与创伤后缺血性坏死密切相关。

　　外科颈骨折可以导致腋神经损伤，肱骨干和肱骨远端骨折与桡神经损伤相关。

- 肱骨干中段的三角肌粗隆是三角肌附着的位置。
- 桡神经沟绕肱骨后侧面和外侧面倾斜走行。
- 肱骨远段和**桡骨小头**、尺骨滑车形成关节。
- 肱骨**内上髁**较大，**外上髁**较小，是肌肉附着的位置。
- **尺神经沟**将内上髁与肱骨滑车分开。
- 尺骨是前臂的内侧骨（**图 18.7**）。
  - C 形的**滑车切迹**由后方的**鹰嘴**和前方的**冠突**形成，与肱骨滑车形成关节。
  - 尺骨和桡骨在**桡切迹**处形成关节。
  - **骨间膜**将桡骨和尺骨骨干连接起来。

- **尺骨茎突**由尺骨远端移行而来。
- **桡骨**是前臂的外侧骨（**图 18.7**）。
  - 圆形的**桡骨头**与肱骨和尺骨形成关节，其顶端下方有一狭窄的**桡骨颈**。
  - **桡骨粗隆**在桡骨前侧，是肱二头肌的附着点。
  - 在桡骨远段，桡骨断面呈现三角形，前侧面较扁。
  - 桡骨与尺骨近端在肘关节处，远段在腕关节处形成关节，骨间膜附着在桡骨和尺骨骨干。
  - 桡骨茎突由桡骨远段移行而来，与尺骨茎突相比更长。
  - 桡骨和腕骨在腕关节形成关节。

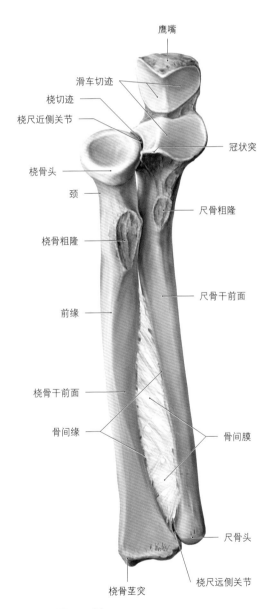

图 18.7　桡骨和尺骨
右前臂，前上面观。（引自 Schuenke M, Schulte E, Schumacher U. THIEME Atlas of Anatomy, Vol 1. Illustrations by Voll M and Wesker K. 3rd ed. New York: Thieme Publishers; 2020.）

知识拓展 18.3：临床相关

Colles 骨折

　　Colles 骨折是通过桡骨远段 2 cm 的横行骨折，在前臂骨折中最为常见，通常源于摔倒时手伸展着地。骨折远端向背侧近侧移位，伴随桡骨短缩，桡骨茎突较尺骨茎突向近侧移位，导致骨折处形成"餐叉"样畸形。

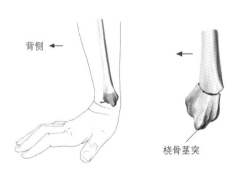

（引自 Gilroy AM, MacPherson BR, Wikenheiser JC. Atlas of Anatomy. Illustrations by Voll M and Wesker K. 4th Edition. New York: Thieme Publishers; 2020.）

- **腕骨**由 8 块短骨组成，在腕部排列成两条曲线（**图 18.8** 和**图 18.9**），从外向内依次是：
  - 在近侧为舟骨、月骨、三角骨、豌豆骨。
  - 在远侧为大多角骨、小多角骨、头状骨、钩骨。

知识拓展 18.4：临床相关

月骨脱位

　　月骨是腕骨中最容易脱位的骨。正常情况下月骨位于腕管底部，脱位后向掌侧移位，可能造成腕管结构压迫。

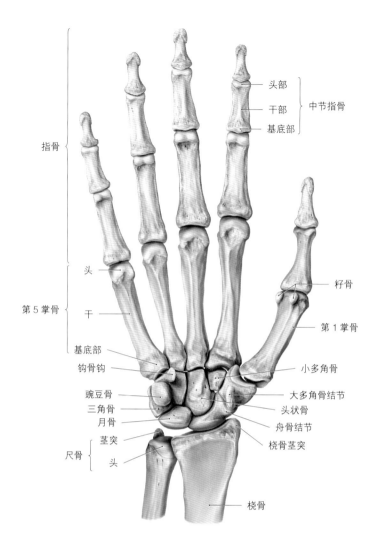

头部
干部   中节指骨
基底部

指骨

头

第 5 掌骨

干

籽骨

第 1 掌骨

基底部
钩骨钩
小多角骨
豌豆骨
大多角骨结节
三角骨
头状骨
月骨
舟骨结节
茎突
桡骨茎突
尺骨
头

桡骨

图 18.8   手部骨骼

右手，掌面观。（引自 Schuenke M, Schulte E, Schumacher U. THIEME Atlas of Anatomy, Vol 1. Illustrations by Voll M and Wesker K. 3rd ed. New York: Thieme Publishers; 2020.）

知识拓展 18.5：临床相关

舟骨骨折

舟骨骨折是腕骨骨折中最为常见的，通常发生在腕部近端和远端最为狭窄的部分。由于舟骨血供通过远段，腕部骨折（图 A，右舟骨，红线；图 B，白箭头）通常影响近段血供，造成骨不连和缺血性坏死。

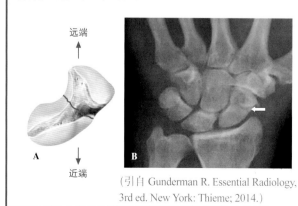

远端

近端

（引自 Gunderman R. Essential Radiology, 3rd ed. New York: Thieme; 2014.）

- **掌骨**由 5 个组成手掌的长骨组成。
  - 在近端，**掌骨底**和腕骨形成关节。
  - 在远端，**掌骨头**，即手上的结节与指骨近端形成关节。
- 指骨是组成手指的较小长骨。
  - 除了拇指仅有近节指骨和远节指骨外，其余指骨分为近节、中节和远节指骨。
- 手指以及相应的掌骨和指骨从第 1 到第 5 命名，拇指称为第 1 指，小指称为第 5 指。

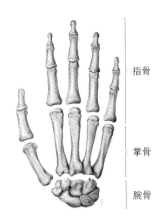
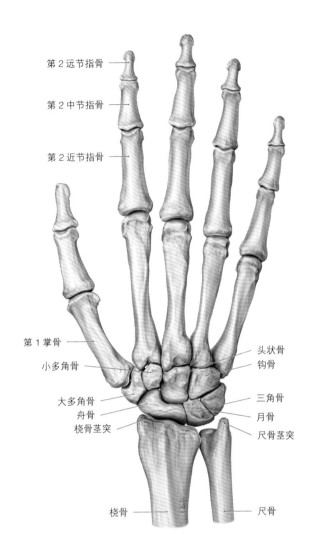

图 18.9 手部骨骼

右手，背面观。（引自 Schuenke M, Schulte E, Schumacher U. THIEME Atlas of Anatomy, Vol 1. Illustrations by Voll M and Wesker K. 3rd ed. New York: Thieme Publishers; 2020.）

18.3 上肢的筋膜和间室

- 深筋膜把上肢肌肉紧紧包裹住，肩带、腋下以及上肢的深筋膜是连续的，但在不同区域有不同的名称。
  - **胸筋膜**覆盖胸大肌。
  - **锁胸筋膜**覆盖锁骨下肌和胸小肌。
  - **腋筋膜**形成腋窝底部。
  - **臂筋膜**覆盖臂肌。
  - **前臂筋膜**覆盖前臂肌肉并在腕关节延伸为横向的增厚带，即屈肌支持带和伸肌支持带。
  - 手部掌侧和背侧的筋膜是连续的，在手掌中间形成了一个纤维增厚区域，称为**掌腱膜**。
  - **手指纤维鞘**由掌腱膜延伸到手指形成，包裹屈肌腱。
- 起自深筋膜的肌间隔附着在臂、前臂和手的骨骼，将上

肢的肌肉组织分割为不同的间室。同一间室的肌肉通常具有相似的功能、神经分布和血供。上肢的间室有（详见**图 19.38** 和**图 19.39**）：
  - 臂的**前间室**和**后间室**。
  - 前臂的**前间室**和**后间室**。
  - 手掌的**大鱼际间室**、**小鱼际间室**、**中间间室**、**内收肌间室**和**骨间间室**。

18.4 上肢的神经、血管

上肢动脉

- **锁骨下动脉**及其分支滋养颈部、胸壁以及整个上肢（**图 18.10**）。
  - 右侧锁骨下动脉是头臂干的分支，头臂干来源于主动脉弓。左侧锁骨下动脉直接起自主动脉弓。

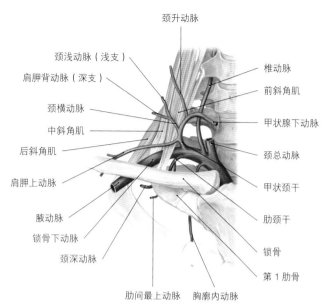

图 18.10　锁骨下动脉分支

右侧，前面观。（引自 Schuenke M, Schulte E, Schumacher U. THIEME Atlas of Anatomy, Vol 1. Illustrations by Voll M and Wesker K. 3rd ed. New York: Thieme Publishers; 2020.）

- 锁骨下动脉在胸廓上口进入颈部，向外侧肩部走行，过第 1 肋骨后终止。
- 滋养颈部和胸壁的锁骨下动脉分支（详见 17.3）有：
  - 椎动脉。
  - 胸廓内动脉。
  - **甲状颈干**：包括肩胛上动脉、颈升动脉、甲状腺下动脉和颈横动脉。
- 滋养肩区肌肉和皮肤的甲状颈干分支包括：
  - 颈横动脉及其**肩胛背分支**。
  - 肩胛上动脉。
- **腋动脉**延续于锁骨下动脉，起自第 1 肋骨外侧缘，止于腋窝外缘（大圆肌下边界）。
- 腋窝内胸小肌在腋动脉中 1/3 前，将腋动脉分为三段。腋动脉分支起点变异很大，但通常表述为起自腋动脉近、中、远 1/3 处（**图 18.11**）。
  - 近 1/3 有一个分支：

胸上分支：滋养第 1 肋间的肌肉。
- 中 1/3 有两个分支：
  胸肩峰动脉：分为三角肌支、胸支、锁骨支以及肩峰支。
  胸外侧动脉：滋养侧胸壁、包括前锯肌和乳房。
- 远 1/3 有三个分支：
  肩胛下动脉：进一步分为滋养背阔肌的**胸背动脉**，以及滋养肩胛肌肉的旋肩胛动脉。
  旋肱前动脉。
  旋肱后动脉。这些旋动脉包绕肱骨颈滋养三角肌区。
- **肩胛弓**由锁骨下动脉的肩胛背和肩胛上分支吻合形成。腋动脉损伤或结扎时，其旋肩胛和胸背分支为肩胛区提供了丰富的侧支循环（**图 18.12**）。
- 肱动脉延续自腋动脉，起自腋窝外侧（大圆肌肌腱下缘），沿着肱二头肌内侧缘向浅表走行，止于在肘窝的分叉处（肘前区）。肱动脉分支包括（详见**图 18.11**）：
  - **肱深动脉**：起自近端，在肱骨后表面下降，滋养臂后侧肌肉；其中间和桡侧的动脉分支通过桡动脉返支和骨间返动脉与桡动脉相通。
  - **尺侧上副动脉、尺侧下副动脉**：肱动脉的末端分支，与肱深动脉、前臂尺动脉吻合，滋养肘关节。
  - **桡动脉、尺动脉**：肱动脉的终末分支，滋养前臂和手部。
- 肘关节周围的动脉吻合使肱深动脉起点远端的肱动脉结扎不会影响肘部区域的血供。
- 尺动脉起自肘窝，沿着前臂内侧下降，穿过腕部狭窄的尺侧管，止于手部掌浅弓。尺动脉在前臂的主要分支有（图 18.11）：
  - **尺侧返动脉**：与尺侧副动脉吻合滋养肘部。
  - **骨间总动脉**：起自前臂近端，分为**骨间前动脉和骨间后动脉**。这些骨间分支在骨间膜两侧下降分别滋养前臂前间室和后间室的肌肉。
- 桡动脉是肱动脉外侧较小的分支，从肘窝沿着前臂外侧下降到腕关节。从背侧通过的解剖鼻烟壶穿过腕关节，进入第 1、2 指的肌肉，进入手掌，止于掌深弓。桡动脉分支包括（图 18.11）：
  - **桡侧返动脉**：与肱深动脉分支吻合滋养肘关节。
  - **腕掌侧动脉和腕背侧动脉**：与尺动脉分支在腕部和手部吻合。

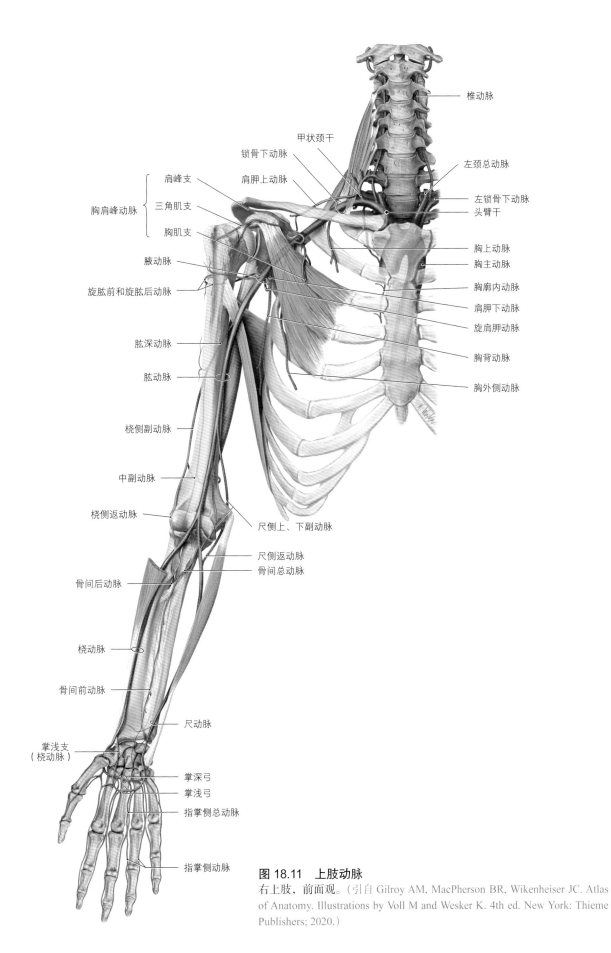

椎动脉

甲状颈干

锁骨下动脉

肩胛上动脉

左颈总动脉

左锁骨下动脉

头臂干

肩峰支

三角肌支

胸肩峰动脉

胸肌支

腋动脉

旋肱前和旋肱后动脉

胸上动脉

胸主动脉

胸廓内动脉

肩胛下动脉

旋肩胛动脉

胸背动脉

胸外侧动脉

肱深动脉

肱动脉

桡侧副动脉

中副动脉

桡侧返动脉

尺侧上、下副动脉

尺侧返动脉

骨间总动脉

骨间后动脉

桡动脉

骨间前动脉

尺动脉

掌浅支
（桡动脉）

掌深弓

掌浅弓

指掌侧总动脉

指掌侧动脉

图 18.11　上肢动脉

右上肢，前面观。（引自 Gilroy AM, MacPherson BR, Wikenheiser JC. Atlas of Anatomy. Illustrations by Voll M and Wesker K. 4th ed. New York: Thieme Publishers; 2020.）

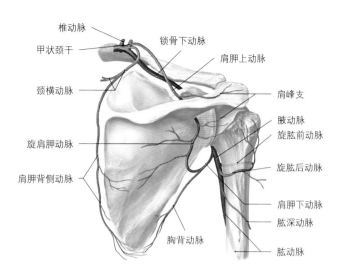

图 18.12　肩胛弓
右侧，后面观。（引自 Schuenke M, Schulte E, Schumacher U. THIEME Atlas of Anatomy, Vol 1. Illustrations by Voll M and Wesker K. 3rd ed. New York: Thieme Publishers; 2020.）

－ 腕部和手部的动脉包括（**图 18.13**）：
- **腕掌侧网和腕背侧网**：由桡动脉、尺动脉，以及骨间前动脉、骨间后动脉的延续动脉组成。
- **掌深弓**：主要由桡动脉延续动脉组成，桡动脉发出：
  - **拇指主动脉**：沿着第 1 掌骨尺侧面到达拇指基底部，分为两个手指分支。
  - **示指桡侧动脉**：起自拇指主动脉或桡动脉，沿着示指桡侧走行。
  - 三个**掌骨掌侧动脉**，与指掌侧总动脉吻合。
- **掌浅弓**主要由尺动脉组成，与掌深动脉通过掌深支吻合，发出：
  - 三个**指掌侧总动脉**：分为成对的指固有动脉，沿着第 2 到第 4 指两边走行。
- **背侧腕动脉网**：由腕背侧动脉网组成，有三个**掌背动脉**分为**指背动脉**沿着第 2 到第 4 指背侧走行。
- 第 1 掌背动脉直接起自桡动脉。

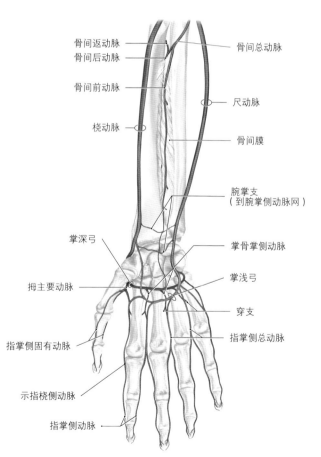

A. 前面（掌面）观。

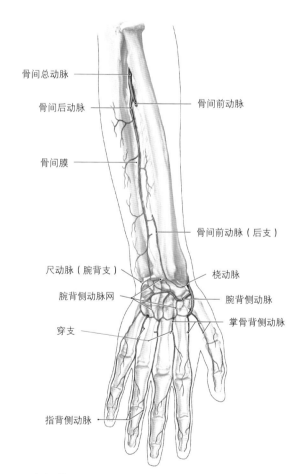

B. 后面（背面）观。

图 18.13　前臂和手动脉
右上肢。尺动脉和桡动脉通过掌浅弓、掌深弓、穿支、腕背侧网相互交织。（引自 Gilroy AM, MacPherson BR, Wikenheiser JC. Atlas of Anatomy. Illustrations by Voll M and Wesker K. 4th ed. New York: Thieme Publishers; 2020.）

上肢静脉

- 与躯干静脉相似，肢体静脉较动脉有更多变异，通常围绕伴行的动脉形成吻合。肢体静脉在肢体末端有防止血液淤积的单向瓣膜，有利于血液向心脏回流。肢体静脉分为深静脉和浅静脉。
- 深静脉伴随主要动脉及其分支，命名也相似（**图 18.14**）。
  - 在肢体远端，深静脉又称**伴行静脉**，成对出现并围绕动脉。在近端成对静脉合并。
  - **腋静脉**引流肩、臂、前臂以及手的静脉血，并接收来自以下部位的血管：
    侧胸壁，包括乳房。
    腹前外侧壁的胸腹上静脉。
  - **锁骨下静脉**是腋静脉的延续，起自第 1 肋骨外侧缘，接收肩胛区域的静脉引流。

- 浅表静脉在皮下组织中，通过**穿静脉**引流入深静脉系统（图 18.15）。
  - **手背静脉网**引流到两个大的浅表静脉：**头静脉**和**贵要静脉**。
  - **头静脉**起自手背外侧，从前臂和臂外侧上升。在肩关节通过三**角胸肌间沟**（由三角肌和胸大肌边缘组成）汇入腋静脉。

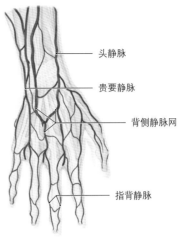

A. 手背。

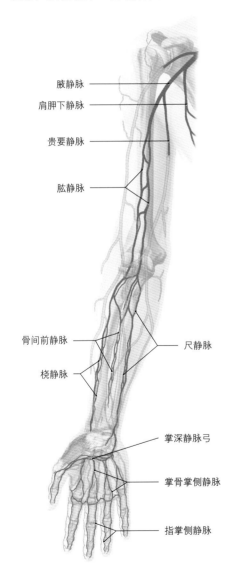

图 18.14　上肢深静脉
右上肢，前面观。（引自 Schuenke M, Schulte E, Schumacher U. THIEME Atlas of Anatomy, Vol 1. Illustrations by Voll M and Wesker K. 3rd ed. New York: Thieme Publishers; 2020.）

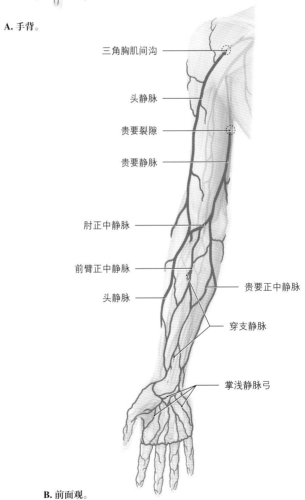

B. 前面观。

图 18.15　上肢浅静脉
右上肢。（引自 Schuenke M, Schulte E, Schumacher U. THIEME Atlas of Anatomy, Vol 1. Illustrations by Voll M and Wesker K. 3rd ed. New York: Thieme Publishers; 2020.）

- **贵要静脉**起自手背内侧，从后内侧起向前到达肱骨内上髁。在臂进入臂筋膜（在**贵要裂隙**处）并加入成对的**肱深静脉**形成腋静脉。
- **肘正中静脉**在肘窝前连接头静脉和贵要静脉。
- **前臂正中静脉**起自手掌的静脉网，从前臂前上升，止于贵要静脉或肘正中静脉。

上肢淋巴引流

上肢的淋巴管汇入到腋窝。淋巴管通常与浅表静脉系统（头静脉和贵要静脉）伴行，虽然深层和浅表淋巴引流之间存在许多连接，但淋巴管主要与浅表静脉系统（头静脉和贵要静脉）伴行。

- 腋淋巴结组，每组有 4~7 个淋巴结，根据与胸小肌的关系进行命名（**图 18.16**）。
  - 腋下淋巴结组在胸小肌外侧深面。
    胸肌淋巴结（前群）在腋前壁，引流前胸壁，包括乳房（75% 的乳房淋巴引流到腋淋巴结）。
    肩胛下淋巴结（后群）沿着腋后部，引流胸后壁和肩胛区。
    肱淋巴结（外侧群）在腋静脉内后方，接收与贵要静脉和臂深静脉伴行的淋巴管。
    中央淋巴结在胸小肌深面，接收前群、后群和外侧群淋巴结的淋巴液。
  - 腋中间淋巴组在胸小肌表面。
    胸肌间淋巴结在胸大肌和胸小肌之间，引流向尖淋巴结。
  - 腋上淋巴组在胸小肌内侧。
    尖淋巴结在腋尖沿着腋动脉第一段附近的腋静脉分布。接收中央淋巴结和沿头静脉分布的淋巴管内的淋巴。
- 尖淋巴管汇合形成锁骨下干，通常引流入右淋巴干及胸导管（左淋巴导管）。

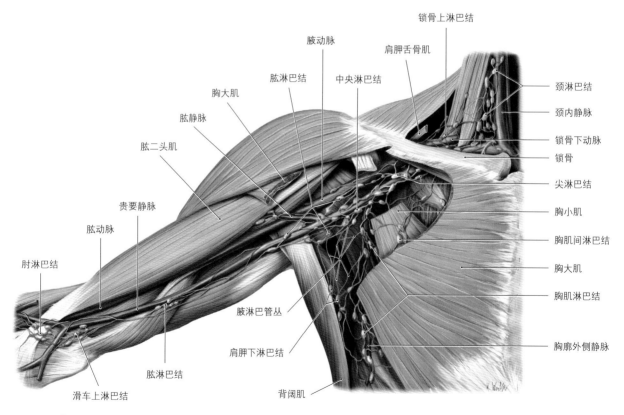

图 18.16　腋淋巴结

前面观。（引自 Schuenke M, Schulte E, Schumacher U. THIEME Atlas of Anatomy, Vol 1. Illustrations by Voll M and Wesker K. 3rd ed. New York: Thieme Publishers; 2020.）

上肢神经：臂丛

　　几乎整个上肢都由**臂丛**支配，臂丛起自下颈椎和上胸椎脊髓（表 18.1；图 18.17~ 图 18.21）（除了：肋间臂神经由胸 1 和胸 2 前支组成，负责臂内侧感觉，但不属于臂丛）。

– 臂丛的根部在颈部前斜角肌和中斜角肌之间（斜角肌间沟）从脊柱分出。

– 臂丛起自颈部（**锁骨上部**），与锁骨下动脉伴行，进入腋窝（**锁骨下部**），与腋动脉伴行。

– 臂丛的根、干、股部分在锁骨上部，束在锁骨水平，支在锁骨下部。

– **图 18.17** 显示了臂丛的结构。

　• C5~T1 的脊神经前支形成了 5 个**根**。

　　臂丛内，上根的神经支配肢体近端的肌肉，下根的神经支配肢体远端的肌肉。

　　前置型臂丛和**后置型臂丛**分别指与正常臂丛相比，包含的神经根前支高一平面（C4）或者低一平面（T2）。

• C5~T1 的神经根联合起来形成 3 个干：

　C5 和 C6 形成上干。

　C7 形成中干。

　C8 和 T1 形成下干。

• 前股和后股（所有脊神经前支的组成部分）在臂丛的根和干缠绕在一起，分开形成 3 个束：

　上干和中干（C5~C7）的前股形成**外侧束**。

　下干（C8~T1）的前股形成**内侧束**。

　上中下干（C5~T1）的后股形成**后束**。

• 3 束分开后形成 5 个臂丛的**终末神经**。

　内侧束和外侧束形成**肌皮神经、正中神经和尺神经**，支配臂、前臂前面的肌肉，以及手掌侧所有肌肉。

　后束形成**腋神经**和**桡神经**，支配肩胛和三角肌区域，以及臂和前臂后面的肌肉。

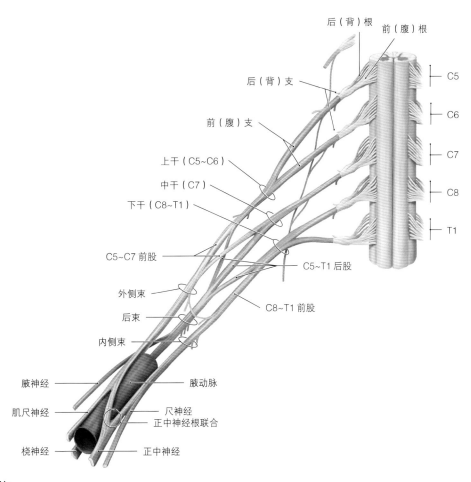

图 18.17　臂丛结构

右侧，前面观。（引自 Schuenke M, Schulte E, Schumacher U. THIEME Atlas of Anatomy, Vol 1. Illustrations by Voll M and Wesker K. 3rd ed. New York: Thieme Publishers; 2020.）

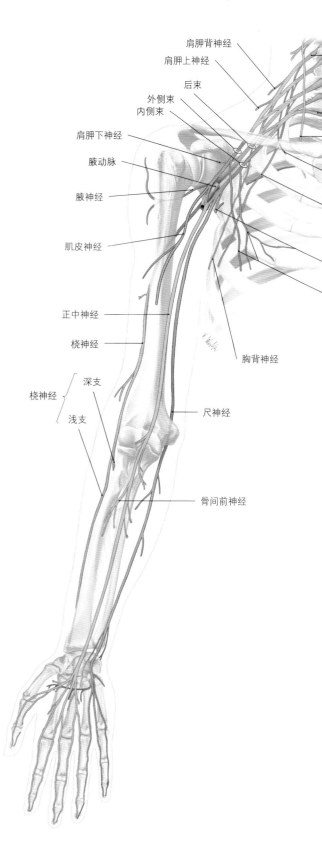

肩胛背神经
肩胛上神经
后束
外侧束
内侧束
肩胛下神经
腋动脉
腋神经
肌皮神经
正中神经
桡神经
桡神经
深支
浅支
尺神经
骨间前神经
胸背神经

C5
T1
膈神经
锁骨下神经
胸长神经
臂内侧皮神经
胸内侧和胸外侧神经

图 18.18　臂丛

右侧，前面观（颜色解释见表 18.1）。（引自 Gilroy AM, MacPherson BR, Wikenheiser JC. Atlas of Anatomy. Illustrations by Voll M and Wesker K. 4th ed. New York: Thieme Publishers; 2020.）

知识拓展 18.6：临床相关

根和干水平损伤

　　臂丛近段损伤涉及根部撕脱伤以及干部牵拉或压迫。上臂丛来源的神经支配近端肢体，下臂丛来源的神经支配远段肢体。

　　上臂丛损伤（Erb-Duchenne 麻痹）：包含 C5、C6 神经根或上干损伤，通常由暴力使头部和肩部分离引起。造成的畸形包括肩关节内收内旋，肘关节伸展。

　　下臂丛损伤（Klumpke 麻痹）：远比上臂丛损伤少见，但暴力向上拉肢体可造成 C8 或 T1 神经根撕脱或下干的损伤。下臂丛损伤可影响手固有肌并造成"爪形手"畸形。由于 C8 和 T1 是构成交感干的主要部分，这些神经根的撕脱可能影响到交感神经在头部的支配区域。这种临床表现称为 Horner 综合征（详见 28.1）。

表 18.1　臂丛

神经		位置	支配区域
锁骨上部 臂丛干或前支的直接分支			
肩胛背神经		C4~C5	肩胛提肌，大菱形肌，小菱形肌
肩胛上神经		C4~C6	冈上肌，冈下肌
锁骨下肌支配神经		C5~C6	锁骨下肌
胸长神经		C5~C7	前锯肌
锁骨下部 臂丛束长短分支			
外侧束 胸外侧神经		C5~C7	胸大肌
肌皮神经			喙肱肌，肱二头肌，肱肌；前臂外侧皮肤
正中神经	外侧根	C6~C7	旋前圆肌，桡侧腕屈肌，掌长肌，指浅屈肌，旋前方肌，指深屈肌（桡侧），拇短展肌，拇短屈肌，拇短屈肌（浅头），对掌拇肌，第一、第二蚓状肌；手掌桡侧半皮肤，手掌面，以及第2、第3指远端背节和第4指的桡侧半皮肤
	内侧根		
内侧束 胸内侧神经		C8~T1	胸大肌，胸小肌
前臂内侧皮神经			前臂内侧皮肤
臂内侧皮神经		T1	臂内侧皮肤
尺神经		C7~T1	尺侧腕屈肌，指深屈肌（尺侧），掌短肌，小指展肌，小指屈肌，小指对掌肌，第三、第四蚓状肌，骨间肌，拇收肌，拇短屈肌（深头）；手背和手掌的尺侧半皮肤，第5指的背面和掌面皮肤，以及第4指的尺侧半皮肤
后束 肩胛下神经上部		C5~C6	肩胛下肌（上部）
胸背神经		C6~C8	背阔肌
肩胛下神经下部		C5~C6	肩胛下肌（下部），大圆肌
腋神经			三角肌，小圆肌，三角肌区下部皮肤
桡神经		C5~T1	臂和前臂后侧肌肉；臂后侧和下侧部皮肤，前臂后侧皮肤，手背桡侧半皮肤，第1、2、3指指背和第4指桡侧半皮肤

- 肌皮神经（C5~C7）离开腋窝后进入并支配臂喙肱肌，随后在臂前间室肱二头肌和肱肌之间下降。
  - 肌皮神经**肌支**在臂区支配肱二头肌和肱肌等前间室肌肉。
  - 在肘窝外侧缘进入前臂，**前臂外侧皮神经**支配前臂外侧皮肤。

知识拓展 18.7：临床相关

肌皮神经损伤

　　肌皮神经在臂内侧被保护，单独损伤较少见，其损伤可能影响到喙肱肌、肱二头肌和肱肌。因为肱桡肌和旋后肌受到桡神经支配不受影响，所以肌皮神经损伤时，肘关节屈曲上举动作可以完成，但是动作力度会减弱。

- 正中神经（C6~T1）由内侧束和外侧束的神经组成。
  - 正中神经在臂随着肱部血管在肱二头肌内侧下降，但不支配臂肌肉。
  - 在前臂，正中神经在前间室向深部走行，在通过腕管时走行到浅表。正中神经支配前臂前侧大部分肌肉（除了尺侧腕屈肌和指深屈肌）。

    正中神经在前臂的最大分支是**骨间前神经**。

    正中神经**掌支**在远端分出，在腕管走行浅表，支配掌侧皮肤。
  - 在手部，正中神经具有运动和感觉功能。

  鱼际肌分支，即正中神经**返支**，支配大鱼际间室的主要肌肉（拇指固有肌）。

  指掌侧神经支配外侧 2 个蚓状肌（中间间室的固有肌），以及第 1~3 指的皮肤和第 4 指的外侧半皮肤。
- 尺神经 [（C7）C8，T1] 是中间束的分支。
  - 在臂，尺神经在内侧随肱动脉下降。在臂中部穿过肌间隔进入后侧间室。在内侧髁穿过肘关节，此处位置浅表易受损伤。在臂，尺神经不支配肌肉。
  - 在前臂，尺神经向深面进入屈肌，在腕关节近端走行浅表。

知识拓展 18.8：临床相关

正中神经损伤

　　肱骨远端损伤通常由髁上骨折引起，导致：
- 手掌以及外侧三指半手指掌侧皮肤失去感觉。
- 第 1~3 指不能屈曲。
- 由于失去拇指外展功能，握瓶征阳性（伴近端神经损伤）。
- 第 4、5 指屈曲力量减弱。
- 手掌对掌功能丧失。
- 旋前功能丧失。
- 大鱼际萎缩形成"猿形手"畸形。
- 手指握拳形成"祝福手"（第 2、3 指部分伸展）。

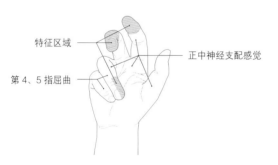

A. 正中神经近端损伤后产生的"祝福手"。

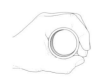 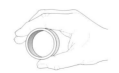

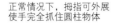

正常情况下，拇指可外展　　正中神经近端受损时，拇使手完全抓住圆柱物体　　指无法充分外展

B. 由手指屈曲和拇指外展消失或力量减弱导致的"握瓶征"阳性。

（引自 Schuenke M, Schulte E, Schumacher U. THIEME Atlas of Anatomy, Vol 1. Illustrations by Voll M and Wesker K. 3rd ed. New York: Thieme Publishers; 2020.）

知识拓展 18.9：临床相关

尺神经损伤

　　尺神经在肘关节处内髁骨折中易受损伤，在肘窝处容易被尺侧腕屈肌两个头压迫，或在腕部尺管处易被压迫，这些损伤导致如下表现：
- 手内部掌侧和背侧以及内侧一指半麻痹。
- 拇指内收功能丧失。
- 掌指关节过度伸展。
- 指间关节伸展功能丧失。
- 腕关节内收和屈曲功能减弱（由于肘关节处损伤）。
- 不能握拳，形成"爪形手"畸形。

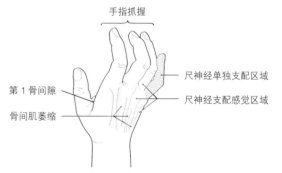

A. "爪形手"畸形伴随骨间隙凹陷（由于骨间肌萎缩）。

B. "Froment 征"阳性提示拇内收肌无力。

（引自 Schuenke M, Schulte E, Schumacher U. THIEME Atlas of Anatomy, Vol 1. Illustrations by Voll M and Wesker K. 3rd ed. New York: Thieme Publishers; 2020.）

尺神经**肌支**支配内侧屈肌（尺侧腕屈肌和指深屈肌内侧半）。

掌侧和**背侧皮神经**在腕部分出，分布于手内侧半、第5指近段以及第4指内侧半。

- 尺神经伴尺动脉在腕部狭窄的**尺管**中通过，在这里分出深支和浅支。

  深支支配大部分手掌固有肌（除了拇收肌，拇短屈肌一半，第1、2蚓状肌）。

  浅支支配手掌一个浅表肌肉（掌短肌）并参与支配第4、5指的感觉。

- 腋神经（C5~C6）是后束的分支，随着旋肱后血管通过肩区后侧。

  - 在肩区支配肩胛肌肉、三角肌，以及三角肌区的皮肤。

知识拓展 18.10：临床相关

腋神经损伤

　　由于腋神经绕过肱骨颈，很容易受到损伤，腋神经损伤可由肱骨外科颈骨折或盂肱关节脱位引起。三角肌失去神经支配导致肩关节活动等基本功能的肌力减弱，包括：

- 肩关节屈伸力量减弱。
- 肩关节不能外展，甚至无法平举。
- 三角肌区感觉丧失。
- 方肩畸形。

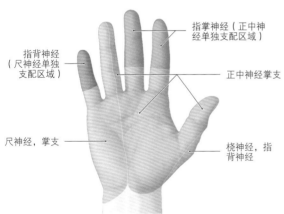

A. 前面（掌面）观。

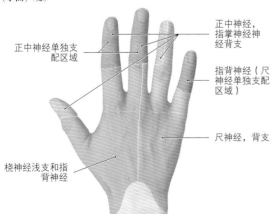

B. 后面（背面）观。

- 桡神经（C5~T1）来源于后束。

  - 在臂，桡神经从后方在桡神经沟与肱深动脉伴行绕过肱骨，在后侧间室下降。

    桡神经**肌支**支配臂后侧所有肌肉、肱三头肌以及肘肌。

    桡神经在臂的感觉分支包括**臂后皮神经**和**臂外侧下皮神经**。

    前臂后皮神经起自臂，支配前臂后侧的皮肤。

  - 在肘区，桡神经通过外侧肌间隔到达前间室，在此处向前走行到外上髁，在进入前臂近端时分出深支和浅支。

    深支在绕过桡骨进入前臂后间室时成为**骨间后神经**，支配后间室所有肌肉。

    浅支沿着前臂外侧下降到达腕关节。

  - 在手部，桡神经没有运动分支发出。

    在腕关节，浅支向后走行，支配手背部皮肤、第1~3指近段和第4指一半的皮肤。

知识拓展 18.11：临床相关

桡神经损伤

　　桡神经在肱骨中段桡神经沟走行，此处骨折容易损伤桡神经。由于桡神经在肱三头肌的分支通常在损伤部位近端，肘关节屈曲功能不受影响，此外还有如下表现：

- 伸腕功能丧失。
- 掌指关节伸展功能丧失。
- 旋后功能减弱。
- 腕关节和手指屈曲导致"垂腕"畸形。

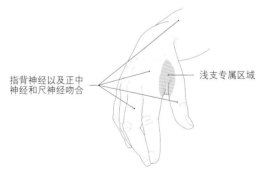

由腕伸肌功能丧失引起的"垂腕畸形"。（引自 Schuenke M, Schulte E, Schumacher U. THIEME Atlas of Anatomy, Vol 1. Illustrations by Voll M and Wesker K. 3rd ed. New York: Thieme Publishers; 2020.）

图 18.19　手的感觉支配

右手。相邻区域有大范围重叠。深色阴影表示相应神经专属支配区域。（引自 Schuenke M, Schulte E, Schumacher U. THIEME Atlas of Anatomy, Vol 1. Illustrations by Voll M and Wesker K. 3rd ed. New York: Thieme Publishers; 2020.）

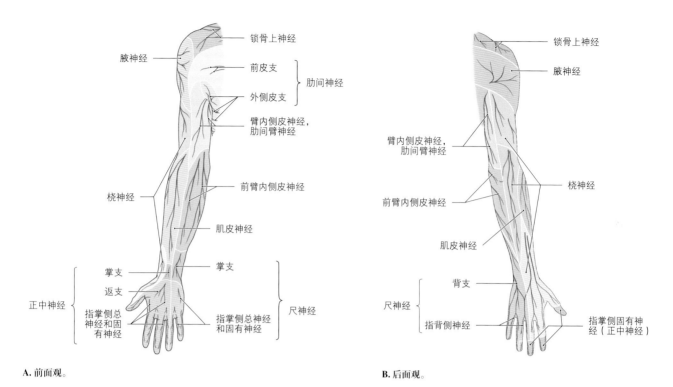

A. 前面观。　　　　　　　　　**B. 后面观。**

图 18.20　上肢皮肤神经支配

（引自 Schuenke M, Schulte E, Schumacher U. THIEME Atlas of Anatomy, Vol 1. Illustrations by Voll M and Wesker K. 3rd ed. New York: Thieme Publishers; 2020.）

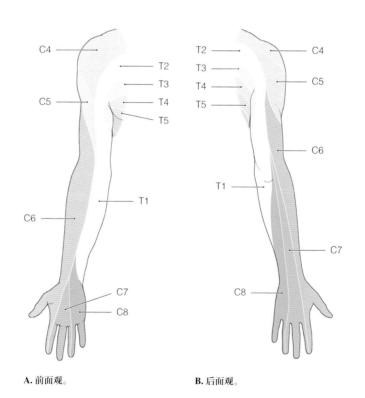

A. 前面观。　　　　　　　**B. 后面观。**

图 18.21　上肢皮节

（引自 Schuenke M, Schulte E, Schumacher U. THIEME Atlas of Anatomy, Vol 1. Illustrations by Voll M and Wesker K. 3rd ed. New York: Thieme Publishers; 2020.）

19　上肢功能解剖

上肢主要特点是活动范围广，活动能力强。肩带、肩关节、肘关节、桡尺关节和腕关节协调运动，将手部定位到合适位置进行进食、拉小提琴等重要或复杂运动。上肢各肌肉的相关表格（起始、止点、神经支配、功能）在各自相应的章节。本章最后 14.7 的形态学图片库可见肌肉在体内位置。

19.1　肩带

肩带由锁骨和肩胛骨组成，将上肢固定在躯干上（图 19.1）。锁骨作为支柱将肩胛骨和肱骨固定在躯干并可以自由活动，这对于上肢功能的实现十分重要。

肩带关节

肩带关节包括锁骨与胸骨和肩胛骨形成的关节，以及可以使躯干肌肉和肩胛肌肉相互滑动的非骨性关节。
- **胸锁关节**是牢固但高度活动的滑膜关节，由锁骨的胸骨端和胸骨柄以及第 1 肋软骨组成（图 19.2）。
  - 胸锁关节是连接上肢和躯干的唯一骨性关节。
  - 关节盘将关节面分隔开。
  - 关节被**前胸锁韧带**、**后胸锁韧带**、肋锁韧带以及**锁骨间韧带**加强。
  - 胸锁关节使锁骨可以随上肢运动而升高和旋转。
- **肩锁关节**是在肩胛骨肩峰和锁骨肩峰端之间的滑膜关节（图 19.3）。
  - 关节盘将两个关节面分离开来。
  - **肩锁韧带**在上方支撑关节。
  - **喙锁韧带**是外在韧带（远离关节），通过将锁骨固定在喙突上加强关节。分为**锥状韧带**和**斜方韧带**。
- **肩胛胸廓关节**不是骨性关节，是一种前锯肌和肩胛下肌之间的功能联系，使肩胛骨实现了以胸壁为轴的滑动活动（图 19.4）。

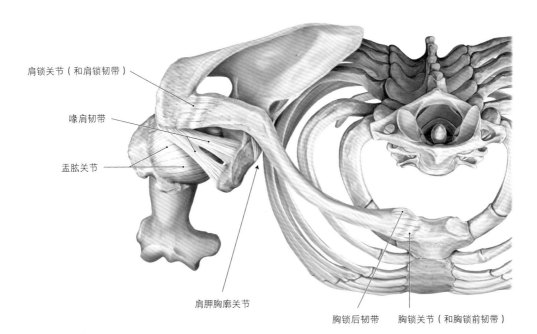

肩锁关节（和肩锁韧带）

喙肩韧带

盂肱关节

肩胛胸廓关节

胸锁后韧带　　胸锁关节（和胸锁前韧带）

图 19.1　肩带关节
右侧，上面观。（引自 Schuenke M, Schulte E, Schumacher U. THIEME Atlas of Anatomy, Vol 1. Illustrations by Voll M and Wesker K. 3rd ed. New York: Thieme Publishers; 2020.）

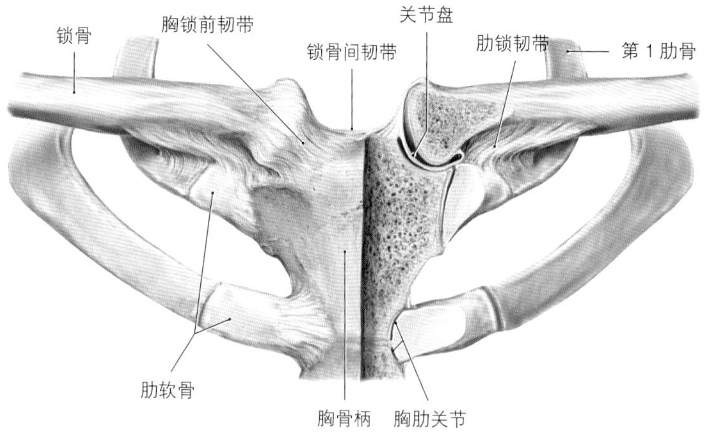

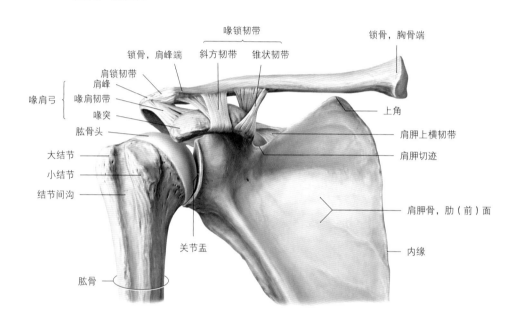

图 19.2　胸锁关节

前面观，胸骨冠状切面（左）。注：纤维软骨关节盘弥补了原本不匹配的两边锁骨与胸骨柄马鞍状关节面。（引自 Schuenke M, Schulte E, Schumacher U. THIEME Atlas of Anatomy, Vol 1. Illustrations by Voll M and Wesker K. 3rd ed. New York: Thieme Publishers; 2020.）

图 19.3　肩锁关节

前面观。肩锁关节是一种平面关节。由于关节面平坦，需要牢固的韧带保持关节位置，这限制了关节的活动性。（引自 Schuenke M, Schulte E, Schumacher U. THIEME Atlas of Anatomy, Vol 1. Illustrations by Voll M and Wesker K. 3rd ed. New York: Thieme Publishers; 2020.）

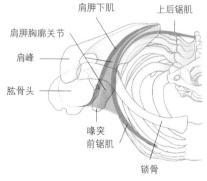

图 19.4　肩胛胸廓关节

右侧，上面观。肩带所有运动中，肩胛骨在前锯肌和肩胛下肌之间的疏松结缔组织曲面上进行滑动。这个曲面可看作肩胛胸廓关节。（引自 Schuenke M, Schulte E, Schumacher U. THIEME Atlas of Anatomy, Vol 1. Illustrations by Voll M and Wesker K. 3rd ed. New York: Thieme Publishers; 2020.）

肩带肌肉

肩带肌肉将上肢连接到躯干并使上肢可以活动，在肩部盂肱关节活动时使肩带保持稳定（**表 19.1**）。

- 肩带前部肌肉在胸前壁和胸外侧壁上。
  - 包括**锁骨下肌、胸小肌**和**前锯肌**。
  - 固定在肋骨和肩带骨骼上。
- 肩带后侧肌肉是背部浅层肌肉的一部分。
  - 包括**斜方肌、肩胛提肌、大菱形肌**和**小菱形肌**。
  - 起自颈椎和胸椎连接肩胛骨的肌肉。
- 肩带肌肉及其活动详见**表 19.2**。

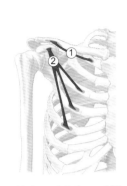
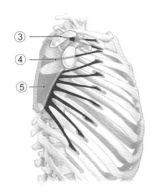
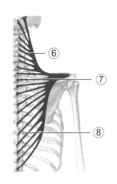
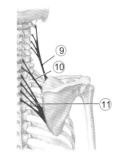

A. 锁骨下肌和胸小肌，右侧，前面观。　　**B.** 前锯肌，右侧面观。　　**C.** 斜方肌，右后面观。　　**D.** 肩胛提肌、大菱形肌和小菱形肌，右后面观。

（引自 From Schuenke M, Schulte E, Schumacher U. THIEME Atlas of Anatomy, Vol 1. Illustrations by Voll M and Wesker K. 3rd ed. New York: Thieme Publishers; 2020.）

表 19.1　肩带肌肉

肌肉		起点	止点	支配神经	动作
① 锁骨下肌		第 1 肋骨	锁骨（下面）	分布锁骨下肌的神经（C5、C6）	在胸锁关节中稳定锁骨
② 胸小肌		第 3~5 肋骨	喙突	胸内侧神经（C8，T1）	伸展和下拉肩胛骨，使肩胛下角向后内侧移动；使关节盂向下转动；辅助呼吸
前锯肌	③ 上部	第 1、2 肋骨	肩胛骨（肩胛骨上角的肋骨面和背面）	胸长神经（C5~C7）	上部：伸展肩胛骨；使抬起的上臂下降
	④ 中部	第 2 肋骨	肩胛骨（肩胛骨的肋骨面和内侧缘）		整个肌肉：使肩胛骨侧向前移；肩部固定时上抬肋骨
	⑤ 下部	第 3~9 或 10 肋骨	肩胛骨（内侧缘的肋骨面以及下角的肋骨面和背面）		下部：使肩胛骨下角从侧方前移（可使上臂上举超过 90°）
斜方肌	⑥ 降部（上部）	枕骨；C1 椎体后弓；C2~C7 椎体棘突	锁骨（外 1/3）	副神经（第 11 对脑神经）；颈丛中的 C3、C4	向斜上方抬高肩胛骨；使关节盂向上旋转并使肩胛下角向外旋转；使头部向同侧倾斜或使头部转向对侧
	⑦ 横部（中部）	腱膜在 T1~T4 椎体棘突	肩峰		使肩胛骨向内回收
	⑧ 升部（下部）	T5~T12 椎体棘突	肩胛冈		下压肩胛骨并使之向内下移动
					整个肌肉：将肩胛骨固定在胸廓
⑨ 肩胛提肌		C1~C4 椎体横突	肩胛骨（上角）	肩胛背神经和颈椎脊神经（C3、C4）	升高并内旋肩胛下角；使颈部向同侧倾斜
⑩ 小菱形肌		C6、C7 椎体棘突	肩胛骨上内侧缘（小菱形肌）和肩胛冈下（大菱形肌）	肩胛背神经（C4、C5）	稳定肩胛骨；回收并内旋肩胛下角
⑪ 大菱形肌		T1~T4 椎体棘突			

知识拓展 19.1：临床相关

胸长神经损伤

　　胸长神经起自臂丛 C5~C7 神经根，在腋窝内侧壁走行表浅，因此在腋窝手术（如腋窝淋巴结摘除术）中容易受到损伤。神经损伤导致前锯肌不能使肩胛骨外旋，这会影响到臂外展范围，使其不能超过水平线。此外，该神经损伤还会导致前锯肌无法支持肩胛骨贴在胸壁，形成"翼状肩"，患者将上肢伸展抵住坚硬表面时畸形尤为明显。

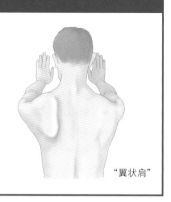

"翼状肩"

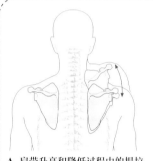

A. 肩带升高和降低过程中的提拉和下压。

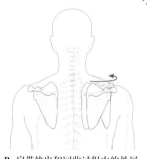

B. 肩带伸出和回收过程中的外展和内收。

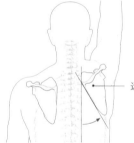

运动前后轴

C. 外展或抬高上臂过程中下角的外旋。

（引自 Schuenke M, Schulte E, Schumacher U. THIEME Atlas of Anatomy, Vol 1. Illustrations by Voll M and Wesker K. 3rd ed. New York: Thieme Publishers; 2020.）

表 19.2　肩带活动

动作	主要肌肉
抬高	斜方肌（降部） 肩胛提肌
压低	胸小肌 斜方肌（升部）
伸长	胸小肌 前锯肌
回缩	斜方肌（横部） 小菱形肌 大菱形肌
外旋	前锯肌（下部） 斜方肌（降部）
内旋	肩胛提肌 小菱形肌 大菱形肌

19.2　肩区

　　肩区包括腋窝和盂肱关节。腋窝是躯干与上肢之间神经和血管走行的通道；盂肱关节是上肢最大的关节，受到胸区、肩胛区以及三角肌区肌肉的支持。

腋窝

　　腋窝是臂上部和胸壁外侧之间的一个四边的金字塔形状区域（**图 19.5**；另见**图 18.1**）。
- 腋窝的边界有
  - **颈腋管**：锁骨与第 1 肋骨之间狭窄的间隙，形成腋窝尖。
  - 臂上部和胸壁外侧之间的腋部筋膜和皮肤：形成腋窝的底。
  - 胸大肌和胸小肌：形成腋窝前壁（胸大肌下缘形成明显的脊，称为**腋前襞**）。

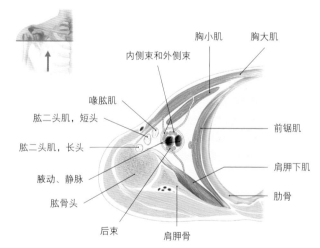

胸小肌　胸大肌
内侧束和外侧束
喙肱肌
肱二头肌，短头
肱二头肌，长头
前锯肌
腋动、静脉
肩胛下肌
肱骨头
肋骨
后束　肩胛骨

图 19.5　腋窝壁

右侧，下面观。（引自 Schuenke M, Schulte E, Schumacher U. THIEME Atlas of Anatomy, Vol 1. Illustrations by Voll M and Wesker K. 3rd ed. New York: Thieme Publishers; 2020.）

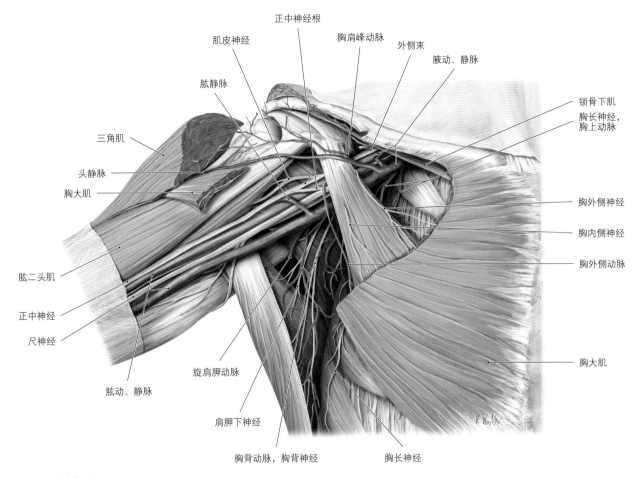

图 19.6　腋窝解剖
右肩，前面观。剖开：胸大肌和胸锁筋膜。（引自 Schuenke M, Schulte E, Schumacher U. THIEME Atlas of Anatomy, Vol 1. Illustrations by Voll M and Wesker K. 3rd ed. New York: Thieme Publishers; 2020.）

- 肩胛下肌、背阔肌和大圆肌：形成腋后壁（背阔肌下缘和大圆肌形成明显的脊，称为**腋后襞**）。
- 胸外侧壁和肱骨：分别形成腋窝的内侧壁和外侧壁。
- 腋窝内结构（**图 19.6**）被脂肪包围，其包括：
  - 腋动脉及其分支。
  - 腋静脉及其分支。
  - 腋淋巴结和淋巴管。
  - 臂丛的束和终末神经。
- 颈部筋膜的延伸形成一个袖套样的**腋鞘**，包含腋血管和臂丛。

盂肱关节（肩关节）

　　盂肱关节是一种球窝类型的滑膜关节，由较浅的关节盂和较大的肱骨头组成（**图 19.7**）。

- 盂唇是附着在关节盂边缘的纤维软骨，增加了关节面的深度。
- 滑膜内衬的纤维囊包绕关节（**图 19.8**）。关节囊后侧相对松弛薄弱，但其他部分被韧带加强：
  - 前面被**盂肱上韧带**、**盂肱中韧带**、**盂肱下韧带**加强。
  - 上面被**喙肱韧带**加强，喙肱韧带从喙突延伸到肱骨的大、小结节。该韧带在肱二头肌肌腱通过结节间沟前增加了肌腱稳定性。
- 喙突和肩峰之间的**喙肩韧带**限制了肱骨，防止其向上脱位。
- 滑膜内衬在关节间隙内（滑膜腔）（**图 19.9**）。
  - 滑膜在肌腱通过关节间隙部位形成了一个围绕肱二头肌肌腱的管状鞘。
  - 滑膜腔与肩胛下肌腱下囊相通。

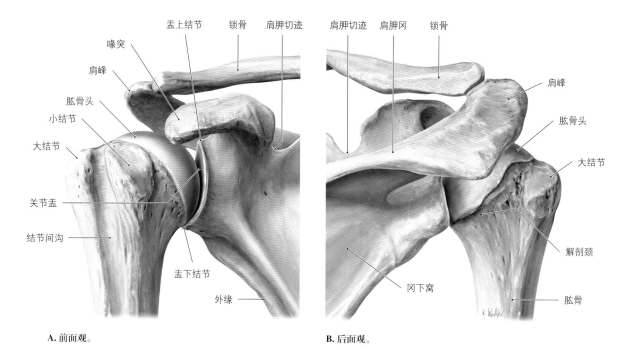

A. 前面观。　　　　　　　　　　　　　　　　**B.** 后面观。

图 19.7　盂肱关节：骨性组成

右肩，前面观。（引自 Schuenke M, Schulte E, Schumacher U. THIEME Atlas of Anatomy, Vol 1. Illustrations by Voll M and Wesker K. 3rd ed. New York: Thieme Publishers; 2020.）

- 盂肱关节与三个滑囊相通（**图 19.10**）。
  - 在前方，肩胛下肌肌腱和肩胛骨颈部之间的**肩胛下肌腱下囊**与滑膜腔相通。
  - 在上方，**肩峰下囊**在喙肩韧带下，冈上肌肌腱和盂肱

关节囊上。
  - 在侧方，**三角肌下囊**在三角肌深面，肩胛下肌腱上方，与肩峰下囊相通。

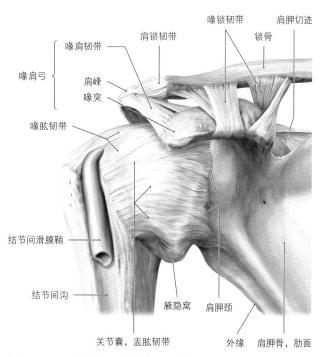

图 19.8　盂肱关节：关节囊和韧带

右肩，前面观。（引自 Schuenke M, Schulte E, Schumacher U. THIEME Atlas of Anatomy, Vol 1. Illustrations by Voll M and Wesker K. 3rd ed. New York: Thieme Publishers; 2020.）

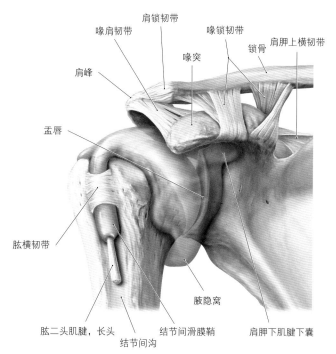

图 19.9　盂肱关节腔

右肩，前面观。（引自 Schuenke M, Schulte E, Schumacher U. THIEME Atlas of Anatomy, Vol 1. Illustrations by Voll M and Wesker K. 3rd ed. New York: Thieme Publishers; 2020.）

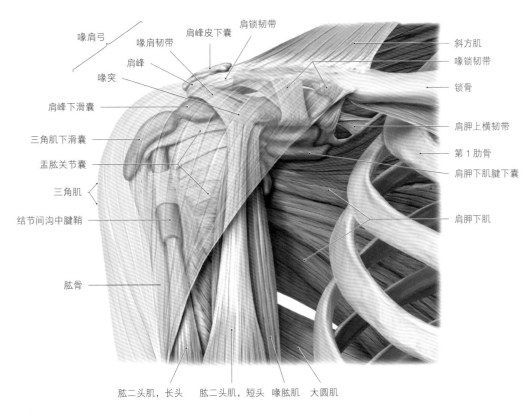

图 19.10　肩区滑囊
右肩，前面观。（引自 Schuenke M, Schulte E, Schumacher U. THIEME Atlas of Anatomy, Vol 1. Illustrations by Voll M and Wesker K. 3rd ed. New York: Thieme Publishers; 2020.）

知识拓展 19.2：临床相关

盂肱关节脱位
　　盂肱关节是活动性最大但最不稳定的关节，脱位常见。肩袖肌肉提供强大稳定性，在前方、后方和上方支持关节，关节下方缺少支持。喙肩弓、喙肱韧带以及盂肱韧带进一步提供支持。根据肱骨头脱位与关节盂的相互位置，大多数（90%）脱位虽然被称为前脱位，但是发生在下方。这些损伤可能导致腋神经损伤，导致平肩畸形。后脱位少见，通常与癫痫和触电有关。

肩区肌肉

　　跨过盂肱关节的肌肉将肱骨头稳定在关节盂并辅助上肢活动（**表 19.3** 和**表 19.4**）。
- 躯干的两个肌肉——**胸大肌**和**背阔肌**，从躯干的轴心骨延伸到肱骨，共同支持臂内收和内旋活动。
  - **胸大肌**是臂的重要强力屈肌。
  - **背阔肌**是臂的重要强力伸肌。
- 将肱骨附着在肩胛骨上的肩肱肌群保证了盂肱关节的稳定性。
  - **三角肌**使肩关节呈现圆形轮廓，使臂外展、屈曲和伸展。
  - **大圆肌**使臂外展、内旋。
  - **冈上肌**启动臂外展，并在活动起始的 15° 辅助三角肌。
  - **冈下肌**使臂外旋。
  - **小圆肌**使臂外旋。
  - 肩胛骨前表面的**肩胛下肌**使臂内旋。
- 肌腱组成的肩袖围绕在盂肱关节周围，由 4 个盂肱关节肌肉肌腱组成，对关节的动态稳定十分重要。
  - 肩袖肌肉包括**冈上肌**、**冈下肌**、**小圆肌**和**肩胛下肌**。
  - 以上肌肉的肌腱进入并加强关节的纤维囊，形成一个在关节前、关节后、关节上的支持袖套。
- 一些跨过盂肱关节的臂肌肉也参与关节的活动（详见**表 19.6**）。
  - **肱二头肌**长头肌腱通过肱骨的结节间沟进入关节腔，在此处被关节囊的滑膜鞘包绕，防止肱骨在外展和屈曲过程中脱位。
  - **肱二头肌**短头和**喙肱肌**从前面跨过关节辅助臂的屈曲活动。
  - **肱三头肌**长头从后面跨过关节，辅助关节的内收和伸展。
- 盂肱关节的运动和相关肌肉详见**表 19.5**。

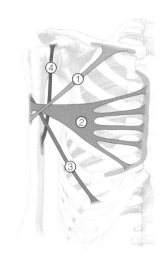

A. 胸大肌和喙肱肌, 右侧, 前面观。

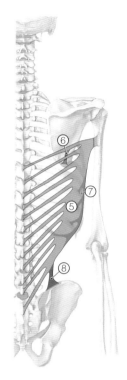

B. 背阔肌, 右侧, 后面观。

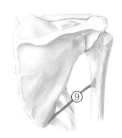

C. 大圆肌, 右侧, 后面观。

（引自 Schuenke M, Schulte E, Schumacher U. THIEME Atlas of Anatomy, Vol 1. Illustrations by Voll M and Wesker K. 3rd ed. New York: Thieme Publishers; 2020.）

表 19.3   肩部肌肉

肌肉		起点	止点	支配神经	动作
胸大肌	①锁骨部	锁骨（内侧半）	肱骨（大结节嵴）	胸内侧神经和胸外侧神经（C5~T1）	全部肌肉：内收、内旋锁骨部和胸肋部：屈曲关节，肩关节固定时辅助呼吸
	②胸肋部	胸骨和第 1~6 肋软骨			
	③腹部	腹直肌鞘（前层）			
④喙肱肌		肩胛骨（喙突）	肱骨（小结节嵴）	肌皮神经（C5~C7）	屈曲、内收、内旋关节
背阔肌	⑤脊柱部	T7~T12 椎体棘突；胸腰筋膜	肱骨结节间沟底部	胸背神经（C6~C8）	内旋、内收、伸展呼吸（"咳嗽"肌）
	⑥肩胛部	肩胛骨（下角）			
	⑦肋部	第 9~12 肋骨			
	⑧髂部	髂嵴（后 1/3）			
⑨大圆肌		肩胛骨（下角）	肱骨小结节嵴（前角）	肩胛下神经（C5、C6）	内旋、内收、伸展关节

知识拓展 19.3：临床相关

肩袖撕裂

任何年龄都可发生肩袖撕裂，但最常见于老年人，其中最常受影响的是冈上肌腱。退行性变、钙化，以及反复使用导致的慢性炎症（如棒球投手），可引起磨损和撕裂。如果肩袖肌腱撕裂合并肩峰下囊和三角肌下囊撕裂，会导致其与盂肱关节腔相通（**图 19.11**）。

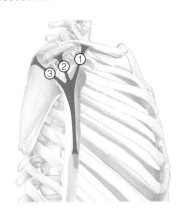 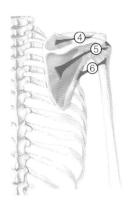 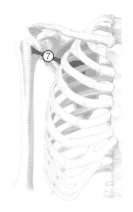

A. 三角肌，右侧，右侧面观。　　　　**B.** 肩袖（冈上肌、冈下肌、　　　　**C.** 肩袖（肩胛下肌），右肩，
　　　　　　　　　　　　　　　　　　　　　小圆肌），右肩，后面观。　　　　　前面观。

（引自 Schuenke M, Schulte E, Schumacher U. THIEME Atlas of Anatomy, Vol 1. Illustrations by Voll M and Wesker K. 3rd ed. New York: Thieme Publishers; 2020.）

表 19.4　三角肌和肩袖肌肉

肌肉		起点	止点	神经支配	动作
三角肌	① 锁骨（前）部	锁骨外 1/3	肱骨（三角肌粗隆）	腋神经（C5、C6）	屈曲，内旋，内收
	② 肩峰（外侧）部	肩峰			外展
	③ 肩胛冈（后）部	肩胛冈			伸展，外旋，内收
④冈上肌	肩胛骨	冈上窝	肱骨（大结节）	肩胛上神经（C5、C6）	启动外展
⑤冈下肌		冈下窝			外旋
⑥小圆肌		外缘		腋神经（C5、C6）	外旋，轻度内收
⑦肩胛下肌		肩胛下窝	肱骨（小结节）	肩胛下神经上部和下部（C5、C6）	内旋

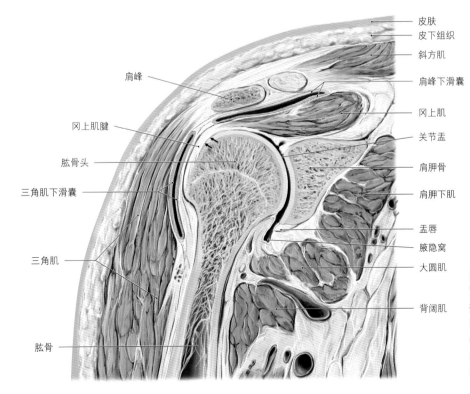

皮肤
皮下组织
斜方肌
肩峰
肩峰下滑囊
冈上肌腱
冈上肌
肱骨头
关节盂
三角肌下滑囊
肩胛骨
肩胛下肌
三角肌
盂唇
腋隐窝
大圆肌
肱骨
背阔肌

图 19.11　右肩冠状面

前面观，箭头指向冈上肌腱，其在肩袖撕裂中常受到损伤。（引自 Schuenke M, Schulte E, Schumacher U. THIEME Atlas of Anatomy, Vol 1. Illustrations by Voll M and Wesker K. 3rd ed. New York: Thieme Publishers; 2020.）

表 19.5   盂肱关节活动

动作	主要肌肉
屈曲	三角肌（锁骨部） 胸大肌（锁骨部和胸肋部） 喙肱肌 肱二头肌（短头）
伸展	三角肌（肩胛冈部） 背阔肌 大圆肌 肱三头肌（长头）
外展	三角肌（肩峰部） 冈上肌
内收	三角肌（锁骨部和肩胛冈部） 胸大肌 背阔肌 大圆肌 肱三头肌（长头）
内旋	三角肌（锁骨部） 胸大肌（锁骨部） 背阔肌 大圆肌 肩胛下肌
外旋	三角肌（肩胛冈部） 冈下肌 小圆肌

（引自 Schuenke M, Schulte E, Schumacher U. THIEME Atlas of Anatomy, Vol 1. Illustrations by Voll M and Wesker K. 3rd ed. New York: Thieme Publishers; 2020.）

A. 屈曲。   B. 伸展。

C. 外展。   D. 内收。

E. 内旋。   F. 外旋。

肩后区间隙

肩部肌肉和肩胛骨之间形成的间隙可使神经和血管通过腋窝、肩胛骨后和肱骨区域（**图 19.12**）。

- **肩胛切迹**位于冈上肌深处，上侧被肩胛上横韧带限制。肩胛下神经在韧带下通过，肩胛上动脉和静脉从其上方通过。
- **四边孔**外侧边界为肱三头肌长头，内侧为肱骨，下面为大圆肌，上面为小圆肌，通过旋肱后动脉和腋神经。
- **内侧三边孔**边界为肱三头肌长头、大圆肌和小圆肌，通过旋肩胛动脉和静脉。
- **下方三边孔**在肱三头肌长头和短头之间，大圆肌下方，通过桡神经、肱深动脉和静脉。

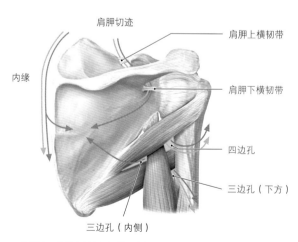

A. 示意图。动脉和神经通过间隙走行，图中用红箭头和黄箭头表示。（引自 Gilroy AM, MacPherson BR, Wikenheiser JC. Atlas of Anatomy. Illustrations by Voll M and Wesker K. 4th ed. New York: Thieme Publishers; 2020.）

图 19.12   肩后区间隙
右肩，后面观。

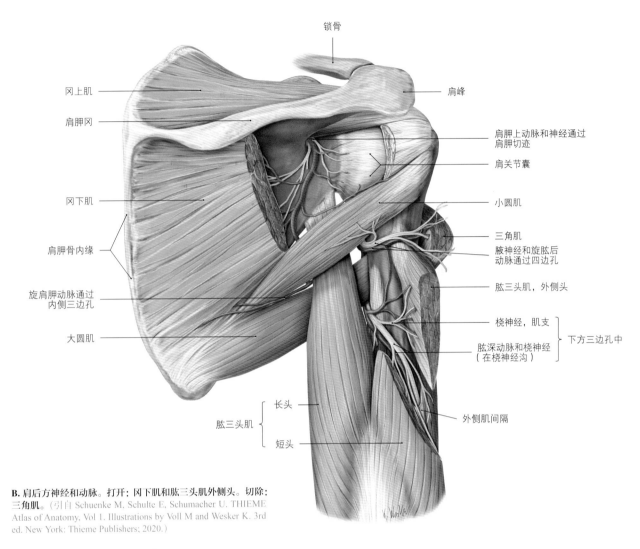

锁骨

冈上肌

肩胛冈

肩峰

肩胛上动脉和神经通过
肩胛切迹

肩关节囊

冈下肌

小圆肌

三角肌

腋神经和旋肱后
动脉通过四边孔

肩胛骨内缘

肱三头肌，外侧头

旋肩胛动脉通过
内侧三边孔

桡神经，肌支

下方三边孔中

肱深动脉和桡神经
（在桡神经沟）

大圆肌

长头

肱三头肌

外侧肌间隔

短头

**B. 肩后方神经和动脉。打开：冈下肌和肱三头肌外侧头。切除：
三角肌。**（引自 Schuenke M, Schulte E, Schumacher U. THIEME
Atlas of Anatomy, Vol 1. Illustrations by Voll M and Wesker K. 3rd
ed. New York: Thieme Publishers; 2020.）

图 19.12 （续）肩后区间隙

19.3 臂和肘区

臂（臂区）从肩部延伸到肘部，包含肱骨和臂的肌肉。
肘区包括肘窝和肘关节。

臂肌肉

臂肌肉控制肩关节和肘关节运动。围绕臂的臂筋膜将
这些肌肉分为前间室和后间室（**表 19.6**）。

- 前间室包括：
  - 屈曲盂肱关节和肘关节以及使桡尺关节旋后的肌肉。

- 肌皮神经。
- 肱动脉和静脉。
- 后间室包括：
  - 伸展盂肱关节和肘关节的肌肉。
  - 桡神经。
  - 肱深动脉和静脉。
- 正中神经和尺神经沿着臂内侧在前后间室间下降，不支
  配臂肌肉。

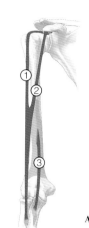

A. 肱二头肌、肱肌和喙肱肌，右臂，前面观。

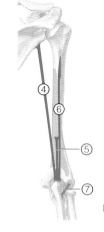

B. 肱三头肌和肘肌，右臂，后面观。

（引自 Gilroy AM, MacPherson BR, Wikenheiser JC. Atlas of Anatomy. Illustrations by Voll M and Wesker K. 4th Edition. New York: Thieme Publishers; 2020.）

表 19.6 臂肌肉：前、后间室

肌肉		起点	止点	支配神经	动作
前间室					
肱二头肌	①长头	肩胛骨盂上结节	桡骨粗隆和肱二头肌腱膜	肌皮神经（C5、C6）	肘关节：屈曲，旋后 * 肩关节：屈曲；三角肌收缩时稳定肱骨头；外展和内旋肱骨
	②短头	肩胛骨喙突			
③肱肌		肱骨（前面远侧半）	尺骨粗隆和冠突	肌皮神经（C5、C6）；桡神经（部分受 C7 支配）	屈曲肘关节
后间室					
肱三头肌	④ 长头	肩胛骨（盂下结节）	尺骨鹰嘴	桡神经（C6~C8）	肘关节：伸展 肩关节，长头：伸展和内收
	⑤ 中间头	肱骨后，桡神经沟远端；内侧肌间隔			
	⑥ 外侧头	肱骨后，桡神经沟近侧；外侧肌间隔			
⑦肘肌		肱骨外上髁（变异：后关节囊）	尺骨鹰嘴（桡侧表面）		伸展肘关节，增加关节紧张程度

注：* 肘关节屈曲时，由于杠杆臂几乎与肢体旋前 / 旋后轴心垂直，肱二头肌在旋后过程中发挥了重要的作用。

肘窝

肘窝是在肘关节前一个较浅的凹陷（**图 19.13**）。

- 肘窝的界限如下：
  - 内侧为旋前圆肌。
  - 外侧为肱桡肌。
  - 上界为肱骨内上髁与外上髁连线。
- 肘窝包含：
  - 肱二头肌肌腱。
  - 肱动脉和肱静脉。
  - 桡动脉、桡静脉、尺动脉和尺静脉的近部。
  - 正中神经和桡神经以及肌皮神经的皮支（前臂外侧皮神经）。
- **肱二头肌腱膜**是肱二头肌筋膜的延伸，形成了筋膜的根部，肘正中静脉从表浅处通过筋膜。

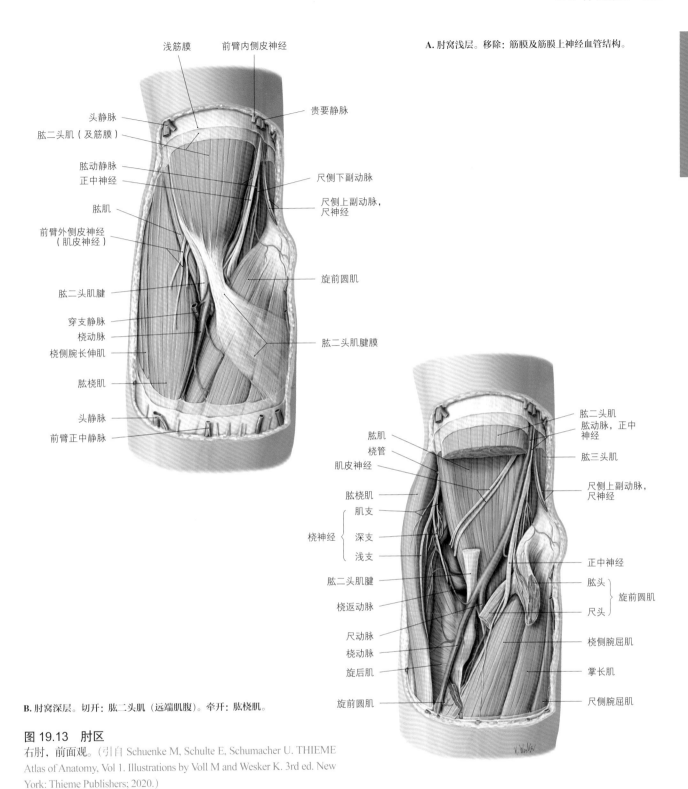

A. 肘窝浅层。 移除：筋膜及筋膜上神经血管结构。

浅筋膜　前臂内侧皮神经

头静脉

肱二头肌（及筋膜）

肱动静脉

正中神经

肱肌

前臂外侧皮神经
（肌皮神经）

肱二头肌腱

穿支静脉

桡动脉

桡侧腕长伸肌

肱桡肌

头静脉

前臂正中静脉

贵要静脉

尺侧下副动脉

尺侧上副动脉，
尺神经

旋前圆肌

肱二头肌腱膜

B. 肘窝深层。 切开：肱二头肌（远端肌腹）。牵开：肱桡肌。

肱肌

桡管

肌皮神经

肱桡肌

肌支

桡神经　深支

浅支

肱二头肌腱

桡返动脉

尺动脉

桡动脉

旋后肌

旋前圆肌

肱二头肌
肱动脉，正中神经

肱三头肌

尺侧上副动脉，尺神经

正中神经

肱头
旋前圆肌
尺头

桡侧腕屈肌

掌长肌

尺侧腕屈肌

图 19.13　肘区
右肘，前面观。（引自 Schuenke M, Schulte E, Schumacher U. THIEME Atlas of Anatomy, Vol 1. Illustrations by Voll M and Wesker K. 3rd ed. New York: Thieme Publishers; 2020.）

肘关节

肘关节由 3 个滑膜关节包裹在一个关节囊中组成（**图 19.14 和图 19.15**）。

- 铰链状的**肱尺关节**是肱骨滑车和尺骨滑车切迹之间的关节。
  - **尺侧副韧带**（内侧副韧带）从内侧支持关节，将冠突、鹰嘴和肱骨内上髁连接起来。

- 铰链状**肱桡关节**是肱骨小头和桡骨头之间的关节。
  - **桡侧副韧带**（外侧副韧带）从外侧支持关节，从肱骨外上髁延伸到桡骨颈的**环状韧带**。
- 桡尺近侧关节是桡骨头和尺骨桡切迹之间的关节（将在介绍前臂桡尺关节时进一步讨论）。
- 肱尺关节、肱桡关节运动及其相关肌肉详见**表 19.7**。

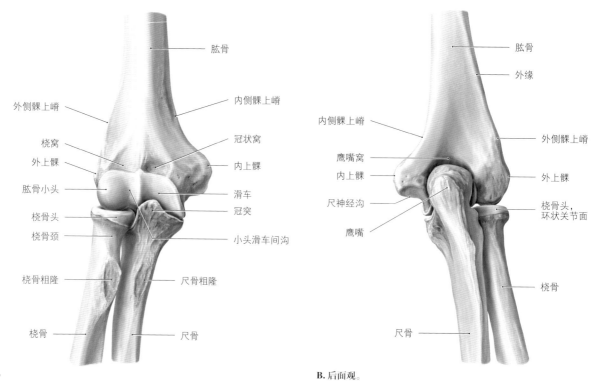

A. 前面观。

B. 后面观。

图 19.14　肘关节

右肘伸展。肘关节由 3 个关节组成：肱尺关节、肱桡关节和桡尺近侧关节。（引自 Schuenke M, Schulte E, Schumacher U. THIEME Atlas of Anatomy, Vol 1. Illustrations by Voll M and Wesker K. 3rd ed. New York: Thieme Publishers; 2020.）

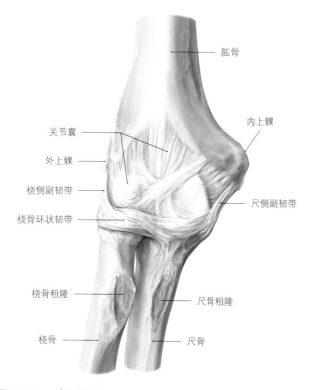

图 19.15　肘关节囊

右肘伸展，前面观。（引自 Schuenke M, Schulte E, Schumacher U. THIEME Atlas of Anatomy, Vol 1. Illustrations by Voll M and Wesker K. 3rd ed. New York: Thieme Publishers; 2020.）

表 19.7　肱尺关节和肱桡关节运动

动作	主要肌肉
屈曲	肱二头肌 肱肌 肱桡肌
伸展	肱三头肌

19.4　前臂

前臂（前臂区）从肘关节到腕关节，包括桡骨、尺骨以及前臂肌肉。

桡尺关节

桡尺近侧关节在肘关节处连接前臂骨，桡尺远侧关节在腕关节处连接前臂骨。这些关节的运动使桡骨远段围绕尺骨进行旋转，使前臂旋前（手掌向上）、旋后（手掌向下）（**图 19.16 和图 19.17**）。这些运动和前臂的相关肌肉详见**表 19.8**。

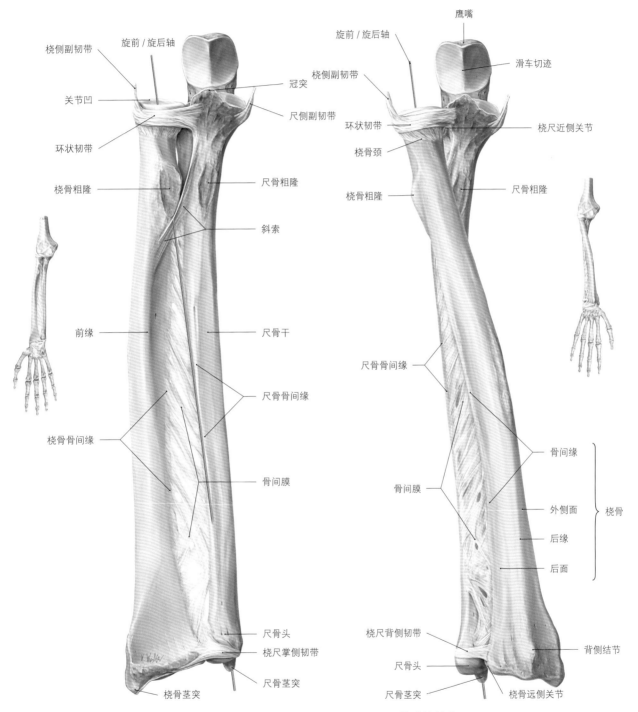

桡侧副韧带
旋前／旋后轴
鹰嘴
旋前／旋后轴
滑车切迹
关节凹
桡侧副韧带
冠突
尺侧副韧带
环状韧带
桡尺近侧关节
环状韧带
桡骨颈
桡骨粗隆
尺骨粗隆
桡骨粗隆
尺骨粗隆
斜索
前缘
尺骨干
尺骨骨间缘
尺骨骨间缘
骨间缘
桡骨骨间缘
外侧面
桡骨
骨间膜
骨间膜
后缘
后面
尺骨头
桡尺掌侧韧带
桡尺背侧韧带
背侧结节
尺骨头
桡骨茎突
尺骨茎突
尺骨茎突
桡骨远侧关节

图 19.16　前臂旋后位
右前臂，前面观。（引自 Schuenke M, Schulte E, Schumacher U.
THIEME Atlas of Anatomy, Vol 1. Illustrations by Voll M and Wesker
K. 3rd ed. New York: Thieme Publishers; 2020.）

图 19.17　前臂旋前位
右前臂，前面观。（引自 Schuenke M, Schulte E, Schumacher U.
THIEME Atlas of Anatomy, Vol 1. Illustrations by Voll M and Wesker
K. 3rd ed. New York: Thieme Publishers; 2020.）

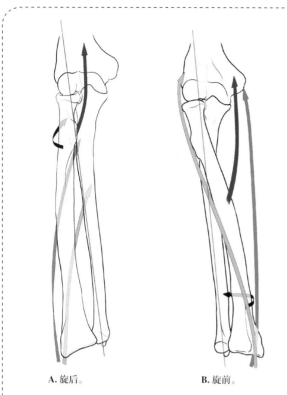

A. 旋后。　　**B. 旋前。**

（引自 Gilroy AM. MacPherson BR, Wikenheiser JC. Atlas of Anatomy. Illustrations by Voll M and Wesker K. 4th Edition. New York: Thieme Publishers; 2020.）

表 19.8　桡尺关节活动

动作	主要肌肉
旋后	旋后肌 肱二头肌
旋前	旋前圆肌 旋前方肌

知识拓展 19.4：临床相关

桡骨头半脱位（保姆肘）

　　一种在儿童中常见的疼痛性损伤，通常发生在胳膊被向上牵拉且前臂旋前时，将环状韧带从桡骨颈附着松弛处撕裂，随着不成熟的桡骨头滑脱出袖套，韧带卡顿在桡骨头和肱骨小头之间。将前臂旋后并屈曲可将桡骨头返回至正常位置。

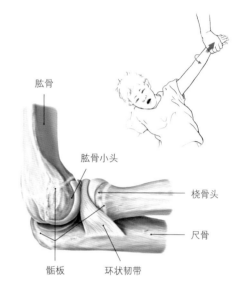

肱骨

肱骨小头

桡骨头

尺骨

骺板　环状韧带

（引自 Gilroy AM. MacPherson BR, Wikenheiser JC. Atlas of Anatomy. Illustrations by Voll M and Wesker K. 4th Edition. New York: Thieme Publishers; 2020.）

知识拓展 19.5：临床相关

外上髁炎（网球肘）

　　前臂伸肌重复使用可导致伸肌总腱在外上髁附着处的炎症（外上髁炎）。肌腱附着点的疼痛可放射至前臂伸肌，在腕关节屈曲、前臂旋前拉伸伸肌腱时疼痛加剧。

- **桡尺近侧关节**是一种滑膜关节，使桡骨头在环状韧带和尺骨桡切迹形成的袖套内可以做旋转运动。此关节包裹在肘关节关节囊内。
- **桡尺远侧关节**具有 L 形关节腔，内部有三角形关节盘将桡尺关节与腕关节关节腔分隔开。关节周围有桡尺掌侧韧带和桡尺背侧韧带增强。
- **骨间膜**连接桡骨干和尺骨干，并传导桡骨远端和尺骨近端吸收的能量。

前臂肌肉

　　前臂肌肉控制肘关节、腕关节和手部关节的活动。大部分前臂屈肌和伸肌肌腱较长，穿过腕关节，延伸到手指。肌间隔和骨间膜将前臂分为前、后肌肉间室。

- 前臂前间室包括（**表 19.9**）：
  - 使肘关节、腕关节、手部屈曲和旋前的肌肉。
  - 正中神经和尺神经。
  - 尺动、静脉，骨间前动、静脉。
- 前臂后间室包括（**表 19.10**）：
  - 使肘关节、腕关节、手部伸展和旋后的肌肉（肱桡肌在前面穿过肘关节，发挥屈肌的作用）。
  - 桡神经。
  - 桡动、静脉，骨间后动、静脉。

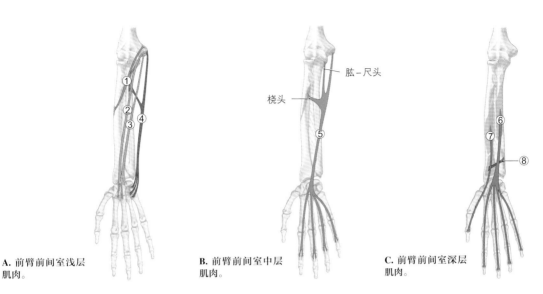

A. 前臂前间室浅层肌肉。

B. 前臂前间室中层肌肉。

C. 前臂前间室深层肌肉。

（引自 Gilroy AM, MacPherson BR, Wikenheiser JC. Atlas of Anatomy. Illustrations by Voll M and Wesker K. 4th Edition. New York: Thieme Publishers; 2020.）

表 19.9　前臂肌肉：前间室

肌肉	起点	止点	支配神经	动作
浅层肌肉				
① 旋前圆肌	肱头：肱骨内上髁 尺头：冠突	桡骨外侧（旋后肌止点远端）	正中神经（C6、C7）	肘关节：轻度屈曲 前臂：旋前
② 桡侧腕屈肌	肱骨内上髁	第 2 掌骨基底部（可有第 3 掌骨基底部变异）		腕关节：屈曲，外展（桡偏）
③ 掌长肌		掌腱膜	正中神经（C7、C8）	肘关节：轻度屈曲 腕关节：屈曲使掌腱膜紧张
④ 尺侧腕屈肌	肱头：内上髁 尺头：鹰嘴	豌豆骨；钩骨；第 5 掌骨基底部	尺神经（C7~T1）	腕关节：屈曲，外展（尺偏）
中层肌肉				
⑤ 指浅屈肌	肱-尺头：肱骨内上髁和尺骨冠突 桡头：桡骨上半部分前沿	第 2~5 中节指骨两侧	正中神经（C8、T1）	肘关节：轻度屈曲 腕关节，第 2~5 指掌指节、近指间关节：屈曲
深层肌肉				
⑥ 指深屈肌	尺骨（屈肌面近端 2/3）和骨间膜	第 2~5 远节指骨（掌侧）	正中神经（C8、T1）第 2、3 指桡侧半；尺神经（C8、T1）第 4、5 指尺侧半	腕关节，第 2~5 指掌指节、近指间关节、远指间关节：屈曲
⑦ 拇长屈肌	桡骨（中部前面）及邻近骨间膜	拇指远节指骨（掌侧面）	正中神经（C8、T1）	腕关节：屈曲，外展（桡偏） 拇指腕掌关节：屈曲 拇指掌指关节、指间关节：屈曲
⑧ 旋前方肌	尺骨远端 1/4，（前面）	桡骨远端 1/4（前面）		手：旋前 桡尺远侧关节：稳定

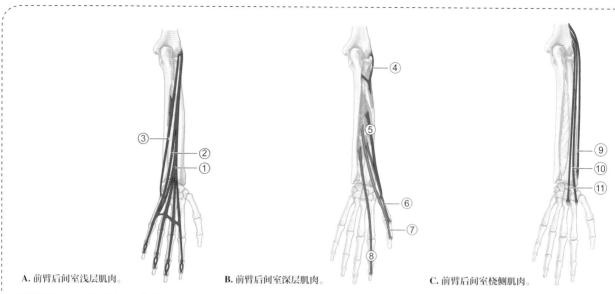

A. 前臂后间室浅层肌肉。　　　　**B. 前臂后间室深层肌肉。**　　　　**C. 前臂后间室桡侧肌肉。**

（引自 Schuenke M, Schulte E, Schumacher U. THIEME Atlas of Anatomy, Vol 1. Illustrations by Voll M and Wesker K. 3rd ed. New York: Thieme Publishers; 2020.）

表 19.10　前臂肌肉：后间室

肌肉	起点	止点	支配神经	动作
浅层肌肉				
① 指伸肌		第 2~5 指背面		腕关节：伸展 第 2~5 指掌指关节、近指间关节、远指间关节：伸展
	总头（肱骨外上髁）		桡神经（C7、C8）	
② 小指伸肌		第 5 指背面		腕关节：伸展，尺侧外展 第 5 指掌指关节、近指间关节、远指间关节：第 5 指伸展
③ 尺侧腕伸肌	总头（肱骨外上髁） 尺头（背侧面）	第 5 掌骨基底部		腕关节：伸展，内收（尺偏）
深层肌肉				
④ 旋后肌	鹰嘴，肱骨外上髁，桡侧副韧带，桡骨环状韧带	桡骨（桡骨粗隆和旋前圆肌止点之间）	桡神经（C6、C7）	桡尺关节：旋后
⑤ 拇长展肌	桡骨和尺骨（背侧面，骨间膜）	第 1 掌骨基底部		桡腕关节：外展 拇指腕掌关节：外展
⑥ 拇短伸肌	桡骨（后面）和骨间膜	拇指近节指骨基底部		桡腕关节：外展（桡偏）拇指腕掌关节 掌指关节：伸展
⑦ 拇长伸肌	尺骨（后面）和骨间膜	拇指远节指骨基底部	桡神经（C7、C8）	腕关节：伸展，外展（桡偏） 拇指腕掌关节：内收 拇指掌指关节、指间关节：伸展
⑧ 示指伸肌	尺骨（后面）和骨间膜	第 2 指背指腱膜		腕关节：伸展 第 2 指掌指关节、近指间关节、远指间关节：伸展
桡侧肌肉				
⑨ 肱桡肌	肱骨远端（远侧面），肌间隔外侧	桡骨茎突	桡神经（C5、C6）	肘关节：屈曲 前臂：半旋后
⑩ 桡侧腕长伸肌	肱骨远端髁上嵴，肌间隔外侧	第 2 掌骨（基底部）	桡神经（C6、C7）	肘关节：轻度屈曲 腕关节：伸展和外展
⑪ 桡侧腕短伸肌	肱骨外上髁	第 3 掌骨（基底部）	桡神经（C7、C8）	

19.5 腕关节

腕关节是前臂和手之间的狭窄间隙，包括腕骨和前臂负责腕关节和手指活动的肌肉。

腕区关节

腕区由 8 块腕骨在近端和桡骨形成的关节以及在远端和掌骨形成的关节组成（**图 19.18**）。尺骨不是腕关节的组成部分。腕关节活动及其支配肌肉详见**表 19.11**。

- 腕关节（或**桡腕关节**）是由桡骨远端、桡尺远侧关节关节盘以及腕骨近端的舟骨和月骨组成的髁状关节。
  - **桡腕掌侧韧带、桡腕背侧韧带、尺腕韧带、桡侧副韧带**和**尺侧副韧带**是腕关节的外在韧带，与纤维关节囊相互交织，作用是稳定关节（**图 19.19**）。
  - 关节囊近端附着于桡骨和尺骨，远端附着于近侧腕骨。

- **腕骨间关节**是同一排腕骨之间形成的关节；**腕中关节**是近排腕骨和远排腕骨之间的关节。
  - 单个腕骨之间的**骨间韧带**限制腕骨过度活动，保证了这些关节的稳定性。同时，这些韧带将关节间隙分为不同间室（**图 19.20**）。
  - 单个关节腔将腕骨间关节和腕掌关节闭合起来，并将关节腔与腕掌关节分隔开。
  - 这些关节的活动增强了桡腕关节的活动度。

- **尺腕关节复合体**，也称为三角纤维软骨复合体，从内侧支持腕关节。该关节由关节盘和韧带结合组成，连接了尺骨远端、桡尺关节以及近排腕骨（**图 19.20**）。
  - 此复合体包括**尺腕关节盘、桡腕掌侧韧带、桡腕背侧韧带、尺腕韧带**（尺月韧带和尺三角韧带）、**尺腕半月板**，以及桡腕背侧韧带（桡三角韧带）。

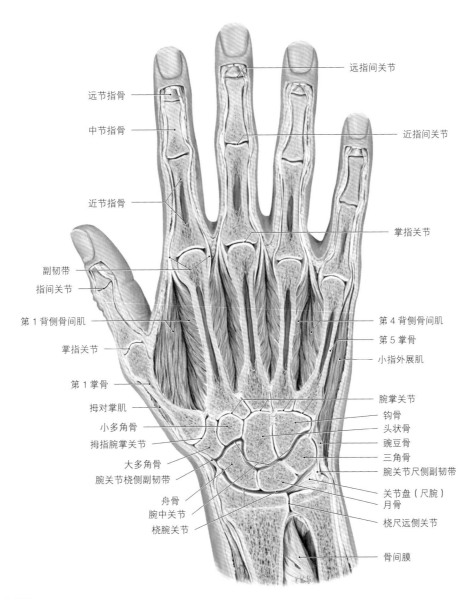

图 19.18　手腕关节

右手，后（背）面观。（引自 Schuenke M, Schulte E, Schumacher U. THIEME Atlas of Anatomy, Vol 1. Illustrations by Voll M and Wesker K. 3rd ed. New York: Thieme Publishers; 2020.）

- 尺腕关节盘是一个纤维软骨关节盘，附着在尺桡韧带上，横置于尺骨和月骨或尺骨和三角骨之间，将桡尺远侧关节与腕关节分开。此关节盘容易发生退行性变，并且在腕部损伤后恢复较慢。
- 尺腕半月板主要成分是胶原，从三角骨延伸到关节间隙，将腕关节内侧的尺骨关节内间隙衔接起来。

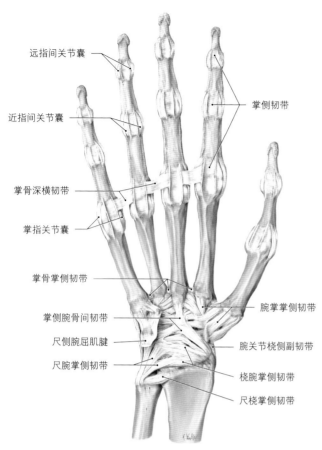

远指间关节囊
近指间关节囊
掌侧韧带
掌骨深横韧带
掌指关节囊
掌骨掌侧韧带
腕掌掌侧韧带
掌侧腕骨间韧带
尺侧腕屈肌腱
腕关节桡侧副韧带
尺腕掌侧韧带
桡腕掌侧韧带
尺桡掌侧韧带

A. 右手，前（掌）面观。

图 19.19　手和腕韧带

（引自 Gilroy AM, MacPherson BR, Wikenheiser JC. Atlas of Anatomy. Illustrations by Voll M and Wesker K. 4th Edition. New York: Thieme Publishers; 2020.）

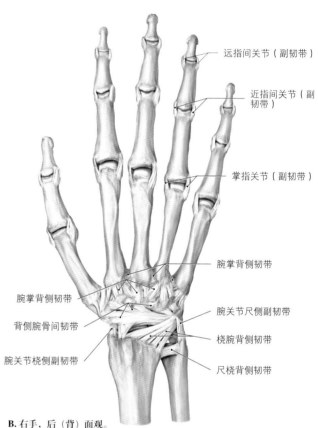

远指间关节（副韧带）
近指间关节（副韧带）
掌指关节（副韧带）
腕掌背侧韧带
腕掌背侧韧带
腕关节尺侧副韧带
背侧腕骨间韧带
桡腕背侧韧带
腕关节桡侧副韧带
尺桡背侧韧带

B. 右手，后（背）面观。

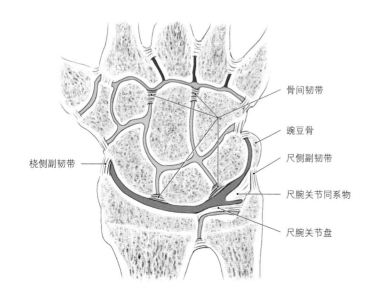

骨间韧带
豌豆骨
尺侧副韧带
桡侧副韧带
尺腕关节同系物
尺腕关节盘

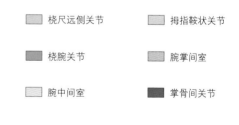

桡尺远侧关节　　拇指鞍状关节
桡腕关节　　腕掌间室
腕中间室　　掌骨间关节

图 19.20　腕部间室

右腕，后面观，示意图。骨间韧带和尺腕关节盘将关节间隙分为多个间室。（引自 Gilroy AM, MacPherson BR, Wikenheiser JC. Atlas of Anatomy. Illustrations by Voll M and Wesker K. 4th ed. New York: Thieme Publishers; 2020.）

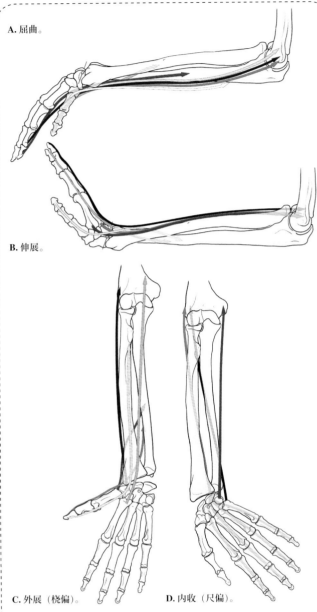

A. 屈曲。

B. 伸展。

C. 外展（桡偏）。　　　D. 内收（尺偏）。

（引自 Schuenke M, Schulte E, Schumacher U. THIEME Atlas of Anatomy, Vol 1. Illustrations by Voll M and Wesker K. 3rd ed. New York: Thieme Publishers; 2020.）

表 19.11　腕关节活动

动作	主要肌肉
屈曲	桡侧腕屈肌 尺侧腕屈肌
伸展	桡侧腕长伸肌 桡侧腕短伸肌 尺侧腕伸肌
外展（桡侧偏）	桡侧腕屈肌 桡侧腕长伸肌 桡侧腕短伸肌
内收（尺侧偏）	尺侧腕屈肌 尺侧腕伸肌

腕关节间隙

　　神经血管结构和前臂肌肉的长肌腱通过前臂和手之间的狭窄间隙，这一间隙常受到增厚的筋膜限制。

- **腕管**是一个腕关节前方骨-筋膜围绕形成的间隙。
  - 腕骨形成腕管的底部和侧边，屈肌支持带形成腕管的顶部（**图 19.21**）。
  - 拇长屈肌肌腱、指浅屈肌肌腱、指深屈肌肌腱，以及正中神经通过腕管（**图 19.22** 和**图 19.23**）。
  - **滑膜屈肌总腱鞘**在屈肌腱通过腕管时将其包裹。
  - 腕掌韧带和屈肌支持带防止屈肌腱在通过腕关节时发生弯曲。
- **尺管**（Guyon 管）是在腕关节前面内侧的狭窄通道（图 19.23~ 图 19.25）。

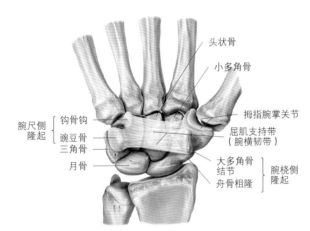

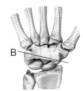

A. 屈肌支持带，前（掌）面观。（引自 Gilroy AM, MacPherson BR, Wikenheiser JC. Atlas of Anatomy. Illustrations by Voll M and Wesker K. 4th ed. New York: Thieme Publishers; 2020.）

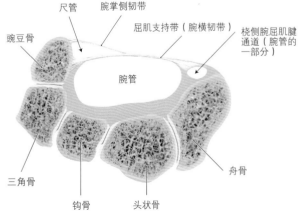

B. 横切面，近侧面观。（引自 Schuenke M, Schulte E, Schumacher U. THIEME Atlas of Anatomy, Vol 1. Illustrations by Voll M and Wesker K. 3rd ed. New York: Thieme Publishers; 2020.）

图 19.21　腕管的韧带和骨性边界
右手。

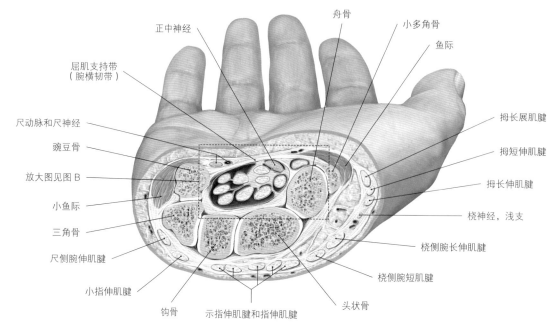

A. 通过右腕的横切面。

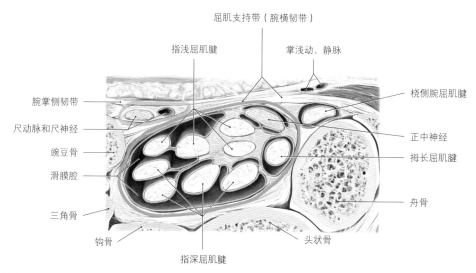

B. 图 A 中虚线范围内放大图。尺管（绿色）内结构和腕管（蓝色）内结构。

图 19.22　腕管内容物

右手，近侧面观。敏感的神经血管结构紧密贴合，频繁移动的腕管肌腱通常在这些结构肿胀或者退变时发生问题（腕管综合征）。（引自 Schuenke M, Schulte E, Schumacher U. THIEME Atlas of Anatomy, Vol 1. Illustrations by Voll M and Wesker K. 3rd ed. New York: Thieme Publishers; 2020.）

知识拓展 19.6：临床相关

腕管综合征

　　腕管是由不可弯曲的骨性结构和纤维结构围绕形成的管道，腕管内容物肿胀、炎症或感染引起的液体渗出、腕骨脱位突出或外源性压迫容易引起腕管相关症状。正中神经对腕管压力升高最为敏感，腕管综合征的症状与其分布相关，包括外侧三指半的感觉麻木，鱼际肌的力量减弱甚至萎缩。正中神经掌皮支在正中神经通过屈肌支持带前从腕管近侧发出，因此手掌感觉不受影响。

知识拓展 19.7：临床相关

尺神经压迫

　　尺神经在腕部的压迫影响大多数手部固有肌肉。尺神经压迫的患者在试图握拳时形成"爪形手"畸形——骨间肌无力引起掌指关节过伸，指间关节屈曲（详见**知识拓展 18.9**）。

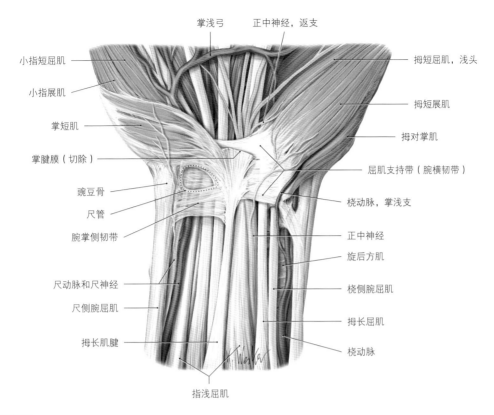

掌浅弓　正中神经，返支

小指短肌

小指展肌

掌短肌

掌腱膜（切除）

豌豆骨

尺管

腕掌侧韧带

尺动脉和尺神经

尺侧腕屈肌

拇长肌腱

指浅屈肌

拇短屈肌，浅头

拇短展肌

拇对掌肌

屈肌支持带（腕横韧带）

桡动脉，掌浅支

正中神经

旋后方肌

桡侧腕屈肌

拇长屈肌

桡动脉

图 19.23　腕前区
右手，前（掌）面观。尺管和手掌深部。腕管，屈肌支持带隐藏。（引自 Gilroy AM, MacPherson BR, Wikenheiser JC. Atlas of Anatomy. Illustrations by Voll M and Wesker K. 4th ed. New York: Thieme Publishers; 2020.）

- 屈肌支持带形成尺管底部，**腕掌韧带**形成顶部，豌豆骨和钩骨分别形成内侧和外侧界。
- 尺动脉和尺神经通过尺管进入手掌。
- 解剖鼻烟壶是位于手背桡侧三角形的凹陷（**图 19.25**）。
  - 拇长伸肌肌腱形成后方边界，拇短伸肌和拇长展肌形成前方边界，舟骨和大多角骨形成鼻烟壶底部。
  - 桡动脉通过鼻烟壶。

- 头静脉和桡神经浅支在鼻烟壶表浅处通过。
- 腕关节后面形成 6 个小的**背侧间室**（从 1 到 6 命名）（表 19.12；**图 19.26**）。
  - 伸肌支持带形成其顶部，桡骨远段和尺骨远端背侧面形成其底部。
  - 前臂伸肌肌腱通过这些间室到达手背部。
  - **腕背滑膜腱鞘**在伸肌肌腱通过背侧间室时将其包裹。

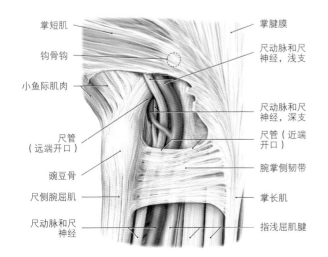

掌短肌

钩骨钩

小鱼际肌肉

尺管（远端开口）

豌豆骨

尺侧腕屈肌

尺动脉和尺神经

掌腱膜

尺动脉和尺神经，浅支

尺动脉和尺神经，深支

尺管（近端开口）

腕掌侧韧带

掌长肌

指浅屈肌腱

图 19.24　尺管的开口和边界
右手，前（掌）面观。（引自 Schuenke M, Schulte E, Schumacher U. THIEME Atlas of Anatomy, Vol 1. Illustrations by Voll M and Wesker K. 3rd ed. New York: Thieme Publishers; 2020.）

桡侧腕伸肌腱

指伸肌腱和示指伸肌腱　　大多角骨　　桡侧腕短伸肌腱　　拇长伸肌腱

伸肌支持带

桡神经，浅支

第 1 骨间背侧肌

舟骨

桡动脉　　拇短伸肌腱　　桡动脉

第 1 掌骨　　拇长展肌腱

图 19.25　解剖鼻烟壶
右手，桡侧面观。三边形的解剖鼻烟壶（黄色阴影）由拇长展肌、拇短伸肌和拇长伸肌止点处肌腱围绕形成。（引自 Schuenke M, Schulte E, Schumacher U. THIEME Atlas of Anatomy, Vol 1. Illustrations by Voll M and Wesker K. 3rd ed. New York: Thieme Publishers; 2020.）

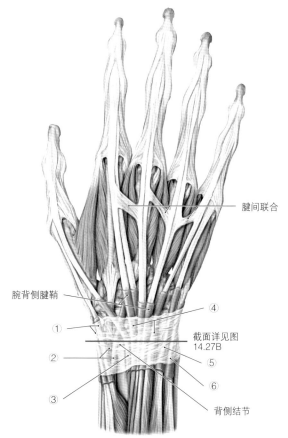

腱间联合

腕背侧腱鞘

④

截面详见图
14.27B

① 　 ②　　　③　　⑤

⑥

背侧结节

A. 后（背）面观。（引自 Schuenke M, Schulte E, Schumacher U. THIEME Atlas of Anatomy, Vol 1. Illustrations by Voll M and Wesker K. 3rd ed. New York: Thieme Publishers; 2020.）

图 19.26　伸肌支持带和背侧间室
右手。

表 19.12　伸肌肌腱背侧间室

①	拇长展肌 拇短伸肌
②	桡侧腕长伸肌 桡侧腕短伸肌
③	拇长伸肌
④	指伸肌 示指伸肌
⑤	小指伸肌
⑥	尺侧腕伸肌

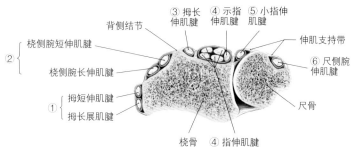

③ 拇长
伸肌腱　　④ 示指
伸肌腱　　⑤ 小指伸
肌腱

背侧结节

伸肌支持带

桡侧腕短伸肌腱

② 　　桡侧腕长伸肌腱

⑥ 尺侧腕
伸肌腱

① 　　拇短伸肌腱

拇长展肌腱

尺骨

桡骨　　④ 指伸肌腱

B. 图 A 中截面的近侧面观。（引自 Gilroy AM, MacPherson BR, Wikenheiser JC. Atlas of Anatomy. Illustrations by Voll M and Wesker K. 4th ed. New York: Thieme Publishers; 2020.）

19.6 手部

手部肌肉和关节使手具有很好的灵活性，可以完成许多动作。通过拇指与其他指头对掌实现的握持能力是人类和猿类特有的能力。

手和手指的关节

手和手指的关节包括远排腕骨与掌骨近端之间，掌骨远端和指骨近端之间，每个手指近节、中节、远节指骨之间的关节（图 19.18）。这些关节和前臂及手部的肌肉的运动见表 19.13 和表 19.14。

- **腕掌关节**是远排腕骨和掌骨之间的滑膜关节。
  - 第 2、3、4 指平面关节没有活动度，或活动度极小。
  - 第 5 指掌骨和钩状骨之间的关节中度可动。
  - 拇指掌骨和远排腕骨的大多角骨之间的鞍状关节使拇指可以向各个方向活动，这对于拇指的对掌功能十分重要（图 19.27）。
- **掌指关节**是掌骨头和近节指骨基底部之间的髁状滑膜关节。
  - 第 2~5 指可以进行两个平面的运动，如屈曲-伸展，外展-内收。
  - 拇指掌指关节仅有屈曲和伸展运动。
- **指间关节**是一个指骨间的铰链样滑膜关节。
  - 第 2~4 指有近指间关节和远指间关节。
  - 拇指仅有一个指间关节。
  - 指间关节只能做屈曲和伸展运动。
- 掌指关节和指间关节由纤维关节囊包裹，并由内、外侧副韧带加强。

表 19.13　手指关节运动（第 2~5 指）	
动作	主要肌肉
掌指关节屈曲	蚓状肌 骨间掌侧和背侧肌 小指屈肌（仅第 5 指）
远端指间关节屈曲	指深屈肌
近端指间关节屈曲	指深屈肌 指浅屈肌
掌指关节伸展	指伸肌 示指伸肌（仅第 2 指） 小指伸肌（仅第 5 指）
远端指间关节和近端指间关节伸展	蚓状肌 骨间掌侧和背侧肌
掌指关节外展	骨间背侧肌 小指展肌（仅第 5 指）
内收	骨间掌侧肌（仅第 2、4、5 指）
对掌	小指对掌肌（仅第 5 指）

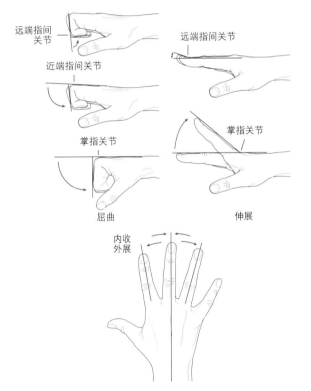

（引自 Schuenke M, Schulte E, Schumacher U. THIEME Atlas of Anatomy, Vol 1. Illustrations by Voll M and Wesker K. 3rd ed. New York: Thieme Publishers; 2020.）

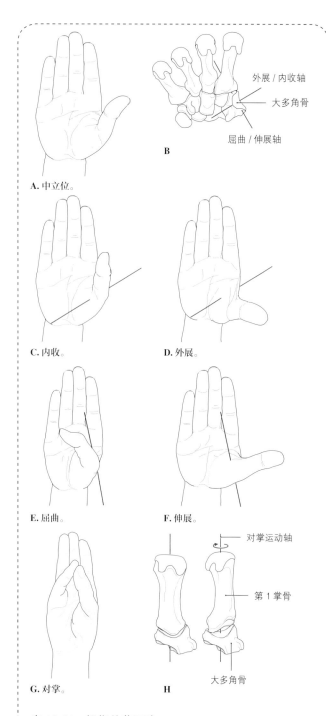

A. 中立位。

B

外展 / 内收轴
大多角骨
屈曲 / 伸展轴

C. 内收。

D. 外展。

E. 屈曲。

F. 伸展。

G. 对掌。

H

对掌运动轴
第 1 掌骨
大多角骨

表 19.14 拇指关节运动

动作	主要肌肉
屈曲	拇长屈肌 拇短屈肌
伸展	拇长伸肌 拇短伸肌
外展	拇长展肌 拇短展肌
内收	拇收肌
对掌	拇对掌肌

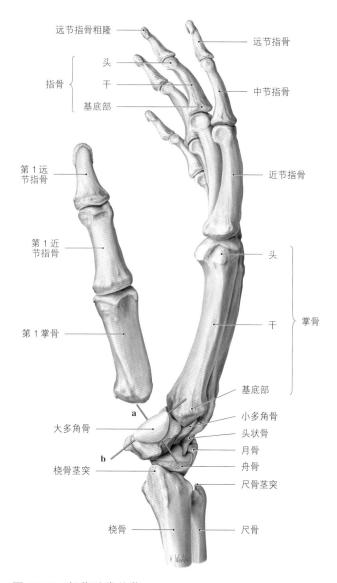

远节指骨粗隆
远节指骨
头
指骨
干
基底部
中节指骨
第 1 远节指骨
近节指骨
第 1 近节指骨
头
干
掌骨
第 1 掌骨
基底部
小多角骨
头状骨
大多角骨
月骨
桡骨茎突
舟骨
尺骨茎突
桡骨
尺骨
a
b

图 19.27 拇指腕掌关节
桡侧面观。第 1 掌骨轻度远端移位以暴露大多角骨关节面。两个主要运动轴如图所示：a，外展 / 内收；b，屈曲 / 伸展。(引自 Schuenke M, Schulte E, Schumacher U. THIEME Atlas of Anatomy, Vol 1. Illustrations by Voll M and Wesker K. 3rd ed. New York: Thieme Publishers; 2020.)

手掌和手指掌面

– 手掌有以下表面解剖特点（**图 19.28**）：
  • 皮肤增厚，牢固固定在其下方筋膜，有许多汗腺。
  • 中间凹陷在拇指基底部和第 5 指基底部将**大鱼际和小鱼际**分隔开来。
  • 在皮肤与掌筋膜紧密连接处有纵向和横向**屈褶线**。

- 深筋膜跨过手掌中央，形成一个增厚的掌腱膜（**图19.29**）。
  - 掌腱膜使手掌皮肤牢牢固定。
  - 掌腱膜在近端与屈肌支持带和掌长肌延续。
  - 掌腱膜在远端与**掌横韧带**和4指围绕指长屈肌肌腱和手指滑膜腱鞘的指纤维鞘延续。
- 掌腱膜和掌深筋膜将手掌分为5个肌肉间室（**表19.15~表19.17**）：
  - **大鱼际间室**：包含支配拇指外展、屈曲和对掌的肌肉。
  - **掌中间室**：包含支配手指屈曲的前臂屈肌肌腱和支配手指关节屈曲伸直的蚓状肌。
  - **小鱼际间室**：包含支配第5指屈曲、外展和对掌的小鱼际肌肉。
  - **内收肌间室**：包含拇收肌。
  - **骨间间室**：包含支配手指外展和内收的骨间肌。
- 鱼际间隙和掌中间隙是手掌深部长屈肌肌腱和掌深肌表面筋膜之间的潜在间隙。掌中间隙与前臂间室通过腕管相通。
- 在手指掌面：
  - 指浅屈肌肌腱分为两束止于中节指骨。

- 指深屈肌肌腱在指浅屈肌的束间穿过，止于远节指骨。
- **滑膜腱鞘**在屈肌肌腱进入手指纤维腱鞘时将其包裹（**图19.30**）。
  - 第5指滑膜鞘一般和腕部的屈肌总腱鞘相通。
  - 拇指滑膜鞘延伸到腕关节，可与第5指鞘、滑膜总鞘相通。
  - 第2、3、4指的滑膜鞘一般相互独立，不和滑膜总鞘以及其他手指滑膜鞘相通。
- 前臂肌肉和手部固有肌肉支配手和手指的关节运动（详见**表19.13**和**表19.14**）。

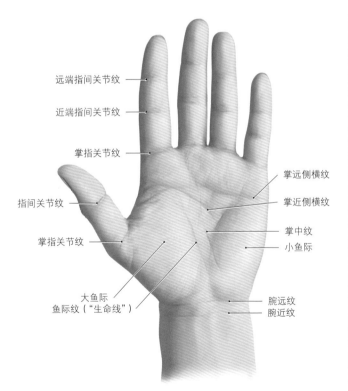

图 19.28　手掌表面解剖
左手。（引自 Schuenke M, Schulte E, Schumacher U. THIEME Atlas of Anatomy, Vol 1. Illustrations by Voll M and Wesker K. 3rd ed. New York: Thieme Publishers; 2020.）

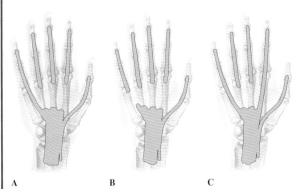

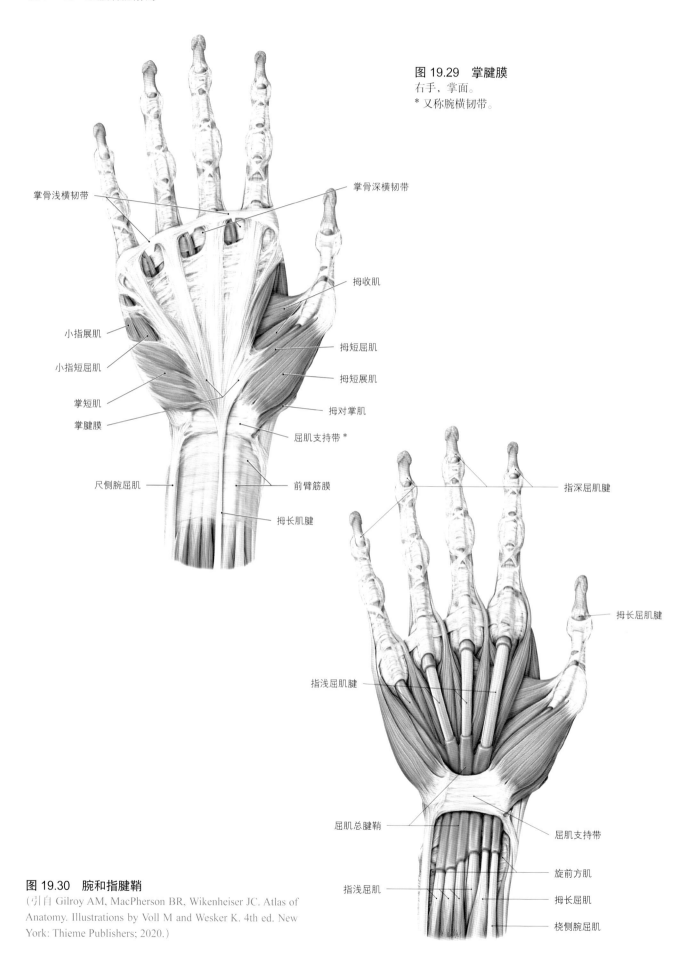

掌骨浅横韧带

掌骨深横韧带

拇收肌

小指展肌

拇短屈肌

小指短屈肌

拇短展肌

掌短肌

拇对掌肌

掌腱膜

屈肌支持带 *

尺侧腕屈肌

前臂筋膜

拇长肌腱

指深屈肌腱

拇长屈肌腱

指浅屈肌腱

屈肌总腱鞘

屈肌支持带

旋前方肌

指浅屈肌

拇长屈肌

桡侧腕屈肌

图 19.29　掌腱膜
右手，掌面。
＊又称腕横韧带。

图 19.30　腕和指腱鞘
（引自 Gilroy AM, MacPherson BR, Wikenheiser JC. Atlas of
Anatomy. Illustrations by Voll M and Wesker K. 4th ed. New
York: Thieme Publishers; 2020.）

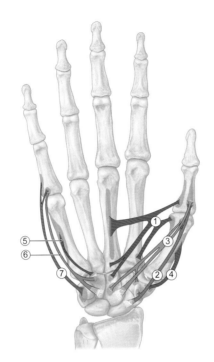

大、小鱼际肌肉，右手，前（掌）面观。（引自 Schuenke M, Schulte E, Schumacher U. THIEME Atlas of Anatomy, Vol 1. Illustrations by Voll M and Wesker K. 3rd ed. New York: Thieme Publishers; 2020.）

表 19.15　鱼际肌

肌肉	起点	止点	支配神经	动作
①拇收肌	横头：第 3 掌骨（掌侧面）	拇指（近节指骨基底部）尺侧籽骨	尺神经（C8、T1）	拇指腕掌关节：内收
	斜头：头状骨，第 2、3 掌骨（基底部）			拇指掌指关节：屈曲
②拇短展肌	舟骨和大多角骨，屈肌支持带	拇指（近节指骨基底部）桡侧籽骨	正中神经（C8、T1）	拇指腕掌关节：外展
③拇短屈肌	浅头：屈肌支持带		浅头：正中神经（C8、T1）	拇指腕掌关节：屈曲
	深头：头状骨，大多角骨		深头：尺神经（C8、T1）	
④拇对掌肌	大多角骨	第 1 掌骨（桡侧）	正中神经（C8、T1）	拇指腕掌关节：对掌

表 19.16　小鱼际肌

肌肉	起点	止点	支配神经	动作
⑤小指对掌肌	钩状骨钩部，屈肌支持带	第 5 掌骨（尺侧）	尺神经（C8、T1）	使掌骨向掌侧靠拢（对掌）
⑥小指短屈肌		第 5 近节指骨（基底部）		小指掌指关节：屈曲
⑦小指展肌	豌豆骨	第 5 近节指骨（尺侧基底部）和第 5 指指背延伸		小指掌指关节：小指屈曲和外展 小指远端指间关节和近端指间关节：伸展
掌短肌	掌腱膜（尺侧缘）	小鱼际皮肤		收紧掌腱膜（保护作用）

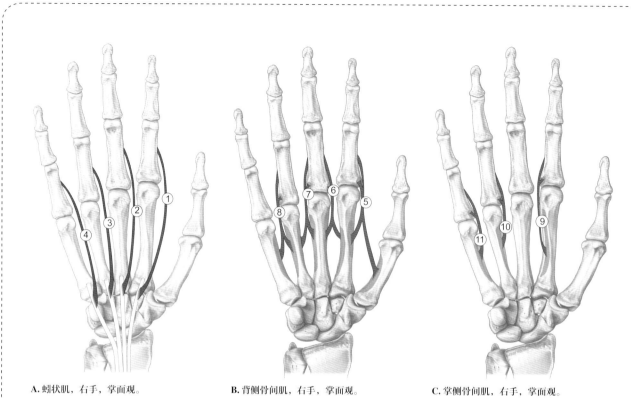

A. 蚓状肌，右手，掌面观。　　**B.** 背侧骨间肌，右手，掌面观。　　**C.** 掌侧骨间肌，右手，掌面观。

（引自 Gilroy AM, MacPherson BR, Wikenheiser JC. Atlas of Anatomy. Illustrations by Voll M and Wesker K. 4th Edition. New York: Thieme Publishers; 2020.）

表 19.17　掌部肌肉

肌群	肌肉	起点	止点	支配神经	动作
蚓状肌	①第 1 蚓状肌	指深屈肌肌腱（桡侧）	第 2 指（指背腱膜）	正中神经（C8、T1）	第 2~5 指： • 掌指关节：屈曲 • 近端和远端指间关节：伸展
	②第 2 蚓状肌		第 3 指（指背腱膜）		
	③第 3 蚓状肌	指深屈肌肌腱（由内向外呈羽状）	第 4 指（指背腱膜）		
	④第 4 蚓状肌		第 5 指（指背腱膜）		
骨间背侧肌	⑤第 1 骨间背侧肌	第 1、2 掌骨（相邻侧，两个头）	第 2 指（指背腱膜） 第 2 近节指骨（桡侧）	尺神经（C8、T1）	第 2~4 指： • 掌指关节：屈曲 • 近端和远端指间关节：伸展，外展远离第 3 指
	⑥第 2 骨间背侧肌	第 2、3 掌骨（相邻侧，两个头）	第 3 指（指背腱膜） 第 3 近节指骨（桡侧）		
	⑦第 3 骨间背侧肌	第 3、4 掌骨（相邻侧，两个头）	第 3 指（指背腱膜） 第 3 近节指骨（尺侧）		
	⑧第 4 骨间背侧肌	第 4、5 掌骨（相邻侧，两个头）	第 4 指（指背腱膜） 第 4 近节指骨（尺侧）		
骨间掌侧肌	⑨第 1 骨间掌侧肌	第 2 掌骨（尺侧）	第 2 指（指背腱膜） 第 2 近节指骨（基底部）		第 2、4、5 指： • 掌指关节：屈曲 • 近端和远端指间关节：伸展，内收靠近第 3 指
	⑩第 2 骨间掌侧肌	第 4 掌骨（桡侧）	第 4 指（指背腱膜） 第 4 近节指骨（基底部）		
	⑪第 3 骨间掌侧肌	第 5 掌骨（桡侧）	第 5 指（指背腱膜） 第 5 近节指骨（基底部）		

手背和手指背侧

- 手指有如下表面解剖特点（**图 19.31**）。
  - 皮肤薄而松弛。
  - 明显的背侧静脉网汇聚于头静脉和贵要静脉。
  - 手部握拳时，第 2~5 掌骨头形成明显的"指节"。
  - 屈肌肌腱从腕关节到手指呈扇形分布。
- 手指背侧长伸肌肌腱（于前臂后侧间室）变扁平形成**指背腱膜**（伸肌腱膜，伸肌套）——一种三角形腱膜（**图19.32**）。
  - 指背腱膜形成一个包裹掌骨远端和近节指骨的套样结构并保持伸肌肌腱在原位。
  - 指背腱膜通过**中央束**和**侧索**止于中节和远节指骨。
  - 指背腱膜由手掌蚓状肌和骨间肌加强，并与侧腱束相连，辅助手指指间关节伸展。

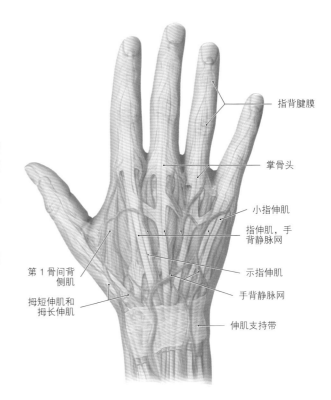

图 19.31　手背表面解剖
右手。

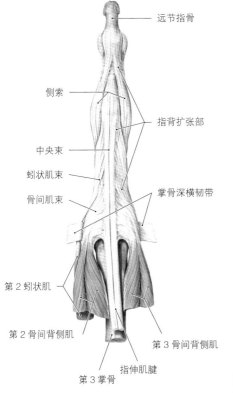

A. 后面观。

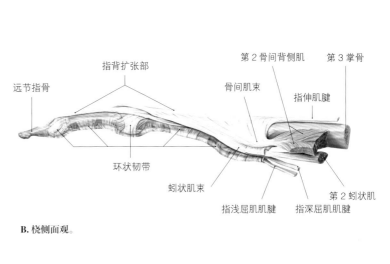

B. 桡侧面观。

图 19.32　指背扩张部
右手，中指，后面观。指背扩张部使指长屈肌和手部短肌可作用于三个手指关节。（引自 Schuenke M, Schulte E, Schumacher U. THIEME Atlas of Anatomy, Vol 1. Illustrations by Voll M and Wesker K. 3rd ed. New York: Thieme Publishers; 2020.）

19.7 上肢肌肉的局部解剖学

肩部和臂（图 19.33 和图 19.34）

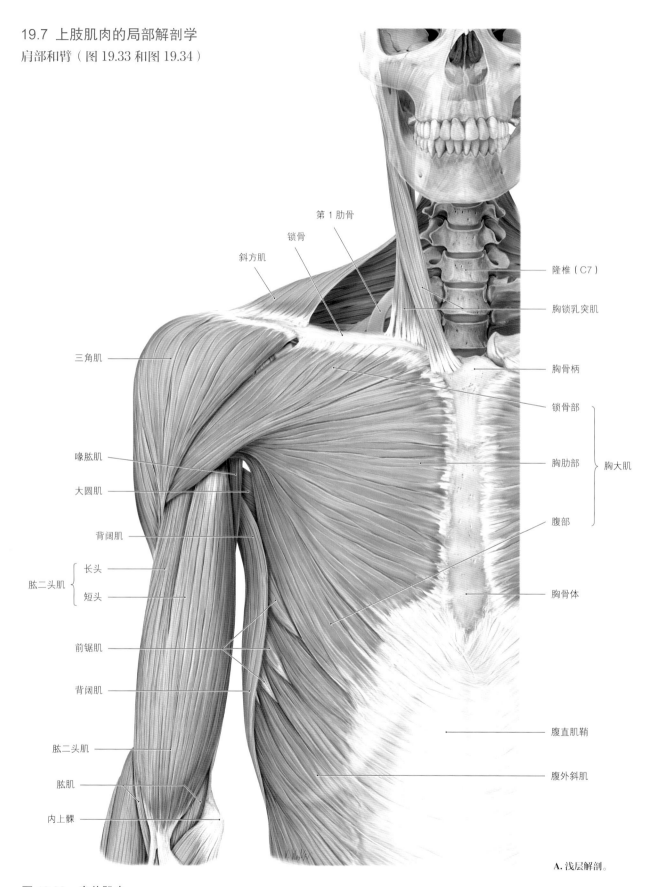

A. 浅层解剖。

图 19.33   肩前肌肉

右侧，前面观。（引自 Schuenke M, Schulte E, Schumacher U. THIEME Atlas of Anatomy, Vol 1. Illustrations by Voll M and Wesker K. 3rd ed. New York: Thieme Publishers; 2020.）

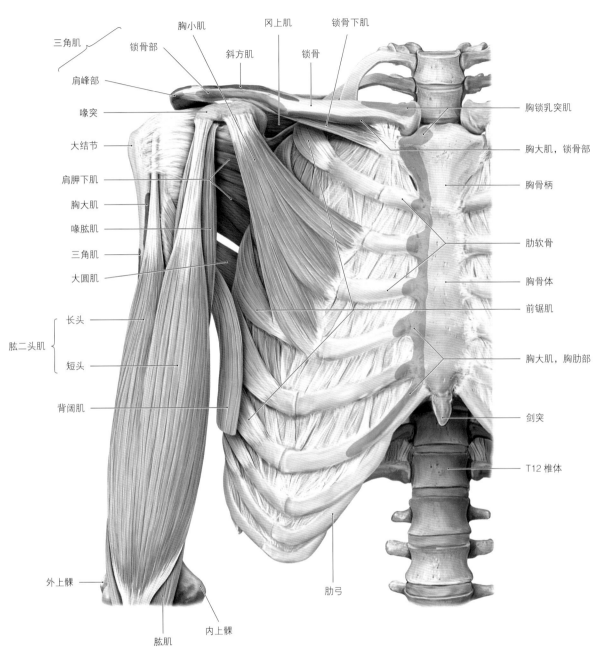

三角肌
　锁骨部
　肩峰部
喙突
大结节
肩胛下肌
胸大肌
喙肱肌
三角肌
大圆肌
肱二头肌
　长头
　短头
背阔肌
外上髁
肱肌
内上髁

胸小肌　冈上肌　锁骨下肌
斜方肌　锁骨

胸锁乳突肌
胸大肌，锁骨部
胸骨柄
肋软骨
胸骨体
前锯肌
胸大肌，胸肋部
剑突
T12 椎体

肋弓

B. 深层解剖。 移除：胸锁乳突肌，斜方肌，胸大肌，三角肌，腹外斜肌。

图 19.33 （续）肩前肌肉

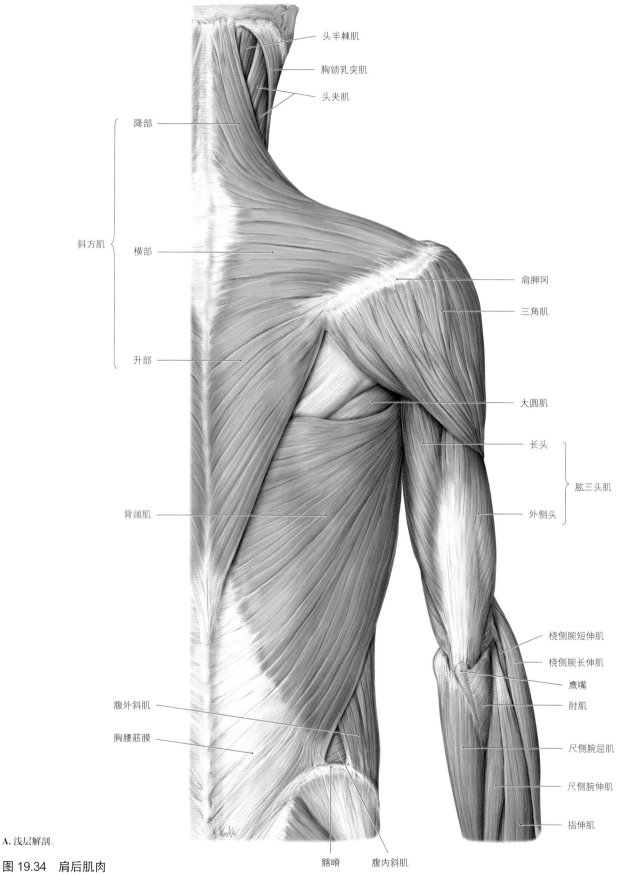

头半棘肌

胸锁乳突肌

头夹肌

斜方肌 { 降部

横部

升部 }

肩胛冈

三角肌

大圆肌

长头

外侧头 } 肱三头肌

背阔肌

桡侧腕短伸肌

桡侧腕长伸肌

鹰嘴

肘肌

腹外斜肌

胸腰筋膜

尺侧腕屈肌

尺侧腕伸肌

指伸肌

髂嵴　腹内斜肌

A. 浅层解剖。

图 19.34　肩后肌肉

右侧，后面观。（引自 Schuenke M, Schulte E, Schumacher U. THIEME Atlas of Anatomy, Vol 1. Illustrations by Voll M and Wesker K. 3rd ed. New York: Thieme Publishers; 2020.）

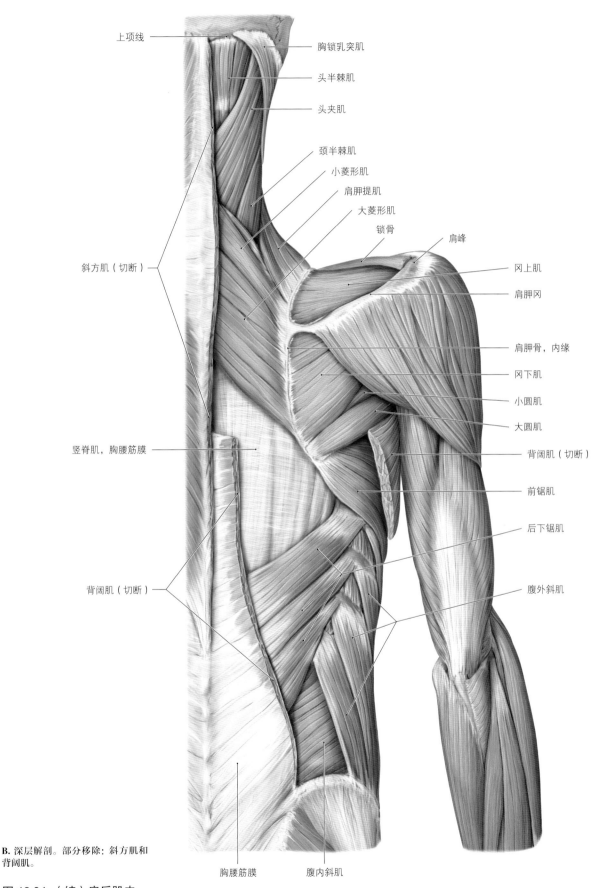

上项线

胸锁乳突肌

头半棘肌

头夹肌

颈半棘肌

小菱形肌

肩胛提肌

大菱形肌

锁骨

肩峰

冈上肌

肩胛冈

斜方肌（切断）

肩胛骨，内缘

冈下肌

小圆肌

大圆肌

背阔肌（切断）

竖脊肌，胸腰筋膜

前锯肌

后下锯肌

腹外斜肌

背阔肌（切断）

胸腰筋膜

腹内斜肌

B. 深层解剖。 部分移除：斜方肌和背阔肌。

图 19.34 （续）肩后肌肉

前臂和腕部（图 19.35 和图 19.36）

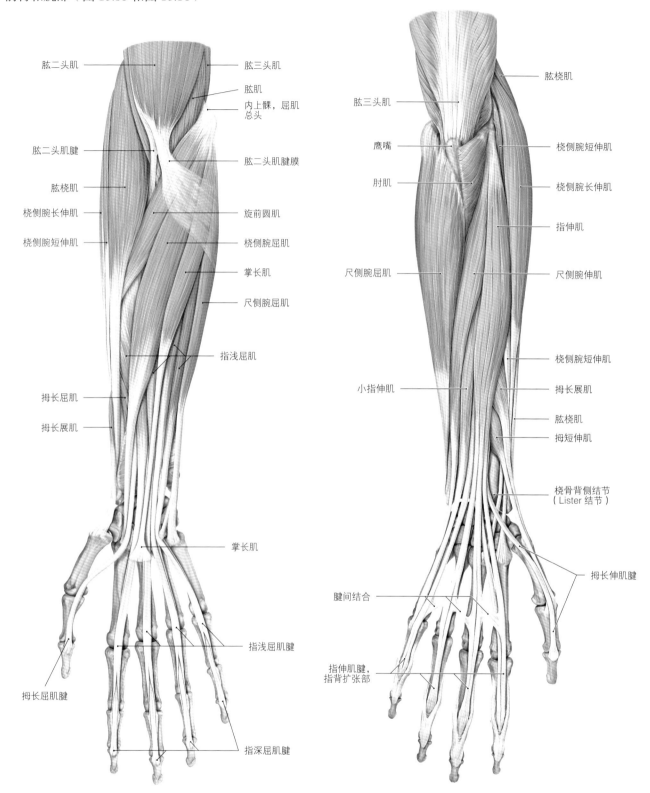

图 19.35　前臂前侧肌肉
右前臂，前面观。
浅层屈肌和桡侧肌群。（引自 Schuenke M, Schulte E, Schumacher U.
THIEME Atlas of Anatomy, Vol 1. Illustrations by Voll M and Wesker
K. 3rd ed. New York: Thieme Publishers; 2020.）

图 19.36　前臂后侧肌肉
右前臂，后面观。
浅层伸肌和桡侧肌群。（引自 Schuenke M, Schulte E, Schumacher U.
THIEME Atlas of Anatomy, Vol 1. Illustrations by Voll M and Wesker
K. 3rd ed. New York: Thieme Publishers; 2020.）

手部（图 19.37 ）

图 19.37 手部固有肌肉：浅层和中层
右手，掌侧面。

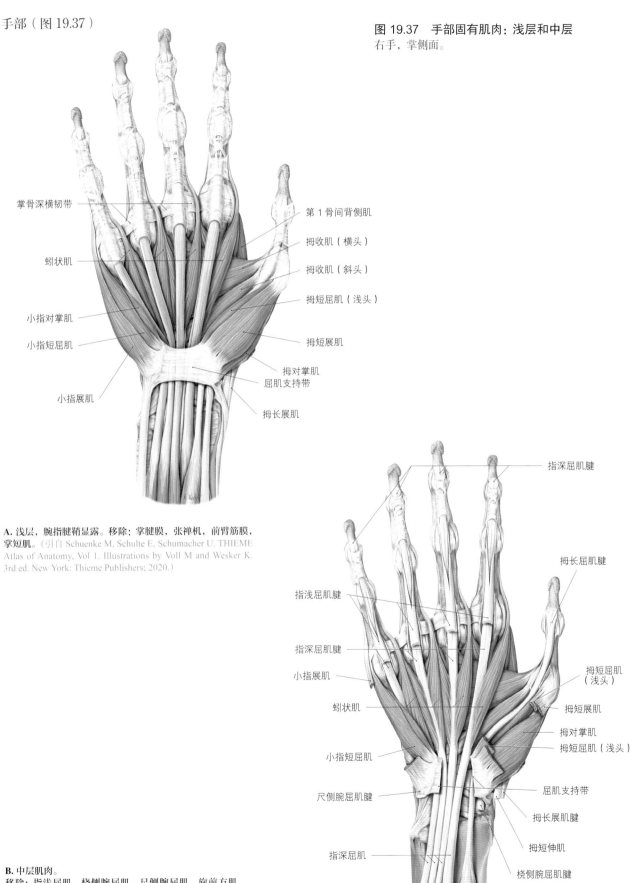

掌骨深横韧带

蚓状肌

小指对掌肌

小指短屈肌

小指展肌

第 1 骨间背侧肌

拇收肌（横头）

拇收肌（斜头）

拇短屈肌（浅头）

拇短展肌

拇对掌肌

屈肌支持带

拇长展肌

A. 浅层，腕指腱鞘显露。**移除：掌腱膜，张禅机，前臂筋膜，掌短肌。**（引自 Schuenke M, Schulte E, Schumacher U. THIEME Atlas of Anatomy, Vol 1. Illustrations by Voll M and Wesker K. 3rd ed. New York: Thieme Publishers; 2020.）

指深屈肌腱

拇长屈肌腱

指浅屈肌腱

指深屈肌腱

小指展肌

蚓状肌

小指短屈肌

尺侧腕屈肌腱

指深屈肌

拇短屈肌（浅头）

拇短展肌

拇对掌肌

拇短屈肌（浅头）

屈肌支持带

拇长展肌腱

拇短伸肌

桡侧腕屈肌腱

拇长屈肌

B. 中层肌肉。
移除：指浅屈肌，桡侧腕屈肌，尺侧腕屈肌，旋前方肌。（引自 Gilroy AM, MacPherson BR, Wikenheiser JC. Atlas of Anatomy. Illustrations by Voll M and Wesker K. 4th ed. New York: Thieme Publishers; 2020.）

臂和前臂的间室（图 19.38 和图 19.39）

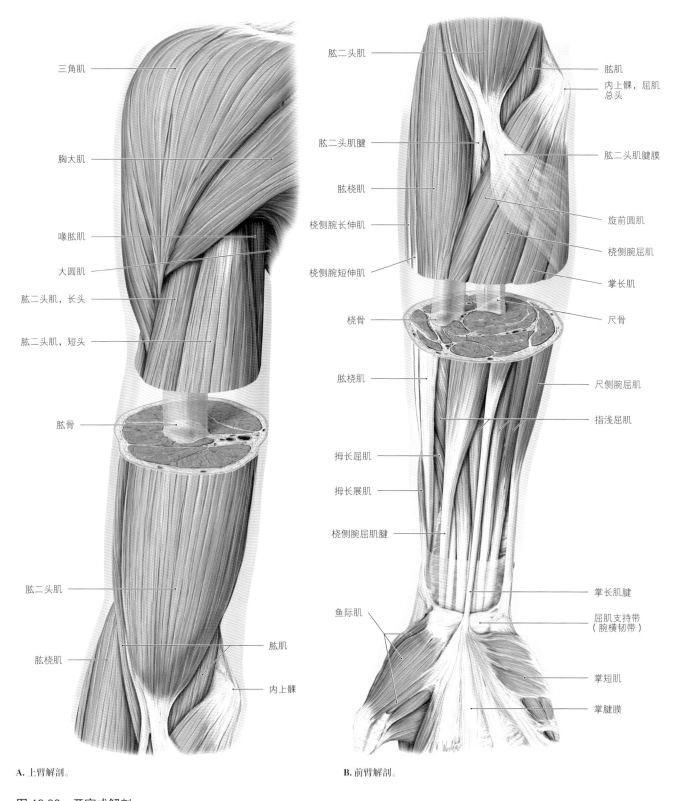

三角肌

胸大肌

喙肱肌

大圆肌

肱二头肌，长头

肱二头肌，短头

肱骨

肱二头肌

肱桡肌

肱肌

内上髁

肱二头肌

肱肌

内上髁，屈肌总头

肱二头肌腱

肱二头肌腱膜

肱桡肌

旋前圆肌

桡侧腕长伸肌

桡侧腕屈肌

桡侧腕短伸肌

掌长肌

桡骨

尺骨

肱桡肌

尺侧腕屈肌

指浅屈肌

拇长屈肌

拇长展肌

桡侧腕屈肌腱

掌长肌腱

鱼际肌

屈肌支持带（腕横韧带）

掌短肌

掌腱膜

A. 上臂解剖。

B. 前臂解剖。

图 19.38　开窗式解剖

右上肢，前面观。（引自 Schuenke M, Schulte E, Schumacher U. THIEME Atlas of Anatomy. Vol 1. Illustrations by Voll M and Wesker K. 3rd ed. New York: Thieme Publishers; 2020.）

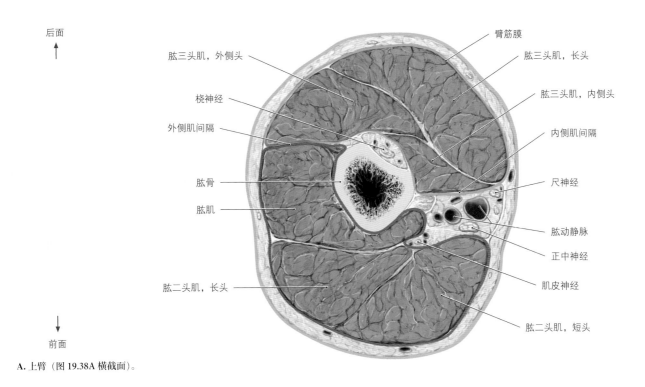

后面
↑

↓
前面

A. 上臂（图 19.38A 横截面）。

肱三头肌，外侧头
桡神经
外侧肌间隔
肱骨
肱肌
肱二头肌，长头

臂筋膜
肱三头肌，长头
肱三头肌，内侧头
内侧肌间隔
尺神经
肱动静脉
正中神经
肌皮神经
肱二头肌，短头

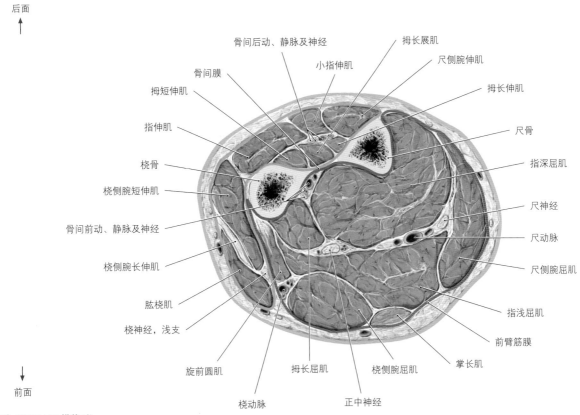

后面
↑

↓
前面

B. 前臂（图 19.38B 横截面）。

骨间后动、静脉及神经
小指伸肌
骨间膜
拇短伸肌
指伸肌
桡骨
桡侧腕短伸肌
骨间前动、静脉及神经
桡侧腕长伸肌
肱桡肌
桡神经，浅支
旋前圆肌
拇长屈肌
桡动脉
正中神经
桡侧腕屈肌
掌长肌

拇长展肌
尺侧腕伸肌
拇长伸肌
尺骨
指深屈肌
尺神经
尺动脉
尺侧腕屈肌
指浅屈肌
前臂筋膜

图 19.39　横截面

右上肢，近（上）面观。

前间室为粉色轮廓，后间室为绿色轮廓。（引自 Schuenke M, Schulte E, Schumacher U. THIEME Atlas of Anatomy, Vol 1. Illustrations by Voll M and Wesker K. 3rd ed. New York: Thieme Publishers; 2020.）

20　上肢临床影像学基础

　　X线摄影通常是在创伤和疼痛时评估骨关节的首选影像学方法（**表 20.1**）。X线片对检查骨折和关节对线不良高度敏感。

　　计算机断层（CT）扫描为检查骨骼情况提供更多重要细节，这对于检测细微的非移位性骨折十分重要，尤其是骨量减少的老年人。磁共振成像（MRI）提供更好的软组织对比度，使其成为评价关节软组织的理想成像方法。

　　超声检查优势在于实时成像，适用于检查浅表组织，但在体型较大患者中效果欠佳。超声检查还可用于影像引导的操作，如关节吸引和关节注射。此外，超声还可用于较小儿童软骨生长板的评价，尤其是生长期肘部（详见**表 20.1**）。

　　由于X线片是投影的平面叠加，检查时骨骼需要再至少两个投射方向（相互垂直）进行评估，关节应至少在三个投射方向进行评估。单个平面的检查可能受到相互重叠结构的影响，垂直方向的视野可以更全面地评估结构的位置（**图 20.1**）。用X线片检查时，皮质边缘应当沿着其长轴平滑分布，骨松质应当是均匀分布的。关节评估应当关注关节间隙、关节面的光滑度以及关节的对线（**图 20.2**）。

表 20.1　上肢成像方法的适用性

成像方法	临床应用
X线摄影	主要用于评估骨骼和关节对线
CT 扫描	通常用于检查微小的非移位性骨折
MRI	评价关节，尤其是关节非骨性结构（如软骨、韧带、肌腱、肌肉等）最重要的成像方法之一
超声	限于评价浅表软组织异常，以及关节引导下干预操作。在儿童患者中，超声检查在诊断关节疾病和软骨生长板方面有更多应用

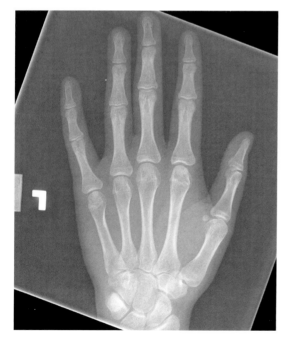

A. 手部正（AP）位片显示手部无异常，包括第 5 指。

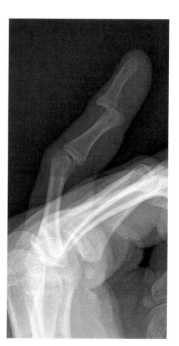

B. 第 5 指（箭头）锥形 X 线束（放大）侧位片提示远节指骨脱位并向背侧移位。由于没有侧方移位，脱位在正位片上未能显示，远端指间关节骨端在正位片上重叠并且在一条直线上。

图 20.1　手部 X 线片显示位片的重要性

（引自 Joseph Makris, MD, Baystate Medical Center.）

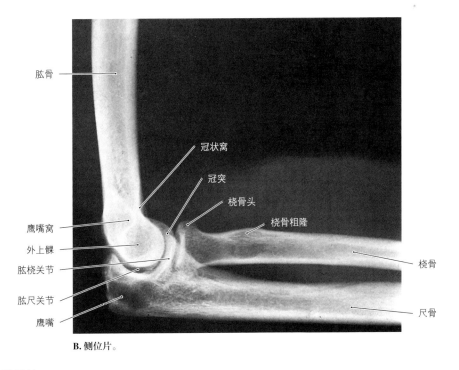

肱骨

鹰嘴窝

外上髁
鹰嘴
肱骨小头
肱桡关节
桡骨头

桡骨粗隆

内上髁

滑车

肱尺关节

冠突

桡尺近侧关节

A. 正位片。

肱骨

冠状窝

冠突
桡骨头
桡骨粗隆

鹰嘴窝
外上髁
肱桡关节

肱尺关节
鹰嘴

桡骨

尺骨

B. 侧位片。

图 20.2 肘关节 X 线片

（引自 Moeller TB, Reif E. Pocket Atlas of Sectional Anatomy, Vol 3, 2nd ed. New York: Thieme Publishers; 2017.）

X线片适用于评价创伤后骨折。MRI适用于评价关节周围软组织和骨髓情况（**图20.3**和**图20.4**）。肿瘤或感染（骨髓炎）引起的骨髓水肿早期在X线片上可能表现不明显，甚至在疾病进展时表现仍不显著。MRI对于骨髓极早期的改变非常敏感，对这些疾病的初始检测和监测十分重要（**图20.5**）。MRI在评估疾病程度和周围软组织受累、肿瘤转移、手术规划、疾病分期以及评估治疗有效性方面也有很大帮助。

MRI关节造影术是在进行磁共振成像前向关节内注射造影剂的一种方法，以更好评估重要关节软组织情况，例如在检查关节盂唇、韧带、关节软骨等方面（**图20.6**）。关节注射操作通常在成像手段引导下进行，如超声或透视。

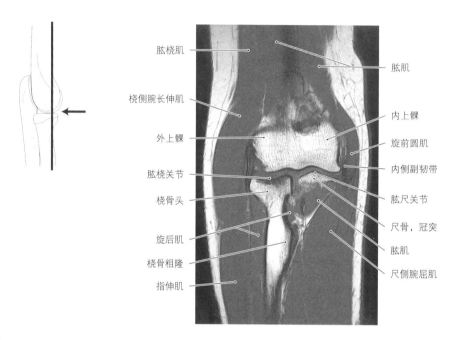

图 20.3　肘关节 MRI
冠状位。
在此序列中，脂肪是白色的（骨髓中的脂肪使骨呈浅灰/白色）。肌肉是深灰色的，韧带和骨皮质是黑色的。
MRI的使用让韧带、肌腱、肌肉和软骨显示出来。肌肉撕裂、肌腱撕裂或者韧带撕裂在X线片上不显示，但在MRI上可以清晰显示。（引自 Moeller TB, Reif E. Pocket Atlas of Sectional Anatomy, Vol 3, 2nd ed. New York: Thieme Publishers; 2017.）

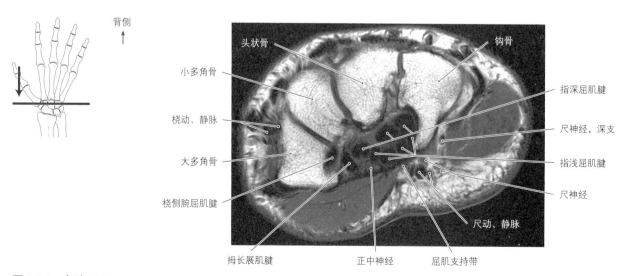

图 20.4　右腕 MRI
横轴位，远侧面观。
在此序列中，脂肪是白色的，肌肉是深灰色的，神经和肌腱是黑色的。注意肌腱和神经由腕管通过腕关节的细节。（引自 Moeller TB, Reif E. Pocket Atlas of Sectional Anatomy, Vol 3, 2nd ed. New York: Thieme Publishers; 2017.）

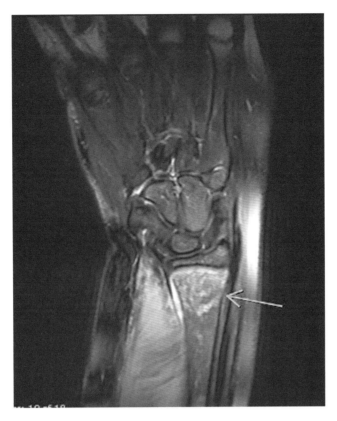

图 20.5　骨髓炎

青少年右腕关节冠状位 MRI。关节疼痛，肿胀，发热，白细胞计数升高。在此序列中，正常骨髓应为均一黑色。注意桡骨远段干骺端斑片状高信号区（更白处）提示患者患有骨髓炎（箭头）。（引自 Joseph Makris, MD, Baystate Medical Center.）

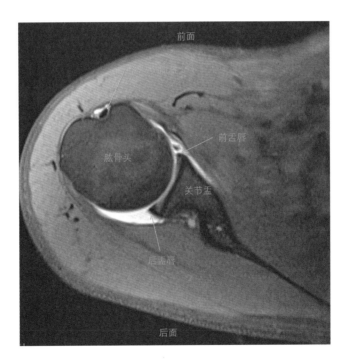

图 20.6　肩关节 MRI

正常右肩关节中部轴位像。在造影剂注射到关节间隙后进行 MRI。造影剂（图像中白色部分）充满关节囊并围绕关节软骨、盂唇和韧带，增加了这些结构损伤评估的敏感性。（引自 Joseph Makris, MD, Baystate Medical Center.）

第7部分　下肢

21   下肢概述

下肢支撑着整个身体的重量，因此更需要强度和稳定性。下肢的骨骼、肌肉和肌腱往往比上肢更健壮，关节也更稳定。

21.1   一般特征

- 在解剖学体位，身体直立，由下肢支撑。双脚并拢，脚尖向前。

- 下肢的区域（**图 21.1**）包括：
  - **臀区**：包括臀部和臀部外侧区域，覆盖在骨盆上。
  - **大腿**：在臀和膝之间。
  - **膝部和腘窝区**：在膝盖处。
  - **小腿**：在膝和踝之间。
  - **足**：包括背部和足底两个表面。足底也称为脚掌。
- 下肢关节的运动与上肢的运动相似，但有些变化，包括：
  - 屈：**足屈**指足或足趾向下屈。
  - 伸：**背屈**指足的伸展，如足或足趾向上抬起。
  - 外展和内收：足趾外展和内收的轴是第 2 趾。
  - 外旋和内旋：绕纵轴运动。
  - **足内翻**或旋后：抬起足底内侧缘。
  - **足外翻**或旋前：抬起足底外侧缘。
- 与上肢一样，下肢的肌肉可以分为固有肌或外在肌。
  - 足固有肌肉的起点和止点在足和踝的骨骼。
  - 足外在屈肌和伸肌起源于小腿。滑膜腱鞘在长屈肌腱和伸肌腱穿过踝关节处将其包绕。

21.2   下肢骨

下肢骨包括与骶骨连接形成骨盆带的髋骨、大腿的股骨、小腿的胫骨和腓骨、脚踝和后足的跗骨以及中足和前足的跖骨和趾骨（**图 21.2**）。
- **髋骨**构成骨盆带的外侧部分。髋骨的特征在 10.2 中与骨盆一起讨论。
- **股骨**是大腿的长骨（**图 21.3**）。
  - 在近端，它的大球形**头部**与髋骨的髋臼相连。
  - **颈部**，向下侧成角，连接头部和骨干。
  - **大、小转子**是肌肉附着的部位，后侧的**转子间嵴**和前侧的**转子间线**将其分开。
  - 股骨干向前略微弯曲，在解剖学位置向内侧成角。
  - **股骨粗线**是在骨干后表面成对的嵴，向远端发散，成为内侧髁上线和外侧髁上线。

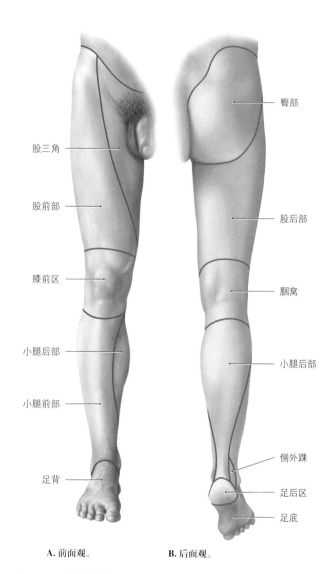

A. 前面观。   **B. 后面观。**

图 21.1   下肢区域

右下肢。（引自 Schuenke M, Schulte E, Schumacher U. THIEME Atlas of Anatomy, Vol 1. Illustrations by Voll M and Wesker K. 3rd ed. New York: Thieme Publishers; 2020.）

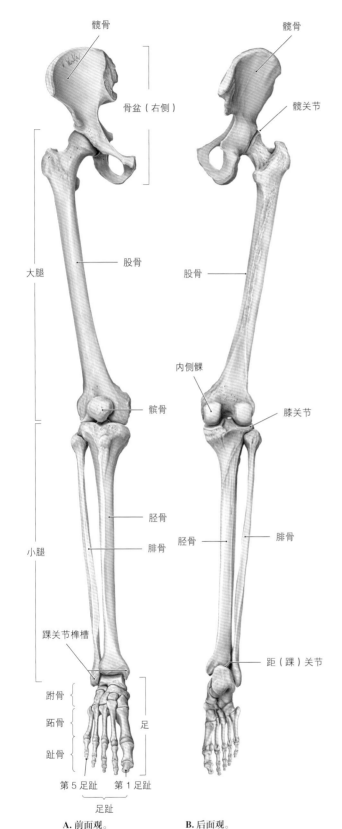

- 在远端，**内上髁**和**外上髁**是膝关节韧带的附着部位，**内收肌结节**是肌肉的附着部位。
- 股骨在**髁间窝**分开的**内、外侧髁**处与胫骨形成关节。
- 股骨前面在**髌骨表面**与髌骨形成关节。
- **髌骨**是一个大的籽骨，形成膝盖骨（**图 21.4**；另见**图 22.12**）。
  - 在膝关节处与股骨远端形成关节。
  - 在上方，它的基底附着在股四头肌腱上。
  - 在下方，髌骨尖附着在髌韧带上。
- **胫骨**是小腿内侧的大长骨（**图 21.5**）。
  - 在近端，它在**胫骨平台**与股骨形成关节，胫骨平台有平坦的内、外侧髁，由髁间隆起分开。
  - 近端在胫腓关节处与腓骨连接，远端在胫腓联合处与腓骨连接。
  - 一个三角形的**前外侧结节**（**Gerdy 结节**）将外侧髁与胫骨干的外侧面分开。
  - 胫骨平台下前表面的**胫骨结节**是股前肌群经髌韧带附着的部位。
  - 在远端，**内踝**构成踝穴的一部分。
  - 在膝盖和脚踝之间可以触摸到骨干的尖锐前缘。
  - **骨间膜**连接胫腓骨干。
- **腓骨**是小腿的外侧骨（详见**图 21.5**）。
  - 在近端，**头部**在近端胫腓关节处与胫骨外侧髁形成关节。
  - 狭窄的**颈部**连接头部和骨干。
  - 远端胫腓联合连接腓骨和胫骨远端。
  - 在远端，**外踝**形成踝穴的侧壁。
- **跗骨**由足部的七块短骨组成（**图 21.6**）。
  - **距骨**是跗骨位置最靠上的骨。
    距骨体部在踝关节处与胫骨和腓骨形成关节。
    距骨头部与舟骨相连，是足内侧弓的最高部位。
    下表面与跟骨形成关节。
  - **跟骨**是足跟的大跗骨。
    它的上端与距骨，前端与骰骨形成关节。
    载距突是一个内侧突，构成足内侧弓的一部分。
  - **舟骨**位于距骨前面，构成足内侧弓的一部分。
  - **骰骨**位于足外侧，跟骨前方。
  - **内侧、中间**和**外侧楔骨**位于舟骨的前面，远端与跖骨形成关节。

图 21.2　下肢骨骼

右下肢。下肢的骨骼由一个骨带和一条附着的游离肢体组成。游离肢体分为大腿（股骨）、小腿（胫骨和腓骨）和足。它通过髋关节与下肢带骨相连。（引自 Schuenke M, Schulte E, Schumacher U. THIEME Atlas of Anatomy, Vol 1. Illustrations by Voll M and Wesker K. 3rd ed. New York: Thieme Publishers; 2020.）

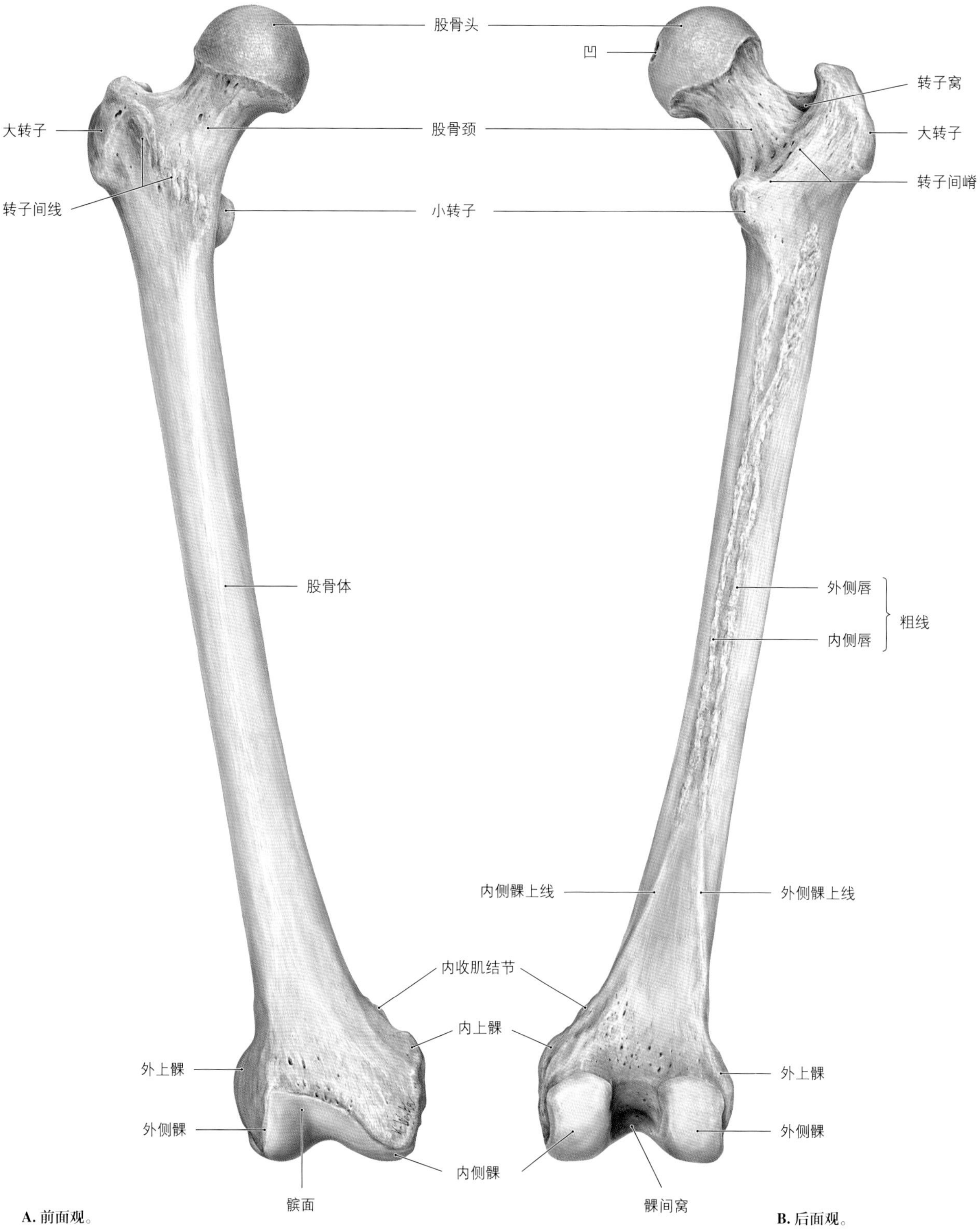

A. 前面观。

B. 后面观。

图 21.3   右股骨

（引自 Schuenke M, Schulte E, Schumacher U. THIEME Atlas of Anatomy, Vol 1. Illustrations by Voll M and Wesker K. 3rd ed. New York: Thieme Publishers; 2020.）

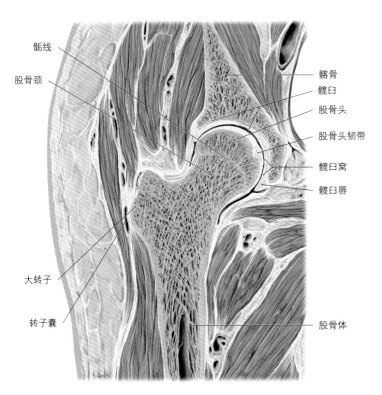

髂线
股骨颈
髂骨
髋臼
股骨头
股骨头韧带
髋臼窝
髋臼唇
大转子
转子囊
股骨体

C. 髋关节：冠状切面。右髋关节，前面观。

图 21.3 （续）右股骨

（引自 Gilroy AM, MacPherson BR, Wikenheiser JC. Atlas of Anatomy. Illustrations by Voll M and Wesker K. 4th ed. New York: Thieme Publishers; 2020.）

知识拓展 21.1：临床相关

股骨骨折

　　股骨颈骨折通常发生在 60 岁以上骨质疏松的女性低能量撞击后。远端的骨碎片被股四头肌、内收肌和腘绳肌向上牵引，导致肢体缩短和外旋转。股骨干骨折不太常见，通常是由严重创伤造成的。

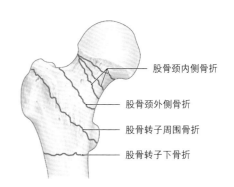

股骨颈内侧骨折
股骨颈外侧骨折
股骨转子周围骨折
股骨转子下骨折

（引自 Gilroy AM, MacPherson BR, Wikenheiser JC. Atlas of Anatomy. Illustrations by Voll M and Wesker K. 4th Edition. New York: Thieme Publishers; 2020.）

知识拓展 21.2：发育相关

二分髌骨

　　髌骨骨化发生在 3~6 岁，一般由多个骨化中心开始。偶尔有一个骨化中心，最常见的是上外侧段，不能与大段融合，导致形成二分（两部分）髌骨。在影像学上可表现为髌骨骨折。

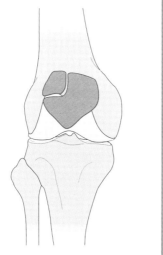

（引自 Schuenke M, Schulte E, Schumacher U. THIEME Atlas of Anatomy, Vol 1. Illustrations by Voll M and Wesker K. 3rd ed. New York: Thieme Publishers; 2020.）

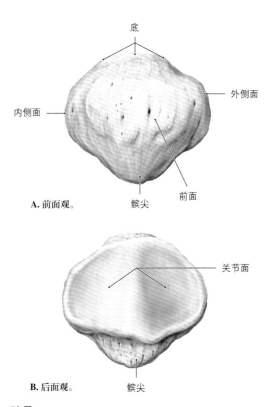

底
外侧面
内侧面
髌尖
前面

A. 前面观。

关节面
髌尖

B. 后面观。

图 21.4 髌骨

右肢体。（引自 Schuenke M, Schulte E, Schumacher U. THIEME Atlas of Anatomy, Vol 1. Illustrations by Voll M and Wesker K. 3rd ed. New York: Thieme Publishers; 2020.）

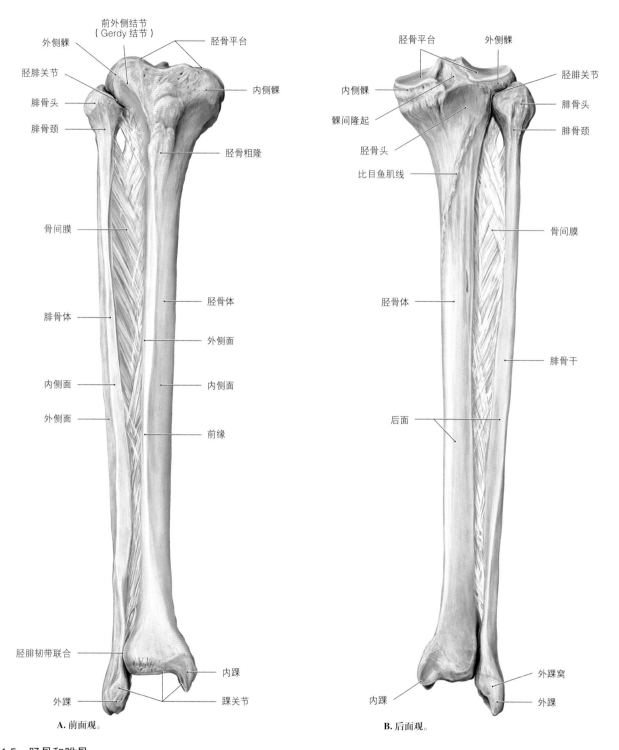

A. 前面观。

B. 后面观。

图 21.5 胫骨和腓骨

右下肢。（引自 Schuenke M, Schulte E, Schumacher U. THIEME Atlas of Anatomy, Vol 1. Illustrations by Voll M and Wesker K. 3rd ed. New York: Thieme Publishers; 2020.）

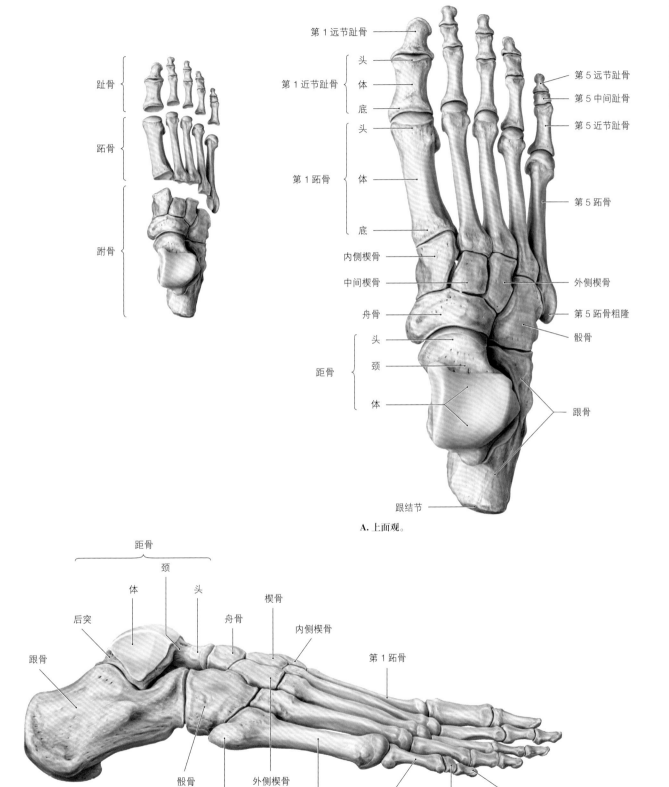

第 1 远节趾骨
第 1 近节趾骨 —— 头 / 体 / 底
第 1 跖骨 —— 头 / 体 / 底
内侧楔骨
中间楔骨
舟骨
距骨 —— 头 / 颈 / 体
跟结节

第 5 远节趾骨
第 5 中间趾骨
第 5 近节趾骨
第 5 跖骨
外侧楔骨
第 5 跖骨粗隆
骰骨
跟骨

趾骨
跖骨
跗骨

A. 上面观。

距骨 —— 体 / 颈 / 头
后突
跟骨
舟骨
楔骨
内侧楔骨
第 1 跖骨
骰骨
外侧楔骨
第 5 跖骨粗隆
第 5 跖骨
第 5 近节趾骨
第 5 中节趾骨
第 5 远节趾骨

B. 外侧面观。

图 21.6 右足骨骼

（引自 Schuenke M, Schulte E, Schumacher U. THIEME Atlas of Anatomy, Vol 1. Illustrations by Voll M and Wesker K. 3rd ed. New York: Thieme Publishers; 2020.）

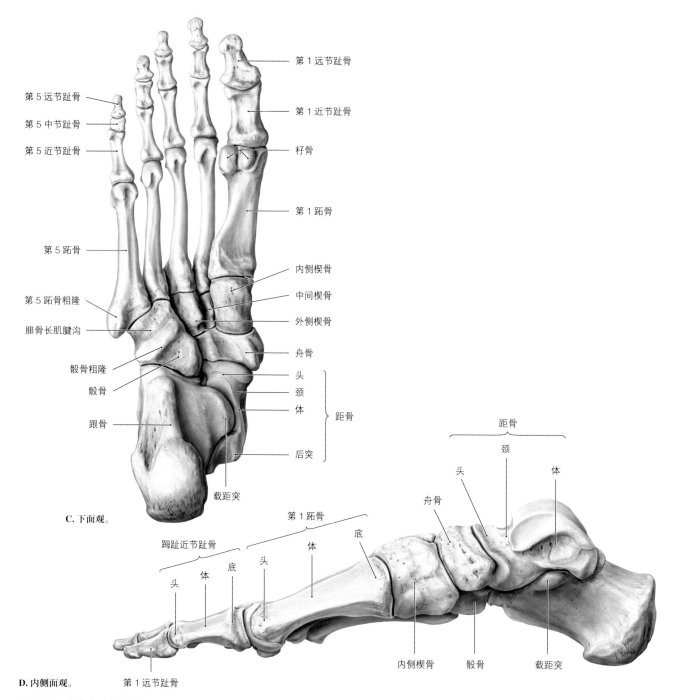

第1远节趾骨

第5远节趾骨
第5中节趾骨
第5近节趾骨

第1近节趾骨

籽骨

第1跖骨

第5跖骨

内侧楔骨
中间楔骨
外侧楔骨

第5跖骨粗隆

腓骨长肌腱沟

舟骨

骰骨粗隆

头
颈
体
后突

距骨

骰骨

跟骨

载距突

C. 下面观。

第1跖骨

蹈趾近节趾骨

头　体　底

头

体

底

头
颈
体

距骨

舟骨

载距突

内侧楔骨

骰骨

D. 内侧面观。

第1远节趾骨

图 21.6 （续）右足骨骼

- **跖骨**由第 1（内侧）到第 5（外侧）共 5 根长骨组成。
  - 在近端，它们的**基底部**与跗骨形成关节。
  - 在远端，它们的**头部**与近节趾骨形成关节。
  - **跖骨体**连接头部和底部。
  - 成对的**籽骨**与第 1 跖骨头相连。
  - 第 5 跖骨基部突出的结节是腿部肌肉的附着部位。
- **趾骨**是足趾的小长骨。
  - 第 2 至第 5 趾有近、中、远节趾骨。
  - 第 1 指，即蹈趾或大脚趾，只有一个近节趾骨和一个远节趾骨。

21.3 下肢筋膜和间室

与上肢相似，下肢的肌肉被深筋膜包裹在一个袖套内，从髂嵴到足底连续，但有区域名称。

- **阔筋膜**包绕着大腿的肌肉。在外侧，阔筋膜的纵向纤维形成一条坚韧的带，即**髂胫束**，它从髂嵴延伸到胫骨的前外侧结节（详见**图 22.41**）。
- **小腿筋膜**与小腿肌肉相连，在脚踝处形成屈肌和伸肌支持带。

- 足背筋膜薄，但足底筋膜形成一条加厚的纵带，即**足底腱膜**。
- **趾纤维鞘**是足底腱膜在足趾上的延伸，在趾上包裹屈肌腱。
- 深筋膜形成分隔四肢肌肉的间室。每个间室内的肌肉通常在功能、神经支配和血液供应方面相似。下肢的间室（详见**图 22.46**）包括以下内容：
  - 大腿**前**、**中**、**后**间室。
  - 小腿**前侧**、**外侧**、**浅后**、**深后**间室（小腿间室）。
  - 足底**内侧**、**外侧**、**中央**、**骨间**间室。
  - 足背**背侧**间室。

21.4 下肢神经血管系统

下肢动脉

　　髂内动脉在骨盆的分支和股动脉（髂外动脉的延续）为下肢提供血液（**图 21.7**）。
- 供应下肢的髂内动脉分支包括：
  - **臀上动脉和臀下动脉**：经坐骨大孔后出骨盆供应臀区。
  - **闭孔动脉**：通过闭孔从前方离开骨盆，供应大腿内侧。
- **股动脉**（临床上称为股浅动脉）在腹股沟韧带深部进入大腿前部，包绕在**股鞘**（由腹部深筋膜延伸形成）内。动脉沿大腿前内侧在前肌间室和内侧肌间室之间下降，并终止于**收肌腱裂孔**，即**大收肌**肌腱的一个间隙。其分支包括：
  - **旋髂浅动脉和腹壁浅动脉**：供应腹壁。
  - **阴部外浅动脉和阴部外深动脉**：供应腹股沟区。
  - **膝降动脉**：参与膝关节周围的动脉吻合。
  - **大腿深动脉**：是大腿的主要血液供应来源。
- **股深动脉**是股动脉最大的分支，起自大腿近端。其分支包括：
  - **旋股内侧动脉**：是髋关节的主要血供来源。
  - **旋股外侧动脉**：滋养髋关节，并参与膝关节周围的动脉吻合。
  - **第 1 至第 3**（或第 4）**穿动脉**：滋养大腿的前、中、后部肌肉。
- **十字吻合**为髋关节周围的结构提供了侧支血供。吻合包括：
  - 旋股内侧动脉和旋股外侧动脉。
  - 第 1 穿动脉。
  - 臀下动脉。

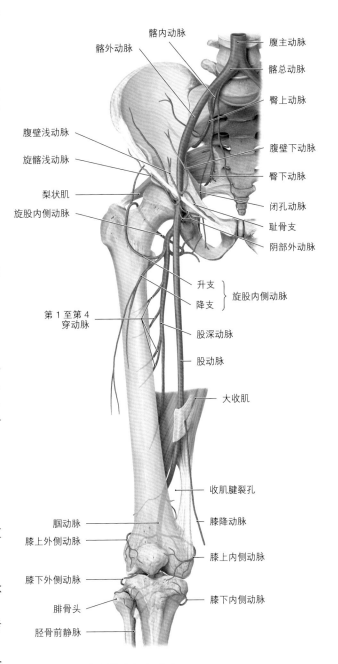

图 21.7　股动脉的走行和分支

（引自 Schuenke M, Schulte E, Schumacher U. THIEME Atlas of Anatomy, Vol 1. Illustrations by Voll M and Wesker K. 3rd ed. New York: Thieme Publishers; 2020.）

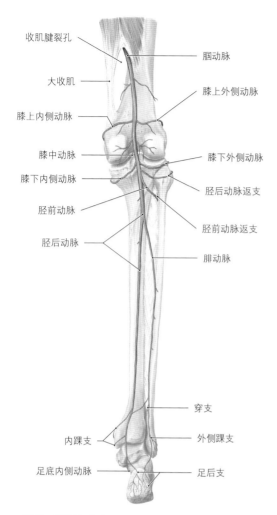

收肌腱裂孔

胭动脉

大收肌

膝上外侧动脉

膝上内侧动脉

膝中动脉

膝下外侧动脉

膝下内侧动脉

胫后动脉返支

胫前动脉

胫前动脉返支

胫后动脉

腓动脉

穿支

内踝支

外侧踝支

足底内侧动脉

足后支

图 21.8   膝和后腿的动脉

右腿，后面观。（引自 Schuenke M, Schulte E, Schumacher U. THIEME Atlas of Anatomy, Vol 1. Illustrations by Voll M and Wesker K. 3rd ed. New York: Thieme Publishers; 2020.）

知识拓展 21.3：临床相关

股骨头坏死

虽然臀部十字吻合环绕髋关节，但只有旋股内侧动脉产生分支进入关节囊供应股骨头。股骨颈脱位或骨折时，这些末端动脉会受到影响。相关血管撕裂导致股骨头缺血性坏死。

- **胭动脉**是股动脉进入**胭窝**的延续，胭窝是膝关节后方的一个腔（**图 21.8**）。
  - 膝周围有五个分支绕内侧和外侧走行。
  - 胫骨前动脉和胫骨后动脉是胭动脉的终末分支，位于小腿后间室的近端。
- 供应膝关节的**膝关节动脉吻合**包括：
  - 膝内侧上、下动脉，膝外侧上、下动脉，以及膝中动脉。
  - 来自大腿的膝降动脉。
  - 旋股外侧动脉降支。

知识拓展 21.4：临床相关

胭动脉瘤

胭动脉瘤是最常见的外周动脉瘤。它们可以通过在胭窝上的震颤（可触及的脉搏）和血管杂音（异常的动脉声音）来诊断。由于动脉在胫神经深部，动脉瘤可能会牵拉神经或阻塞其血液供应。神经压迫引起的疼痛涉及小腿、踝和足内侧的皮肤。一半的胭动脉瘤无症状，很少发生破裂，但有症状的患者会因急性栓塞或血栓形成而导致小腿远端缺血。50% 的胭动脉瘤患者在对侧动脉有动脉瘤，25% 有主动脉瘤。

- 胫前动脉和胫后动脉的返支。
- 胫后动脉进入小腿后侧间室深部，滋养后侧间室深部和浅部的肌肉（**图 21.8**）。其分支包括：
  - **腓动脉**：起于小腿上部，在小腿后侧间室下降。
  - **足底内侧动脉**和**足底外侧动脉**：作为终末端分支在内踝后发出（**图 21.9**）。
- 腓动脉滋养后侧间室深部肌肉，并通过穿过肌间隔的小动脉滋养外侧间室的肌肉。在足踝处发出：
  - 一个**穿支**：该穿支起自足踝处，并与胫前动脉吻合。
  - **踝支**：参与踝周围的动脉吻合。

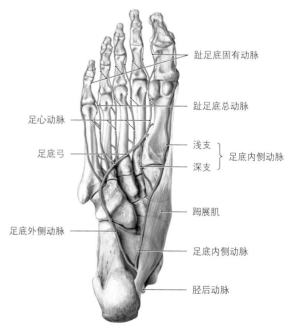

趾足底固有动脉

趾足底总动脉

足心动脉

足底弓

浅支

深支

足底内侧动脉

足底外侧动脉

踇展肌

足底内侧动脉

胫后动脉

图 21.9   足底动脉

右足，足底观。（引自 Schuenke M, Schulte E, Schumacher U. THIEME Atlas of Anatomy, Vol 1. Illustrations by Voll M and Wesker K. 3rd ed. New York: Thieme Publishers; 2020.）

- 足底动脉（**图 21.9**）起自胫后动脉，包括：
  - 足底内侧动脉：胫后动脉的一个小分支，滋养足底的内侧部分。
  - 足底外侧动脉：胫后动脉的最大分支，滋养足底的外侧部分，并向内弯曲与足底深动脉吻合。
  - **足底深弓**：通过足底深动脉和足底外侧动脉的吻合而形成。
  - 四个**足心动脉**：它们来自深足底弓及其分支**趾足底固有动脉**和**趾足底总动脉**。
- 胫前动脉穿过骨间膜中的开口滋养小腿前间室的肌肉（**图 21.10**）。其分支是：
  - 在近端，是膝**返支**。
  - 在远端，是在足背的**足背动脉**。
- 足背的动脉起源于足背动脉，包括：
  - **跗外侧动脉和弓状动脉**：它们在足背上形成一个环。
  - **足底深动脉**：与足底外侧动脉吻合。
  - **跖背动脉**及其分支：起自弓状动脉或足背动脉的**趾背动脉**。

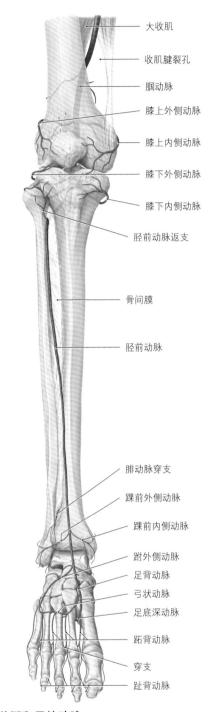

图 21.10　前腿和足的动脉

右腿，前面观。（引自 Schuenke M, Schulte E, Schumacher U. THIEME Atlas of Anatomy, Vol 1. Illustrations by Voll M and Wesker K. 3rd ed. New York: Thieme Publishers; 2020.）

知识拓展 21.5：临床相关

足背动脉脉搏

　　足背动脉在足背向伸肌肌腱外侧的第一个趾蹼走行处很容易触及。没有足背动脉脉搏提示周围血管系统的动脉闭塞。

知识拓展 21.6：临床相关

下肢缺血

　　下肢缺血常与动脉粥样硬化疾病有关。间歇性跛行是慢性缺血性疾病的一种症状，其特征是走路时疼痛，随着时间的推移而加剧，在休息时消失。慢性病具有良性病程，在大多数患者中，要保守治疗。急性缺血发病突然，由栓塞或溶栓引起，通常需要积极治疗。急性缺血的六个体征（P 体征）是疼痛（pain）、苍白（pallor）、无脉（pulselessness）、感觉异常（paresthesia）、瘫痪（paralysis）和低温（poikilothermy）。

下肢静脉

　　下肢有深静脉和浅静脉引流，通过穿孔静脉吻合。两个系统的静脉都有许多瓣膜。
- 深静脉系统的静脉与主要动脉及其分支伴行，名称也相似。与上肢一样，这些深静脉通常作为成对的伴行静脉出现在肢体的远端部分（**图 21.11**）。
  - **股静脉**接受大腿和小腿的深静脉和浅静脉的汇入，通过腹股沟韧带下进入腹部，变成髂外静脉。
  - **臀上静脉**和**臀下静脉**穿过坐骨大孔，汇入骨盆的髂内静脉。
- 浅静脉位于皮下组织中，通常通过穿静脉流入深静脉系统（**图 21.12**）。
  - **大隐静脉**（最长的浅静脉）和**小隐静脉**起源于**足背静脉弓**。

图中标注（自上而下）：大收肌、收肌腱裂孔、腘动脉、膝上外侧动脉、膝上内侧动脉、膝下外侧动脉、膝下内侧动脉、胫前动脉返支、骨间膜、胫前动脉、腓动脉穿支、踝前外侧动脉、踝前内侧动脉、跗外侧动脉、足背动脉、弓状动脉、足底深动脉、跖背动脉、穿支、趾背动脉

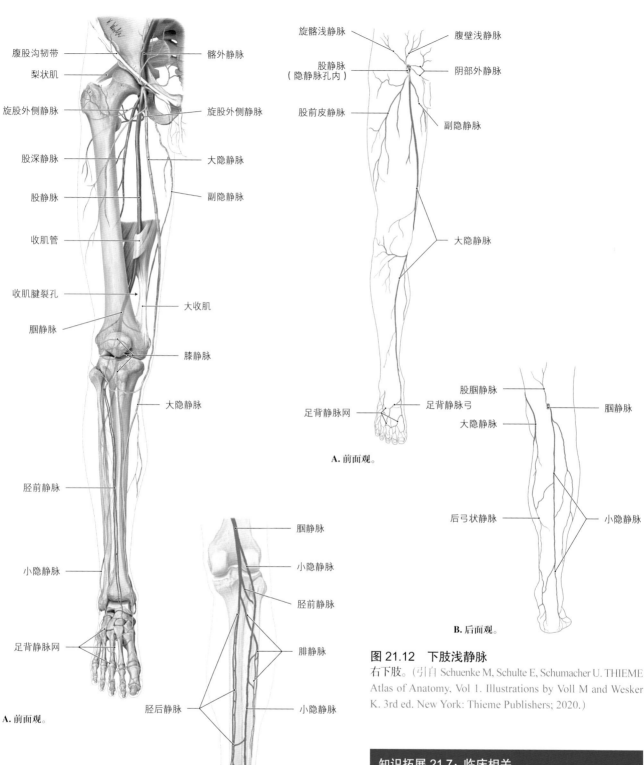

图 21.11 下肢深静脉

A. 前面观。

B. 后面观。

图 21.11　下肢深静脉
右下肢。(引自 Schuenke M, Schulte E, Schumacher U. THIEME Atlas of Anatomy, Vol 1. Illustrations by Voll M and Wesker K. 3rd ed. New York: Thieme Publishers; 2020.)

A. 前面观。

B. 后面观。

图 21.12　下肢浅静脉
右下肢。(引自 Schuenke M, Schulte E, Schumacher U. THIEME Atlas of Anatomy, Vol 1. Illustrations by Voll M and Wesker K. 3rd ed. New York: Thieme Publishers; 2020.)

知识拓展 21.7：临床相关

深静脉血栓（DVT）
　　腿部深静脉的血栓（血凝块）由血流停滞、流速减慢或瘀滞引起。这可能是由长时间不活动（如长飞行时程、手术后固定）或解剖学异常（如小腿筋膜松弛）造成的。小腿部的血栓会脱落并传播到心脏和肺部，在肺动脉树中停留导致肺栓塞。大凝块会严重损害肺功能，甚至导致死亡。血栓性静脉炎是由血栓形成引起的静脉炎症。

静脉曲张

　　下肢浅静脉曲张疾病是最常见的慢性静脉疾病，15% 的成年人受此影响。原发性静脉曲张通常是由于静脉壁变性导致血管扩张、弯曲和静脉瓣膜功能不全。继发性静脉曲张可由深静脉慢性闭塞和穿支静脉功能不全发展而来。这导致了穿静脉返流（正常静脉引流从浅静脉流向深静脉）。当浅静脉扩张并增加体积时，瓣膜小叶分离并失去功能。

- 大隐静脉起自静脉弓内侧，在内踝前上行、经后内侧至膝。它在隐静脉孔处汇入股静脉，**隐静脉孔**是大腿上部阔筋膜的一个开口。
- 小隐静脉起自静脉弓外侧，在外踝后方向上走行于小腿后方，汇入膝盖后的**腘静脉**。
- 来自身体下部的血液流动必须对抗重力。在下肢，以下因素促进静脉回流：
  - 静脉瓣膜。
  - 伴行动脉搏动。
  - 周围肌肉收缩。

下肢淋巴系统

　　下肢淋巴沿深静脉和浅静脉从足部向上引流。周围肌肉的收缩促进了向上流动（**图 21.13**）。
- 深部组织淋巴引流：
  - 臀部的深部组织淋巴沿臀部淋巴管注入髂内淋巴结。
  - 大腿部的深部组织淋巴注入腹股沟深淋巴结。
- 臀部和大腿浅层组织的淋巴注入腹股沟浅表淋巴结。
- 足背外侧、足底和小腿外侧的淋巴沿小隐静脉注入膝部**腘深淋巴结**，直接汇入腹股沟深淋巴结。
- 足背内侧、足底和小腿内侧的淋巴沿大隐静脉注入腹股沟浅淋巴结。
- 大腿的淋巴首先汇入腹股沟浅淋巴结，腹股沟浅淋巴结又注入腹股沟深淋巴结。
- 腹股沟深淋巴结依次汇入至髂外淋巴结、髂总淋巴结和腰淋巴结。

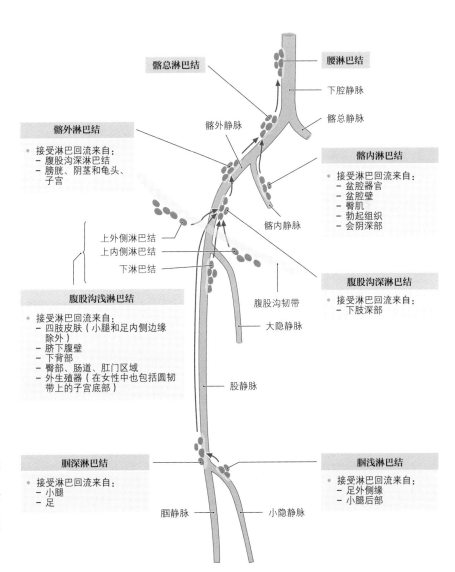

图 21.13　下肢淋巴结和回流
右下肢，前视图。
箭头：淋巴引回流方向；黄色阴影：浅淋巴结；绿色阴影：深淋巴结。（引自 Schuenke M, Schulte E, Schumacher U. THIEME Atlas of Anatomy, Vol 1. Illustrations by Voll M and Wesker K. 3rd ed. New York: Thieme Publishers; 2020.）

下肢神经：腰骶丛

腰丛和骶丛常合并为**腰骶丛**，支配下肢（**表 21.1；图 21.14~ 图 21.17**）。

腰丛的神经从前方进入肢体，支配股前肌和股内侧肌。

- **髂腹下神经（L1）**、**生殖股神经的生殖支（L1~L2）**和**髂腹股沟神经（L1）**是腹壁前区和腹股沟区的主要神经。它们还分别支配大腿上外侧、前侧和内侧的小部分皮肤。
- **大腿外侧皮神经（L2~L3）**是一种感觉神经，从髂前上棘的前内侧进入大腿外侧，支配大腿外侧皮肤。
- **股神经**在股动脉外侧通过腹股沟后间隙（腹股沟韧带深面）进入大腿前。
  - 支配前间室的肌肉。

- 其分支**隐神经**是感觉神经，向下发出降支支配小腿内侧和足的皮肤。

知识拓展 21.9：临床相关

股神经损伤

股神经损伤可导致以下情况：
- 髋关节屈曲减弱。
- 膝关节不能伸展。
- 大腿前内侧、小腿内侧和足内侧感觉丧失。
- 膝关节不稳定。

表 21.1　下肢神经

神经	层次	神经支配范围
腰丛		
髂腹下神经	L1	大腿上外侧和腹股沟区域的皮肤
髂腹股沟神经	L1	大腿前上部的皮肤
生殖股神经	L1，L2	大腿上部的皮肤
大腿外侧皮神经	L2，L3	大腿外侧皮肤
股神经		髂腰肌，耻骨肌，缝匠肌，股四头肌
－ 大腿前侧皮神经	L2~L4	大腿前内侧皮肤
－ 隐神经		小腿内侧及足部皮肤
闭孔神经	L2~L4	闭孔外肌，长收肌，短收肌，大收肌，股薄肌，耻骨肌；大腿内侧皮肤
骶丛		
臀上神经	L4~S1	臀中肌，臀小肌，阔筋膜张肌
臀下神经	L5~S2	臀大肌
直接分支	L5~S2	梨状肌，闭孔内肌，孖肌，股方肌
股后皮神经	S1~S3	大腿后部及臀下部皮肤
胫神经		股二头肌（长头），半膜肌，半腱肌，大收肌（内侧部），腓肠肌，比目鱼肌，腘肌，胫骨后肌，趾长屈肌，跗长屈肌
－ 足底内侧神经	L4~S3	跗展肌，趾短屈肌，跗短屈肌（内侧头），第 1 蚓状肌；足底内侧皮肤、第 1~3 趾皮肤和第 4 趾一半皮肤
－ 足底外侧神经		跖方肌，跗短屈肌（侧头），小趾展肌，小趾短屈肌，骨间肌，第 2~4 蚓状肌，跗内收肌；足底外侧皮肤、第 5 趾皮肤和第 4 趾一半皮肤
腓总神经		股二头肌（短头）
－ 腓浅神经	L4~S2	腓骨长、短肌；足背皮肤
－ 腓深神经		胫骨前肌，跗长伸肌，跗短伸肌，趾长伸肌，趾短伸肌，第三腓骨肌；第 1 和第 2 趾之间指蹼皮肤
阴部神经	S2~S4	肛门外括约肌，会阴深、浅肌肉，阴囊和阴唇皮肤支，阴茎和阴蒂感觉支（详见 10.6）
腓肠神经（胫神经和腓总神经汇合而成）	S1	小腿后侧、外侧以及足外侧皮肤

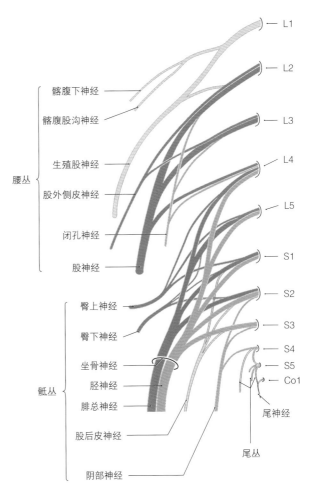

图 21.15　腰骶丛的结构

右侧，前面观。（引自 Gilroy AM, MacPherson BR, Wikenheiser JC. Atlas of Anatomy. Illustrations by Voll M and Wesker K. 4th ed. New York: Thieme Publishers; 2020.）

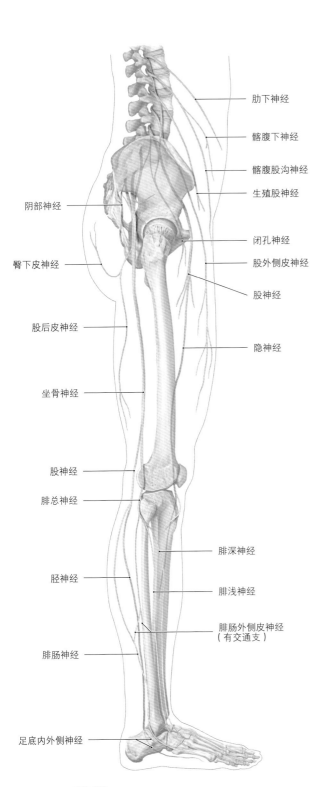

图 21.14　腰骶丛

右侧，外侧面观。（引自 Schuenke M, Schulte E, Schumacher U. THIEME Atlas of Anatomy, Vol 1. Illustrations by Voll M and Wesker K. 3rd ed. New York: Thieme Publishers; 2020.）

– **闭孔神经**（L2~L4）通过闭孔进入大腿内侧，并支配内侧间室的肌肉。

知识拓展 21.10：临床相关

闭孔神经损伤

　　闭孔神经损伤最常见于骨盆手术或骨盆骨折，导致以下结果：

- 髋关节内收减弱（例如，无法将腿从油门踏板移动到制动器）。
- 髋关节外旋减弱。
- 大腿内侧手掌大小区域的感觉丧失。
- 骨盆不稳；肢体随运动而侧向摆动。

　　骶丛供应臀部、股后部以及小腿和足的所有肌间室的肌肉。其分支通过臀区的坐骨大孔进入下肢。

知识拓展 21.11：临床相关

臀上神经损伤

　　在步行周期中，当一只脚抬离地面时，对侧臀中肌和臀小肌（支撑侧）外展髋关节使骨盆稳定在水平位置。臀上神经的损伤，导致该侧外展功能丧失或减弱使对侧（无支撑）的骨盆下垂。这会导致典型的杜氏跛行，其中躯干的重量向神经受损侧转移以保持重心。

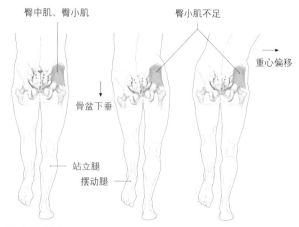

臀小肌无力

（引自 Schuenke M, Schulte E, Schumacher U. THIEME Atlas of Anatomy, Vol 1. Illustrations by Voll M and Wesker K. 3rd ed. New York: Thieme Publishers; 2020. ）

- **臀上神经**（L4~S1）在梨状肌上方进入臀部，在臀深肌之间横向走行，支配臀部的髋关节外展肌。
- **臀下神经**（L5~S2）进入梨状肌下方的臀部，支配臀大肌。
- **股后皮神经**（L1~S3）是大腿和会阴后部的感觉神经，其臀下支支配臀下区。
- **坐骨神经**由胫神经（L4~S3）和腓总神经（L4~S2）组成，它们在大腿后部走行在一个共同的鞘中，在腘窝尖处分开。

知识拓展 21.12：临床相关

坐骨神经损伤

　　坐骨神经损伤可由梨状肌压迫、臀部肌肉注射位置错误、骨盆骨折或髋关节置换术等外科手术造成。臀部损伤会影响大腿后部的肌肉和小腿的所有肌肉间室，表现为胫神经和腓总神经损伤的联合。

- **胫神经**，是坐骨神经的较大分支，与腓总神经分离，并延续从腘窝下方进入小腿后间室深部。它支配大腿后侧的所有肌肉（除股二头肌的短头）和小腿后侧，在踝关节处通过内踝后方，在那里它分为足底内侧神经和足底外侧神经。

知识拓展 21.13：临床相关

胫神经损伤

　　胫神经损伤不常见，因为神经在大腿和小腿后得到很好的保护。臀部的胫神经损伤会导致以下结果：
- 髋关节伸展功能受损。
- 膝关节屈曲功能丧失。

　　在腘窝，胫神经可能会受到腘动脉动脉瘤和膝关节创伤的影响，导致以下情况：
- 踝关节跖屈功能丧失。
- 足趾跖屈、外展和内收功能丧失。
- 足内翻功能减弱。
- 小腿后外侧到外踝、足底和足外侧部感觉丧失。
- 拖曳步态及爪形趾。

- **足底内侧神经**是胫神经的最大分支，与手的正中神经相似，运动神经成分少，感觉神经成分多。
  * 支配足底内侧肌肉。
  * 浅支支配足内侧和内侧三个半趾的皮肤。终末支为三个**趾足底神经**。
- **足底外侧神经**是胫神经的较小分支，与手的尺神经相似。
  * 支配足底外侧肌肉和足部的大多数深层肌肉。
  * 支配足底外侧和外侧一个半趾的皮肤，终末支为两个**趾足底神经**。
- **腓总神经**与胫神经分离，紧贴股二头肌的边缘，从外侧绕过腓骨头进入小腿外侧间室。
  * 在大腿，腓总神经支配股二头肌的短头。
  * 在小腿外侧间室，腓总神经分为**腓浅神经**和**腓深神经**。

知识拓展 21.14：临床相关

腓总神经损伤

　　由于暴露在腓骨颈周围，腓总神经是周围神经中最易受损的。损伤会导致以下情况：
- 足外翻功能丧失。
- 踝关节和足趾背屈功能丧失。
- 足内翻功能减弱。
- 小腿外侧和足背感觉丧失。
- 呈跨阈步态以补偿足下垂；凹凸地面上不稳定。

- 腓浅神经支配小腿外侧间室的肌肉，在小腿中段，其感觉支穿过小腿筋膜走行到足背上。
- 腓深神经在与腓浅神经的分开处，向前环行进入小腿前侧间室，沿着骨间膜下行并支配该间室的所有肌肉，它与足背动脉一起走行在足背，支配第1和第2趾相邻表面皮肤。

知识拓展 21.15：临床相关

腓浅神经和腓深神经损伤

　　腓浅神经损伤仅影响足外翻和小腿外侧及足背大部分的感觉。腓深神经损伤对功能影响更大，包括背屈功能的丧失，导致足下垂和补偿性跨阈步态。

- **腓肠神经**（S1）由小腿后表面上的胫神经和腓总神经的交通分支形成，在踝部向外踝后方走行支配足外侧的皮肤。

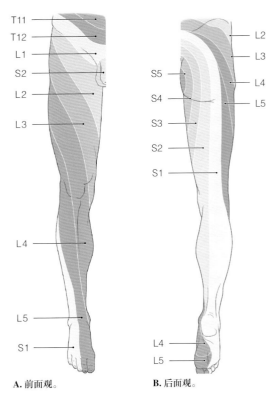

A. 前面观。　　**B.** 后面观。

图 21.17　下肢皮节

右肢。（引自 Schuenke M, Schulte E, Schumacher U. THIEME Atlas of Anatomy, Vol 1. Illustrations by Voll M and Wesker K. 3rd ed. New York: Thieme Publishers; 2020.）

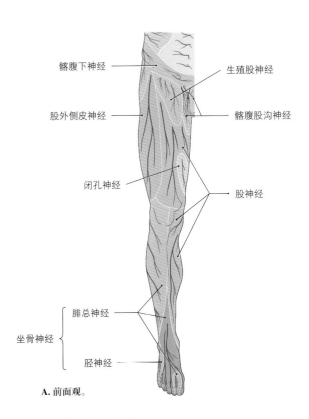

A. 前面观。

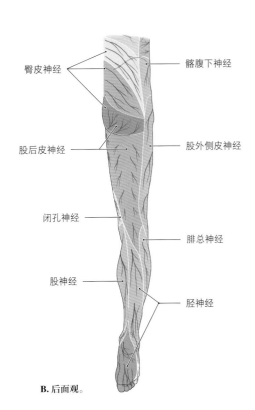

B. 后面观。

图 21.16　下肢的皮神经支配

右下肢。（引自 Schuenke M, Schulte E, Schumacher U. THIEME Atlas of Anatomy, Vol 1. Illustrations by Voll M and Wesker K. 3rd ed. New York: Thieme Publishers; 2020.）

22　下肢功能解剖

　　下肢强壮的肌肉和关节适合于两足行走，并与躯干的肌肉相配合，维持身体的重心。下肢肌肉示意图与肌肉表（起源，附着，神经支配和动作）在相关章节部分。局部解剖图见本章末尾 22.9 中的局部解剖图像。

22.1　骨盆带

　　髋骨和骶骨形成骨盆带（骨性骨盆），其在解剖学和功能上与骨盆和下肢相关（**图 22.1**）（关于骨盆带的讨论详见14.2）。

－ 骶髂关节和耻骨联合处的关节，由强大的骶髂韧带、骶结节韧带和骶棘韧带支撑，创造一个稳定的框架：
　　· 支持和包围骨盆内脏。
　　· 将躯干的重量转移到下肢。
　　· 形成髋关节的一部分并为下肢肌肉提供附着部位。

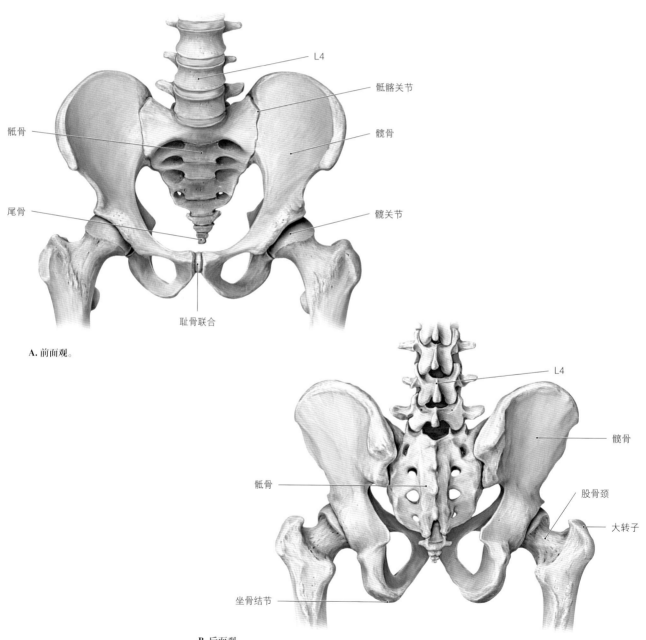

A. 前面观。

B. 后面观。

图 22.1　髋骨及其与脊柱的关系

〔引自 Gilroy AM, MacPherson BR, Wikenheiser JC. Atlas of Anatomy. Illustrations by Voll M and Wesker K. 4th ed. New York: Thieme Publishers; 2020.〕

22.2 臀区

臀区包括臀部和髋外侧区，臀部覆盖骨盆带的后部，髋外侧区覆盖髋关节并向前延伸至髂前上棘。

－ 臀区的肌间室包含：

- 使髋关节外旋、外展、内收、伸展和屈曲的肌肉（表 **22.1**）。
- 臀上神经、臀下神经和坐骨神经。
- 臀上动、静脉，臀下动、静脉。

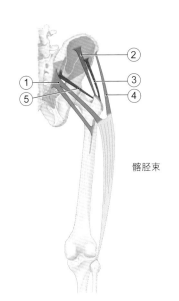

髂胫束

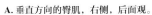

A. 垂直方向的臀肌，右侧，后面观。

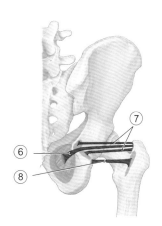

B. 臀肌水平方向，右侧，后面观。

（引自 Schuenke M, Schulte E, Schumacher U. THIEME Atlas of Anatomy, Vol 1. Illustrations by Voll M and Wesker K. 3rd ed. New York: Thieme Publishers; 2020.）

表 22.1　臀肌

肌肉	起点	止点	神经支配	功能
①臀大肌	骶骨（背面，外侧部分），髂骨（臀面，后部），胸腰筋膜，骶结节韧带	• 上部纤维：髂胫束 • 下部纤维：臀肌粗隆	臀下神经（L5~S2）	• 整个肌肉：在矢状面和冠状面中伸展和外旋髋关节 • 上部纤维：外展 • 下部纤维：内收
②臀中肌	髂骨（臀前线和臀后线之间髂嵴下的臀面）	股骨大转子（外侧面）		• 整个肌肉：外展髋关节，在冠状面稳定骨盆
③臀小肌	髂骨（臀中肌起点下方的臀面）	股骨大转子（前外侧面）	臀上神经（L4~S1）	• 前部：屈曲和内旋 • 后部：伸展和外旋
④阔筋膜张肌	髂前上棘	髂胫束		• 紧张阔筋膜 • 使髋关节外展、屈曲和内旋
⑤梨状肌	骶骨骨盆面	股骨大转子尖	骶丛的直接分支（S1~S2）	• 使髋关节外旋、外展和伸展 • 稳定髋关节
⑥闭孔内肌	闭孔膜的内表面及其骨性边界	大转子内侧面	骶丛的直接分支（L5~S1）	• 使髋关节外旋、内收和伸展（外展时也活跃，这取决于关节位置）
⑦孖肌	• 上孖肌：坐骨棘 • 下孖肌：坐骨结节	与闭孔内肌腱（内侧面，大转子）联合		
⑧股方肌	坐骨结节外侧缘	股骨转子间嵴		• 髋关节外旋、内收

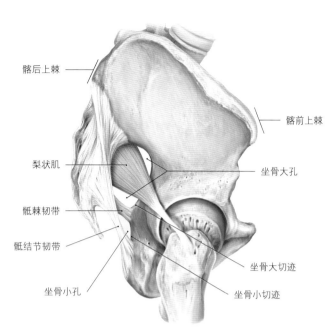

图 22.2 坐骨孔

右臀部区域。(引自 Schuenke M, Schulte E, Schumacher U. THIEME Atlas of Anatomy, Vol 1. Illustrations by Voll M and Wesker K. 3rd ed. New York: Thieme Publishers; 2020.)

知识拓展 22.1：临床相关

梨状肌综合征

坐骨神经正常情况下从梨状肌下方进入臀部，肌肉的收紧或缩短会压迫和刺激坐骨神经，引起臀部和大腿后部疼痛和感觉异常（刺痛和麻木）。在某些情况下，坐骨神经，或其腓总神经部分，不是在肌肉下方而是在穿过肌肉的位置被压迫。梨状肌综合征应区别于坐骨神经痛，后者的疼痛和感觉异常是由腰椎间盘突出压迫腰神经根所致。

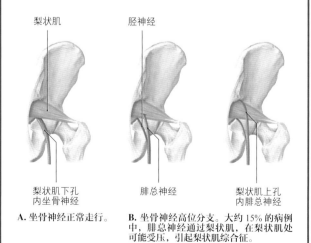

A. 坐骨神经正常走行。　**B. 坐骨神经高位分支。**大约 15% 的病例中，腓总神经通过梨状肌，在梨状肌处可能受压，引起梨状肌综合征。

臀部坐骨神经走行变异

(引自 Rauber A, Kopsch F. Anatomie des Menschen. Bd. 1-4. Stuttgart: Thieme Publishers; Bd. 1. 2nd ed. 1997; Bde. 2 u. 3 1987: Bd. 4 1988.)

- 在后方，通过坐骨大孔（**图 22.2**）在骨盆和臀区之间穿行的结构包括：
  - 梨状肌。
  - 臀上血管和臀下血管。
  - 臀上神经和臀下神经。
  - 坐骨神经。
  - 阴部神经和阴部内血管。
  - 股后皮神经。
- 坐骨小孔是臀部和会阴之间的通道，其中走行：
  - 阴部内血管。
  - 阴部神经。
  - 闭孔内肌腱。

22.3 臀部和大腿

髋关节

髋关节是一个高度活动但稳定的球窝关节，位于股骨近端和髋臼之间（**图 22.3** 和**图 22.4**）。跨过关节的肌肉，特别是在臀区，提供额外的稳定性和活动性。

- 股骨头的一半以上位于髋骨骨性髋臼内，方位略微前下。
- 穿过股骨颈的轴相对于股骨远端的髁轴外旋，因此，当股骨头在髋关节中居中时，远端股骨和膝关节略微向内（**图 22.5** 和**图 22.6**）。
- 结实的纤维囊包围着髋关节（**图 22.7**）。
  - **髂股韧带、耻股韧带**和**坐股韧带**是加固关节囊的囊外韧带。髂股韧带是其中最强壮和最有支持力的。韧带在关节周围呈螺旋状排列。当髋部伸展时，螺旋收紧，将股骨头更牢固地推入髋臼，进一步稳定关节。在髋关节屈曲时，螺旋展开，加大了关节的活动度，但同时也增加了受伤风险（**图 22.8**）。
- 附着在髋臼边缘的纤维软骨**髋臼唇**增加了关节深度（**图 22.9**）。
- **股骨头韧带**薄弱，在关节间隙内附着在髋臼上，但提供的支持很少。
- 在下面，**髋臼横韧带**使 C 形髋臼唇形成一个圆圈。
- 臀部和大腿的肌肉驱动髋关节活动（**表 22.2**）。

知识拓展 22.2：临床相关

先天性髋关节脱位

先天性髋关节脱位（也称为髋关节发育不良）是一种常见的疾病，表现为股骨头在髋臼内位置异常。髋关节外展功能受损，由于股骨头比正常位置高，患肢比对侧肢短。在常规的新生儿筛查中，当髋关节内收并向后推时，脱位的髋关节会"咔嗒"一声。

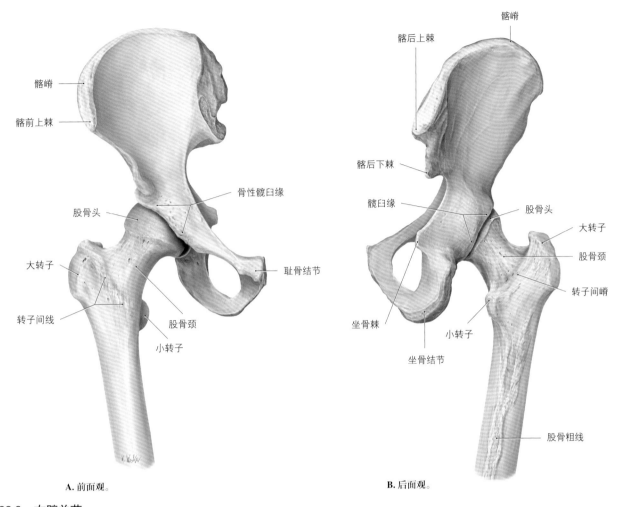

A. 前面观。 **B.** 后面观。

图 22.3 右髋关节

（引自 Schuenke M, Schulte E, Schumacher U. THIEME Atlas of Anatomy, Vol 1. Illustrations by Voll M and Wesker K. 3rd ed. New York: Thieme Publishers; 2020.）

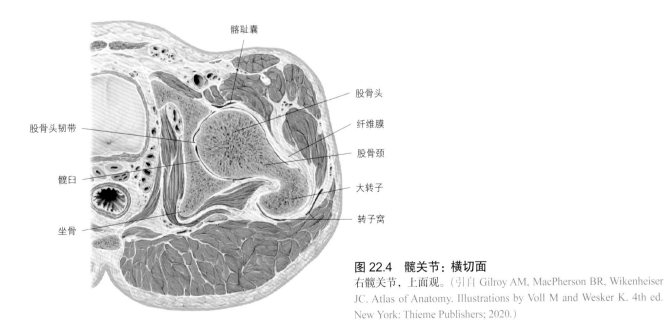

图 22.4 髋关节：横切面

右髋关节，上面观。（引自 Gilroy AM, MacPherson BR, Wikenheiser JC. Atlas of Anatomy. Illustrations by Voll M and Wesker K. 4th ed. New York: Thieme Publishers; 2020.）

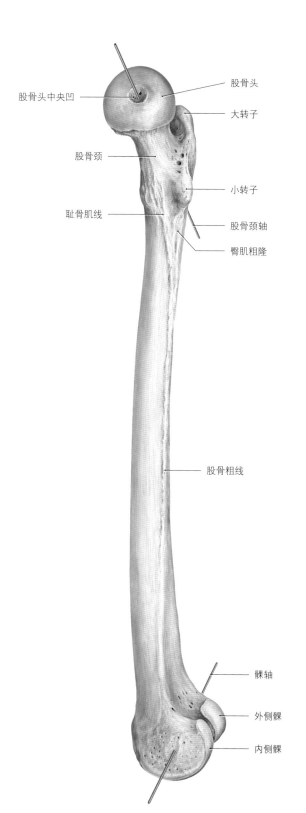

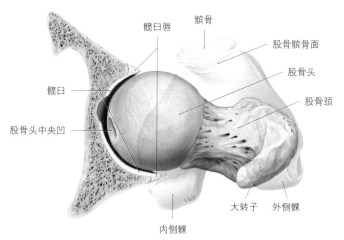

A. 股骨头位于髋臼中心的髋关节。

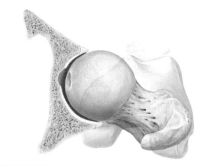

B. 髋关节外旋位。

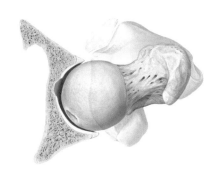

C. 髋关节内旋位。

图 22.6 髋关节相对于膝关节的方位
（引自 Schuenke M, Schulte E, Schumacher U. THIEME Atlas of Anatomy, Vol 1. Illustrations by Voll M and Wesker K. 3rd ed. New York: Thieme Publishers; 2020.)

图 22.5 股骨近端和远端旋转轴
右股骨。（引自 Schuenke M, Schulte E, Schumacher U. THIEME Atlas of Anatomy, Vol 1. Illustrations by Voll M and Wesker K. 3rd ed. New York: Thieme Publishers; 2020.)

知识拓展 22.3：临床相关

后天性髋关节脱位
　　后天性髋关节脱位通常是由创伤导致的股骨头脱出髋臼；前脱位很少见，但后脱位很常见。典型的情况是，在迎面机动车事故中，膝盖撞击仪表盘，迫使股骨头向后穿过关节囊，到达髂骨的侧面。患肢出现缩短、内收和内旋。坐骨神经在这种情况下特别容易受到损伤。

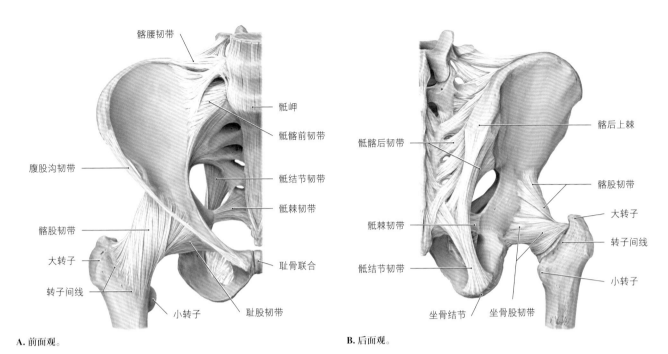

A. 前面观。

B. 后面观。

图 22.7　髋关节和骨盆带韧带

（引自 Schuenke M, Schulte E, Schumacher U. THIEME Atlas of Anatomy, Vol 1. Illustrations by Voll M and Wesker K. 3rd ed. New York: Thieme Publishers; 2020.）

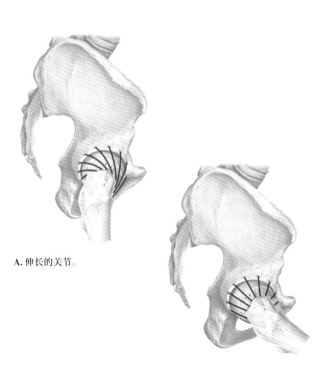

A. 伸长的关节。

B. 关节屈曲。

图 22.8　髋关节韧带与关节位置的关系

右髋，侧面观。（引自 Schuenke M, Schulte E, Schumacher U. THIEME Atlas of Anatomy, Vol 1. Illustrations by Voll M and Wesker K. New York: Thieme Publishers; 2020.）

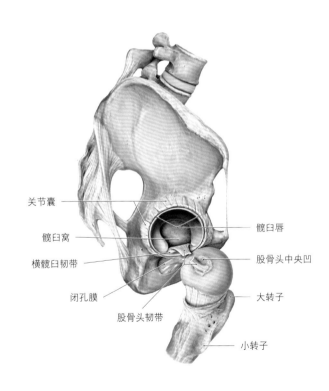

图 22.9　髋关节关节囊

侧视图。囊被分离，股骨头脱臼，暴露出被切断的股骨头韧带。（引自 Schuenke M, Schulte E, Schumacher U. THIEME Atlas of Anatomy, Vol 1. Illustrations by Voll M and Wesker K. 3rd ed. New York: Thieme Publishers; 2020.）

表 22.2　髋关节运动

功能	主要肌肉
屈曲	髂腰肌 阔筋膜张肌 缝匠肌 股直肌
伸展	臀大肌 大收肌 股二头肌 半膜肌 半腱肌
外展	臀中肌 臀小肌 阔筋膜张肌
内收	臀大肌 耻骨肌 长收肌 短收肌 大收肌
旋内	股薄肌 臀中肌 臀小肌 阔筋膜张肌
旋外	臀大肌 耻骨肌 缝匠肌 股方肌 梨状肌 闭孔内肌 闭孔外肌

A. 屈曲。

B. 伸展。

C. 外展。

D. 内收。　E. 旋内。　F. 旋外。

（引自 Schuenke M, Schulte E, Schumacher U. THIEME Atlas of Anatomy, Vol 1. Illustrations by Voll M and Wesker K. 3rd ed. New York: Thieme Publishers; 2020.）

大腿肌肉

大腿有力的肌肉驱动髋关节和膝关节活动，被分成三个部分（详见**图 22.45A**）。

- 前间室包含：
  - 主要屈曲髋关节和伸展膝关节的肌肉（**表 22.3** 和表 **22.4**）。
  - 股神经。
  - 股动脉、大腿深动脉及其伴随静脉的分支。
- 内侧间室包含：
  - 内收、屈曲和伸展髋关节的肌肉（**表 22.5**）。
  - 闭孔神经和股神经。
  - 闭孔动、静脉和大腿深动、静脉。
- 后间室包含：
  - 伸展髋关节和屈曲膝关节的肌肉（**表 22.6**）。
  - 坐骨神经。

- 大腿深动、静脉分支。
- 大腿上的三块肌肉——**缝匠肌**、**股薄肌**和**半腱肌**，通过膝内侧并共同形成**鹅足**，位于膝关节内下方的**鹅足囊**上（详见**图 22.37**）。

知识拓展 22.4：临床相关

腘绳肌拉伤

腘绳肌拉伤是指腘绳肌（大腿后侧）在骨盆束带的近端附着处撕裂。这是一种常见的伤害，参与的运动涉及突然启动或停止的短跑；用力地高踢腿，特别是伸膝时，可能会使坐骨结节处的肌腱断裂。症状包括在体育活动中大腿后侧突然剧痛、肌肉爆裂或撕裂感、肿胀、肌肉无力和受影响的腿无法承受重量。

表 22.3　髂腰肌

肌肉		起点	止点	神经支配	功能
③髂腰肌 *	①腰大肌	浅部：T12~L4 椎体及相关椎间盘（侧面）	股骨（小转子）	腰丛、L1、L2（L3）	髋关节：屈曲，外旋 腰椎：单侧收缩（股骨固定）躯干侧屈至同侧；双侧收缩从仰卧位抬高躯干
		深部：L1~L5 椎体（肋突）			
	②髂肌	髂窝		股神经（L2、L3）	

注：* 腰小肌约存在于 50% 的人口中，经常在腰大肌的浅表出现。它不是下肢的肌肉。其起止点在腹壁，并作用于腹壁。

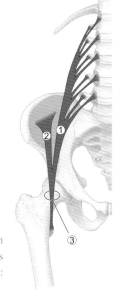

髂腰肌，前面观。（引自 Gilroy AM, MacPherson BR, Wikenheiser JC. Atlas of Anatomy. Illustrations by Voll M and Wesker K. 4th ed. New York: Thieme Publishers; 2020.）

表 22.4　大腿肌肉，前间室

肌肉		起点	止点	神经支配	功能
④缝匠肌		髂前上棘	胫骨结节内侧（连同股薄肌和半腱肌）	股神经（L2~L3）	髋关节：屈曲、外展和外旋 膝关节：屈曲和内旋
股四头肌 *	⑤股直肌	髂前下棘，髋关节髋臼顶	胫骨结节（经髌韧带）	股神经（L2~L4）	髋关节：屈曲 膝关节：伸展
	⑥股内侧肌	粗线（内侧唇），转子间线（远部）	经髌韧带止于胫骨结节；经髌内侧支持带和外侧支持带止于髌骨和胫骨结节		膝关节：伸展
	⑦股外侧肌	粗线（外侧唇），大转子（外侧面）	胫骨结节（经髌韧带）		
	⑧股中间肌	股骨干（前侧）			
	膝关节肌（股中间肌远端肌纤维）	股骨干前侧髌上隐窝水平	膝关节囊髌上隐窝		膝关节：伸展；收缩髌上囊防止关节囊卡压

注：* 整个肌肉通过髌韧带止于胫骨结节。

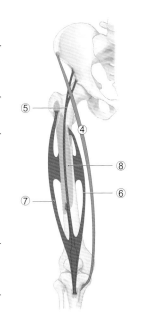

大腿肌肉，前间室，右侧。（引自 Schuenke M, Schulte E, Schumacher U. THIEME Atlas of Anatomy, Vol 1. Illustrations by Voll M and Wesker K. 3rd ed. New York: Thieme Publishers; 2020.）

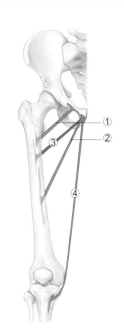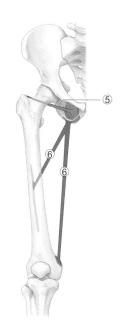

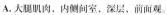

A. 大腿肌肉，内侧间室，深层，前面观。　　　　　　B. 大腿肌肉，内侧间室，浅层，前面观。

（引自 Gilroy AM, MacPherson BR, Wikenheiser JC. Atlas of Anatomy. Illustrations by Voll M and Wesker K. 4th Edition. New York: Thieme Publishers; 2020.）

表 22.5　大腿肌肉，内侧间室：浅层和深层

肌肉	起点	止点	神经支配	功能
浅层 ①耻骨肌	耻骨梳	股骨（耻骨肌线和股骨粗线近端）	股神经 闭孔神经 （L2、L3）	髋关节：内收、外旋和轻微屈曲 使骨盆在冠状面和矢状面稳定
②长收肌	耻骨上支和耻骨联合前侧	股骨（粗线，位于股骨中间 1/3 的内侧唇）	闭孔神经 （L2~L4）	髋关节：内收，屈曲（可达 70°）；伸展（超过 80°屈曲） 在冠状面和矢状面稳定骨盆
③短收肌	耻骨下支			
④股薄肌	联合下方耻骨下支	胫骨（粗隆的内侧缘，以及缝匠肌和半腱肌的肌腱）	闭孔神经 （L2、L3）	髋关节：内收，屈曲 膝关节：屈曲，内旋
深层 ⑤闭孔外肌	闭孔膜外表面及其骨边界	股骨转子窝	闭孔神经 （L3、L4）	髋关节：内收，外旋 在矢状面稳定骨盆
⑥大收肌	耻骨下支、坐骨支和坐骨结节	深部（"肌性止点"）：粗线内侧唇	闭孔神经 （L2~L4）	髋关节：内收、伸展和轻度屈曲（肌腱止点在内旋过程中也被激活） 在冠状面和矢状面稳定骨盆
		浅部（"腱性止点"）：股骨内收肌结节	胫神经 (L4)	

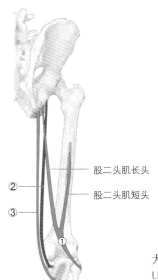

股二头肌长头

股二头肌短头

②

③

①

大腿肌肉，后间室，右侧。(引自 Schuenke M, Schulte E, Schumacher U. THIEME Atlas of Anatomy, Vol 1. Illustrations by Voll M and Wesker K. 3rd ed. New York: Thieme Publishers; 2020.)

表 22.6　大腿肌肉，后间室

肌肉	起点	止点	神经支配	功能
①股二头肌	长头：坐骨结节、骶结节韧带（与半腱肌的共同头）	腓骨头	胫神经（L5~S2）	髋关节（长头）：伸髋，在矢状面稳定骨盆 膝关节：屈曲，外旋
	短头：位于股骨中间三分之一的粗线外侧唇		腓总神经（L5~S2）	膝关节：屈曲，外旋
②半膜肌	坐骨结节	胫骨内侧髁，腘斜韧带，腘筋膜	胫神经（L5~S2）	髋关节：伸展髋关节，在矢状面稳定骨盆 膝关节：屈曲和内旋
③半腱肌	坐骨结节和骶结节韧带（股二头肌长头共同头）	胫骨粗隆内侧，鹅足肌内（与股薄肌肌腱和缝匠肌肌腱一起）		

大腿间隙

　　股神经、股动脉和股静脉通过由腹股沟韧带和大腿前、内侧肌肉形成的大腿狭窄通道下行。

- 在前面，这些结构从腹部经腹股沟韧带深部穿过**腹股沟后间隙**进入大腿。腹股沟后间隙分为外侧肌腔隙和内侧血管腔隙（**图 22.10**）。
  - 肌腔隙包括股神经和髂腰肌。
  - 血管腔隙包含股血管，股血管被包围在**股鞘**内。
  - 股鞘由穿腰肌筋膜和腰肌筋膜延伸而成，当股血管通过腹股沟韧带时，股鞘包围着股血管。向下，鞘层与血管壁的外层（外膜）融合隔膜把鞘分成间室：
    外侧区和中央区分别包含股动脉和股静脉。

鞘内的内侧区，即**股管**，含有疏松的结缔组织、脂肪，通常还有腹股沟深淋巴结。股环界定了管的上开口。

- **股三角**是大腿前部的一个区域（**图 22.11**）。
  - 它包括股动、静脉及其分支和股神经的终末分支。
  - 其边界是：
    上界：腹股沟韧带。
    内侧界：长收肌。
    外侧界：缝匠肌。
    下界：由髂腰肌和耻骨肌组成。
    由内侧界和外侧界的下交界处形成的尖端。

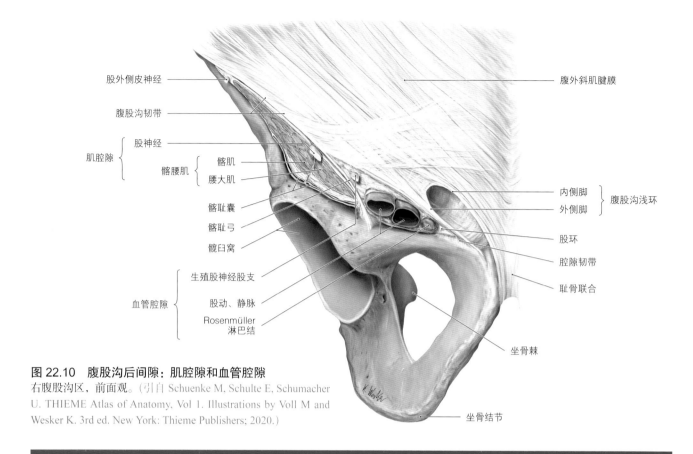

股外侧皮神经

腹股沟韧带

肌腔隙 { 股神经

髂腰肌 { 髂肌
腰大肌

髂耻囊

髂耻弓

髋臼窝

生殖股神经股支

血管腔隙 { 股动、静脉

Rosenmüller
淋巴结

腹外斜肌腱膜

内侧脚 } 腹股沟浅环
外侧脚

股环

腔隙韧带

耻骨联合

坐骨棘

坐骨结节

图 22.10　腹股沟后间隙：肌腔隙和血管腔隙

右腹股沟区，前面观。（引自 Schuenke M, Schulte E, Schumacher
U. THIEME Atlas of Anatomy, Vol 1. Illustrations by Voll M and
Wesker K. 3rd ed. New York: Thieme Publishers; 2020.）

知识拓展 22.5：临床相关

股疝

　　股疝（通常是小肠疝）中，通常是后天性的，在女性中更常见。它们通过腹股沟韧带下方，穿过股环和股管，出现在耻骨结节下方和外侧的股三角。它们应该与腹股沟疝区分，腹股沟疝发生在耻骨结节的上外侧（腹股沟韧带上方）。

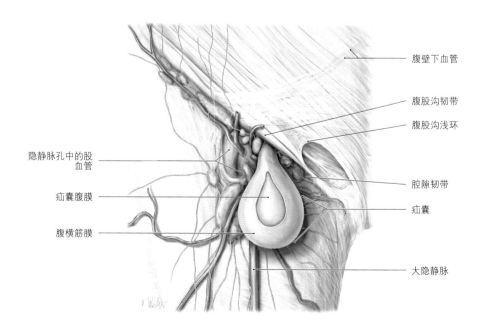

隐静脉孔中的股
血管

疝囊腹膜

腹横筋膜

腹壁下血管

腹股沟韧带

腹股沟浅环

腔隙韧带

疝囊

大隐静脉

股疝

右侧女性腹股沟区，前面观。（引自 Schuenke M, Schulte E, Schumacher U. THIEME Atlas of Anatomy, Vol 1. Illustrations by Voll M
and Wesker K. 3rd ed. New York: Thieme Publishers; 2020.）

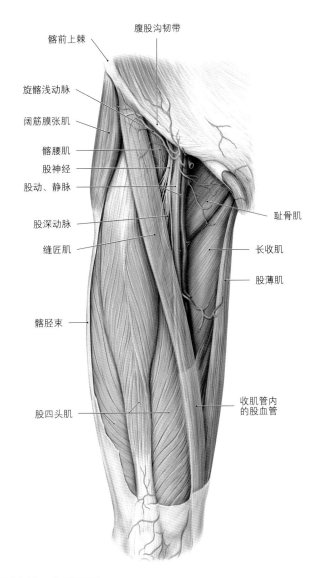

髂前上棘

腹股沟韧带

旋髂浅动脉

阔筋膜张肌

髂腰肌

股神经

股动、静脉

股深动脉

缝匠肌

髂胫束

股四头肌

耻骨肌

长收肌

股薄肌

收肌管内
的股血管

图 22.11　大腿前部

右大腿，前视图。显露：股三角。切除：皮肤，皮下组织，阔筋膜。部分透明：缝匠肌。(引自 Schuenke M, Schulte E, Schumacher U. THIEME Atlas of Anatomy, Vol 1. Illustrations by Voll M and Wesker K. 3rd ed. New York: Thieme Publishers; 2020.)

- **收肌管**是大腿前肌和内侧肌之间的肌间通道。
  - 包含股血管和股神经隐支。
  - 起自股骨三角下角，止于大收肌肌腱的一个开口——**收肌腱裂孔**。

22.4　膝和腘窝区

腘窝区连接大腿和小腿。它包含膝关节、腘窝及其内容物。

膝关节

膝关节是一种改良的铰链关节，包括股骨髁和胫骨之间的内侧和外侧关节，以及股骨和髌骨之间的关节（**图 22.12**）。屈曲和伸展是膝关节的主要运动，但也会发生一些旋转和滑动。

- 髌骨与股骨的髌骨面关节在内、外侧髁之间，在前面保护膝关节。髌骨嵌入股四头肌的肌腱中，通过将肌腱从关节上拉开，增加了肌腱的杠杆作用。
- 虽然股骨和胫骨的关节面很大，但骨之间吻合度较差，稳定性主要取决于：
  - 连接胫骨和股骨的韧带。
  - 关节周围的肌肉，最重要的是股四头肌（**图 22.13** 和**图22.14**）。
- 膝关节的纤维关节囊薄而不完整，从**髌骨支持带**（附着在股四头肌腱前面的关节囊韧带）、髌骨和关节周围的**囊外韧带**获得额外的支持（**图 22.13**）
- 囊外韧带支持纤维关节囊（**图 22.15**、**图 22.16** 和**图 22.22**）。
  - **髌韧带**是股四头肌腱的远端部分，在前面支撑膝关节，从髌骨延伸到胫骨结节。
  - 两条**副韧带**限制旋转，防止膝关节内、外侧脱位。它们在伸展时最紧张，在屈曲时松弛。
    外侧（腓侧）副韧带呈索状，与关节囊保持独立。它从股骨外上髁延伸到腓骨头。
    内侧（胫侧）副韧带扁平，呈肋骨状，附着在关节囊和内侧半月板上。它从股骨内上髁延伸到胫骨的内侧髁和前内侧。

知识拓展 22.6：临床相关

髌腱反射

髌腱反射是通过敲击髌腱引起股四头肌收缩（膝盖伸展）而启动的。它测试股神经的 L2~L4 脊髓节段的完整性。

- **腘斜韧带**是半膜肌腱的延伸，支持关节囊的后侧和外侧。
- **弓形腘韧带**从腓骨头延伸至后膝关节，并向后外侧加强关节囊。

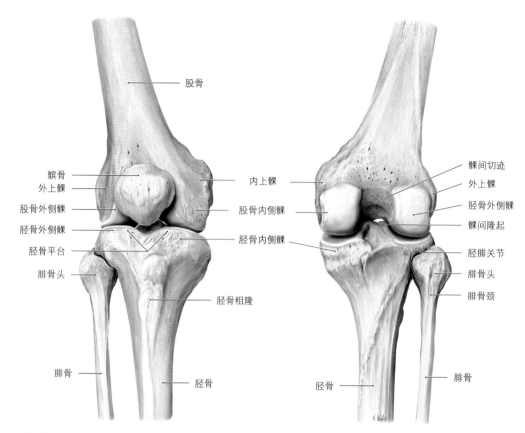

A. 前面观。（引自 Schuenke M, Schulte E, Schumacher U. THIEME Atlas of Anatomy, Vol 1. Illustrations by Voll M and Wesker K. 3rd ed. New York: Thieme Publishers; 2020.）

B. 后面观。（引自 Schuenke M, Schulte E, Schumacher U. THIEME Atlas of Anatomy, Vol 1. Illustrations by Voll M and Wesker K. 3rd ed. New York: Thieme Publishers; 2020.）

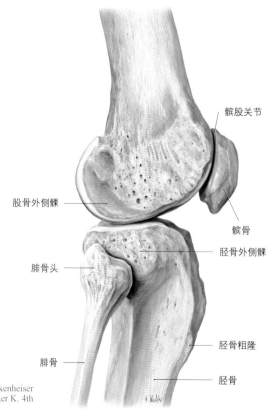

C. 外侧面观。（引自 Gilroy AM, MacPherson BR, Wikenheiser JC. Atlas of Anatomy. Illustrations by Voll M and Wesker K. 4th ed. New York: Thieme Publishers; 2020.）

图 22.12   右膝关节

图 22.13　膝关节韧带

右膝，前面观。（引自 Schuenke M, Schulte E, Schumacher U. THIEME Atlas of Anatomy, Vol 1. Illustrations by Voll M and Wesker K. 3rd ed. New York: Thieme Publishers; 2020.）

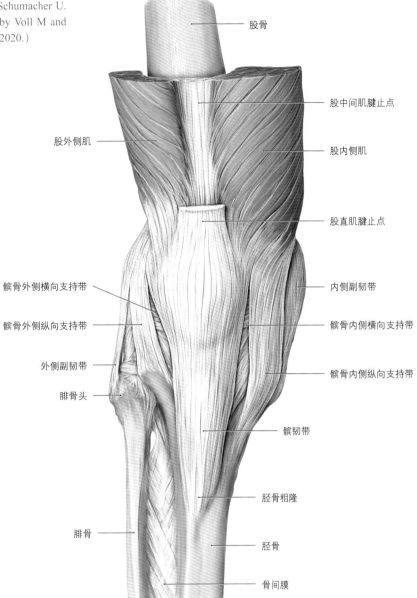

股骨

股中间肌腱止点

股外侧肌

股内侧肌

股直肌腱止点

髌骨外侧横向支持带

内侧副韧带

髌骨外侧纵向支持带

髌骨内侧横向支持带

外侧副韧带

髌骨内侧纵向支持带

腓骨头

髌韧带

胫骨粗隆

腓骨

胫骨

骨间膜

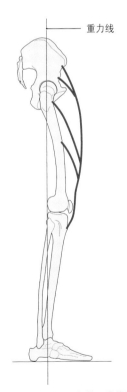

重力线

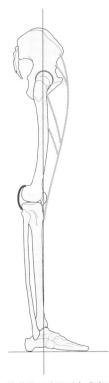

A. 当股四头肌完整，膝盖轻微屈曲时，重力线落在膝盖运动的横轴之后。作为膝关节唯一的伸肌，股四头肌保持身体不向后倾，保证稳定性。

B. 随着股四头肌无力或瘫痪，膝关节不能再主动伸展。为了直立起立，患者必须将膝盖过伸，使重心线前移，从而使全身重力前移至膝盖前面，以利用重力作为伸展力。在这种情况下，关节是由后囊和膝关节韧带稳定的。

图 22.14　股四头肌无力或瘫痪导致膝关节稳定性不足

右下肢，外侧面观。（引自 Schuenke M, Schulte E, Schumacher U. THIEME Atlas of Anatomy, Vol 1. Illustrations by Voll M and Wesker K. 3rd ed. New York: Thieme Publishers; 2020.）

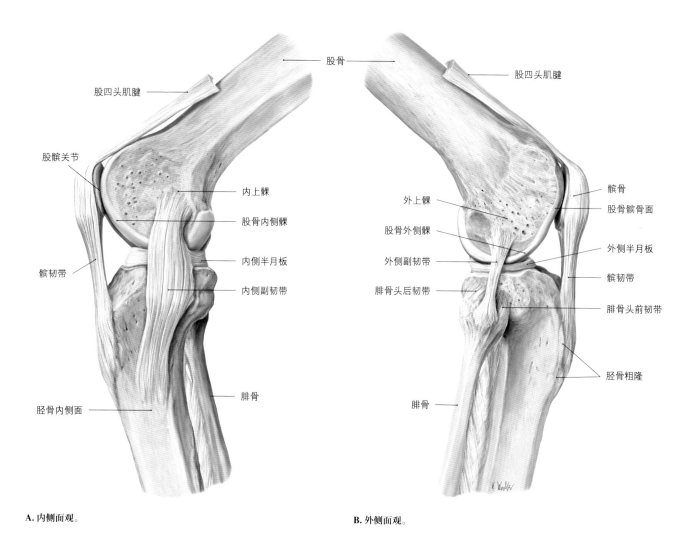

A. 内侧面观。   **B. 外侧面观。**

图 22.15   膝关节副韧带和髌韧带
右膝关节。每个膝关节都有内侧副韧带和外侧副韧带。内侧副韧带连接于关节囊膜和内侧半月板，而外侧副韧带与囊膜或外侧半月板没有直接接触。双侧副韧带在膝盖伸展时绷紧，在冠状面上稳定关节。（引自 Schuenke M, Schulte E, Schumacher U. THIEME Atlas of Anatomy, Vol 1. Illustrations by Voll M and Wesker K. 3rd ed. New York: Thieme Publishers; 2020.）

– 关节内韧带在关节运动时提供稳定性（**图 22.16** 和**图 22.17A**）。
- 两条**交叉韧带**位于关节囊内，但位于滑膜层外。除了限制旋转和防止关节前后脱位外，它们还提供了各种姿势的稳定性。
  前交叉韧带起于胫骨髁间隆起前部，向后延伸至股骨外侧髁内侧。
  后交叉韧带起于胫骨髁间隆起后部，向前延伸至股骨内侧髁外侧。
- **横韧带**沿着半月板的前缘将半月板相互连接在一起。

- **板股后韧带**连接外侧半月板到后交叉韧带和股骨内侧髁。
– **半月板**是新月形纤维软骨垫，加深胫骨平台的关节面。横截面呈楔形，外缘最高，与关节囊和髁间隆起相连（**图 22.17B**、**图 22.18** 和**图 22.19**）。
- 内侧半月板呈 C 形，因为附着在胫侧副韧带上，所以相对不能移动。
- 外侧半月板几乎呈圆形，在关节屈曲和伸展过程中比内侧半月板更灵活。

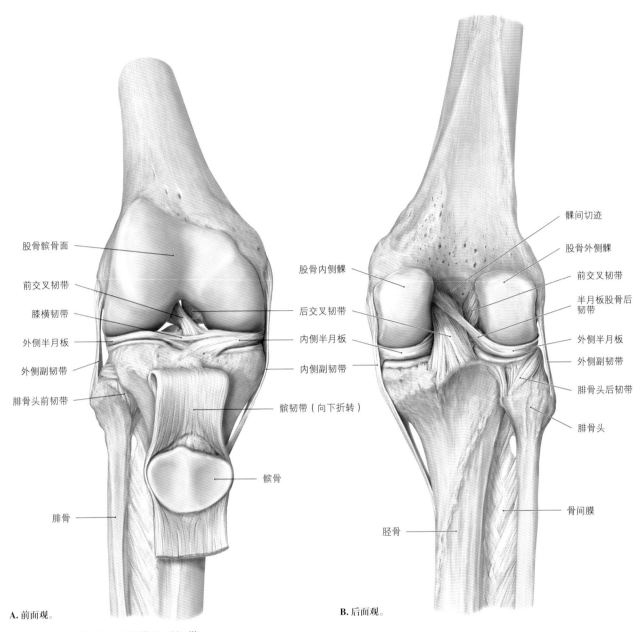

A. 前面观。

B. 后面观。

图 22.16　膝关节交叉韧带和副韧带
右膝。交叉韧带使股骨和胫骨的关节面保持接触，同时主要在矢状面上稳定膝关节。交叉韧带的部分在每个关节位置都绷紧。（引自 Schuenke M, Schulte E, Schumacher U. THIEME Atlas of Anatomy, Vol 1. Illustrations by Voll M and Wesker K. 3rd ed. New York: Thieme Publishers; 2020.）

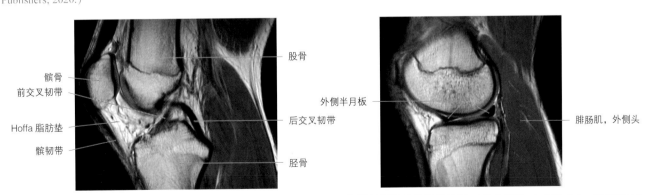

A. 穿过交叉韧带的矢状切面。（引自 Vahlensieck M, Reiser M. MRT des Bewegungsapparates. 4. Aufl. Stuttgart: Thieme Publishers; 2014.）

B. 矢状切面穿过外侧半月板。（引自 Vahlensieck M, Reiser M. MRT des Bewegungsapparates. 4. Aufl. Stuttgart: Thieme Publishers; 2014.）

图 22.17　膝关节 MRI

知识拓展 22.7：临床相关

膝关节韧带损伤

　　大多数膝盖损伤发生在体育活动中，涉及膝盖韧带断裂或扭伤。对膝盖外侧的强力打击会拉伤内侧副韧带，还会由于其与内侧半月板相连接而撕裂内侧半月板。类似的损伤可由膝盖过度的横向旋转引起，常伴有前交叉韧带断裂。Lashman 试验用于证明交叉韧带断裂导致的膝关节不稳定。固定股骨，胫骨自然悬空时过度前移为前抽屉试验阳性，表明前交叉韧带断裂。胫骨过度后移位为后抽屉试验阳性，提示后交叉韧带断裂。

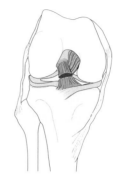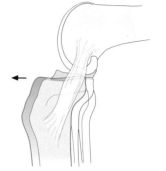

A. 右膝屈曲，前交叉韧带断裂，前面观。　**B.** 右膝屈曲，前"抽屉征"，内侧面观。检查时可将胫骨向前拉（箭头所指）。

前交叉韧带断裂

（引自 Schuenke M, Schulte E, Schumacher U. THIEME Atlas of Anatomy, Vol 1. Illustrations by Voll M and Wesker K. 3rd ed. New York: Thieme Publishers; 2020.）

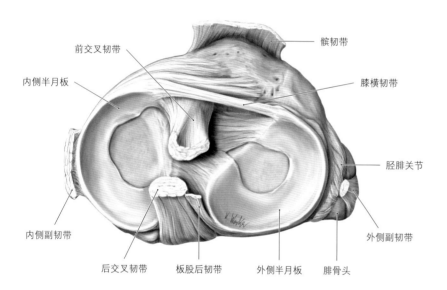

图 22.18　膝关节半月板

右胫骨平台。交叉韧带、髌韧带和副韧带切开。近端视图。（引自 Schuenke M, Schulte E, Schumacher U. THIEME Atlas of Anatomy, Vol 1. Illustrations by Voll M and Wesker K. 3rd ed. New York: Thieme Publishers; 2020.）

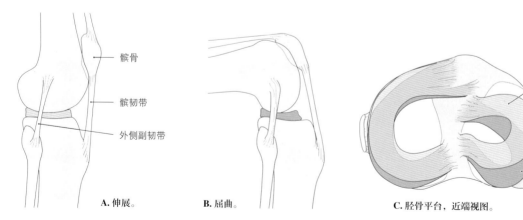

A. 伸展。　**B.** 屈曲。　**C.** 胫骨平台，近端视图。

图 22.19　半月板的运动

内侧半月板比外侧半月板锚得更牢固，在屈膝时发生的移位较少。因此，它更容易受到伤害。（引自 Schuenke M, Schulte E, Schumacher U. THIEME Atlas of Anatomy, Vol 1. Illustrations by Voll M and Wesker K. 3rd ed. New York: Thieme Publishers; 2020.）

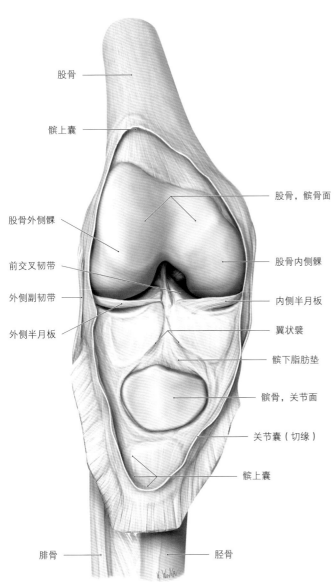

图 22.20　开放的膝关节囊
右膝，前面观，髌骨向下折转。（引自 Schuenke M, Schulte E, Schumacher U. THIEME Atlas of Anatomy, Vol 1. Illustrations by Voll M and Wesker K. 3rd ed. New York: Thieme Publishers; 2020.）

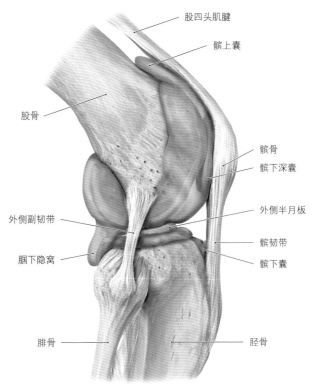

图 22.21　膝关节腔
右膝，外侧面观。关节腔是通过在膝关节内注射液体塑料，然后取出包膜来显示的。（引自 Schuenke M, Schulte E, Schumacher U. THIEME Atlas of Anatomy, Vol 1. Illustrations by Voll M and Wesker K. 3rd ed. New York: Thieme Publishers; 2020.）

- 关节囊内表面有一层广泛的滑膜。其后方延伸至关节腔的髁间间隙，折转于囊内韧带周围，将大部分关节间隙分为内侧和外侧部分（**图 22.20** 和**图 22.21**）。
- 大腿和小腿的肌肉驱动膝关节运动（**表 22.7**）。

股骨

腓肠肌内侧腱下囊

腓肠肌外侧腱下囊

腘斜韧带

半膜囊

内侧副韧带

外侧副韧带

腘弓状韧带

腘肌

腘下隐窝

腓骨

胫骨

图 22.22 膝关节囊、韧带和关节周囊
右膝，后面观。（引自 Schuenke M, Schulte E, Schumacher U. THIEME Atlas of Anatomy, Vol 1. Illustrations by Voll M and Wesker K. 3rd ed. New York: Thieme Publishers; 2020.）

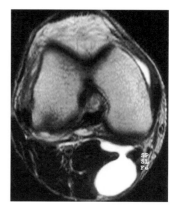

知识拓展 22.8：临床相关

腘窝囊肿（Baker 囊肿）
　　腘窝囊肿，即可触及的充满液体的滑膜囊突出到腘窝，通常是膝关节慢性积液的结果。它们通常是由腓肠肌或半膜肌深处的滑囊疝所致。囊通过关节囊的纤维层突出，但与滑膜腔保持连通。有些囊肿可能无症状，但其他囊肿可引起疼痛，可影响膝关节屈伸。

腘窝囊肿 MRI
横切面，下面观。（引自 Vahlensieck M, Reiser M. MRT des Bewegungsapparates. 4. Aufl. Stuttgart: Thieme Publishers; 2014.）

－ 关节囊除了由囊外韧带提供支持外，还由贯穿关节的肌肉（半腱肌、半膜肌、股二头肌、腓肠肌和股四头肌）的腱性附着加强。与这些肌肉附着点相关的囊数量较多，包括：
　　• **髌上囊**：深至股四头肌腱，与膝关节腔相通。
　　• **髌前囊**：位于髌骨皮下。

　　• **髌下浅囊**：位于髌韧带的皮下。
　　• **髌下深囊**：位于髌韧带深处。
　　• **鹅足囊**：位于鹅足和胫侧副韧带之间。
－ 膝关节周围的附属囊与关节腔相通，包括腘肌下隐窝、**半膜肌囊和腓肠肌内侧腱下囊**（图 22.22）。

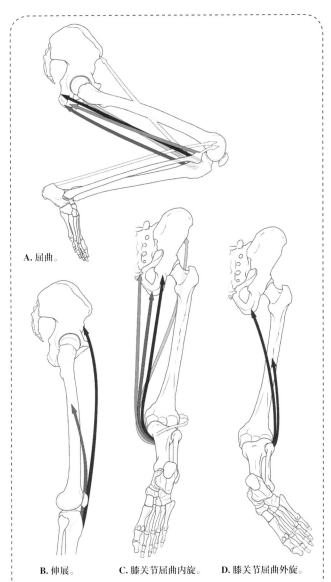

A. 屈曲。

B. 伸展。　　**C. 膝关节屈曲内旋。**　　**D. 膝关节屈曲外旋。**

（引自 Schuenke M, Schulte E, Schumacher U. THIEME Atlas of Anatomy, Vol 1. Illustrations by Voll M and Wesker K. 3rd ed. New York: Thieme Publishers; 2020.）

表 22.7　膝关节的运动

运动	主要的肌肉
屈	股二头肌：短头和长头 半膜肌 半腱肌 缝匠肌 股薄肌 腓肠肌 腘肌
伸	股四头肌
旋内	半膜肌 半腱肌 缝匠肌 股薄肌 腘肌（非承重腿）
旋外	股二头肌

知识拓展 22.9：临床相关

膝内翻和膝外翻

　　虽然股骨在大腿内斜行，但胫骨在小腿内几乎是垂直向下的。这使得膝关节相邻两骨的长轴之间形成了一个 Q 角，这个角度随发育阶段和性别的不同而不同，同时也会因疾病而发生改变。股骨头在膝关节中心的正上方，使得重量均匀分布于胫骨平台。在膝内翻（O 形腿）的病例中，由于股骨走行更加垂直，其 Q 角比正常值小，这增加了膝盖内侧承受的重量，也对内侧半月板和内侧（胫骨）副韧带施加了额外的压力。当一位膝内翻患者直立，双脚和脚踝并拢时，他的膝盖会分开。在膝外翻（X 形腿）的病例中，由于股骨走行更加倾斜，其 Q 角比正常值大，更多的重量施加在膝盖外侧，对外侧半月板和外侧副韧带（腓侧副韧带）施加了更大的压力，故患者在两膝靠拢时双脚脚踝分离。

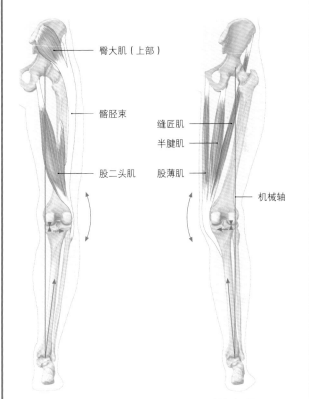

A. 轴线位于膝内侧，后面观。　　**B. 轴线位于膝外侧，前面观。**

（引自 Schuenke M, Schulte E, Schumacher U. THIEME Atlas of Anatomy, Vol 1. Illustrations by Voll M and Wesker K. 3rd ed. New York: Thieme Publishers; 2020.）

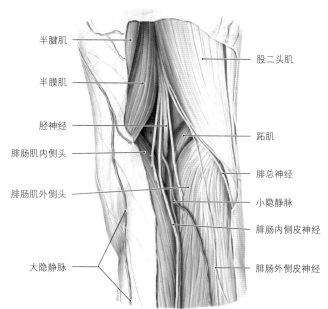

A. 浅层神经血管结构。

半腱肌
半膜肌
胫神经
腓肠肌内侧头
腓肠肌外侧头
大隐静脉
股二头肌
跖肌
腓总神经
小隐静脉
腓肠内侧皮神经
腓肠外侧皮神经

腘动脉和腘静脉
坐骨神经
股二头肌长头
股薄肌
半膜肌
半腱肌
腓肠肌内侧头
腓肠肌内侧头腱下囊
膝中动脉
半膜肌囊
腘斜韧带
半膜肌腱
膝下内侧动脉
胫神经
腘肌
腓肠肌
股二头肌短头
腓总神经
膝上内侧动脉
膝上外侧动脉
跖肌
腓肠肌外侧头
膝下外侧动脉
胫后返动脉
跖肌腱
比目鱼肌
小腿三头肌

B. 深层神经血管结构。

图 22.23　腘窝

右腿，后面观。（引自 Schuenke M, Schulte E, Schumacher U. THIEME Atlas of Anatomy, Vol 1. Illustrations by Voll M and Wesker K. 3rd ed. New York: Thieme Publishers; 2020.）

腘窝

　　腘窝是位于膝关节后方的一个菱形区域（**图 22.23**）。
- 腘窝的肌肉边界为：
  - 内上界：半膜肌。
  - 外上界：股二头肌。
  - 下界：腓肠肌外侧头和内侧头。
- 腘窝的内容物被脂肪所包绕，包括：

- 腘动脉、腘静脉以及它们的膝支。
- 腘淋巴结。
- 胫神经和腓总神经。
- 在腘窝上方，坐骨神经分为两终支：
  - 胫神经：与腘动脉、腘静脉一起下行至小腿后部。
  - 腓总神经：沿股二头肌腱内侧下行进入小腿外侧间室。

22.5 小腿

小腿起自膝盖，止于足踝，它包含胫骨、腓骨以及小腿部的肌肉。

胫腓关节

胫骨和腓骨在膝盖的近端和足踝的远端相连，与前臂桡尺关节大幅度的运动不同，每个胫腓关节只能做轻微的运动，并且也没有肌肉与它们直接相关。

- **上胫腓关节**是位于腓骨头与胫骨外侧髁关节面之间的平面滑膜关节，**腓骨头前后韧带**固定该关节（详见**图 22.16**）。
- **胫腓远侧关节**是一个复合纤维关节，由内踝和外踝形成踝穴以固定距骨并稳定踝关节，胫腓关节的韧带（**图 22.24**）包括：
  - **胫腓骨间韧带**：与小腿的骨间膜相连，是胫腓关节的主要支持韧带。
  - **胫腓前韧带**和**胫腓后韧带**。
- 骨间膜连结胫骨和腓骨骨干，并为远端胫腓骨和踝关节提供稳定性。

小腿部的肌肉

小腿肌肉可以活动膝盖、足踝以及足部，并被分为四个筋膜间室（详见**图 22.45B**）。

- 小腿前间室包含：
  - 使足部和足趾背屈并使足部内翻或外翻的肌肉（**表 22.8**）。
  - 腓深神经。
  - 胫前动脉和胫前静脉。
- 小腿外侧间室包含：
  - 使足部外翻和跖屈的肌肉（**表 22.9**）。
  - 腓浅神经。
  - 腓动脉肌支和来自后侧间室的静脉。

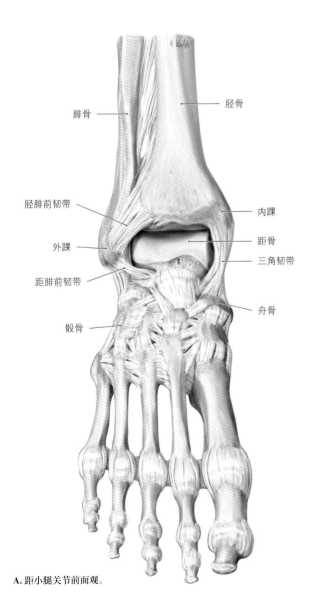

A. 距小腿关节前面观。

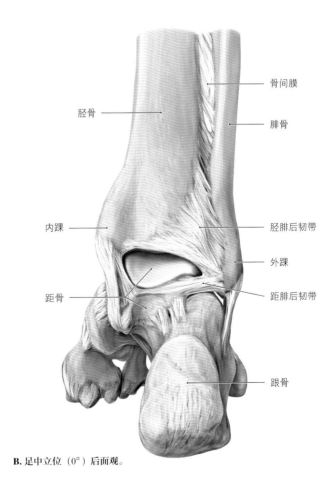

B. 足中立位（0°）后面观。

图 22.24　足踝和足部的韧带

右足。（引自 Schuenke M, Schulte E, Schumacher U. THIEME Atlas of Anatomy, Vol 1. Illustrations by Voll M and Wesker K. 3rd ed. New York: Thieme Publishers; 2020.）

知识拓展 22.10：临床相关

外胫夹

外胫夹（胫痛综合征）是胫骨前肌慢性损伤的后果，通常因运动中过度使用肌肉而引起。这被认为是一种轻型的胫前间室综合征，骨膜的微小撕裂也会引起胫骨远端 2/3 的疼痛和肿胀。

知识拓展 22.11：临床相关

跟腱断裂

跟腱断裂通常由缺乏运动的人足部突然被迫跖屈、背屈，或已跖屈的足部猛烈背屈而引起。跟腱断裂使比目鱼肌、腓肠肌和跖肌失去功能，故患者的足部无法跖屈。

- 小腿后浅间室包含：
  - 使足部跖屈的肌肉：其中腓肠肌和比目鱼肌合称肱三头肌，其末端共同形成一个强大的肌腱，即**跟腱**（**表 22.10**）。
  - 胫神经。
  - 胫后动脉的肌支和来自后深间室的静脉。
- 小腿后深间室包含：
  - 使足部跖屈、屈趾，并使足部内翻或外翻的肌肉（**表 22.11**）（只有腘肌一块肌肉可以穿过膝关节并横向旋转

股骨）。
  - 胫神经。
  - 胫后动、静脉以及腓动脉、腓静脉。
- 小腿筋膜增厚而形成的支持带，在蹈长伸肌和蹈长屈肌经过足踝处将其固定（**图 22.25**）。
  - **伸肌上支持带和伸肌下支持带**固定小腿前间室的肌肉。
  - **屈肌支持带**固定小腿后深间室的肌肉。
  - **腓骨上支持带和腓骨下支持带**固定小腿外侧间室的肌肉。

表 22.8　小腿肌肉，前间室

肌肉	起点	止点	神经支配	功能
①胫骨前肌	胫骨（侧面上 2/3 处）骨间膜，小腿浅筋膜（最高处）	内侧楔骨（内下面），第 1 跖骨（底）		距小腿关节：背屈 距跟关节：内翻
②蹈长伸肌	腓骨（内侧表面中 1/3），骨间膜	第 1 趾（背侧腱膜及远节趾骨底）	腓深神经（L4，L5）	距小腿关节：背屈 距跟关节：外翻、内翻 同时根据足部的初始位置，伸第 1 趾的趾间关节和跖趾关节
③趾长伸肌	腓骨（头及前缘），胫骨（外侧髁），骨间膜	第 2~5 趾（远节趾骨底的背侧腱膜）		距小腿关节：背屈 距跟关节：外翻 伸第 2~5 趾的趾间关节和跖趾关节
④第三腓骨肌	腓骨远端（前缘）	第 5 跖骨（底）		距小腿关节：背屈 距跟关节：外翻

小腿前间室肌肉

右小腿，前面观。（引自 Schuenke M, Schulte E, Schumacher U. THIEME Atlas of Anatomy, Vol 1. Illustrations by Voll M and Wesker K. 3rd ed. New York: Thieme Publishers; 2020.）

筋膜间室综合征

　　筋膜间室综合征是一种可能发生在烧伤、出血、复杂的骨折和挤压伤后的疾病，间室内的肿胀、感染或流血会增加间室内的压力。当压力足够高时，间室内容的小血管结构将被挤压，易导致神经缺血并可能使间室的运动和感觉功能永久丧失。筋膜间室综合征的症状包括与受伤程度不相符的剧烈疼痛、刺痛和麻木的感觉，同时也会造成皮肤苍白、受影响的肌肉麻痹无力以及患肢远侧脉搏停止跳动。治疗方法是立刻手术，通过在筋膜上做长切口（筋膜切开术）以降低间室内压力。

- **踝管**是踝关节内侧的一个通道，由屈肌支持带及其与内踝和跟骨的附着物构成，其内部走行的结构包括：
  - 后深间室肌肉的肌腱。
  - 胫后动、静脉及其足底内侧和足底外侧的分支。
  - 胫神经及其足底内外侧分支。

跗管综合征

　　跗管综合征类似于手部的腕管综合征，由跗管内的趾长屈肌腱和姆长屈肌腱滑膜鞘肿胀引起，会压迫胫神经导致麻木、灼热和刺痛感，并辐射到足跟。

表 22.9　小腿肌肉，外侧间室

肌肉	起点	止点	神经支配	功能
①腓骨长肌	腓骨（头部和外侧面上 2/3，部分起自肌间隔）	内侧楔骨（足底侧），第 1 跖骨（底）	腓浅神经（L5，S1）	距小腿关节：跖屈 距下关节：外翻支持足横弓
②腓骨短肌	腓骨（外侧下 1/3），肌间隔	第 5 跖骨（粗隆背面，偶有第 5 趾背侧腱膜分支）		距小腿关节：跖屈 距下关节：外翻

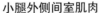
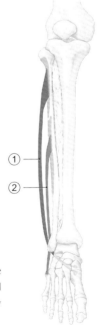

小腿外侧间室肌肉

右小腿及右足，前面观。（引自 Schuenke M, Schulte E, Schumacher U. THIEME Atlas of Anatomy, Vol 1. Illustrations by Voll M and Wesker K. 3rd ed. New York: Thieme Publishers; 2020.）

表 22.10　小腿肌肉，后间室：浅层屈肌

肌肉		起点	止点	神经支配	功能
小腿三头肌	①腓肠肌	股骨（内侧头：股骨内侧髁的上后方；外侧头：股骨外侧髁外侧）	跟骨结节经跟腱处	胫神经（S1，S2）	距小腿关节：伸膝时跖屈
					膝关节：屈曲
	②比目鱼肌	腓骨（头颈部后面），胫骨（比目鱼肌线）	跟骨结节		距小腿关节：屈曲
③跖肌		股骨（外上髁，腓肠肌外侧头近端）			无重要意义，可能在跖屈时与腓肠肌起相同作用

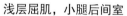

浅层屈肌，小腿后间室
足部跖屈的右小腿，后面观。（引自 Gilroy AM, MacPherson BR, Wikenheiser JC. Atlas of Anatomy. Illustrations by Voll M and Wesker K. 4th Edition. New York: Thieme Publishers; 2020.）

表 22.11　小腿肌肉，后间室：深层屈肌

肌肉	起点	止点	神经支配	功能
①胫骨后肌	胫、腓骨相邻处，骨间膜	舟骨粗隆，楔骨（外侧、中间、内侧），第2~4跖骨底	胫神经（L4，L5）	距小腿关节：跖屈 距下关节：内翻 支持足横弓和足纵弓
②趾长屈肌	胫骨（后表面中1/3）	第2~5趾远节趾骨底	胫神经（L5~S2）	距小腿关节：跖屈 距下关节：内翻 第2~5趾的跖趾关节和趾间关节：跖屈
③跨长屈肌	腓骨后面下2/3部，毗邻的骨间膜	第1趾远节趾骨（底）		距小腿关节：跖屈 距下关节：内翻 第1趾的跖趾关节和趾间关节：跖屈 支持足内侧纵弓
④腘肌	股骨外侧髁，外侧半月板	胫骨后表面（比目鱼肌线以上骨面）	胫神经（L4~S1）	膝关节：在胫骨平面上外旋股骨5°以屈曲和解锁膝关节

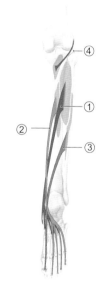

深层屈肌，小腿后间室
足部跖屈的右小腿，后面观。（引自 Schuenke M, Schulte E, Schumacher U. THIEME Atlas of Anatomy, Vol 1. Illustrations by Voll M and Wesker K. 3rd ed. New York: Thieme Publishers; 2020.）

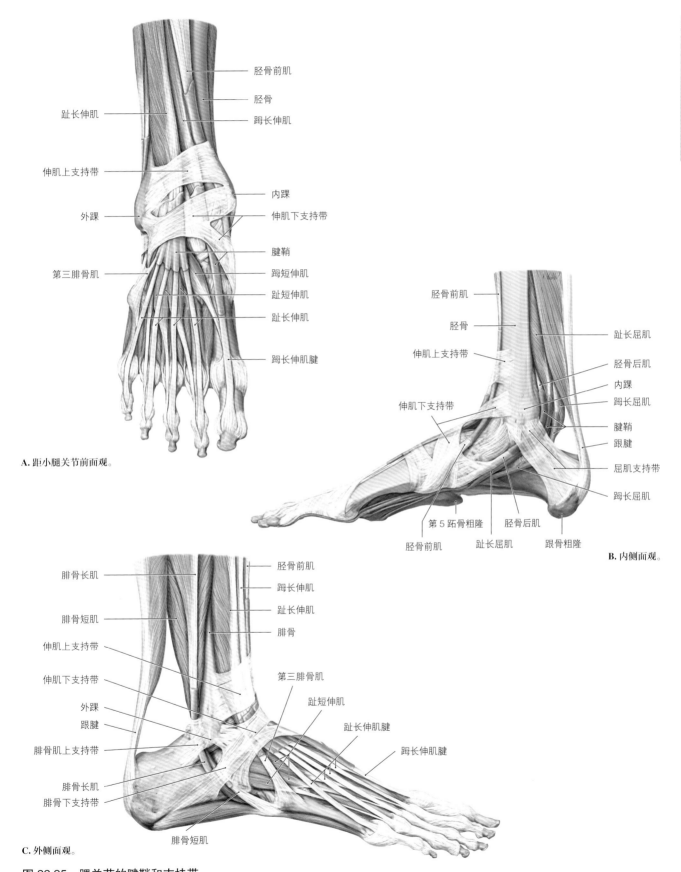

A. 距小腿关节前面观。

胫骨前肌
胫骨
蹈长伸肌
趾长伸肌
伸肌上支持带
外踝
内踝
伸肌下支持带
第三腓骨肌
腱鞘
蹈短伸肌
趾短伸肌
趾长伸肌
蹈长伸肌腱

胫骨前肌
胫骨
伸肌上支持带
伸肌下支持带
趾长屈肌
胫骨后肌
内踝
蹈长屈肌
腱鞘
跟腱
屈肌支持带
蹈长屈肌
第5跖骨粗隆
胫骨后肌
趾长屈肌
跟骨粗隆
胫骨前肌

B. 内侧面观。

腓骨长肌
胫骨前肌
蹈长伸肌
趾长伸肌
腓骨
腓骨短肌
伸肌上支持带
伸肌下支持带
第三腓骨肌
趾短伸肌
外踝
跟腱
趾长伸肌腱
腓骨肌上支持带
蹈长伸肌腱
腓骨长肌
腓骨下支持带
腓骨短肌

C. 外侧面观。

图 22.25　踝关节的腱鞘和支持带

右足，伸肌上支持带和伸肌下支持带固定蹈长伸肌腱，腓骨支持带将腓骨肌腱固定在正确的位置，屈肌支持带将趾屈肌腱固定于跗管。

（引自 Schuenke M, Schulte E, Schumacher U. THIEME Atlas of Anatomy, Vol 1. Illustrations by Voll M and Wesker K. 3rd ed. New York: Thieme Publishers; 2020.）

22.6 踝关节（距小腿关节）

　　躯体的重量沿小腿内的胫骨传递，在踝关节处越过距骨并施加在足跟和足掌上。强壮的骨骼和韧带支持足踝并使其稳定，有利于重量的传递。

　　踝关节包括胫骨远端、腓骨远端和距骨间的关节（**图 22.26~ 图 22.29**）。

- 踝关节处，由远端胫腓骨关节形成的踝穴紧贴距骨体，稳定踝的胫腓韧带也有助于踝关节的稳定。
- 当距骨滑车宽大的前部嵌入踝穴时，足部背屈，踝关节更紧张也更稳定。因此在跖屈时，关节较松弛，稳定性也较差。
- 强壮的距侧副韧带连结距骨与胫腓骨，并支持距骨小腿关节（**图 22.30**）。

- 踝关节内侧**三角韧带**从胫骨内踝延伸至距骨、跟骨和舟骨，它的组成部分有：

  胫距前部。

  胫距后部。

  胫跟部。

  胫舟部。

- 踝关节外侧韧带从腓骨外侧踝延伸至距骨和跟骨，它的组成部分有：

  距腓前韧带。

  距腓后韧带。

  跟腓韧带。

- 小腿的肌肉支持踝关节的运动，主要限于背屈（伸展）和跖屈（**表 22.12**）。

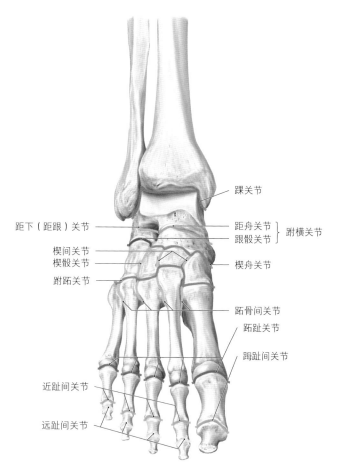

图 22.26   足关节
距跖关节跖屈的右足，前面观。（引自 Gilroy AM, MacPherson BR, Wikenheiser JC. Atlas of Anatomy. Illustrations by Voll M and Wesker K. 4th ed. New York: Thieme Publishers; 2020.）

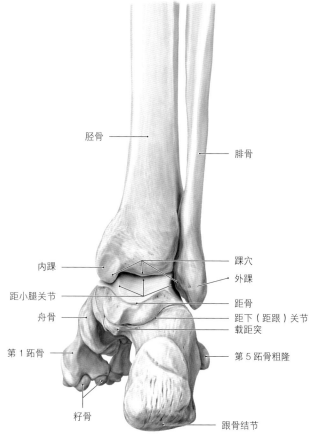

图 22.27   距骨和距下关节
右足中立位（0°），后面观。（引自 Schuenke M, Schulte E, Schumacher U. THIEME Atlas of Anatomy, Vol 1. Illustrations by Voll M and Wesker K. 3rd ed. New York: Thieme Publishers; 2020.）

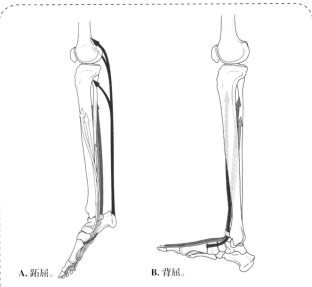

A. 跖屈。　　**B. 背屈。**

（引自 Schuenke M, Schulte E, Schumacher U. THIEME Atlas of Anatomy, Vol 1. Illustrations by Voll M and Wesker K. 3rd ed. New York: Thieme Publishers; 2020.）

表 22.12　踝关节的运动

运动	主要的肌肉
跖屈	腓肠肌 比目鱼肌 胫骨后肌 趾长屈肌 踇长屈肌
背屈	胫骨前肌 踇长伸肌 趾长伸肌 第三腓骨肌

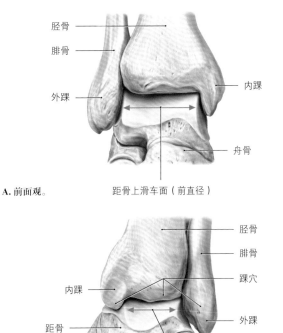

A. 前面观。

B. 后面观。

图 22.28　距小腿关节

右足。当距骨滑车宽大的前部嵌入踝穴时，足部背屈，踝关节更紧张也更稳定。因此在跖屈时，关节较松弛，稳定性也较差。（引自 Gilroy AM, MacPherson BR, Wikenheiser JC. Atlas of Anatomy. Illustrations by Voll M and Wesker K. 4th ed. New York: Thieme Publishers; 2020.）

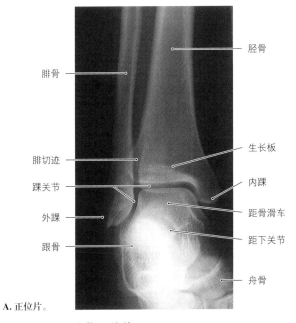

A. 正位片。

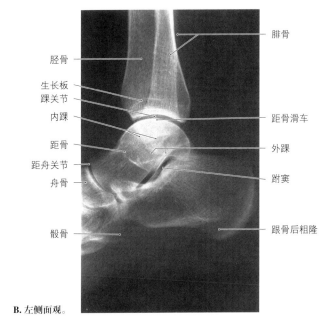

B. 左侧面观。

图 22.29　踝关节 X 线片

（引自 Moeller TB, Reif E. Pocket Atlas of Sectional Anatomy: The Musculoskeletal System. New York: Thieme Publishers; 2009.）

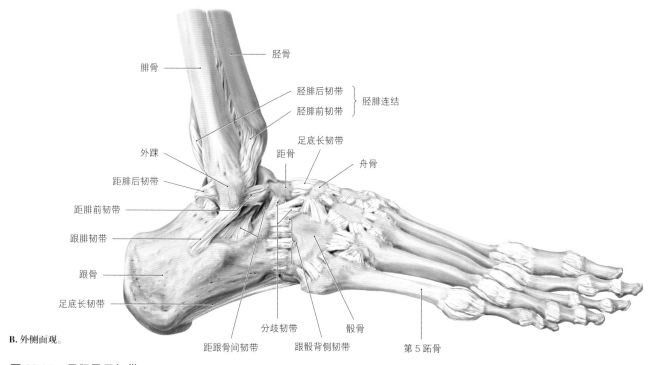

A. 内侧面观。

胫骨

胫腓后韧带

胫距前部
胫舟部 ⎫
胫跟部 ⎬ 三角韧带
胫距后部 ⎭

内踝

距骨

舟骨

第 1 跖骨

第 1 近节趾骨

第 1 远节趾骨

内侧楔骨

足底长韧带

跟舟足底韧带

载距突

跟骨

B. 外侧面观。

胫骨

腓骨

胫腓后韧带 ⎫
胫腓前韧带 ⎬ 胫腓连结

外踝

距腓后韧带

距腓前韧带

跟腓韧带

跟骨

足底长韧带

距跟骨间韧带

分歧韧带

跟骰背侧韧带

第 5 跖骨

骰骨

舟骨

距骨

足底长韧带

图 22.30　足踝及足韧带

右足。(引自 Schuenke M, Schulte E, Schumacher U. THIEME Atlas of Anatomy, Vol 1. Illustrations by Voll M and Wesker K. 3rd ed. New York: Thieme Publishers; 2020.)

知识拓展 22.14：临床相关

踝关节扭伤

　　踝关节扭伤（韧带撕裂）最常见的原因是足部被迫内翻（例如在不平整的地面上行走）。距外侧韧带损伤与伤势严重程度有关，并会从前向后发展。距腓前韧带最容易损伤，其次是跟腓韧带，最不易损伤的是距腓后韧带。外翻损伤也常伴外踝骨折。

22.7 足部

　　足部众多的关节构成了一个灵活的单元，可以有效地缓释冲击、分配垂直方向上的载荷并参与运动。

足和足趾的关节

　　足部的关节，尤其是跗骨间关节（距下关节和跗横关节）、距趾关节和趾间关节，可使运动更加顺利并保持身体平衡（**图 22.26**）。
- **距下关节**是距骨下表面和跟骨下面之间的一个关节（**图22.31** 和**图 22.32**；另见**图 22.29B**）。
  - 距下关节是一个可分为前、后两部分的复合关节。
    距下关节前部包含距跟舟关节的距跟骨部分。
    距下关节后部包含距跟后关节。
  - 坚韧的**距跟骨间韧带**连接组成距下关节的骨结构，并分隔距下关节的前、后部分。

- 距下关节是支持足内翻和足外翻的主要关节。
- **跗横关节**是由距跟关节和跟骰关节组成的复合关节。
  - 跗横关节的运动使足掌绕足跟旋转，并可增加距下关节内外翻的幅度。
  - 跗横关节是足部手术截肢的常见部位。
- **跗跖关节**和**跖间关节**较小且相对不活动。
- **跖趾关节**是跖骨头部和趾骨基部间的髁状滑膜关节。
  - 此关节可以屈、伸、部分外展、部分内收。
- 趾间关节是铰链型滑膜关节，主要支持足趾的弯曲和伸展。
  - 第 2 到第 4 趾有**近端趾间关节**和**远端趾间关节**。
  - 第 1 趾只有一个趾间关节。
- 小腿和足部的肌肉可使足部关节运动（**表 22.13** 和**表22.14**）。

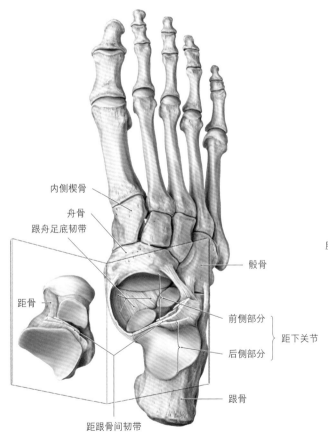

图 22.31　距下关节和韧带
距下关节掀开后的右足背侧面观。距下关节由两个被距跟骨间韧带连结的不同关节组成：后侧部分（距跟关节）和前侧部分（距跟舟关节）。（引自 Schuenke M, Schulte E, Schumacher U. THIEME Atlas of Anatomy, Vol 1. Illustrations by Voll M and Wesker K. 3rd ed. New York: Thieme Publishers; 2020.）

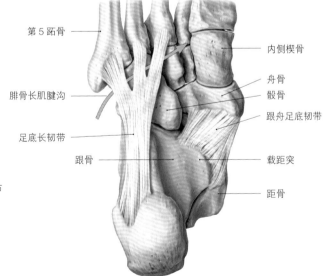

图 22.32　足底表面韧带
足底观。跟舟足底韧带构成距跟关节的骨窝，足底长韧带把骰骨粗隆转变为胫骨长肌腱沟（见图中箭头）。（引自 Gilroy AM, MacPherson BR, Wikenheiser JC. Illustrations by Voll M and Wesker K. 4th ed. New York: Thieme Publishers; 2020.）

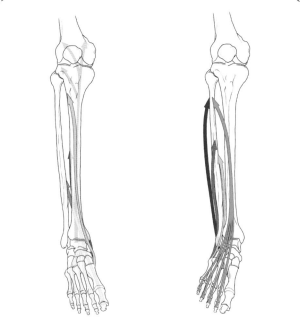

A. 内翻和旋后（抬高足内侧缘）。 **B. 外翻和旋前（抬高足外侧缘）。**

（引自 Schuenke M, Schulte E, Schumacher U. THIEME Atlas of Anatomy, Vol 1. Illustrations by Voll M and Wesker K. 3rd ed. New York: Thieme Publishers; 2020.）

表 22.13　距下关节和跗横关节的运动

运动	主要的肌肉
内翻和旋后	胫骨前肌 胫骨后肌 跨长屈肌 趾长屈肌
外翻和旋前	腓骨长肌 腓骨短肌 第三腓骨肌

表 22.14　跖趾关节和趾间关节的运动

运动	主要的肌肉
屈（跖趾和趾间关节）	跨长屈肌 跨短屈肌 趾长屈肌 趾短屈肌 蚓状肌 骨间背侧肌和骨间掌侧肌
伸（跖趾和趾间关节）	跨长伸肌 跨短伸肌 趾长伸肌 趾短伸肌
外展（跖趾关节）	跨展肌 小趾展肌 骨间背侧肌
内收（跖趾关节）	跨收肌 骨间足底肌

足弓

跗骨和跖骨在足底形成灵活的纵弓和横弓。
- 足弓的作用是：
  * 将重量分散在足跟和足掌上。
  * 在运动过程中减震。
  * 当足部踩在不平坦的地面时，增加足部的灵活性。
- 纵弓有内侧和外侧两部分（**图 22.33**）。
  * 内侧弓是纵弓的最高部分，由距骨、舟骨、三块楔骨和内侧跖骨组成。距骨头是足内侧弓的弓顶。
  * 外侧弓比内侧弓更平坦，由骰骨、跟骨、外侧跖骨组成。
- 横弓由骰骨、楔骨和跖骨基部组成，穿过足中部（**图 22.34**）。
- 足弓由主动稳定结构和被动稳定结构支撑（**图 22.35**）。
  * 足弓主要的主动稳定结构为小腿和足部的肌肉：
    小腿的胫骨后肌和腓骨长肌。
    足部的短屈肌、外展肌和内收肌。
  * 足弓主要的被动稳定结构为足部的韧带：
    足底腱膜。
    跟舟足底韧带（跳跃韧带）。
    足底长韧带。

知识拓展 22.15：临床相关

扁平足

扁平足是足内纵弓主动稳定结构和被动稳定结构同时松弛或缺失而导致的疾病。由于距骨的头部缺少支撑，它会在内侧移位并使足前部外翻和外展，对跟舟足底韧带（跳跃韧带）施加更多的压力。扁平足通常发生在长期站立的老人身上，也常见于 3 岁以下的儿童，但会随着儿童的成长而慢慢缓解。

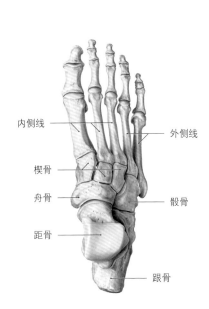

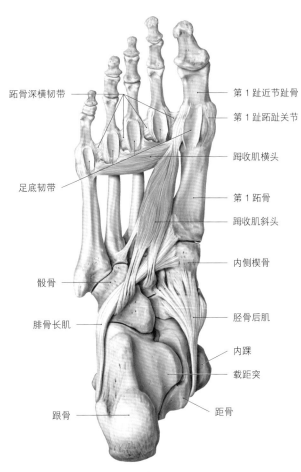

图 22.33　足弓
右足，后面观。足部的力分布在两条外侧线和三条内侧线之间。这些线的排列在足底形成横向和纵向的弓，协助足部承担垂直方向上的负荷。（引自 Schuenke M, Schulte E, Schumacher U. THIEME Atlas of Anatomy, Vol 1. Illustrations by Voll M and Wesker K. 3rd ed. New York: Thieme Publishers; 2020.）

图 22.34　足横弓的稳定结构
右足，足底观。足横弓被主动和被动稳定结构支持（分别为肌肉和韧带）。注意：前足弓只有被动稳定结构，而距骨弓和跗骨弓只有主动稳定结构。（引自 Schuenke M, Schulte E, Schumacher U. THIEME Atlas of Anatomy, Vol 1. Illustrations by Voll M and Wesker K. 3rd ed. New York: Thieme Publishers; 2020.）

A. 纵弓的被动稳定结构。 纵弓主要的被动稳定结构为足底腱膜（最坚韧的部分）、足底长韧带（详见图 22.32）和足底跟舟韧带（最薄弱的部分）。

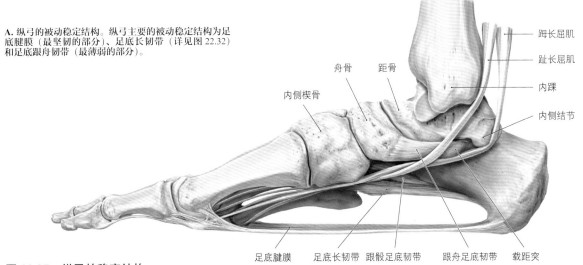

图 22.35　纵弓的稳定结构
右足，内侧面观。（引自 Schuenke M, Schulte E, Schumacher U. THIEME Atlas of Anatomy, Vol 1. Illustrations by Voll M and Wesker K. 3rd ed. New York: Thieme Publishers; 2020.）

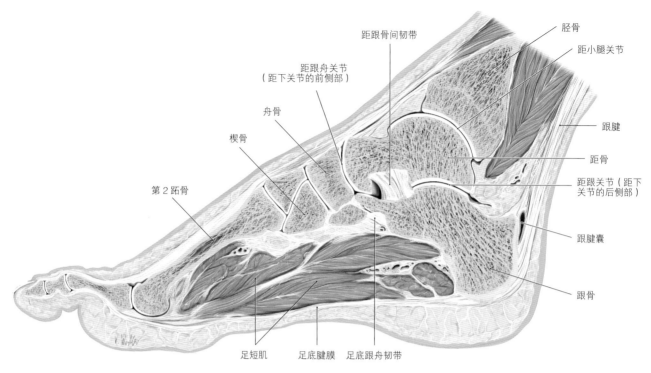

距跟骨间韧带

距跟舟关节
（距下关节的前侧部）

舟骨

楔骨

第 2 跖骨

胫骨

距小腿关节

跟腱

距骨

距跟关节（距下
关节的后侧部）

跟腱囊

跟骨

足短肌   足底腱膜   足底跟舟韧带

B. 纵弓的主动稳定结构。主要的主动稳定结构为足部短小的肌肉：蹈展肌、蹈短屈肌、趾短屈肌、足底方肌和小趾展肌。

图 22.35 （续）纵弓的稳定结构

足背

- 足背浅层解剖可见：
  - 菲薄且松弛的皮肤。
  - 足背静脉弓，是大隐静脉和小隐静脉的起始端。

- 小腿前间室中伸肌的肌腱。

- 足部**背侧肌室**包含两块固有肌肉：**趾短伸肌和蹈短伸肌**，可以伸足趾（表 22.15）。

表 22.15   足背的固有肌肉

肌肉	起点	止点	神经支配	功能
①趾短伸肌	跟骨（背侧表面）	第 2~4 趾（中节趾骨底和趾背腱膜）	腓深神经（L5，S1）	伸第 2~4 趾的跖趾关节和近节趾间关节
②蹈短伸肌		第 1 趾（近节趾骨和趾背腱膜）		伸第 1 趾的跖趾关节

足背的固有肌肉，右足，后面观。（引自 Gilroy AM, MacPherson BR, Wikenheiser JC. Atlas of Anatomy. Illustrations by Voll M and Wesker K. 4th Edition. New York: Thieme Publishers; 2020.）

足底

- 足底浅层解剖可见：
  - 厚而坚韧的皮肤，足跟、侧面和足掌处尤甚。
  - 与足底腱膜紧密相贴的皮肤。
  - 皮下组织，被趾纤维鞘分隔成许多富含脂肪的区域，起减震作用，足跟处尤甚。
- 坚韧的足底纵向腱膜（详见**图 22.42**）：
  - 紧密附着于足底的皮肤。
  - 起于跟骨，并与包含趾屈肌腱的趾骨纤维在远端相续。

- 保护足底免受伤害。
- 充当一个支撑足弓的拉杆。
- 足底的肌肉通常描述为四层（**表 22.16** 和**表 22.17**）。然而，与手掌相似，深筋膜将足底肌肉分为四个筋膜间室：
  - **内侧间室**：包含踇展肌和踇短屈肌。
  - **中央间室**：包含第 2~4 趾的趾长屈肌和趾短屈肌、踇收肌和足底方肌。
  - **外侧间室**：包含小趾展肌和小趾短屈肌。
  - **骨间间室**：包含骨间肌。

表 22.16　足底的固有肌肉：浅层

肌肉	起点	止点	神经支配	功能
①踇展肌	跟骨结节（内侧突），屈肌支持带，足底腱膜	第 1 趾近节趾骨经籽骨内侧处	足底内侧神经（S1，S2）	第 1 趾跖趾关节：屈曲外展第 1 趾 支撑纵弓
②趾短屈肌	跟骨结节（内侧结节），足底腱膜	第 2~5 趾中节趾骨侧面		屈曲第 2~5 趾的跖趾关节和近节趾间关节 支撑纵弓
③小趾展肌		第 5 趾近节趾骨基部，第 5 跖骨结节处	足底外侧神经（S1~S3）	屈曲第 5 趾的跖趾关节 外展第 5 趾 支撑纵弓

足底浅层固有肌肉，右足，第一层，足底观。（引自 Gilroy AM, MacPherson BR, Wikenheiser JC. Atlas of Anatomy. Illustrations by Voll M and Wesker K. 4th Edition. New York: Thieme Publishers; 2020.）

知识拓展 22.16：临床相关

足底筋膜炎

　　足底筋膜炎常常折磨着跑步爱好者，其特征为足底尤其是跟骨疼痛。疼痛通常在休息后最剧烈，并可随活动而逐渐消失。

知识拓展 22.17：临床相关

足底反射

　　足底反射用于测试 L4~S2 神经根的完整性，其测试方式为用力从被试者的足跟横跨整个足掌的侧面至第 1 趾划过。正常情况下，这会引起被试者屈趾，若第 1 趾背屈伴第 2~5 趾呈扇形展开，则称为 Babinski 征。若该现象出现于成年人，则为一种异常反应，表明其脑损伤。由于 4 岁以下儿童的中枢神经系统尚不成熟，Babinski 征属正常反应。

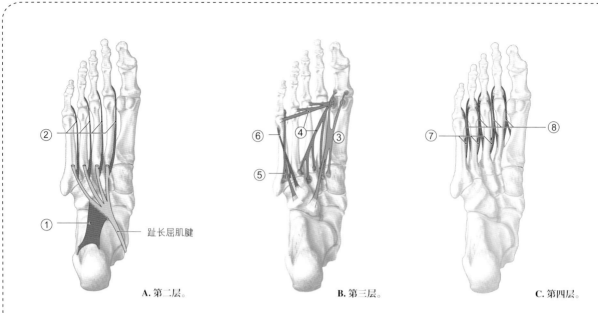

A. 第二层。　　　　　　　　B. 第三层。　　　　　　　　C. 第四层。

足底深层固有肌肉，右足，足底观。（引自 Gilroy AM, MacPherson BR, Wikenheiser JC. Atlas of Anatomy. Illustrations by Voll M and Wesker K. 4th Edition. New York: Thieme Publishers; 2020.）

表 22.17　足底的固有肌肉：深层

肌肉	起点	止点	神经支配	功能
①足底方肌	跟骨结节（足底一侧的内侧边界和足底边界）	趾长屈肌腱（外侧缘）	足底外侧神经（S1~S3）	增强趾长屈肌的收缩强度并改变其方向
②蚓状肌（4 块）	趾长屈肌腱（内侧缘）	第 2~5 趾（背腱膜处）	第 1 蚓状肌：足底内侧神经（S2，S3） 第 2~4 蚓状肌：足底外侧神经（S2，S3）	屈曲第 2~5 趾的跖趾关节 伸第 2~5 趾的趾间关节 将第 2~5 趾向第 1 趾内收
③跗短屈肌	骰骨，外侧楔骨和跟骰足底韧带	第 1 趾（近节趾骨底交籽骨远端和籽骨近端处）	内侧头：足底内侧神经（S1，S2） 外侧头：足底外侧神经（S1，S2）	屈曲第 1 跖趾关节 支持纵弓
④跗收肌	斜头：第 2~4 跖骨基部，骰骨和外侧楔骨 横头：第 3~5 趾的跖趾关节，跖骨深横韧带	第 1 近节趾骨（基部，通过一条交远侧籽骨的总肌腱）	足底外侧神经深支（S2，S3）	屈曲第 1 跖趾关节 内收第 1 趾 横头：支持横弓 斜头：支持纵弓
⑤小趾短屈肌	第 5 跖骨底，足底长韧带	第 5 趾（近节趾骨底）	足底外侧神经浅支（S2，S3）	屈曲第 5 趾的跖趾关节
⑥小趾对跖肌 *	足底长韧带；腓骨长肌（足底肌腱鞘处）	第 5 跖骨		向足底内侧方向牵拉第 5 跖骨
⑦骨间足底肌（3 块）	第 3~5 跖骨（内侧边界）	第 3~5 趾（近节趾骨底内侧）	足底外侧神经（S2，S3）	屈曲第 3~5 趾的跖趾关节 伸第 3~5 趾的趾间关节 将第 3~5 趾向第 2 趾内收
⑧骨间背侧肌（4 块）	第 1~5 跖骨（两侧的两个头）	第 1 骨间背侧肌：第 2 近节趾骨（基部内侧） 第 2~4 骨间背侧肌：第 2~4 近节趾骨（基部外侧），第 2~4 趾（背腱膜处）		屈曲第 2~4 趾的跖趾关节 伸第 2~4 趾的趾间关节 将第 3~4 趾向第 2 趾内收

注：* 可能会缺失。

22.8 步态周期

步行是一个复杂的运动，需要臀部、大腿、小腿的肌肉的协调运动。**表 22.18** 提供了步态周期中肌肉运动的概要。

- 步行被描述为两个时相：正常行走时，站立相约占 60%，摆动相约占 40%。
- 一个步态周期包含一条腿在两个时相中的运动。

表 22.18 步态周期中的肌肉运动顺序

运动	主要的肌肉组
站立相	
站立相起自足跟落地	髋伸肌 足背屈肌
足部开始接受身体的重量，骨盆稳定	髋内收肌 膝伸肌 足底屈肌
站立相中期，骨盆、膝盖、足踝稳定	髋外展肌 膝伸肌 足底屈肌
这个时相止于将人向前推出的运动（包括足跟抬起和足趾离地）；骨盆稳定	髋外展肌 足底屈肌
在整个站立相中，足弓维持原状	足部的长肌腱 足部的固有肌肉
摆动相	
这个时相起自大腿的向前加速	髋屈肌
足部向前摆动时需离开地面	足背屈肌
大腿减速，为着地做准备	髋伸肌
当足跟准备着地时，膝盖伸展并实现对足部的定位	膝伸肌 足背屈肌

22.9　下肢肌肉的局部解剖学

大腿、髋部和臀区（图 22.36~图 22.38 ）

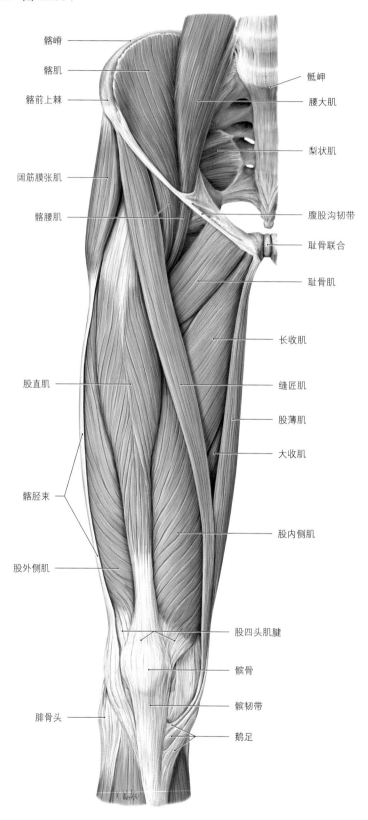

髂嵴

髂肌

髂前上棘

阔筋膜张肌

髂腰肌

股直肌

髂胫束

股外侧肌

腓骨头

骶岬

腰大肌

梨状肌

腹股沟韧带

耻骨联合

耻骨肌

长收肌

缝匠肌

股薄肌

大收肌

股内侧肌

股四头肌腱

髌骨

髌韧带

鹅足

图 22.36　髋部和大腿肌肉

右肢，前面观，肌肉起点用红色标记，止点用灰色标记。移除：大腿阔筋膜（至外侧髂胫束）。（引自 Schuenke M, Schulte E, Schumacher U. THIEME Atlas of Anatomy, Vol 1. Illustrations by Voll M and Wesker K. 3rd ed. New York: Thieme Publishers; 2020. ）

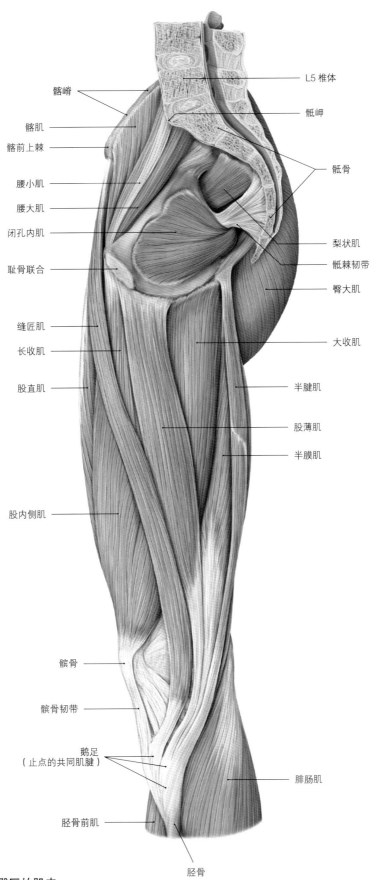

髂嵴

髂肌

髂前上棘

腰小肌

腰大肌

闭孔内肌

耻骨联合

缝匠肌

长收肌

股直肌

股内侧肌

髌骨

髌骨韧带

鹅足
（止点的共同肌腱）

胫骨前肌

L5 椎体

骶岬

骶骨

梨状肌

骶棘韧带

臀大肌

大收肌

半腱肌

股薄肌

半膜肌

腓肠肌

胫骨

图 22.37　髋部、大腿和臀区的肌肉

正中矢状面，内侧面观。（引自 Gilroy AM, MacPherson BR, Wikenheiser JC. Atlas of Anatomy. Illustrations by Voll M and Wesker K. 4th ed. New York: Thieme Publishers; 2020.）

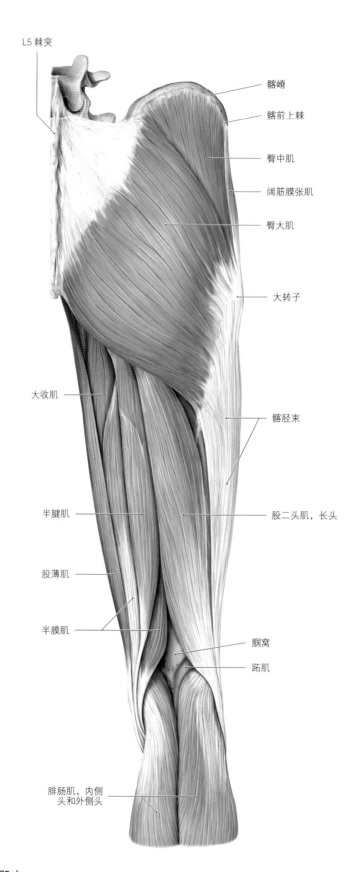

L5 棘突

髂嵴

髂前上棘

臀中肌

阔筋膜张肌

臀大肌

大转子

大收肌

髂胫束

半腱肌

股二头肌，长头

股薄肌

半膜肌

腘窝

跖肌

腓肠肌，内侧
头和外侧头

图 22.38 髋部、大腿和臀区的肌肉

右大腿，后视图。移除：阔筋膜（至髂胫束）。（引自 Schuenke M, Schulte E, Schumacher U. THIEME Atlas of Anatomy, Vol 1. Illustrations by Voll M and Wesker K. 3rd ed. New York: Thieme Publishers; 2020.）

小腿（图 22.39~图 22.41）

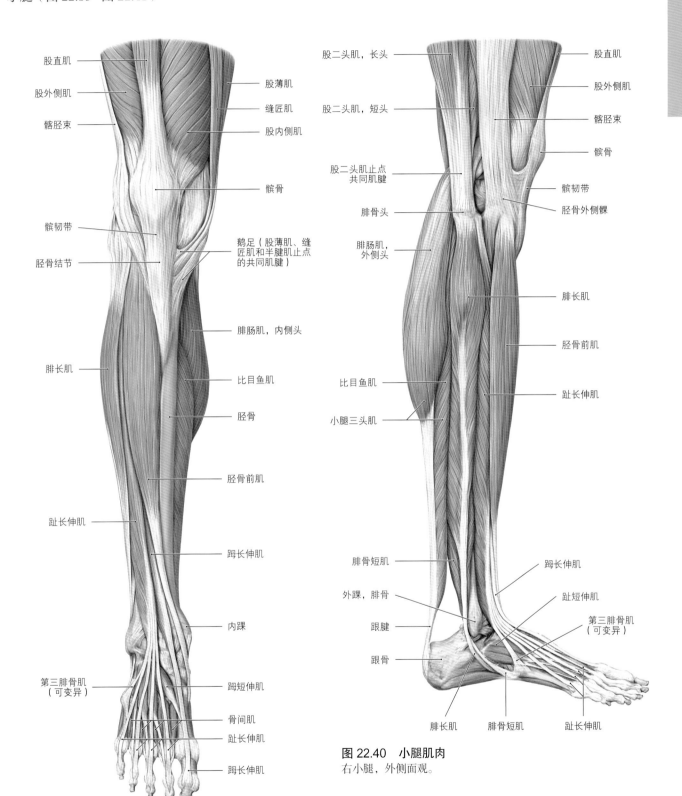

图 22.39　小腿肌肉

右小腿，前面观。（引自 Schuenke M, Schulte E, Schumacher U.
THIEME Atlas of Anatomy, Vol 1. Illustrations by Voll M and Wesker
K. 3rd ed. New York: Thieme Publishers; 2020.）

图 22.40　小腿肌肉

右小腿，外侧面观。

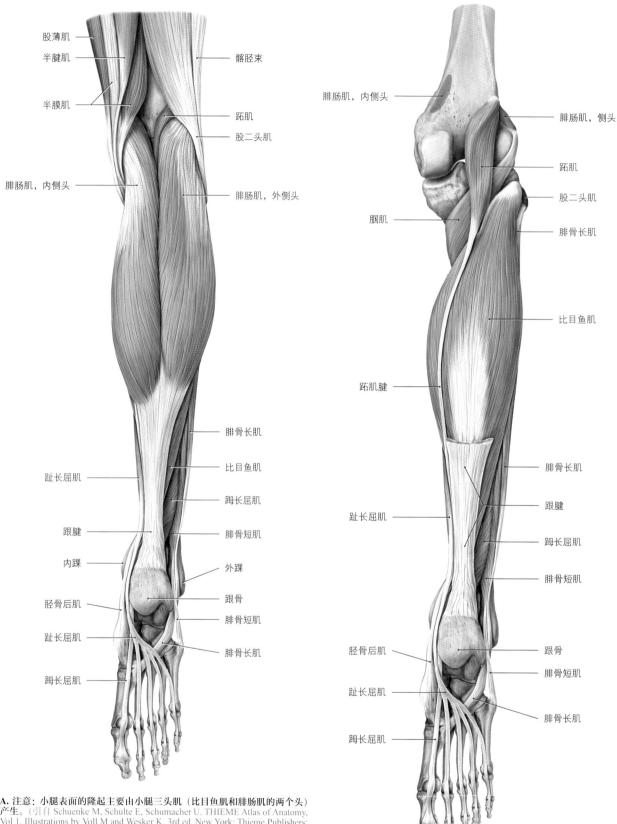

股薄肌

半腱肌

半膜肌

髂胫束

跖肌

股二头肌

腓肠肌，内侧头

腓肠肌，外侧头

腓骨长肌

趾长屈肌

比目鱼肌

姆长屈肌

跟腱

腓骨短肌

内踝

外踝

胫骨后肌

跟骨

趾长屈肌

腓骨短肌

姆长屈肌

腓骨长肌

腓肠肌，内侧头

腓肠肌，侧头

跖肌

股二头肌

腘肌

腓骨长肌

比目鱼肌

跖肌腱

腓骨长肌

趾长屈肌

跟腱

姆长屈肌

腓骨短肌

胫骨后肌

跟骨

趾长屈肌

腓骨短肌

姆长屈肌

腓骨长肌

A. 注意：小腿表面的隆起主要由小腿三头肌（比目鱼肌和腓肠肌的两个头）产生。（引自 Schuenke M, Schulte E, Schumacher U. THIEME Atlas of Anatomy, Vol 1. Illustrations by Voll M and Wesker K. 3rd ed. New York: Thieme Publishers; 2020.）

图 22.41　小腿肌肉
右小腿，后面观。

B. 移除：腓肠肌（两个头）。（引自 Gilroy AM, MacPherson BR, Wikenheiser JC. Atlas of Anatomy. Illustrations by Voll M and Wesker K. 4th ed. New York: Thieme Publishers; 2020.）

足（图 22.42 和图 22.43）

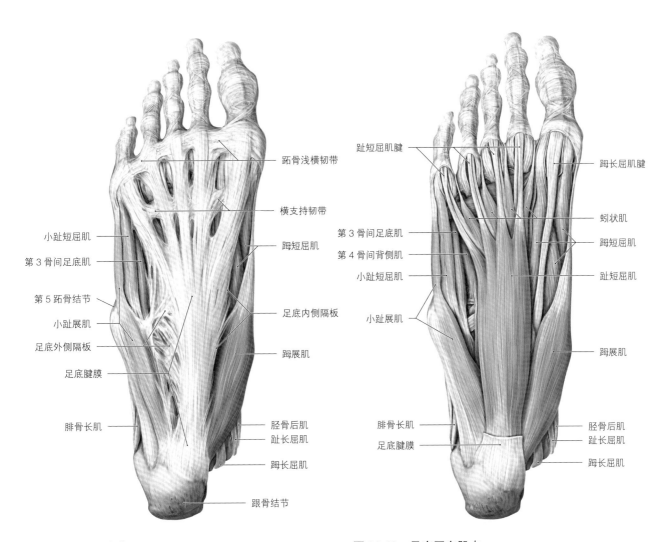

图 22.42　足底腱膜
右足，足底观。足底腱膜是一片坚韧的腱膜薄板，中心处最厚，其在足部边界处与被筋膜（未示出）相连。(引自 Schuenke M, Schulte E, Schumacher U. THIEME Atlas of Anatomy, Vol 1. Illustrations by Voll M and Wesker K. 3rd ed. New York: Thieme Publishers; 2020.)

图 22.43　足底固有肌肉
右足，足底观。第一层。移除：足底腱膜，包括掌浅横韧带。(引自 Schuenke M, Schulte E, Schumacher U. THIEME Atlas of Anatomy, Vol 1. Illustrations by Voll M and Wesker K. 3rd ed. New York: Thieme Publishers; 2020.)

图 22.42 标注：
跖骨浅横韧带
横支持韧带
小趾短屈肌
第 3 骨间足底肌
第 5 跖骨结节
小趾展肌
足底外侧隔板
足底腱膜
腓骨长肌
蹈短屈肌
足底内侧隔板
蹈展肌
胫骨后肌
趾长屈肌
蹈长屈肌
跟骨结节

图 22.43 标注：
趾短屈肌腱
第 3 骨间足底肌
第 4 骨间背侧肌
小趾短屈肌
小趾展肌
腓骨长肌
足底腱膜
蹈长屈肌腱
蚓状肌
蹈短屈肌
趾短屈肌
蹈展肌
胫骨后肌
趾长屈肌
蹈长屈肌

大腿和小腿间室（图 22.44 和图 22.45）

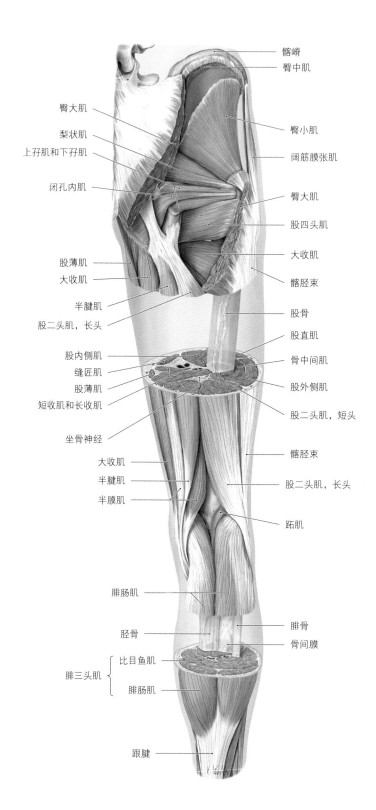

图中标注（自上而下，左侧）：
臀大肌
梨状肌
上孖肌和下孖肌
闭孔内肌
股薄肌
大收肌
半腱肌
股二头肌，长头
股内侧肌
缝匠肌
股薄肌
短收肌和长收肌
坐骨神经
大收肌
半腱肌
半膜肌
腓肠肌
胫骨
腓三头肌
比目鱼肌
腓肠肌
跟腱

图中标注（自上而下，右侧）：
髂嵴
臀中肌
臀小肌
阔筋膜张肌
臀大肌
股四头肌
大收肌
髂胫束
股骨
股直肌
骨中间肌
股外侧肌
股二头肌，短头
髂胫束
股二头肌，长头
跖肌
腓骨
骨间膜

图 22.44　开窗解剖

右下肢，后面观。（引自 Schuenke M, Schulte E, Schumacher U. THIEME Atlas of Anatomy, Vol 1. Illustrations by Voll M and Wesker K. 3rd ed. New York: Thieme Publishers; 2020.）

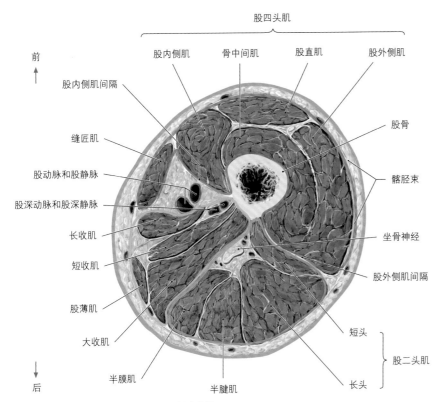

A. 大腿（图 22.44 上段的平面）。前间室的轮廓为粉红色，后间室为绿色，内侧间室为橙色。

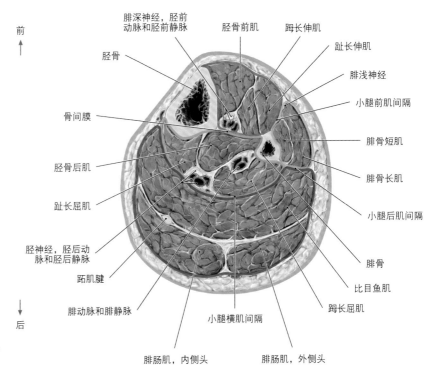

B. 小腿（图 22.44 下段的平面。前间室的轮廓为粉色，后间室为橙色，后间室为绿色，后侧浅间室为蓝色。

图 22.45　横断面

右下肢，近端（上面）观。（引自 Schuenke M, Schulte E, Schumacher U. THIEME Atlas of Anatomy, Vol 1. Illustrations by Voll M and Wesker K. 3rd ed. New York: Thieme Publishers; 2020.）

23　下肢临床影像学基础

与上肢相同，在出现创伤或疼痛时，X 线摄影是检查关节和骨骼的首选影像方法，同时磁共振成像（MRI）是检查关节软组织的主要方法。对于婴儿，超声波用于诊断发育性髋关节发育不良和评估异常关节积液（**表 23.1**）。

除了下肢的射线照片通常是在患者站立位或处于负重姿势的情况下获得的之外，检查下肢骨骼、关节和软组织图像所使用的原则和方法与上肢所使用的相似。这个区别非常重要，尤其是在检查负重关节（髋关节、膝关节和踝关节）的时候，因为这些关节是在承受着日常使用的压力下接受检查的（**图 23.1** 和**图 23.2**）。MRI 无法在患者处于负重的情况下进行，但可以显示关节内部软组织清晰的结构细节（**图 23.3**）。

表 23.1　下肢成像方法的适用性

成像方法	临床应用
X 线摄影	四肢的首选影像学检查方法，主要用于检查骨折、骨损伤和关节排列
CT 扫描	作为一个排除问题的保留工具，检查细微的非移位骨折
MRI	用于检查关节的最重要的成像方法之一，尤其是关节中的非骨成分，例如软骨、韧带、肌肉和肌腱
超声	对于儿童，由于其体型较小，超声在髋关节疾病（发育不良、毒性滑膜炎或关节积液）的诊断和软骨板生长的检查中发挥着更大的作用。超声在评估浅表软组织异常和指导涉及关节的介入性手术方面的作用有限

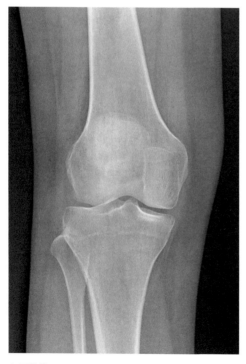
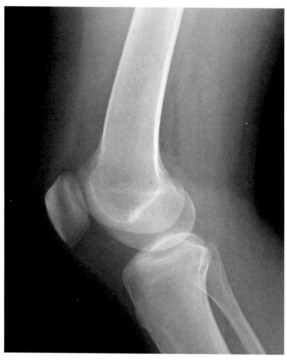

A. 正位片。　　　　　　　　　　　　　　　　**B.** 侧位片。

图 23.1　右膝关节的 X 线片

膝关节 X 线片通常在患者直立的情况下进行，以检查处于负重姿势的膝关节。骨骼的关节表面应该是光滑的，内侧和外侧关节间隙应该等距。关节间隙中不应有游离骨片。每块骨的皮质包绕整块骨且光滑。需注意髌骨在正中投影（A）与股骨的重叠较难分辨。侧位片（B）提供了髌骨的非重叠视图。（引自 Joseph Makris, MD, Baystate Medical Center.）

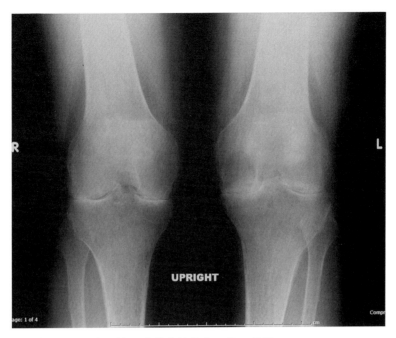

图 23.2 一名患有慢性膝关节疼痛的 60 岁男性双膝关节的站立正位 X 线片
注意由于明显的关节间隙变窄导致的关节"骨对骨"的外观，将其与图 23.1 中的正常关节间隙外观进行比较。虽然在 X 线片上看不到关节软骨本身，但可观察到软骨在骨之间产生的间隙，或者，在这种情况下观察到慢性退行性软骨丢失的结果。（引自 Garcia G, ed. RadCases: Musculoskeletal Radiology 2nd ed. New York: Thieme Publishers; 2017.）

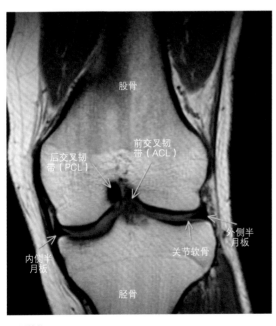

A. 冠状位。

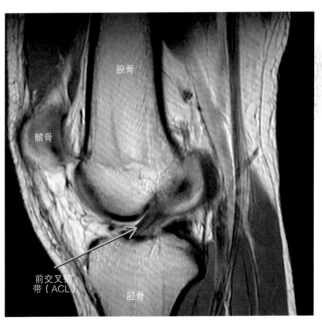

B. 正中矢状位。

图 23.3 膝关节 MRI
在此序列中，脂肪是高信号（白色）的，皮质骨是黑色的，大多数正常的韧带和肌腱是深灰色或黑色的，肌肉是深灰色的。正常的前交叉韧带（ACL）由于其线性纤维带而具有独特的条纹外观。注意：骨髓是白色的，因为其脂肪含量很高。（引自 Joseph Makris, MD, Baystate Medical Center）

第 8 部分　头颈部

24　头颈部概述

头颈部区域包含大脑、脑膜、脑神经和感觉器官，以及部分属于呼吸、消化和内分泌系统的器官。颅骨容纳大脑，为头部软组织提供骨性支架，包括鼻腔、口腔和眼眶。头颈部通过胸廓上口与胸廓相连，通过腋鞘与上肢相交通。

24.1 头部骨骼：颅骨

颅骨由两部分组成：较大的**脑颅**和较小的**面颅**（**图 24.1**和**表 24.1**）。

- 脑颅占颅骨大部，起容纳和保护大脑的作用。
- 面颅包括下颌以及面部的薄壁骨。

脑颅

脑颅由八块骨骼组成：额骨、枕骨、蝶骨和筛骨，以及成对的顶骨和颞骨。

- **额骨**（**图 24.2**和**图 24.3**）构成前额、颅顶、眶上缘（眼窝）和颅前窝底部。
- 成对的**顶骨**（详见**图 24.2**、**图 24.5**和**图 24.6**）是构成颅顶上外侧部的扁骨。其内表面有脑膜中动脉沟和上矢状窦沟。

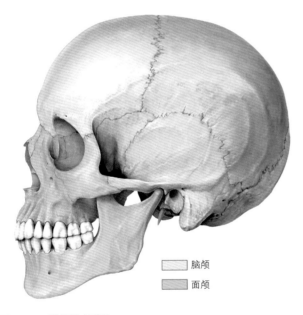

图例：
- ▢ 脑颅
- ▨ 面颅

图 24.1　脑颅和面颅
左侧面观。（引自 Schuenke M，Schulte E，Schumacher U. THIEME Atlas of Anatomy，Vol 3. Illustrations by Voll M and Wesker K. 3rd ed. New York：Thieme Publishers；2020.）

表 24.1　脑颅和面颅

脑颅	面颅
· 额骨	· 鼻骨
· 蝶骨（不包括翼突）	· 泪骨
· 颞骨（鳞部，岩部）	· 筛骨（不包括筛板）
· 顶骨	· 蝶骨（翼突）
· 枕骨	· 上颌骨
· 筛骨（筛板）	· 颧骨
· 听小骨	· 颞骨（鼓部，茎突）
	· 下颌骨
	· 犁骨
	· 下鼻甲
	· 腭骨
	· 舌骨

注：筛骨大部属于面颅；蝶骨大部属于脑颅。颞骨分属脑颅和面颅（详见**图 24.1**）。

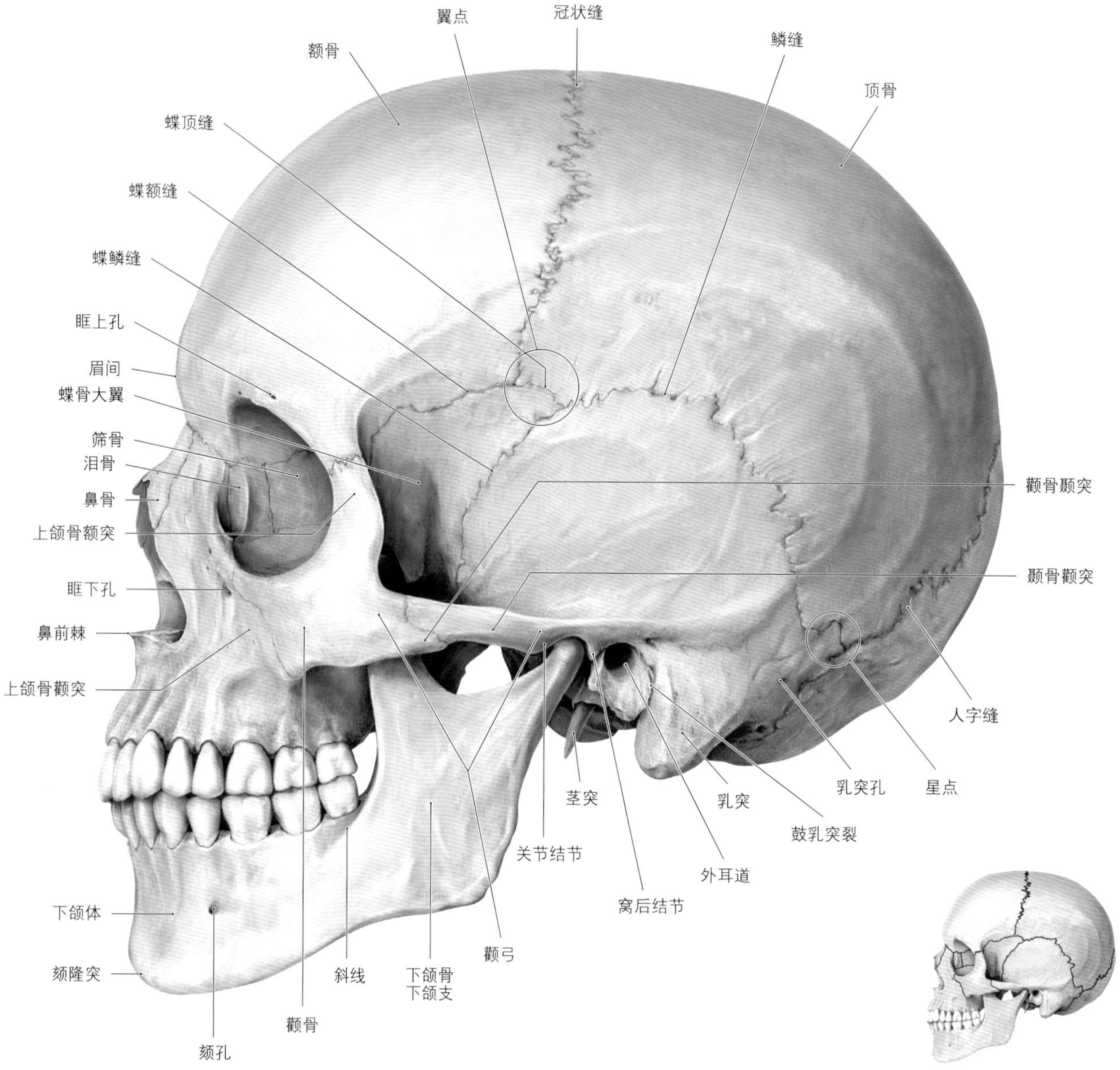

翼点
冠状缝
鳞缝
额骨
顶骨
蝶顶缝
蝶额缝
蝶鳞缝
眶上孔
眉间
蝶骨大翼
筛骨
泪骨
鼻骨
上颌骨额突
眶下孔
鼻前棘
上颌骨颧突
下颌体
颏隆突
颏孔
颧骨
斜线
下颌骨下颌支
颧弓
关节结节
窝后结节
茎突
外耳道
乳突
鼓乳突裂
乳突孔
星点
人字缝
颞骨颧突
颧骨颞突

图 24.2　颅骨侧面观

左侧面观。（引自 Schuenke M、Schulte E、Schumacher U. THIEME Atlas of Anatomy、Vol 3. Illustrations by Voll M and Wesker K. 3rd ed. New York: Thieme Publishers; 2020.）

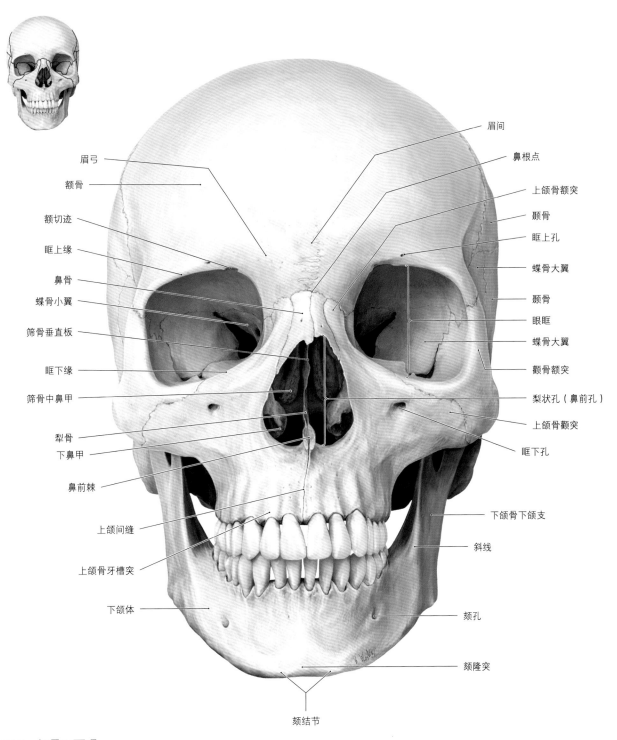

眉间
鼻根点
眉弓
上颌骨额突
额骨
颧骨
额切迹
眶上孔
眶上缘
蝶骨大翼
鼻骨
颞骨
蝶骨小翼
眼眶
筛骨垂直板
蝶骨大翼
眶下缘
颧骨额突
筛骨中鼻甲
梨状孔（鼻前孔）
犁骨
上颌骨颧突
下鼻甲
眶下孔
鼻前棘
下颌骨下颌支
上颌间缝
斜线
上颌骨牙槽突
颏孔
下颌体
颏隆突
颏结节

图 24.3　颅骨正面观
正面观。(引自 Schuenke M、Schulte E、Schumacher U. THIEME Atlas of Anatomy，Vol 3. Illustrations by Voll M and Wesker K. 3rd ed. New York: Thieme Publishers; 2020.)

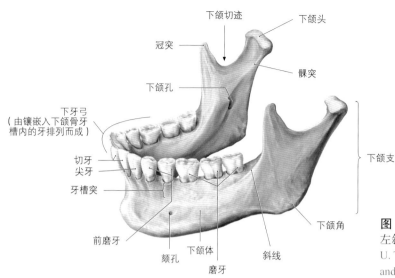

图 24.4   下颌骨

左斜上视图。(引自 Schuenke M、Schulte E、Schumacher U. THIEME Atlas of Anatomy，Vol 3. Illustrations by Voll M and Wesker K. 3rd ed. New York: Thieme Publishers; 2020.)

知识拓展 24.1: 临床相关

面部骨折

面部骨骼框架式的构造造成了面部几种典型的骨折线（被分为 Le Fort Ⅰ型、Ⅱ型和Ⅲ型骨折）。

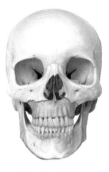

A. Le Fort Ⅰ型。

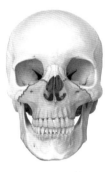

B. Le Fort Ⅱ型。

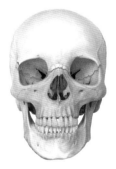

C. Le Fort Ⅲ型。

（引自 Gilroy AM，MacPherson BR，Wikenheiser JC. Atlas of Anatomy. Illustrations by Voll M and Wesker K. 4th Edition. New York: Thieme Publishers; 2020.）

- **枕骨**（图 24.6~ 图 24.8）构成了颅底的颅后窝。
  - 位于前面的一小部分称为**斜坡**。
  - 孔（开口）包括**枕骨大孔**和**髁管**。颈静脉孔一部分由枕骨构成，另一部分由颞骨的岩部构成。
  - 在枕骨下方，**枕髁**与第一颈椎相关节。
  - 内表面有乙状窦沟和横窦沟。
  - 外部表面标志有上项线、下项线以及**枕外隆凸**。
- 成对的**颞骨**（图 24.2，图 24.7~ 图 24.10）构成了颅中窝和颅后窝的一部分。
  - 外侧**鳞部**构成颅骨侧面，内侧**岩部**包围中耳和内耳（属于脑颅），**鼓部**包围外耳道和鼓膜（属于面颅）。
  - 表面突起包括由**乳突气室**组成的**乳突**、**颧弓**后部和一个长且尖锐的**茎突**。

- 孔（开口）包括内耳道、外耳道、颈动脉管和茎乳孔。
  - **下颌窝**和关节结节与下颌骨相关节。
- **蝶骨**（图 24.11 和图 24.12）形成眶后部以及额骨和颞骨之间的颅中窝底和侧壁。
  - 它有两个**大翼**，构成了颅中窝和颅骨侧壁的一部分。
  - 两个**小翼**形成颅前窝的后部并止于**前床突**。
  - **蝶骨体**内含**蝶窦**。
  - 中线上的鞍状构造为**蝶鞍**，包含**垂体窝**。在前方止于**鞍结节**，后方止于**鞍背**和**后床突**。
  - **翼突**成对，左右各有一个**翼突内侧板**和一个**翼突外侧板**，向下突起（属于面颅）。
  - 成对的开口包括**视神经管**、**眶上裂**、**圆孔**、**卵圆孔**和**棘孔**。

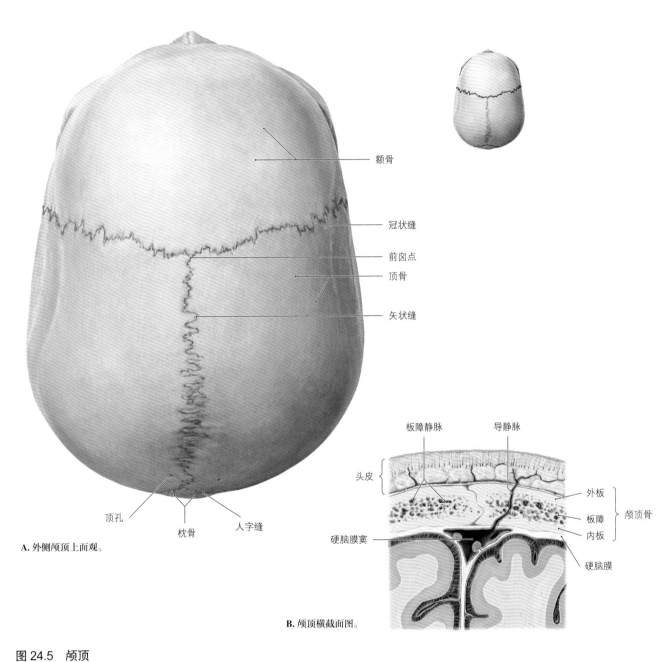

A. 外侧颅顶上面观。

B. 颅顶横截面图。

（图中标注：额骨、冠状缝、前囟点、顶骨、矢状缝、顶孔、枕骨、人字缝；板障静脉、导静脉、头皮、硬脑膜窦、外板、板障、内板、颅顶骨、硬脑膜）

图 24.5　颅顶

头顶部的颅骨（由额骨、枕骨和两块顶骨构成）分为三层：致密的外板、中间的板障以及较薄的内板。（引自 Schuenke M，Schulte E，Schumacher U. THIEME Atlas of Anatomy，Vol 3. Illustrations by Voll M and Wesker K. 3rd ed. New York: Thieme Publishers; 2020.）

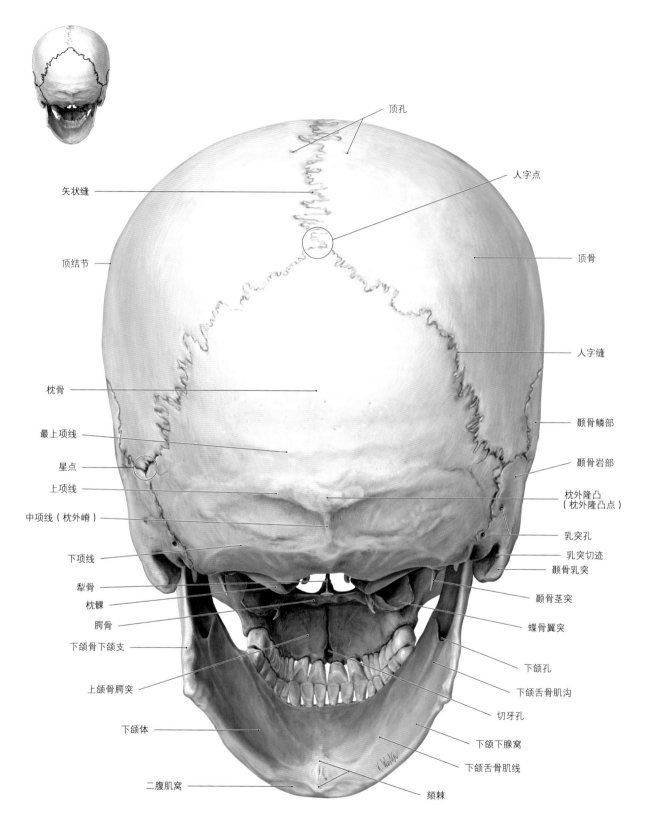

顶孔

人字点

矢状缝

顶结节

顶骨

人字缝

枕骨

颞骨鳞部

最上项线

颞骨岩部

星点

枕外隆凸
（枕外隆凸点）

上项线

乳突孔

中项线（枕外嵴）

乳突切迹

下项线

颞骨乳突

犁骨

颞骨茎突

枕髁

腭骨

蝶骨翼突

下颌骨下颌支

下颌孔

上颌骨腭突

下颌舌骨肌沟

切牙孔

下颌体

下颌下腺窝

下颌舌骨肌线

二腹肌窝

颏棘

图 24.6　颅骨后面观

后面观。（引自 Schuenke M，Schulte E，Schumacher U. THIEME Atlas of Anatomy，Vol 3. Illustrations by Voll M and Wesker K. 3rd ed. New York: Thieme Publishers; 2020.）

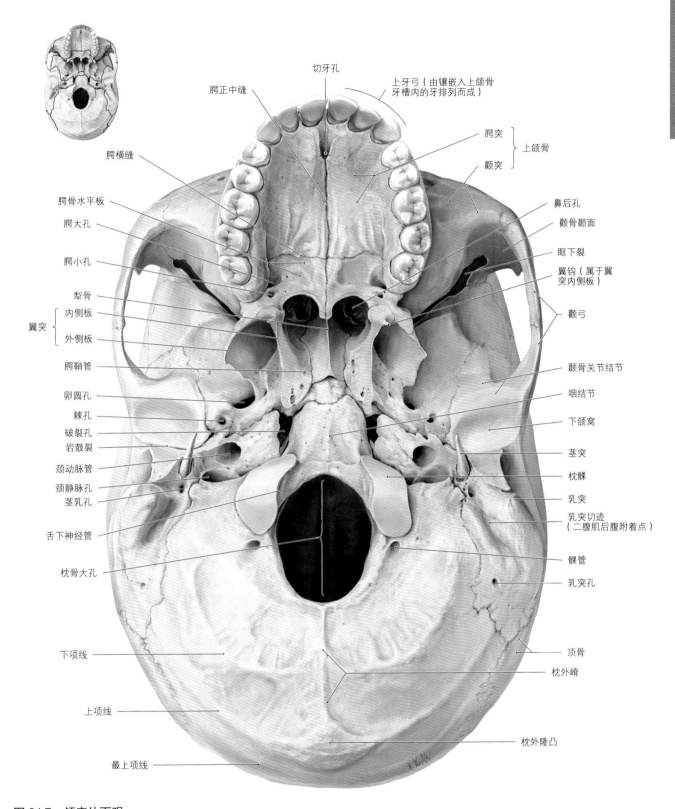

切牙孔

腭正中缝

上牙弓（由镶嵌入上颌骨
牙槽内的牙排列而成）

腭横缝

腭骨水平板

腭大孔

腭小孔

犁骨

翼突 { 内侧板
外侧板 }

腭鞘管

卵圆孔

棘孔

破裂孔

岩鼓裂

颈动脉管

颈静脉孔

茎乳孔

舌下神经管

枕骨大孔

下项线

上项线

最上项线

腭突
颧突 } 上颌骨

鼻后孔

颧骨颞面

眶下裂

翼钩（属于翼
突内侧板）

颧弓

颞骨关节结节

咽结节

下颌窝

茎突

枕髁

乳突

乳突切迹
（二腹肌后腹附着点）

髁管

乳突孔

顶骨

枕外嵴

枕外隆凸

图 24.7　颅底外面观

下面观。（引自 Schuenke M，Schulte E，Schumacher U. THIEME Atlas of Anatomy，Vol 3. Illustrations by Voll M and Wesker K. 3rd ed. New York: Thieme Publishers; 2020.）

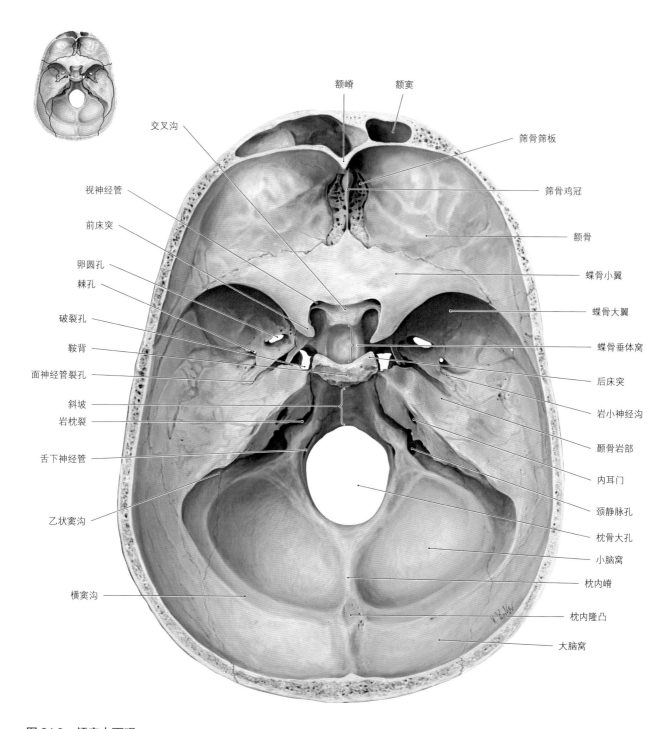

额嵴　额窦

交叉沟

视神经管

前床突

卵圆孔

棘孔

破裂孔

鞍背

面神经管裂孔

斜坡

岩枕裂

舌下神经管

乙状窦沟

横窦沟

筛骨筛板

筛骨鸡冠

额骨

蝶骨小翼

蝶骨大翼

蝶骨垂体窝

后床突

岩小神经沟

颞骨岩部

内耳门

颈静脉孔

枕骨大孔

小脑窝

枕内嵴

枕内隆凸

大脑窝

图 24.8　颅底内面观

上面观。（引自 Schuenke M，Schulte E，Schumacher U. THIEME Atlas of Anatomy，Vol 3. Illustrations by Voll M and Wesker K. 3rd ed. New York: Thieme Publishers; 2020.）

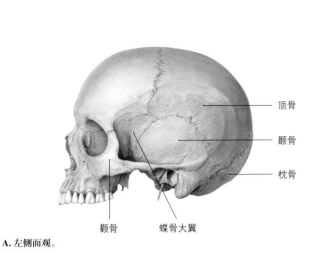

顶骨
颞骨
枕骨
颧骨　蝶骨大翼

A. 左侧面观。

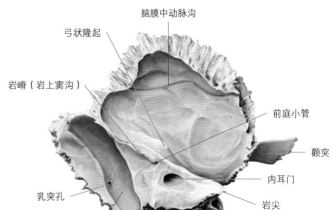

窝后结节
颧突
关节结节
（关节隆起）
下颌（关节）窝
岩鼓裂
茎突　乳突
颞面
外耳门
乳突孔
外耳道
鼓乳突裂

A. 左侧面观。

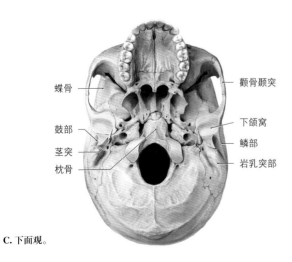

蝶骨
鳞部
岩乳突部
顶骨
枕骨

B. 上面观。

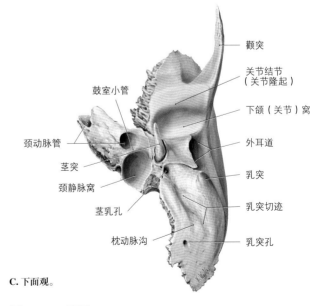

脑膜中动脉沟
弓状隆起
岩嵴（岩上窦沟）
前庭小管
颧突
内耳门
乳突孔
乙状窦沟
岩尖
茎突

B. 内侧面观。

蝶骨
鼓部
茎突
枕骨
颧骨颞突
下颌窝
鳞部
岩乳突部

C. 下面观。

颧突
关节结节
（关节隆起）
下颌（关节）窝
鼓室小管
颈动脉管
茎突
颈静脉窝
茎乳孔
枕动脉沟
外耳道
乳突
乳突切迹
乳突孔

C. 下面观。

图 24.9　颞骨体内位置
鳞部（亮绿色），岩乳突部（淡绿色），鼓部（深绿色）。（引自 Schuenke M，Schulte E，Schumacher U. THIEME Atlas of Anatomy，Vol 3. Illustrations by Voll M and Wesker K. 3rd ed. New York: Thieme Publishers; 2020.）

图 24.10　颞骨
（引自 Schuenke M，Schulte E，Schumacher U. THIEME Atlas of Anatomy，Vol 3. Illustrations by Voll M and Wesker K. 3rd ed. New York: Thieme Publishers; 2020.）

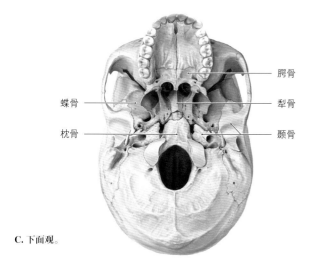

A. 左侧面观。

顶骨

额骨

蝶骨大翼

翼突 颞骨

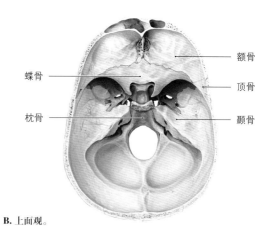

B. 上面观。

额骨

蝶骨

顶骨

枕骨

颞骨

C. 下面观。

腭骨

蝶骨

犁骨

枕骨

颞骨

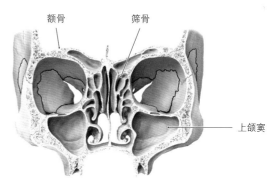

D. 前面观。

额骨 筛骨

上颌窦

图 24.11 蝶骨体内位置

(引自 Schuenke M，Schulte E，Schumacher U. THIEME Atlas of Anatomy，Vol 3. Illustrations by Voll M and Wesker K. 3rd ed. New York: Thieme Publishers; 2020.)

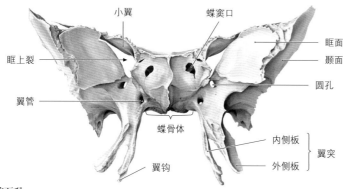

小翼 蝶窦口

眶上裂

翼管

蝶骨体

翼钩

眶面

颞面

圆孔

内侧板 } 翼突

外侧板

A. 前面观。

图 24.12 蝶骨

(引自 Schuenke M，Schulte E，Schumacher U. THIEME Atlas of Anatomy，Vol 3. Illustrations by Voll M and Wesker K. 3rd ed. New York: Thieme Publishers; 2020.)

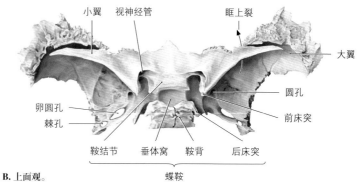

小翼 视神经管 眶上裂

大翼

卵圆孔

棘孔

圆孔

前床突

鞍结节 垂体窝 鞍背 后床突

蝶鞍

B. 上面观。

面颅

面颅，由 15 块骨骼组成，分别为：筛骨、下颌骨、犁骨，以及成对的下鼻甲骨、上颌骨、鼻骨、泪骨、颧骨、腭骨（详见**图 24.2**、**图 24.3** 和**图 24.15**）。

- 筛骨（**图 24.13** 和**图 24.14**）构成了部分颅前窝、眶内侧壁、部分鼻中隔以及鼻腔外侧壁。
  - **筛板**（脑颅）位于鼻腔上面的颅前窝。
  - **垂直板**是鼻中隔的一部分。
  - 筛骨突起包括位于鼻腔侧壁上方的**鸡冠**以及位于下方的**上鼻甲**和**中鼻甲**。
  - 许多薄壁的**筛骨气室**构成了**筛窦**。
- 成对的上颌骨（详见**图 24.2**、**图 24.3** 和**图 24.15**）构成了上颌、眶底和一部分的鼻和上颚。
  - 上颌**牙槽突**包含牙槽窝容纳上颌牙齿。
  - **腭突**形成上腭的前部，**额突**构成外鼻的一部分。
  - **眶下孔**向前开口于面部。
  - **上颌窦**在上颌体内，位于眶下方。
- **下颌骨**（详见**图 24.2** 和**图 24.4**）构成了下颚。

- 左右两侧水平的**下颌体**向后与垂直的**下颌支**相连。
- 下颌体和下颌支的连接处称为**下颌角**。
- 下颌支的上端由**下颌切迹**分为前后两个突起，前方的为**冠突**，后方的为**髁突**。
- **下颌头**（属于**髁突**）与颞骨的下颌窝相关节。
- 孔洞包括外面的**颏孔**和内面的**下颌孔**。
- 下颌**牙槽突**包含牙槽窝容纳下颌牙齿。
- 成对的**鼻骨**（详见**图 24.3**）构成了鼻梁。
- 成对的**泪骨**（详见**图 24.2**）构成了眶前内侧壁，包含了**泪囊窝**。
- 成对的**颧骨**（详见**图 24.2**）形成颊部的骨性隆起、颧弓的前部以及眶外侧壁。
- 成对的**腭骨**（详见**图 24.7**）的垂直部形成了鼻腔的后外侧壁，**水平突**构成了上颚的后部。
- **犁骨**（**图 24.15**）形成了鼻中隔的下部和后部。
- 成对的**下鼻甲**（**图 24.15**）构成了鼻腔侧壁最低处的卷曲状突起。

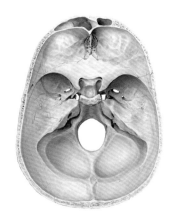

A. 上面观。

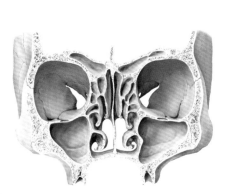

B. 前面观。

图 24.13　筛骨体内位置
（引自 Schuenke M，Schulte E，Schumacher U. THIEME Atlas of Anatomy，Vol 3. Illustrations by Voll M and Wesker K. 3rd ed. New York: Thieme Publishers; 2020.）

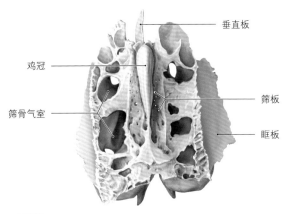

A. 上面观。

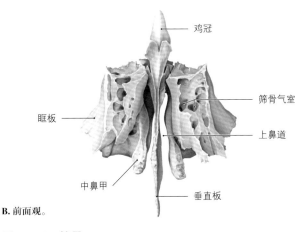

B. 前面观。

图 24.14　筛骨
（引自 Schuenke M，Schulte E，Schumacher U. THIEME Atlas of Anatomy，Vol 3. Illustrations by Voll M and Wesker K. 3rd ed. New York: Thieme Publishers; 2020.）

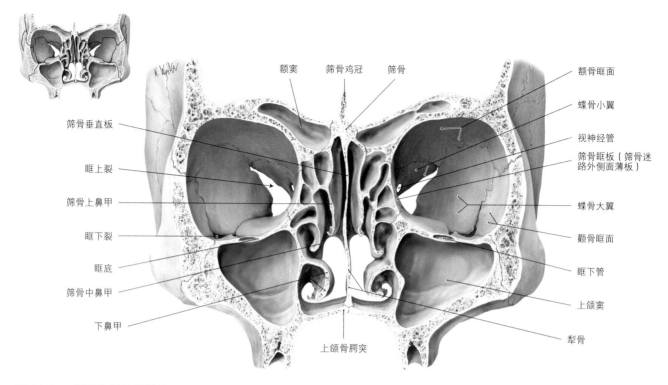

额窦　筛骨鸡冠　筛骨　额骨眶面　蝶骨小翼　视神经管　筛骨眶板（筛骨迷路外侧面薄板）　蝶骨大翼　颧骨眶面　眶下管　上颌窦　犁骨

筛骨垂直板　眶上裂　筛骨上鼻甲　眶下裂　眶底　筛骨中鼻甲　下鼻甲　上颌骨腭突

图 24.15　眼眶和鼻腔的骨骼
冠状切面，前面观。（引自 Schuenke M、Schulte E、Schumacher U. THIEME Atlas of Anatomy、Vol 3. Illustrations by Voll M and Wesker K. 3rd ed. New York: Thieme Publishers; 2020.）

颅缝

- 在发育过程中，不同的颅盖骨向邻近骨生长，最终相互融合形成纤维连称为**缝**。
- 虽然有很多较小的缝，但颅盖主要的缝有（详见**图 24.2**、**图 24.3**、**图 24.5** 和**图 24.6**）：
  - 左右顶骨之间的**矢状缝**。
  - 额骨和顶骨之间的**冠状缝**。
  - 顶骨和枕骨之间的**人字缝**。
  - 顶骨和颞骨之间的**鳞缝**。
- 新生儿颅骨发育和缝的形成尚不完全。颅骨之间还存在有一些较大的纤维区域称为**囟门**，以保证脑的继续生长发育。其中，**前囟**最大，位于额骨和顶骨的交界处，在出生后 18~24 个月时闭合（**图 24.16**）。

- 缝的融合和颅骨上的突出点有利于判断颅骨和大脑发育状况，可以判定种族、性别、年龄以及定位颅内深部结构（**表 24.2**）。

知识拓展 24.3：临床相关

翼点颅骨骨折
　　构成翼点的薄层骨覆盖在脑膜中动脉前支上。脑膜中动脉是上颌动脉的一个分支，在硬膜外间隙走行于颞骨内面。由于这种关系，翼点颅骨骨折可能导致危及生命的硬膜外出血（详见**知识拓展 26.3**）。

知识拓展 24.2：发育相关

颅缝早闭
　　颅的形态受到缝的影响，颅缝的过早闭合会导致各种颅的畸形，被称为颅缝早闭。斜形头是一种最为常见的畸形，可能是由于一侧的冠状缝或人字缝过早闭合所致，并造成了一种不对称的面容。舟状头是由于矢状缝过早融合导致的，以颅骨前后方位拱状延长并变窄为特征。如果未经治疗，颅缝早闭可能导致颅内压升高、癫痫发作、颅骨和大脑发育迟缓。手术通常是推荐的治疗方法，以降低颅内压并矫正面部及颅骨畸形。

表 24.2　颅骨标志

标志	点或区域的定位
鼻根点	额鼻缝和鼻骨间缝的接合处
眉间	鼻根点上方额骨向前最突起的部分
前囟点	冠状缝和矢状缝的接合处
翼点	沿蝶顶缝，额骨、顶骨、颞骨、枕骨的接合的区域
颅顶点	矢状缝上颅骨最高的点
人字点	人字缝和矢状缝的接合处
星点	颞骨、顶骨、枕骨缝的接合处

注：详见**图 24.2~图 24.6**。

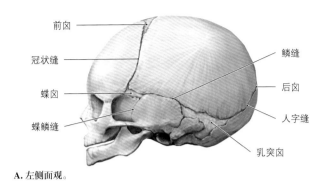

A. 左侧面观。

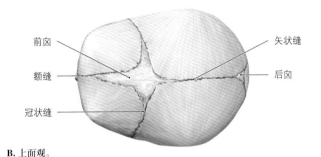

B. 上面观。

图 24.16　新生儿颅
（引自 Schuenke M，Schulte E，Schumacher U. THIEME Atlas of Anatomy，Vol 3. Illustrations by Voll M and Wesker K. 3rd ed. New York: Thieme Publishers; 2020.）

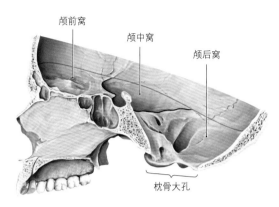

A. 正中矢状切，左侧面观。

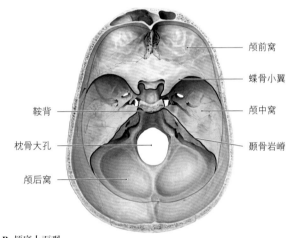

B. 颅底上面观。

图 24.17　颅窝
颅底内部由三个连续的颅窝组成，这些颅窝在由额至枕方向上逐渐变深。（引自 Schuenke M，Schulte E，Schumacher U. THIEME Atlas of Anatomy，Vol 3. Illustrations by Voll M and Wesker K. 3rd ed. New York: Thieme Publishers; 2020.）

颅窝

－ 颅底被分为三个颅窝（空间）（**图 24.17**；另见**图 24.8**）。

· **颅前窝**由额骨、筛骨和蝶骨小翼构成，容纳大脑额叶和嗅球（有关大脑的描述详见 26.2）。

· **颅中窝**由蝶骨大翼和小翼、颞骨的鳞部和岩部构成，容纳大脑颞叶、视交叉和垂体。垂体窝将颅中窝分为左右各一。

· **颅后窝**主要由颞骨岩部和枕骨形成，容纳脑桥、延髓和小脑。延髓通过位于窝底的枕骨大孔出颅。颅后窝的后壁和侧壁上的凹槽容纳横窦和乙状窦（硬脑膜静脉窦）。

－ 颅前窝、颅中窝、颅后窝的孔道使得血管和神经穿经颅骨（**图 24.18**）（头部动脉、头部静脉和脑神经分别详见 24.3、24.4 和 26.3）。

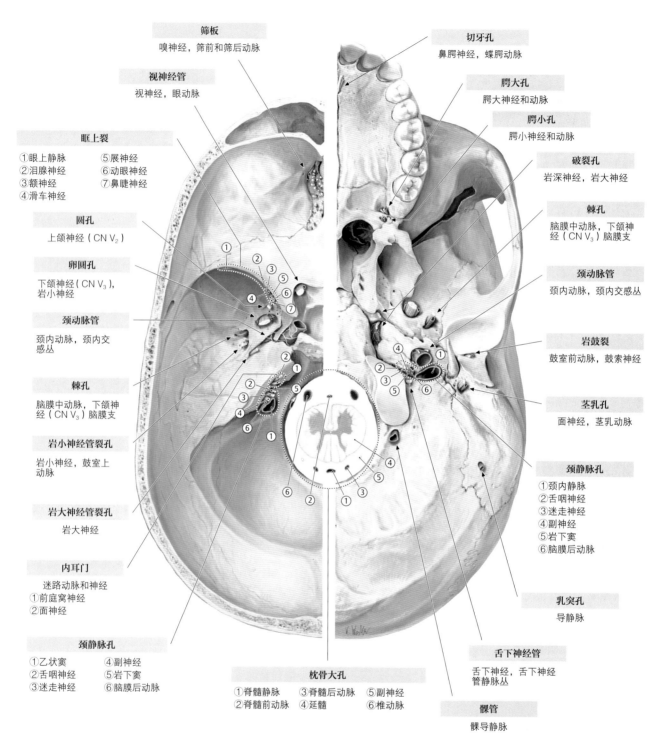

筛板
嗅神经，筛前和筛后动脉

切牙孔
鼻腭神经，蝶腭动脉

视神经管
视神经，眼动脉

腭大孔
腭大神经和动脉

眶上裂
①眼上静脉　⑤展神经
②泪腺神经　⑥动眼神经
③额神经　　⑦鼻睫神经
④滑车神经

腭小孔
腭小神经和动脉

破裂孔
岩深神经，岩大神经

圆孔
上颌神经（CN V₂）

棘孔
脑膜中动脉，下颌神经（CN V₃）脑膜支

卵圆孔
下颌神经（CN V₃），岩小神经

颈动脉管
颈内动脉，颈内交感丛

颈动脉管
颈内动脉，颈内交感丛

岩鼓裂
鼓室前动脉，鼓索神经

棘孔
脑膜中动脉，下颌神经（CN V₃）脑膜支

茎乳孔
面神经，茎乳动脉

岩小神经管裂孔
岩小神经，鼓室上动脉

岩大神经管裂孔
岩大神经

颈静脉孔
①颈内静脉
②舌咽神经
③迷走神经
④副神经
⑤岩下窦
⑥脑膜后动脉

内耳门
迷路动脉和神经
①前庭窝神经
②面神经

乳突孔
导静脉

颈静脉孔
①乙状窦　　④副神经
②舌咽神经　⑤岩下窦
③迷走神经　⑥脑膜后动脉

舌下神经管
舌下神经，舌下神经管静脉丛

枕骨大孔
①脊髓静脉　③脊髓后动脉　⑤副神经
②脊髓前动脉　④延髓　　　⑥椎动脉

髁管
髁导静脉

A. 颅腔（颅底内部）。左侧，上面观。　　　　　　　　　　**B.** 颅底外部。左侧，下面观。

图 24.18　进出颅腔的神经、血管
（引自 Schuenke M，Schulte E，Schumacher U. THIEME Atlas of Anatomy，Vol 3. Illustrations by Voll M and Wesker K. 3rd ed. New York: Thieme Publishers；2020.）

24.2 颈部骨骼

颈部的大部分骨骼是脊柱、胸部骨骼或肩带的一部分（详见**图 1.5A**）。
- 七个颈椎支撑脊柱上的头颅，并为颈部肌肉提供附着点。
- 胸骨柄上缘构成了颈前部的下中界线。
- 锁骨构成了颈部的外侧边界。
- **舌骨**是一个小的 U 形骨，位于颈部 C3 椎骨的前方（**图 24.19**）。
  - 舌骨有**舌骨体**，以及成对的**舌骨小角**和**舌骨大角**。
  - 舌骨不直接与其他骨骼相关节，但可以通过肌肉和韧带将其附着在下颌骨、颞骨茎突、喉、锁骨、胸骨和肩胛骨上。

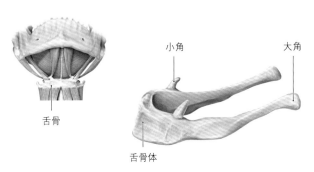

图 24.19 舌骨

舌骨通过口底和喉部之间的肌肉悬挂在颈部。（引自 Schuenke M, Schulte E, Schumacher U. THIEME Atlas of Anatomy, Vol 3. Illustrations by Voll M and Wesker K. 3rd ed. New York: Thieme Publishers; 2020.）

24.3 头颈部动脉

头颈部的动脉均为左、右锁骨下动脉和颈总动脉的分支（详见**图 5.6**）。
- 头臂干起源于主动脉弓，并在右胸锁关节后面分支形成右锁骨下动脉和右颈总动脉。
- 左锁骨下动脉和左颈总动脉是主动脉弓在胸腔上纵隔内的直接分支。

锁骨下动脉

锁骨下动脉通过胸廓上口进入颈部，并在前斜角肌和中斜角肌之间横向穿过。在每一侧的前斜角肌内侧缘出现两个分支——椎动脉和甲状腺颈干，供应头颈部结构（**图 24.20**）。其他分支供应颈根部和胸廓上口的结构。
- **椎动脉**向后穿过颈部，在 C1~C6 椎骨的横突孔内上行，经枕骨大孔入颅。

- 在颈部，它的分支脊髓前动脉以及成对的脊髓后动脉供应脊髓上部。
- 在颅内发出**小脑下后动脉**。
- 它最终与对侧的椎动脉合为一条**基底动脉**，供应大脑后部的血液循环。
- **甲状颈干**分为四支：
  - **甲状腺下动脉**：是其中最大的分支，转向内侧以供应喉、气管、食道以及甲状腺和甲状旁腺。
  - **肩胛上动脉**和**颈横动脉**：供应背部和肩胛区的肌肉。
  - **颈升动脉**：是一个供应颈部肌肉的小分支。
- **肋颈干**在锁骨下动脉后面发出并形成分支：
  - **颈深动脉**：供应颈后部肌肉。
  - **肋间最上动脉**：供应第 1 肋间隙的肌肉。
- **胸廓内动脉**自锁骨下动脉下面发出。它下降到对应侧的胸部（以胸骨分为左右两侧）以供应胸部的肌肉和胸骨。

知识拓展 24.4：临床相关

锁骨下动脉盗血综合征

"锁骨下动脉盗血"通常是由位于椎动脉起点附近的左锁骨下动脉狭窄引起的。当左臂活动时，左臂的血供可能不足，导致血液从椎动脉循环中被"偷走"，使得受影响一侧的椎动脉内血流方向逆转。这会导致基底动脉血流不足，可能剥夺大脑的血供并产生头晕的感觉。

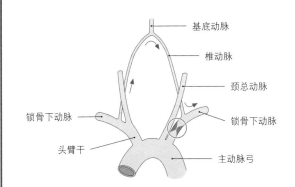

锁骨下动脉盗血综合征

红圈代表狭窄的区域；箭头代表血流方向。（引自 Schuenke M, Schulte E, Schumacher U. THIEME Atlas of Anatomy, Vol 3. Illustrations by Voll M and Wesker K. 3rd ed. New York: Thieme Publishers; 2020.）

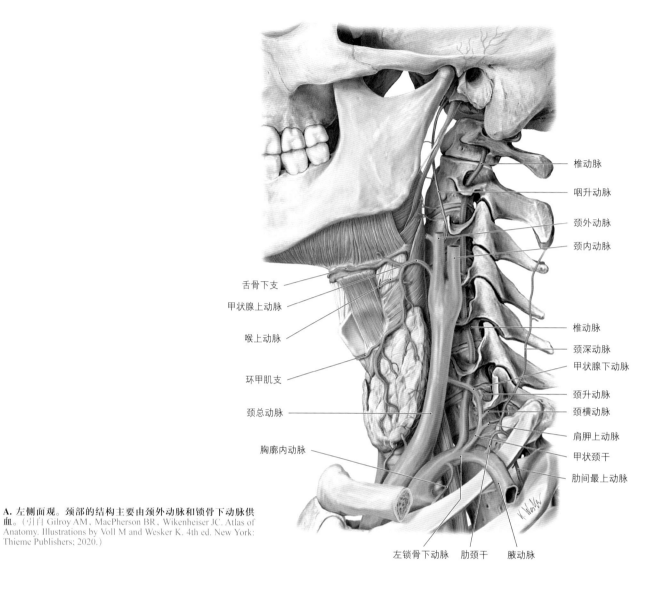

椎动脉

咽升动脉

颈外动脉

颈内动脉

舌骨下支

甲状腺上动脉

喉上动脉

椎动脉

颈深动脉

甲状腺下动脉

环甲肌支

颈升动脉

颈总动脉

颈横动脉

肩胛上动脉

胸廓内动脉

甲状颈干

肋间最上动脉

A. 左侧面观。颈部的结构主要由颈外动脉和锁骨下动脉供血。(引自 Gilroy AM，MacPherson BR，Wikenheiser JC. Atlas of Anatomy. Illustrations by Voll M and Wesker K. 4th ed. New York: Thieme Publishers; 2020.)

左锁骨下动脉 肋颈干 腋动脉

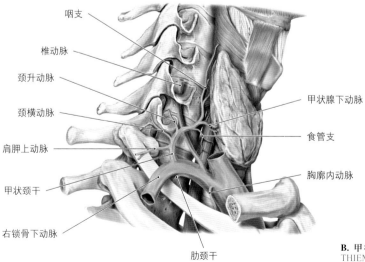

咽支

椎动脉

颈升动脉

颈横动脉

肩胛上动脉

甲状颈干

右锁骨下动脉

肋颈干

甲状腺下动脉

食管支

胸廓内动脉

B. 甲状颈干的分支。(引自 Schuenke M，Schulte E，Schumacher U. THIEME Atlas of Anatomy，Vol 3. Illustrations by Voll M and Wesker K. 3rd ed. New York: Thieme Publishers; 2020.)

图 24.20 颈部动脉

颈动脉系统

颈动脉系统为颈部、面部、颅和大脑供血，由成对的颈总动脉、颈外动脉、颈内动脉及其分支组成。

- **颈总动脉**从胸部进入颈部，在**颈动脉鞘**（筋膜鞘）内与颈内静脉和迷走神经伴行上升。
  - 在 C4 椎体水平分叉为**颈内动脉**和**颈外动脉**（图 **24.21**）。

- 除了大脑和眶部外，**颈外动脉**供应头面部的大部分结构。颈外动脉在颈部有六个分支，经下颌骨后分为两个终支，即**上颌动脉和颞浅动脉**（表 **24.3**）。
  - **甲状腺上动脉**供应甲状腺，并通过其分支**喉上动脉**供应喉。
  - **舌动脉**供应舌的后部、口底、扁桃体、软腭、会厌和舌下腺。

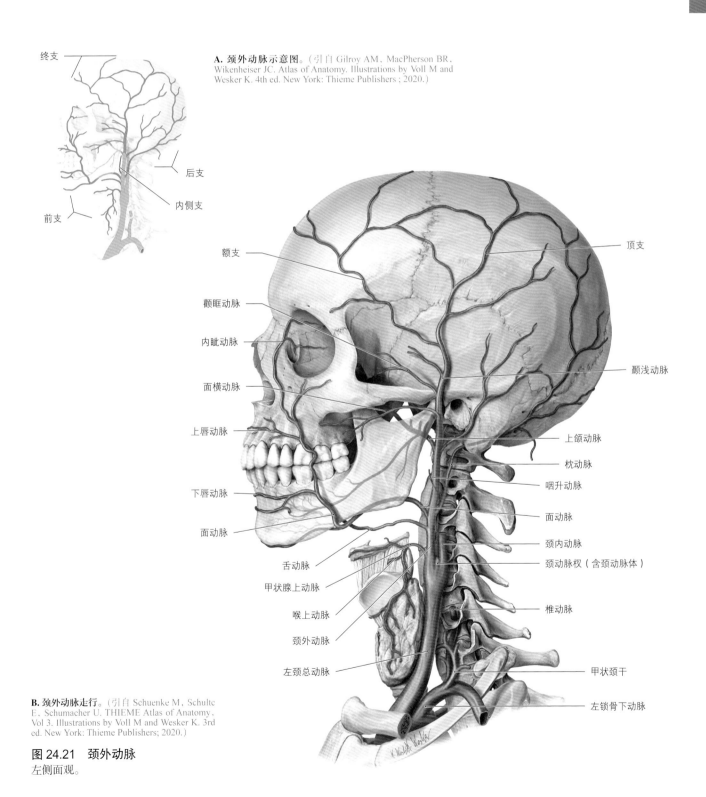

A. 颈外动脉示意图。（引自 Gilroy AM、MacPherson BR、Wikenheiser JC. Atlas of Anatomy. Illustrations by Voll M and Wesker K. 4th ed. New York: Thieme Publishers；2020.）

终支
后支
内侧支
前支

额支
顶支
颞眶动脉
内眦动脉
颞浅动脉
面横动脉
上唇动脉
上颌动脉
枕动脉
咽升动脉
下唇动脉
面动脉
面动脉
颈内动脉
舌动脉
颈动脉权（含颈动脉体）
甲状腺上动脉
椎动脉
喉上动脉
颈外动脉
左颈总动脉
甲状颈干
左锁骨下动脉

B. 颈外动脉走行。（引自 Schuenke M、Schulte E、Schumacher U. THIEME Atlas of Anatomy, Vol 3. Illustrations by Voll M and Wesker K. 3rd ed. New York: Thieme Publishers; 2020.）

图 24.21　颈外动脉
左侧面观。

- **面动脉**为下颌下腺供血并在其深面向上走行，经过下颌骨下缘进入面部。之后经过嘴角的外侧，在内眦附近形成终支**内眦动脉**。面动脉的分支包括：
    颈部的**颏下动脉**和**扁桃体支**。
    面部的上唇动脉、下唇动脉和鼻外侧动脉。
  - **枕动脉**及其分支为颈后部肌肉供血。
  - **咽升动脉**分支伸向咽、耳和颈部深层肌肉。
  - **耳后动脉**向后走行，为耳廓后方的头皮供血。
- **上颌动脉**起源于下颌骨后方，向内侧穿经**颞下窝**和**翼腭窝**（详见 27.5 和 27.6）。上颌动脉可以分为**下颌部**、**翼肌部**和**翼腭部**，为面部的大部分结构供血（**表 24.4**；图 **24.22 和图 24.23**）。
- **颞浅动脉**向上穿过耳廓前面的颞区，终止于头皮上的**额动脉**和**顶动脉**。它在面部的分支包括（**图 24.21**；表 **24.4**）：
  - **面横动脉**：供应腮腺及其导管，并向前穿供应面部皮肤。
  - **颧眶动脉**：为眶外侧部供血。
  - **颞中动脉**：为颞区供血。
- **颈内动脉**是颈总动脉的延续（**图 24.24 和图 24.25**）。
  - 可分为四部分描述：
    颈部没有分支。
    岩部在颞骨的颈动脉管内走行。
    海绵窦部穿经**海绵窦**。（蝶鞍外侧的静脉窦详见**图 26.6 和图 26.7**）
    脑部从眶后方进入颅中窝。
- 两个感受器位于颈内动脉的起始处。
  - **颈动脉窦**是一个压力感受器，能对动脉压力变化做出反应。其在颈内动脉起始处有一个小的扩张。
  - **颈动脉体**是位于颈动脉窦附近的一小块组织，是一种监测血氧水平的化学感受器。刺激颈动脉体会引起心率、呼吸频率和血压的升高。

表 24.3　颈外动脉的前支、内侧支和后支

分支	动脉	分支及分布
前支	甲状腺上动脉	腺支（至甲状腺）；喉上动脉；胸锁乳突肌支
	舌动脉	舌背动脉（至舌根、腭舌弓、扁桃体、软腭、会厌）；舌下动脉（至舌下腺、舌、口底、口腔）；舌深动脉
	面动脉	腭升动脉（至咽壁、软腭、咽鼓管）；扁桃体支（至腭扁桃体）；颏下动脉（至口底、下颌下腺）；唇动脉；内眦动脉（至鼻根）
内侧支	咽升动脉	咽支；鼓室下动脉（至内耳黏膜）；脑膜后动脉
后支	枕动脉	枕支；降支（至颈后部肌肉）
	耳后动脉	茎乳动脉（至面神经管中的面神经）；鼓室后动脉；耳至；枕支；腮腺支

注：终支请参见表 24.4。

表 24.4　颈外动脉的终支

动脉		分支及分布
颞浅动脉		面横动脉（至颧弓下方的软组织）；额支；顶支；颧眶动脉（至眶侧壁）
上颌动脉	下颌段	下牙槽动脉（至下颌、牙齿、牙龈）；脑膜中动脉；耳深动脉（至颞下颌关节，外耳道）；鼓室前动脉
	翼肌段	咬肌动脉；颞深支；翼肌支；颊动脉
	翼腭窝段	上牙槽后动脉（至上颌磨牙、上颌窦、牙龈）；眶下动脉（至上颌牙槽）
	翼腭窝段　腭降动脉	腭大动脉（至硬腭）
		腭小动脉（至软腭、腭扁桃体、咽壁）
	翼腭窝段　蝶腭动脉	鼻后外侧动脉（至鼻腔侧壁、鼻甲）
		鼻中隔后支（至鼻中隔）

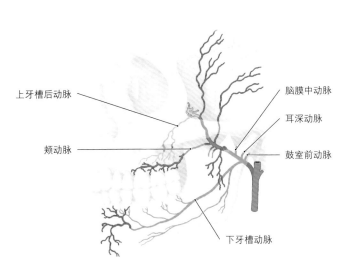

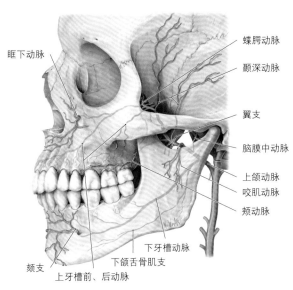

A. 上颌动脉的分段：下颌段（蓝色），翼肌段（绿色），翼腭窝段（黄色）。（引自 Gilroy AM，MacPherson BR，Wikenheiser JC. Atlas of Anatomy. Illustrations by Voll M and Wesker K. 4th ed. New York: Thieme Publishers; 2020.）

B. 上颌动脉的走行。（引自 Schuenke M，Schulte E，Schumacher U. THIEME Atlas of Anatomy，Vol 3. Illustrations by Voll M and Wesker K. 3rd ed. New York: Thieme Publishers; 2020.）

图 24.22　上颌动脉
左侧面观。

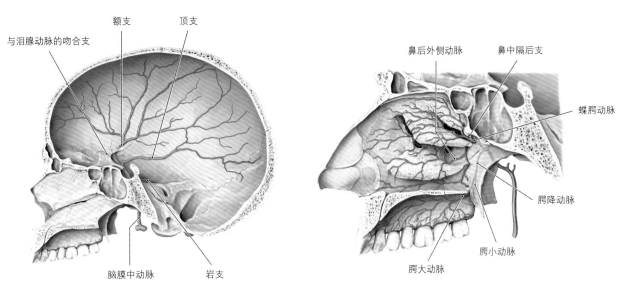

A. 右脑膜中动脉。颅骨开放，内侧面观。

B. 右侧鼻腔和腭的侧壁，内侧面观。

图 24.23　上颌动脉深支
（引自 Schuenke M，Schulte E，Schumacher U. THIEME Atlas of Anatomy，Vol 3. Illustrations by Voll M and Wesker K. 3rd ed. New York: Thieme Publishers; 2020.）

- **眼动脉**是颈内动脉在颅内的第一个主要分支，穿经视神经管供应眶内容物，包括为视网膜供血的**视网膜中央动脉**。

  眼动脉的分支：**眶上动脉**和**滑车上动脉**分布至前部头皮，**筛动脉**分布至鼻腔，均与颈外动脉有吻合支（**知识拓展 24.5**）。

- **大脑前动脉和大脑中动脉**起源于颈内动脉，供应大脑前循环（详见 26.2）。

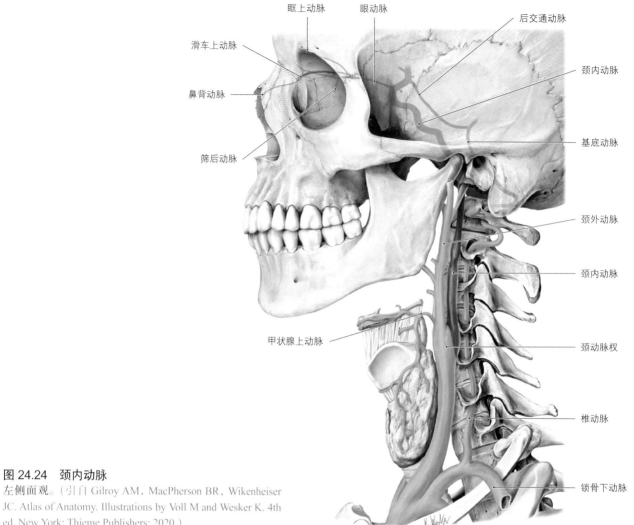

图 24.24 颈内动脉

左侧面观。（引自 Gilroy AM，MacPherson BR，Wikenheiser JC. Atlas of Anatomy. Illustrations by Voll M and Wesker K. 4th ed. New York: Thieme Publishers; 2020.）

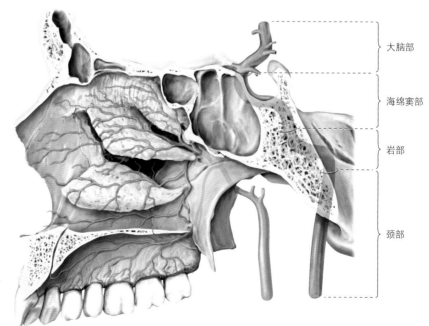

图 24.25 颈内动脉在颅骨内的走行

右侧颅骨，内侧面观。（引自 Schuenke M，Schulte E，Schumacher U. THIEME Atlas of Anatomy，Vol 3. Illustrations by Voll M and Wesker K. 3rd ed. New York: Thieme Publishers; 2020.）

知识拓展 24.5：临床相关

颈外动脉和颈内动脉的吻合支

　　颈外动脉为面部、鼻腔、口腔和颈部供血，而颈内动脉供应大脑和眶部。两者的供血区域有重合并且存在重要的吻合支，这在临床上非常有意义，如侧支循环供应大脑、面部感染向颅内感染进展，以及准确结扎导致流鼻血的血管。主要的吻合区域包括眶部面动脉和眼动脉的分支，以及鼻中隔上的蝶腭动脉和筛动脉。

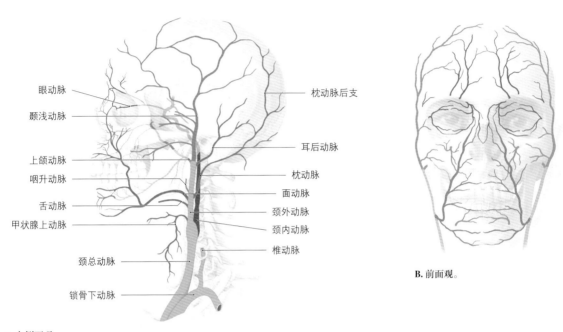

A. 左侧面观。

B. 前面观。

颈外动脉和颈内动脉分支之间的吻合

颈外动脉的分支由不同的颜色分为不同的组别：前支，红色；内侧支，蓝色；后支，绿色；终支，棕色。颈外动脉的分支（如标红的面动脉）与颈内动脉的终支（如标紫的眼动脉）相交通。（引自 Schuenke M，Schulte E，Schumacher U. THIEME Atlas of Anatomy, Vol 3. Illustrations by Voll M and Wesker K. 3rd ed. New York: Thieme Publishers; 2020.）

24.4 头颈部静脉

- 头颈部的浅静脉和深静脉几乎完全引流到颈外静脉和颈内静脉，尽管有些静脉也与脊柱的椎静脉丛相通（**图 24.26 和图 24.27**）。
- 浅静脉通常与动脉伴行，但静脉通常比动脉数量更多、变化更大、相互联系更紧密。
- 头部两侧最主要的浅静脉包括：
  - **滑车上静脉和眶上静脉**：汇入内眦静脉。
  - **内眦静脉**：与面深静脉相连，并在下方延续为面静脉。
  - **翼静脉丛**：收纳上颌动脉供应区的静脉血，包括眼眶、鼻腔和口腔（引流至上颌静脉和面深静脉）。
  - **面深静脉**：源自翼静脉丛并引流至面静脉。
  - **面静脉**：引流至**颈内静脉**。
  - **颞浅静脉和上颌静脉**：它们汇合形成下颌后静脉。
  - **下颌后静脉**：与耳后静脉汇合形成**颈外静脉**。

  - **枕静脉**：引流至颈外静脉。
- 左、右颈外静脉由下颌后静脉的后支和耳后静脉在下颌角的后方汇合而成。
  - 穿过颈部的胸锁乳突肌，流入锁骨下静脉。
  - 引流头皮和同侧面部的静脉血。
  - 其属支还包括下颌后静脉、耳后静脉、枕静脉、颈横静脉、肩胛上静脉和颈前静脉。
- 左、右**颈内静脉**起始于颅底颈静脉孔处，与颈总动脉和迷走神经一起在颈动脉鞘内下降。
  - 颈内静脉在颈根部与锁骨下静脉相汇合形成头臂静脉。颈内静脉和锁骨下静脉的汇合处被称为**颈静脉锁骨下静脉连接**，或**静脉角**。胸导管、右淋巴管分别汇入左、右静脉角。
  - 颈内静脉收纳脑、面前部、头皮以及颈部器官和颈深层肌肉的静脉血。

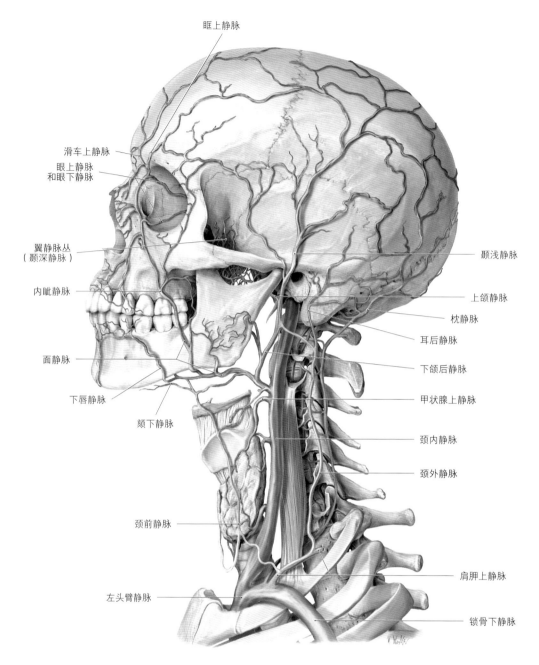

眶上静脉

滑车上静脉

眼上静脉
和眼下静脉

翼静脉丛
（颞深静脉）

内眦静脉

面静脉

下唇静脉

颏下静脉

颈前静脉

左头臂静脉

颞浅静脉

上颌静脉

枕静脉

耳后静脉

下颌后静脉

甲状腺上静脉

颈内静脉

颈外静脉

肩胛上静脉

锁骨下静脉

图 24.26　头颈部浅静脉

左侧面观。（引自 Gilroy AM、MacPherson BR、Wikenheiser JC. Atlas of Anatomy. Illustrations by Voll M and Wesker K. 4th ed. New York: Thieme Publishers; 2020.）

- 其属支包括硬脑膜静脉窦、面静脉、舌静脉、咽静脉、甲状腺上静脉和甲状腺中静脉。
- 小的**颈前静脉**起自同侧舌骨附近的浅静脉。
  - 它下降至颈根部汇入颈外静脉或锁骨下静脉。

- **颈静脉弓**可以在颈根部胸骨柄上方连接左右颈前静脉。
- 眼眶和大脑的深静脉引流至**硬脑膜静脉窦**，是在硬脑膜内形成的没有动脉相对应的静脉通道（详见 18.1）。硬膜静脉窦最终引流至颈内静脉。

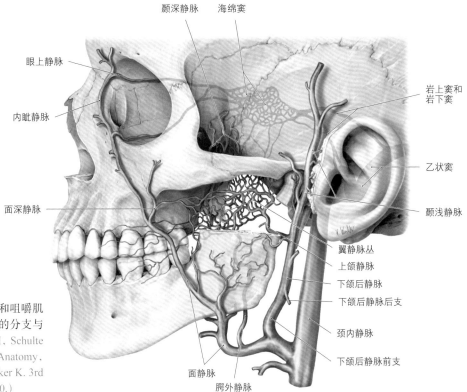

图 24.27　头部深静脉
左侧面观。翼静脉丛是位于下颌支和咀嚼肌之间的静脉网络。海绵窦将面静脉的分支与乙状窦连接起来。（引自 Schuenke M，Schulte E，Schumacher U. THIEME Atlas of Anatomy，Vol 3. Illustrations by Voll M and Wesker K. 3rd ed. New York: Thieme Publishers; 2020.）

知识拓展 24.6：临床相关

静脉吻合支作为感染的途径
　　面部浅静脉、头部深静脉（如翼静脉丛）和硬脑膜窦（如海绵窦）之间的广泛吻合在临床上非常重要。面部危险三角区的静脉通常是无瓣膜的。因此，面部的细菌感染很容易扩散至颅内。例如，嘴唇上的感染可能通过面静脉扩散到海绵窦，导致海绵窦血栓形成（感染形成的栓子可能堵塞海绵窦），甚至引发脑膜炎。

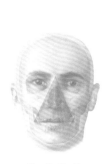

A. 面部"危险区"。

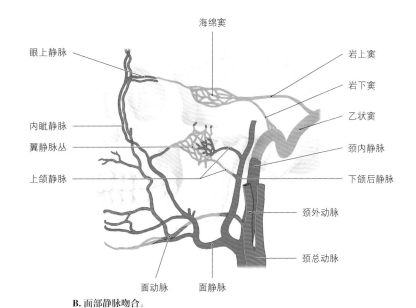

B. 面部静脉吻合。

面部的"危险区"和静脉吻合

（引自 Schuenke M，Schulte E，Schumacher U. THIEME Atlas of Anatomy，Vol 3. Illustrations by Voll M and Wesker K. 3rd ed. New York: Thieme Publishers; 2020.）

24.5 头颈部淋巴引流

- 头颈部的浅淋巴结沿颈外静脉排列。
  - 浅淋巴结收纳局部淋巴液并引流至颈深淋巴结。
  - 浅淋巴结包括枕淋巴结、耳后淋巴结、乳突淋巴结、腮

腺淋巴结、颈前淋巴结和颈外侧淋巴结（**图 24.28**；表 **24.5**）。

- 来自头颈部的淋巴液最终汇入**颈深淋巴结**，这些淋巴结在胸锁乳突肌深面沿颈内静脉分布（**图 24.29**；表 **24.6**）。有两组颈深淋巴节：
  - **颈深淋巴结上群**：又被称为颈内静脉二腹肌群，位于面静脉、颈内静脉以及二腹肌后腹附近。下颌下淋巴结和颏下淋巴结也向该群引流。颈深淋巴结上群引流至颈深淋巴结下群或直接引流至颈淋巴干。
  - **颈深淋巴结下群**：通常位于颈内静脉下段附近，但一些淋巴结也位于锁骨下静脉和臂丛神经周围。颈深淋巴结下群直接汇入颈淋巴干。
- 颈深淋巴结的输出淋巴管汇合形成**颈淋巴干**。
  - 在右侧，颈淋巴干直接或间接（通过右淋巴导管）引流到右侧颈静脉锁骨下静脉连接（右静脉角）。
  - 在左侧，颈淋巴干汇入胸导管，引流至左侧颈静脉锁骨下静脉连接（左静脉角）。

表 24.5 颈部浅淋巴结

淋巴结	收纳区域
耳后淋巴结	
枕淋巴结	枕部
乳突淋巴结	
腮腺浅淋巴结	
腮腺深淋巴结	腮腺耳廓区
颈前浅淋巴结	
颈外侧浅淋巴结	胸锁乳突肌区

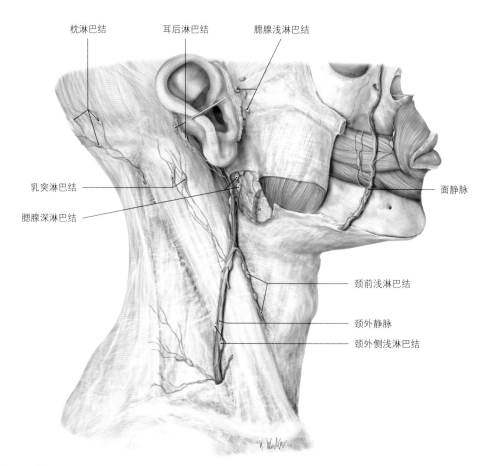

图 24.28 颈部浅淋巴结

右侧面观。（引自 Schuenke M，Schulte E，Schumacher U. THIEME Atlas of Anatomy，Vol 3. Illustrations by Voll M and Wesker K. 3rd ed. New York: Thieme Publishers; 2020.）

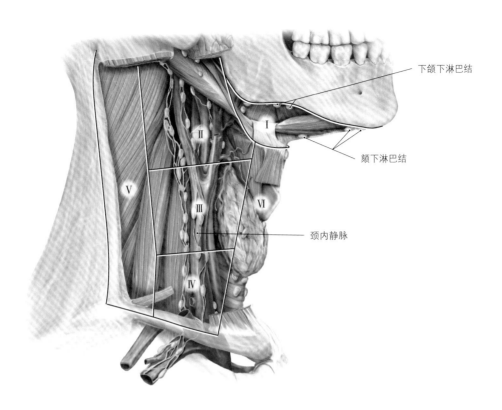

下颌下淋巴结

I

颏下淋巴结

颈内静脉

图 24.29　颈部深淋巴结
右侧面观。(引自 Schuenke M、Schulte E、Schumacher U. THIEME Atlas of Anatomy、Vol 3. Illustrations by Voll M and Wesker K. 3rd ed. New York: Thieme Publishers; 2020.)

表 24.6　颈部深淋巴结

分区	淋巴结		收纳区域
I	颏下淋巴结		面部
	下颌下淋巴结		
II	颈外侧淋巴群	上外侧群	颈部，喉–气管–甲状腺区
III		中外侧群	
IV		下外侧群	
V	颈后三角内的淋巴结		颈部
VI	颈前淋巴结		喉–气管–甲状腺区

24.6　头颈部神经

　　头颈部结构是由来自颈神经、脑神经和交感神经干的躯体神经和内脏神经所支配的。这里仅作简要概述，相关更详细的论述请参见 26.3（脑神经），26.4（头部的自主神经）和 25.4（颈部神经）。

- 头颈部的躯体神经包括：
  - 脊神经 C1~C4，支配颈部的结构。
    颈丛来源于颈神经 C1~C4 的前支。

枕下神经、枕大神经和第三枕神经来源于颈神经后支。
  - 脊神经 C5~T1 前支形成支配上肢的臂丛（详见 18.4）。
  - 脑神经（CN I ~ XII）来自大脑。
- 头颈部自主神经系统包括：
  - 副交感神经纤维与四支脑神经（CN III、VII、XI 和 X）伴行。
  - 交感神经由颈交感干发出。

25　颈部

颈部从颅底延伸到锁骨和胸骨，包含重要的神经血管结构，以控制与营养头部、胸部和上肢。颈部还具有对头部、消化道、呼吸和内分泌系统相关脏器起支撑与运动作用的肌肉与骨骼。

25.1　颈区

颈区，由肌肉和骨骼所构成的边界定义，主要是描述性的定义而不具备功能性的意义，但有利于理解颈内部的位置关系，这通常在医学实践中非常重要（**表 25.1；图 25.1**）。关于这些区域的详细解剖关系，请参见 25.8。

- **颈前区**（颈前三角区），从颈部中线延伸到胸锁乳突肌的前缘。
  - 该区域进一步分为**下颌下三角**、**颏下三角**、**肌三角**和**颈动脉三角**。
  - 颈前区包含了大部分的颈内器官、下咽、食道、喉、气管、甲状腺和甲状旁腺。
- **胸锁乳突肌区**，是以胸锁乳突肌前后边界定义的狭窄区域。
  - 在肌肉的下方，胸骨和锁骨头构成了较小的**锁骨上小窝**。
  - 该区域包含了部分颈部的主要血管结构。
- **颈外侧区**（颈后三角），从胸锁乳突肌的后缘延伸至斜方肌的前缘。
  - 肩胛舌骨肌将该区域分为**锁骨上三角**和**枕三角**。
  - 斜角肌、颈丛和臂丛位于该区域。
- **颈后区**，从斜方肌的前边缘延伸到颈部的后中线。
  - 它包含斜方肌、枕下肌、椎动脉和颈丛深支。
- **颈根部**，是胸部和颈部之间的过渡结构，被由胸骨、第 1 肋骨及其肋软骨和第 1 胸椎构成的胸廓上口所包围。
  - 它包含气管、食道、颈总动脉、锁骨下动脉、头臂静脉、迷走神经、膈神经、交感干、胸导管和左右肺顶。

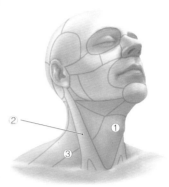
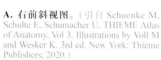
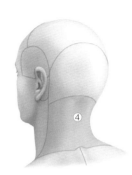

A. 右前斜视图。（引自 Schuenke M, Schulte E, Schumacher U. THIEME Atlas of Anatomy, Vol 3. Illustrations by Voll M and Wesker K. 3rd ed. New York: Thieme Publishers; 2020.）

B. 左后斜视图。（引自 Schuenke M, Schulte E, Schumacher U. THIEME Atlas of Anatomy, Vol 3. Illustrations by Voll M and Wesker K. 3rd ed. New York: Thieme Publishers; 2020.）

表 25.1　颈区

区域	划分	内容物
①颈前区（颈前三角）	下颌下三角（二腹肌三角）	下颌下腺、下颌下淋巴结、舌下神经（CN Ⅻ）、面动脉、面静脉
	颏下三角	颏下淋巴结
	肌三角	胸骨甲状肌、胸骨舌骨肌、甲状腺、甲状旁腺
	颈动脉三角	颈动脉杈、颈动脉体、舌下神经（CN Ⅻ）、迷走神经（CN Ⅹ）
②胸锁乳突肌区 *		胸锁乳突肌、颈总动脉、颈内静脉、迷走神经（CN Ⅹ）、颈淋巴结
③颈外侧区（颈后三角）	肩胛舌骨肌锁骨三角（锁骨上三角）	锁骨下动脉、肩胛下动脉、锁骨上淋巴结、锁骨上神经
	枕三角	副神经（CN Ⅺ）、臂丛神经干、颈横动脉、颈丛（后支）
④颈后区		颈部肌肉、椎动脉、颈丛

注：* 胸锁乳突肌区也包含锁骨上小窝。

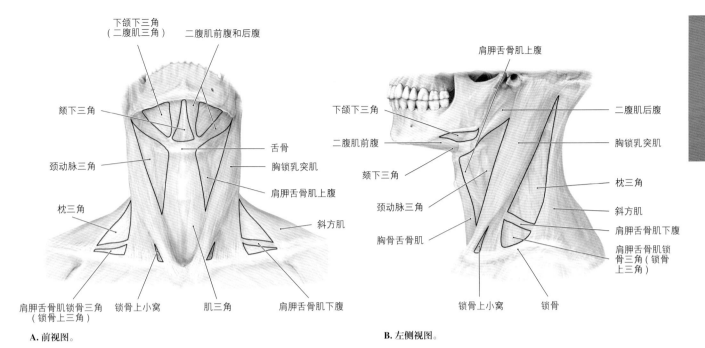

A. 前视图。   **B. 左侧视图。**

图 25.1　颈部分区

（引自 Gilroy AM, MacPherson BR, Wikenheiser JC. Atlas of Anatomy. Illustrations by Voll M and Wesker K. 4th ed. New York: Thieme Publishers; 2020.）

25.2　颈深筋膜

颈深筋膜分为四层，围绕颈部同时划分颈部结构（**图 25.2；表 25.2**）。

- **颈深筋膜浅层**（封套层）是一层位于皮肤深处的薄层结构，环绕整个颈部，同时分裂以包绕胸锁乳突肌和斜方肌。其中包含颈部的皮神经、浅血管和浅淋巴管。
- **气管前筋膜**位于颈前部，可分为包裹舌骨下肌群的壁层

和包绕颈部器官的脏层。
- **椎前筋膜**包裹脊柱和颈部深层肌肉，并在后方与**项筋膜**相续。
- **颈动脉鞘**是由气管前筋膜、椎前筋膜和颈深筋膜浅层增厚而形成的狭窄圆柱形管状结构，其中走行颈内静脉、颈总动脉和迷走神经等颈部的血管神经束。
- **咽后间隙**是位于气管前筋膜脏层和椎前筋膜之间的潜在间隙，自颅底向下延伸至上纵隔。

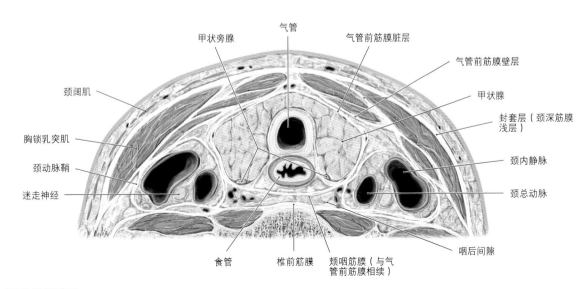

图 25.2　颈前部筋膜层

C6 水平的颈部横断面，俯视图。（引自 Schuenke M, Schulte E, Schumacher U. THIEME Atlas of Anatomy, Vol 3. Illustrations by Voll M and Wesker K. 3rd ed. New York: Thieme Publishers; 2020.）

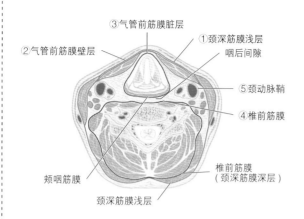

A. C5 水平的横断面。（引自 Gilroy AM, MacPherson BR, Wikenheiser JC. Atlas of Anatomy. Illustrations by Voll M and Wesker K. 4th ed. New York: Thieme Publishers; 2020.）

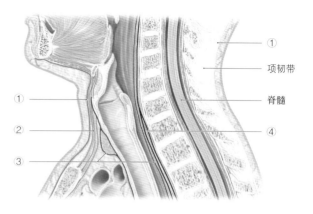

B. 正中矢状面，左侧视图。（引自 Gilroy AM, MacPherson BR, Wikenheiser JC. Atlas of Anatomy. Illustrations by Voll M and Wesker K. 4th ed. New York: Thieme Publishers; 2020.）

表 25.2　颈深筋膜

颈深筋膜分为四层包绕颈部结构。

层次	筋膜类型	描述
●①颈深筋膜浅层（封套层）	肌筋膜	环绕整个颈部，同时分裂以包绕胸锁乳突肌和斜方肌
气管前筋膜	●②肌筋膜	包裹舌骨下肌群
	●③内脏筋膜	包绕甲状腺、喉部、气管、咽部和食管
●④椎前筋膜	肌筋膜	环绕颈椎和有关肌肉
●⑤颈动脉鞘	神经血管筋膜	包裹颈总动脉、颈内静脉和迷走神经

25.3　颈部肌肉

- 颈浅肌群由三块肌肉构成（**图 25.3；表 25.3**）：
  - **颈阔肌**：是一种被颈部浅筋膜包裹的面部表情肌，因此也是一种延伸到颈部前外侧面的皮下肌肉。
  - **胸锁乳突肌**：被颈深筋膜浅层包裹，作为可见标志将颈部分为颈前区和颈外侧区。
  - 斜方肌：也位于颈深筋膜浅层内，属于连接上肢带骨的肌肉，延伸到颈部形成颈外侧区的后界。
- 附着在舌骨上位于颈浅肌群和颈深肌群之间的肌肉。
  - **舌骨上肌群**，即二腹肌、茎突舌骨肌、下颌舌骨肌、颏舌骨肌和舌骨舌肌，构成了口腔底部，并在吞咽和发声过程中起到抬高舌骨和喉部的作用（详见**表 27.9**）。
  - 颈部**舌骨下肌群**，即肩胛舌骨肌、胸骨舌骨肌、胸骨

甲状肌和甲状舌骨肌，在吞咽和发声过程中起拉低舌骨和喉部的作用（**图 25.4；表 25.4**）。

- 颈深肌群位于椎前筋膜深处，包括椎前肌和斜角肌（**图 25.5；表 25.5**）。

知识拓展 25.1：临床相关

先天性斜颈

先天性斜颈是一种胸锁乳突肌异常短，导致头部向一侧倾斜，颏部向上指向另一侧的情况。这种胸锁乳突肌的异常缩短被认为是出生时损伤（胸锁乳突肌撕裂或拉伸）所导致的肌肉出血、肿胀以及瘢痕组织形成的结果。

图 25.3 颈浅肌群

左侧视图。(引自 Schuenke M, Schulte E, Schumacher U. THIEME Atlas of Anatomy, Vol 3. Illustrations by Voll M and Wesker K. 3rd ed. New York: Thieme Publishers; 2020.)

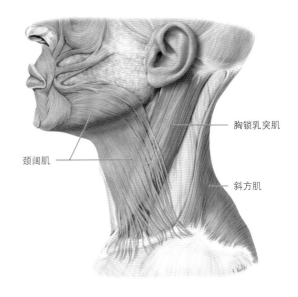

表 25.3 颈浅肌群

肌肉		起点	止点	神经支配	作用
颈阔肌		颈部下方和胸部侧上方的皮肤	下颌骨（下缘）、面部下方皮肤和嘴角	面神经颈支（CN Ⅶ）	使面部和口腔下部的皮肤凹陷并产生皱褶，使颈部皮肤绷紧，有助于下颌的自主下降
胸锁乳突肌	胸骨部	胸骨（柄）	颞骨（乳突）、枕骨（上项线）	运动：副神经（CN Ⅺ）痛觉和本体觉：颈丛 [C2、C3、(C4)]	单侧：使头倾向同侧，面部转向对侧
	锁骨部	锁骨（内侧 1/3）			双侧：伸展头部，当头部固定时有助于呼吸
斜方肌	降部	枕骨，C1~C7 棘突	锁骨（外侧 1/3）		斜向上提肩胛骨，外旋肩关节

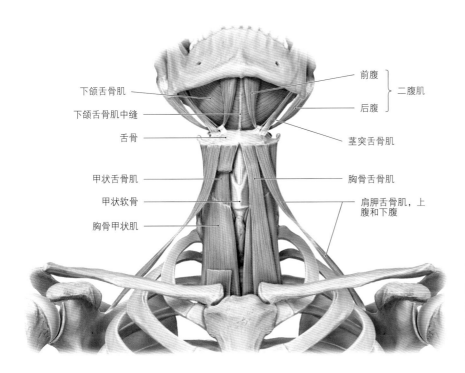

下颌舌骨肌
下颌舌骨肌中缝
舌骨
甲状舌骨肌
甲状软骨
胸骨甲状肌

前腹 ⎱ 二腹肌
后腹 ⎰

茎突舌骨肌

胸骨舌骨肌

肩胛舌骨肌，上腹和下腹

图 25.4 舌骨上肌群和舌骨下肌群

前视图。切开右侧胸骨舌骨肌。舌骨上肌群见表 27.9。(引自 Schuenke M, Schulte E, Schumacher U. THIEME Atlas of Anatomy, Vol 3. Illustrations by Voll M and Wesker K. 3rd ed. New York: Thieme Publishers; 2020.)

表 25.4 舌骨下肌群

肌肉	起点	止点	神经支配	作用
肩胛舌骨肌	肩胛骨（上缘）	舌骨（体）	颈袢（C1~C3）	压低（固定）舌骨，下拉喉部和舌骨，以进行发声和吞咽的最后阶段 *
胸骨舌骨肌	胸骨柄和胸锁关节（后表面）	舌骨（体）	颈袢（C1~C3）	
胸骨甲状肌	胸骨柄后表面	甲状软骨板斜线	颈袢（C1~C3）	
甲状舌骨肌	甲状软骨板斜线	舌骨（体）	C1 穿过舌下神经（CN Ⅻ）	在吞咽过程中压低并固定舌骨，抬高喉部

注：* 肩胛舌骨肌也起到拉紧颈部筋膜的作用（带有中间肌腱）。

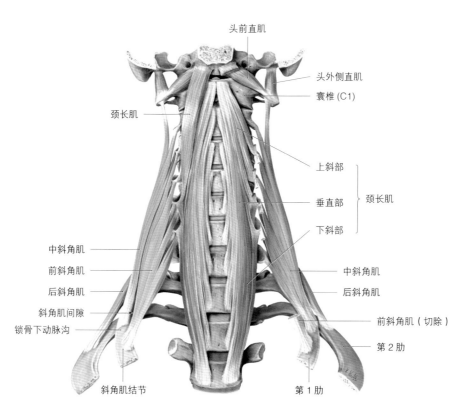

图 25.5 颈深肌群

椎前肌和斜角肌，前视图。左侧切除：头长肌和前斜角肌。（引自 Schuenke M, Schulte E, Schumacher U. THIEME Atlas of Anatomy, Vol 3. Illustrations by Voll M and Wesker K. 3rd ed. New York: Thieme Publishers; 2020.）

表 25.5 颈深肌群

肌肉		起点	止点	神经支配	作用
椎前肌 头长肌		C3~C6（横突前结节）	枕骨（基底部）	C1~C3 前支	寰枕关节处的头部屈曲
颈长肌	垂直（中间）部分	C5~T3（椎体前表面）	C2~C4（前表面）	C2~C6 前支	单侧：使颈椎向对侧倾斜和旋转 双侧：颈椎前屈
	上斜部	C3~C5（横突前结节）	寰椎（前结节）		
	下斜部	T1~T3（椎体前表面）	C5~C6（横突前结节）		

（续表）

肌肉	起点	止点	神经支配	作用
头前直肌	C1（侧块）	枕骨（基底部）	C1~C2 前支	单侧：头部在寰枕关节处的侧向屈曲
头外侧直肌	C1（横突）	枕骨（基底部，枕踝外侧）		双侧：头部在寰枕关节处的屈曲
斜角肌 前斜角肌	C3~C6（横突前结节）	第 1 肋（鳞状结节）	C4~C6 前支	
中斜角肌	C1~C2（横突），C3~C7（横突后结节）	第 1 肋（锁骨下动脉沟后）	C3~C8 前支	移动肋骨：上提肋骨（在主动吸气时） 固定肋骨：颈椎向同侧弯曲（单侧），颈部弯曲（双侧）
后斜角肌	C5~C7（横突后结节）	第 2 肋（外侧面）	C6~C8 前支	

25.4 颈部神经

颈部的神经包括颈脊神经和胸脊神经，来自颈交感干的神经和脑神经。

颈神经

C1~C4 脊神经支配颈部区域（**表 25.6**）。

- C1~C4 脊神经的前支形成**颈丛**，颈丛中具有支配感觉和运动的成分。
  - 神经丛的感觉神经、**枕小神经**（C2）、**耳大神经**（C2~C3）、**颈横神经**（C2~C3）和**锁骨上神经**（C3~C4）支配颈前、颈外侧和头皮外侧的皮肤。它们走行于胸锁乳突肌后边界中点的后面，这个位置被称为**颈部神经点**（或 Erb 点）（**图 25.6**）。
  - **颈袢**（C1~C3）是神经丛的运动支，有上根和下根，支配除甲状舌骨肌以外的所有舌骨下肌群，通常位于颈内静脉的前方（**图 25.7**）。
- 膈神经源于 C3~C5 脊神经的前支，在前斜角肌表面下降并进入胸部，支配膈的感觉与运动，同时传递来自纵隔、膈胸膜、纤维心包和壁心包的感觉。

- 脊神经 C1~C3 的后支形成三种神经——**枕下神经**（C1）、**枕大神经**（C2）和**第三枕神经**（C3），支配颈后和头皮的运动以及皮肤（**图 25.8**）。

臂丛

支配上肢的臂丛由 C5~T1 的前支构成。它通过颈部外侧的**斜角肌间隙**（前斜角肌和中斜角肌之间的间隙），行至腋窝内（详见 18.4）。通常情况下，神经丛的锁骨上部分支将继续产生 4 个分支——肩胛背神经、肩胛上神经、锁骨下神经和胸长神经，在其穿过颈部时支配对应的上肢带肌。

颈交感神经干

颈交感干是胸交感干的延续，延伸至颈部达 C1 的水平，位于脊柱的前侧和颈动脉鞘的后侧（详见**图 25.18** 和**图 25.20**）。

- 颈交感干不接受来自颈脊神经的白交通支。颈神经节中突触的节前纤维起源于胸脊神经，并在交感干中上升至颈区。

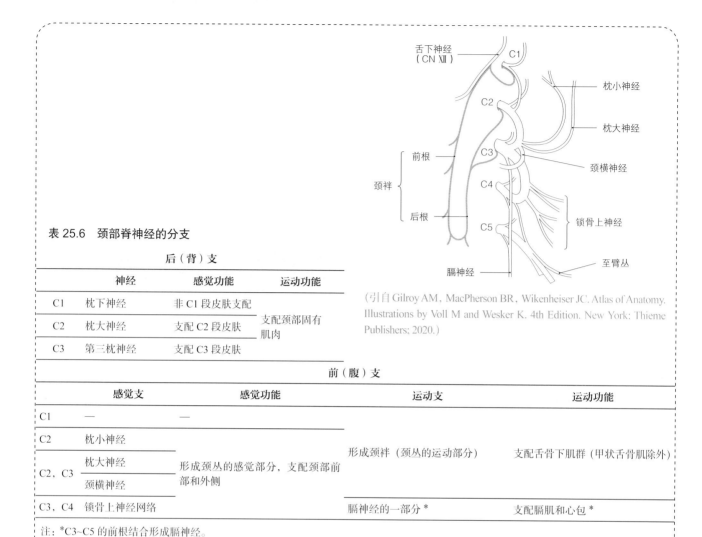

表 25.6　颈部脊神经的分支

（引自 Gilroy AM，MacPherson BR，Wikenheiser JC. Atlas of Anatomy. Illustrations by Voll M and Wesker K. 4th Edition. New York: Thieme Publishers; 2020.）

后（背）支			
	神经	感觉功能	运动功能
C1	枕下神经	非 C1 段皮肤支配	支配颈部固有肌肉
C2	枕大神经	支配 C2 段皮肤	
C3	第三枕神经	支配 C3 段皮肤	

前（腹）支				
	感觉支	感觉功能	运动支	运动功能
C1	—	—		
C2	枕小神经	形成颈丛的感觉部分，支配颈部前部和外侧	形成颈袢（颈丛的运动部分）	支配舌骨下肌群（甲状舌骨肌除外）
C2，C3	枕大神经			
	颈横神经			
C3，C4	锁骨上神经网络		膈神经的一部分 *	支配膈肌和心包 *

注：*C3~C5 的前根结合形成膈神经。

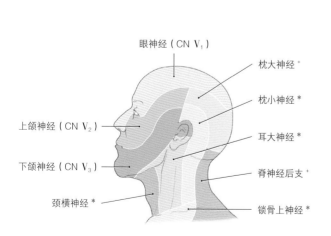

A. 皮肤神经区域。三叉神经，CN V₃（橙色），后支（⁺），前支（*）。

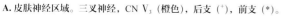

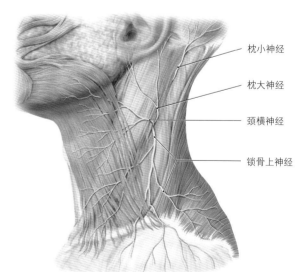

B. 颈丛的感觉分支。

图 25.6　颈外侧感觉视图

左侧面观。（引自 Gilroy AM，MacPherson BR，Wikenheiser JC. Atlas of Anatomy. Illustrations by Voll M and Wesker K. 4th ed. New York: Thieme Publishers; 2020.）

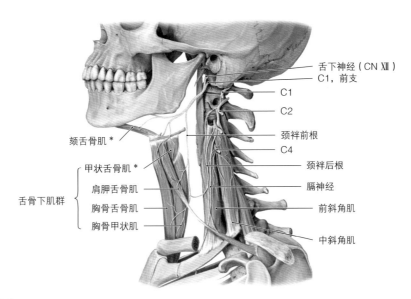

图 25.7 颈丛运动神经

左侧面观。* 由 C1 前支支配（分布于舌下神经）。（引自 Schuenke M, Schulte E, Schumacher U. THIEME Atlas of Anatomy, Vol 3. Illustrations by Voll M and Wesker K. 3rd ed. New York: Thieme Publishers; 2020. ）

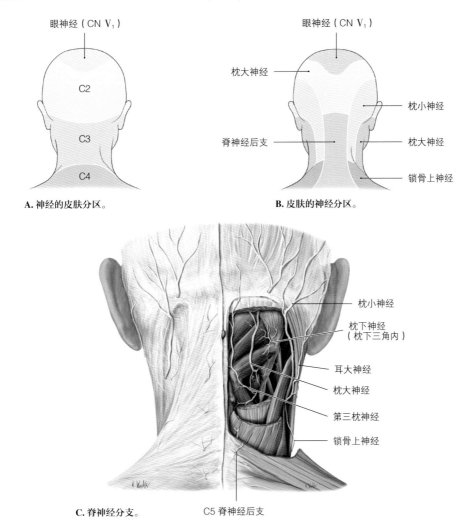

图 25.8 颈部的感觉神经支配

后面观。（引自 Gilroy AM，MacPherson BR，Wikenheiser JC. Atlas of Anatomy. Illustrations by Voll M and Wesker K. 4th ed. New York: Thieme Publishers; 2020. ）

- 来自颈交感神经节的节后纤维沿着三条走行路线分布。
  - 经交通支连接颈脊神经。
  - 经颈心（心肺）神经到达胸部的心丛。
  - 经血管周围的交感神经丛（动脉周围丛），特别是沿着颈外动脉、颈内动脉和椎动脉的神经纤维，支配头部和颈部的结构（详见 26.4）。
- 颈交感干上有上神经节、中神经节和下神经节。
  - **颈上神经节**位于 C1 椎骨的前方和颈内动脉的后方。它的分支包括：
    - **颈上交感心神经**。
    - **咽丛**的分支。
    - 形成**颈内丛**的**颈内神经**。
    - 形成**颈外丛**的**颈外神经**。
    - 连接 C1~C4 脊神经前支的灰交通支。
  - **颈中神经节**位于 C6 椎骨水平，发出**颈中交感心神经**。该神经连接胸部的心丛，以及 C5 和 C6 脊神经前支的灰交通支。
  - **颈下神经节**通常与最上胸神经节（T1）结合形成**星状神经节**。星状神经节位于 C7 椎骨横突的前方，它释放出下降至胸部的**颈下交感心神经**，以及 C7 和 C8 脊神经前支的灰交通支。

颈部的脑神经

颈内可见四条脑神经。

- 舌咽神经（CN Ⅸ）分支至头部的舌和咽部，并下降至颈部支配颈动脉体和颈动脉窦（详见**图 26.28**）。它同时支配茎突咽肌。
- 迷走神经（CN Ⅹ）在进入胸腔之前在颈部的颈动脉鞘内下降，其通向颈部的分支来自神经的胸部和颈部（详见**图 26.30**）。
  - **喉上神经**起源于每条迷走神经的颈段，并通过其内部和外部分支支配喉上神经。
  - **右侧喉返神经**起源于右侧迷走神经的颈段下部，并在颈部锁骨下动脉的周围返回。
  - **左侧喉返神经**起源于迷走神经的胸段。在主动脉弓周围返回，并在颈部的气管和食道之间上升。
  - **颈心神经**带有内脏运动神经（突触前副交感神经）纤维和内脏感觉纤维至心丛。
- 副神经（CN Ⅺ）来源于颈髓上段神经根，通过枕骨大孔进入颅部。通过颈静脉孔离开颅部后，支配胸锁乳突肌，然后穿过颈部外侧区支配斜方肌（详见**图 26.31**）。

- 副神经颅根与迷走神经相连。
- 副神经脊髓根支配胸锁乳突肌，穿过颈部外侧区域支配斜方肌。
- 舌下神经（CN Ⅻ）通过舌下神经管离开颅部，向前延伸至下颌下区，进入口腔为舌肌提供神经支配。
  - 在其走行的过程中，C1 的纤维短暂的与舌下神经相连，最终从舌下神经分叉，支配颏舌骨肌和甲状舌骨肌形成了颈袢上根（详见**图 25.7**）。

25.5 食管

食管是一根肌肉性管，连接颈部的咽部和腹部的胃（详见 7.7）。

- 颈段食管起始于 C6 椎骨水平，对应于环状软骨的下界。颈部食管位于气管的后部、颈椎的前部，并在上方与咽喉相连。
- 在咽食管交界处，**环咽肌**，即咽缩肌的最下部，形成食管上括约肌。
- 甲状腺下动脉是锁骨下动脉的分支，通过甲状颈干供应食管的颈部。同名静脉与动脉伴行。
- 喉返神经、迷走神经（CN Ⅹ）和颈交感干的血管运动纤维支配颈部的食管。

25.6 喉和气管

喉部是上呼吸道的一部分，控制声音的产生。它在上方与咽部相通，在下部与气管相连，位于 C3~C6 椎骨的前方。气管是气管支气管树的上部，下降至胸部与肺部的支气管相续。

喉部骨骼

三个单独的软骨和两组成对的软骨组成喉部的骨骼（**图 25.9**）。除了会厌软骨（弹性软骨）外，其余均由透明软骨形成。

- **甲状软骨**是九种软骨中最大的一个，具有**两层结构**，在中线连接处形成**喉部凸起**（喉结）。甲状软骨的**上角**附着在舌骨上，**下角**在**环甲关节**处与环状软骨相连。
- **环状软骨**是喉部骨骼中唯一在气管周围形成完整环状结构的软骨，在上方与甲状软骨连接，在下方与第一气管环相连。环状软骨的前部为较短的**前弓**，后部为较高的**后板**。
- 会厌是一种叶状软骨，在舌根处形成喉部入口的前壁，在下方与甲状软骨相连，在前方与舌骨相连。

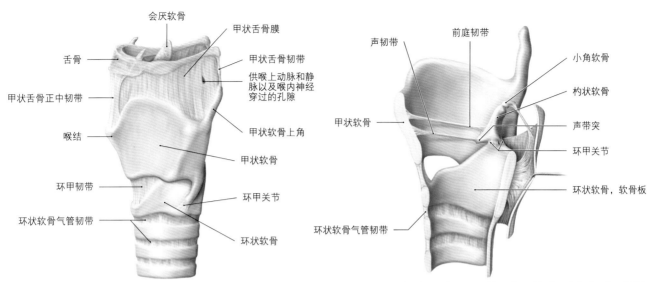

A. 左前斜面观。（引自 Gilroy AM，MacPherson BR，Wikenheiser JC. Atlas of Anatomy. Illustrations by Voll M and Wesker K. 4th ed. New York: Thieme Publishers; 2020.）

B. 矢状切面左内侧视图。切除：舌骨和甲状舌骨韧带。发声过程中，杓状软骨改变了声带的位置。（引自 Schuenke M，Schulte E，Schumacher U. THIEME Atlas of Anatomy，Vol 3. Illustrations by Voll M and Wesker K. 3rd ed. New York: Thieme Publishers; 2020.）

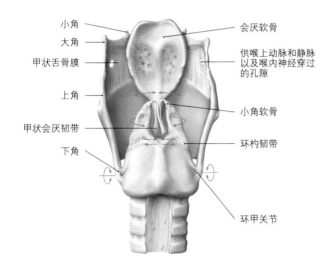

C. 后视图。箭头方向表示在不同关节的运动方向。（引自 Gilroy AM，MacPherson BR，Wikenheiser JC. Atlas of Anatomy. Illustrations by Voll M and Wesker K. 4th ed. New York: Thieme Publishers; 2020.）

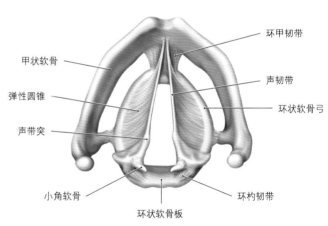

D. 甲状软骨、环状软骨和小角软骨的俯视图。（引自 Schuenke M，Schulte E，Schumacher U. THIEME Atlas of Anatomy，Vol 3. Illustrations by Voll M and Wesker K. 3rd ed. New York: Thieme Publishers; 2020.）

图 25.9　喉部结构

– 成对的锥形**杓状软骨**与环状软骨板的上边界形成关节连接，其顶点与微小的**小角软骨**形成关节连接，**声带突**通过**声韧带**附着在甲状软骨上。

– 成对的小角软骨和**楔状软骨**在**杓状会厌襞**内表现为结节。尽管小角软骨与杓状软骨之间存在关节，但楔状软骨与其他软骨之间不存在关节连接。

喉部的膜性结构与韧带

　　喉部膜性结构使喉部软骨相互连接，并与舌骨和气管相连（**图 25.9~ 图 25.11**）。

– **甲状舌骨膜**连接甲状软骨至舌骨上方。

– **环状软骨气管韧带**将环状软骨连接至下方第一个气管环。

– **方形膜**从会厌软骨的外侧界向后延伸至两侧的杓状软骨。

　• 该膜的上游离缘形成**杓状会厌韧带**，当被黏膜覆盖时，该韧带被称为**杓状会厌襞**。

　• 下游离缘即为**前庭韧带**，当被黏膜覆盖时，被称为**前庭襞**或假声带。

– **环甲膜**连接环状软骨和甲状软骨，并向上延伸至甲状骨深面形成**弹性圆锥**（详见**图 25.9D** 和**图 25.12C**）。

- 弹性圆锥的上游离缘形成了**声韧带**，该韧带从甲状软骨的中点延伸到杓状软骨的声带突。声韧带和**声带肌肉**形成**声襞**（或称为**声带**）。

> **知识拓展 25.2：临床相关**
>
> **气管切开术和环甲膜切开术**
>
> 　　当上呼吸道阻塞时，可以使用两种不同的方法重新建立气道通路。气管切开术是一种外科手术，通过气管近端的切口插入气管造口管。该术式通常用于气管的长期监管。环甲膜切开术是一种切开环甲膜的相关手术。这种手术通常在紧急情况下进行，与气管切开术相比，其技术难度较小，并发症也较少。

喉腔

　　喉腔起始于喉部入口，一直延伸至环状软骨下界（详见**图 25.10** 和**图 25.11**）。
- 前庭和声带界定了喉腔内的空间。
  - **声门上腔**（喉前庭）位于前庭襞上方。
  - **前庭裂**是两条前庭襞之间的空隙。
  - **喉室**是前庭和声带之间的喉腔凹陷。
  - **喉小囊**是喉室的盲端。
  - **声门裂**是两个声带之间的开口。
  - **声门下腔**（声门下区）是喉腔的下部，位于声带下方，延伸至环状软骨的下界。

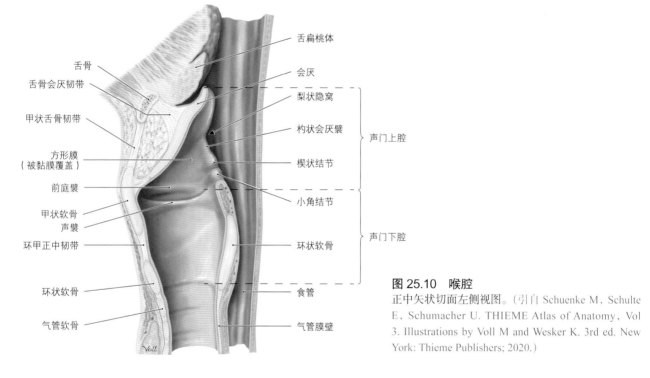

图 25.10　喉腔

正中矢状切面左侧视图。（引自 Schuenke M、Schulte E、Schumacher U. THIEME Atlas of Anatomy, Vol 3. Illustrations by Voll M and Wesker K. 3rd ed. New York: Thieme Publishers; 2020.）

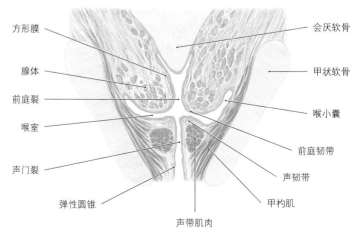

图 25.11　前庭和声带

冠状断面。（引自 Schuenke M、Schulte E、Schumacher U. THIEME Atlas of Anatomy, Vol 3. Illustrations by Voll M and Wesker K. 3rd ed. New York: Thieme Publishers; 2020.）

- 声音是空气在通过声带之间的喉腔时产生的。声音的变化来源于声带的位置、张力和长度的改变。
- 前庭襞保护气道，但在声音产生中不起作用。

喉肌

喉肌分为喉外肌和喉内肌。

- 喉外肌附着在舌骨上，使喉部和舌骨一起运动。其中包括舌骨上肌群（详见**表 27.9**），形成口腔底部并抬高喉部；以及舌骨下肌群（详见**表 25.4**），具有压低喉部的作用。
- 喉内肌具有移动喉部软骨的作用，从而改变声韧带的长度和张力以及声门裂的大小（**表 25.7；图 25.12**）。
- 以下两种肌肉在临床和解剖学上具有重要意义：
  - **环杓后肌**：是唯一可以外展声带和打开声门裂的肌肉。
  - **环甲肌**：由喉上神经的外支支配，是唯一不受喉下神经（喉返神经的延续）支配的喉内肌。

喉神经血管系统（图 25.13、图 25.15 和图 25.16）

- 喉上动脉和喉下动脉分别是甲状腺上动脉和甲状腺下动脉的分支。喉部静脉沿着喉动脉延伸，并与甲状腺静脉相连。
- 迷走神经（CN X）的喉上支和喉下支提供了喉的所有运动和感觉的神经支配。

- 喉上神经分为内侧感觉支和外侧运动支，前者支配前庭和声带上表面的黏膜，后者支配环甲肌。
- **喉下神经**是喉返神经的延续，支配声门下区的黏膜，并支配除环甲肌外的所有喉内肌。

知识拓展 25.3：临床相关

甲状腺切除术中的喉返神经麻痹

在甲状腺切除术中，因为颈部的喉返神经走行于甲状腺之后，在手术过程中容易受损。单侧损伤将导致声音嘶哑；双侧损伤会导致呼吸窘迫和失音（无法说话）。吸入性肺炎可能是并发症的一种。

气管

气管是气道在喉部下方的延伸部分，从环状软骨的下边界延伸至胸部 T4–T5 椎间盘的水平，并在该水平分叉成肺部的两个主支气管（详见 7.7）。在颈部（详见**图 25.18**）：

- 它位于颈浅筋膜和颈深筋膜以及胸骨舌骨肌和胸骨甲状肌的深部。
- 甲状腺峡部穿过第 2 气管软骨至第 4 气管软骨。甲状腺双侧叶位于其侧面，向下延伸至第 5 或第 6 气管软骨。
- 食管位于气管后部，并将其与脊柱分开。

表 25.7　喉肌的作用

肌肉	功能	对声门裂的作用
①环甲肌 *	收紧声带	无作用
②声带肌		
③甲杓肌	内收声带	关闭声门裂
④杓横肌		
⑤环杓后肌	外展声带	打开声门裂
⑥环杓侧肌	内收声带	关闭声门裂

注：* 环甲肌由喉外神经支配。其余喉内肌由喉返神经支配。

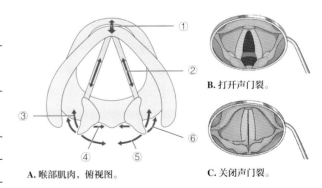

A. 喉部肌肉，俯视图。

B. 打开声门裂。

C. 关闭声门裂。

（引自 Schuenke M、Schulte E、Schumacher U. THIEME Atlas of Anatomy，Vol 3. Illustrations by Voll M and Wesker K. 3rd ed. New York: Thieme Publishers; 2020.）

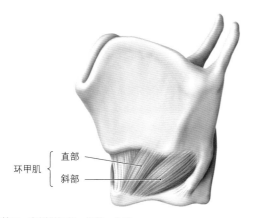

A. 喉外肌，左侧斜视图。切除：会厌。

环甲肌 { 直部 / 斜部 }

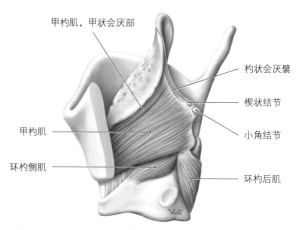

B. 喉内肌，左侧视图。切除：甲状软骨（左侧软骨板）。显示：会厌和甲杓肌。

甲杓肌，甲状会厌部
杓状会厌襞
楔状结节
小角结节
甲杓肌
环杓侧肌
环杓后肌

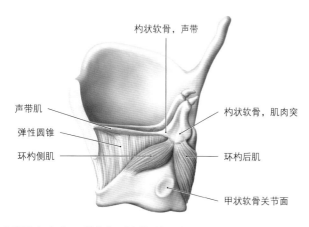

C. 左侧视图。切除：甲状软骨（左侧软骨板）和会厌。

声带肌
弹性圆锥
环杓侧肌
杓状软骨，声带
杓状软骨，肌肉突
环杓后肌
甲状软骨关节面

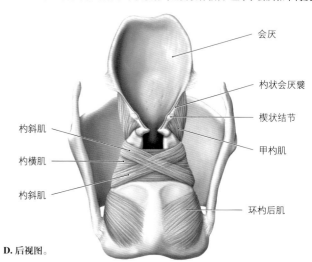

D. 后视图。

会厌
杓状会厌襞
楔状结节
甲杓肌
杓斜肌
杓横肌
杓斜肌
环杓后肌

图 25.12　咽肌

喉部肌肉使喉部软骨彼此间的相对位置发生改变，影响声带的张力和（或）位置。（引自 Schuenke M，Schulte E，Schumacher U. THIEME Atlas of Anatomy, Vol 3. Illustrations by Voll M and Wesker K. 3rd ed. New York: Thieme Publishers; 2020.）

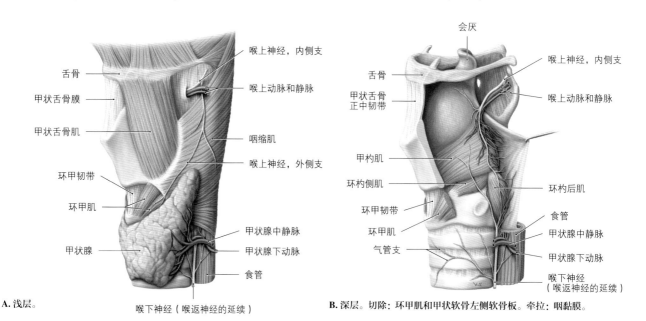

A. 浅层。

舌骨
甲状舌骨膜
甲状舌骨肌
环甲韧带
环甲肌
甲状腺
喉上神经，内侧支
喉上动脉和静脉
咽缩肌
喉上神经，外侧支
甲状腺中静脉
甲状腺下动脉
食管
喉下神经（喉返神经的延续）

B. 深层。切除：环甲肌和甲状软骨左侧软骨板。牵拉：咽黏膜。

会厌
舌骨
甲状舌骨正中韧带
甲杓肌
环杓侧肌
环甲韧带
环甲肌
气管支
喉上神经，内侧支
喉上动脉和静脉
环杓后肌
食管
甲状腺中静脉
甲状腺下动脉
喉下神经（喉返神经的延续）

图 25.13　喉部神经、血管

左侧视图。（引自 Schuenke M，Schulte E，Schumacher U. THIEME Atlas of Anatomy, Vol 3. Illustrations by Voll M and Wesker K. 3rd ed. New York: Thieme Publishers; 2020.）

- 颈总动脉在其外侧上升。
- 喉返神经沿其外侧或后外侧上升（位于气管和食道之间的凹槽中）。
- 气管由甲状腺下动脉供应，静脉血回流至甲状腺下静脉。
- 淋巴引流至气管前淋巴结和气管旁淋巴结。
- 气管接受迷走神经和颈交感干的支配。

25.7　甲状腺和甲状旁腺

甲状腺和甲状旁腺是位于颈前区的内分泌腺（**图 25.14**）。

甲状腺

甲状腺是人体最大的内分泌腺，分泌调节代谢速率的**甲状腺激素**和调节钙代谢的**降钙素**。

- 甲状腺位于胸骨舌骨肌和胸骨甲状肌（舌骨下肌）的深处，位于 C5 和 T1 椎骨水平之间的喉部和气管的前外侧。
- 甲状腺有左（侧）叶和右（侧）叶，由位于第 2 气管环和第 3 气管环前方狭窄的**峡部**连接。
- **锥状叶**，存在于约 50% 的人群中，是胚胎甲状舌管的残余部分，从峡部延伸至舌骨。

知识拓展 25.4：发育相关

甲状舌管囊肿

甲状舌管囊肿是颈部中线的一个充满液体的腔体，位于舌骨下方。这是由于甲状腺的胚胎起源位于舌部，在其下降至出生后位于颈部的过程中，甲状舌管残存的上皮细胞增生形成甲状舌骨囊肿。

- 甲状腺由纤维囊包裹。颈部的颈前筋膜位于其纤维囊外侧（详见**图 25.2**）。

甲状旁腺

甲状旁腺是位于甲状腺后表面的小型卵圆形内分泌腺，分泌**甲状旁腺素**，调节钙磷的代谢（**图 25.14B**）。

- 尽管甲状旁腺的数量为 2~6 个不等，但通常为 4 个腺体——2 个上甲状旁腺和 2 个下甲状旁腺。
- 上甲状旁腺的位置是恒定的，在环状软骨下边界的附近。下甲状旁腺的位置多样，从甲状腺下级至上纵隔不等。

甲状腺和甲状旁腺的神经血管系统

- 甲状腺上动脉是颈外动脉的一个分支，甲状腺下动脉来源于甲状颈干，供应甲状腺（**图 25.15**）。甲状旁腺通常由甲状腺下动脉主要供应。
- **甲状腺上静脉**和**甲状腺中静脉**汇入颈内静脉；**甲状腺下静脉**汇入纵隔内的头臂静脉（**图 25.16**）。甲状旁腺的静脉与甲状腺的静脉汇合。
- 甲状腺的淋巴管可以直接引流至颈深上淋巴结和颈深下淋巴结，也可以间接引流，首先通过喉前淋巴结、气管前淋巴结和气管旁淋巴结。
- 甲状旁腺淋巴和甲状腺淋巴一起汇入颈深淋巴结和气管旁淋巴结。
- 心交感神经丛和甲状腺上、下交感神经丛起源于颈上、中和下交感神经节，为甲状腺和甲状旁腺的血管运动提供神经支配。
- 甲状腺和甲状旁腺的激素释放由相关激素控制，因此缺乏促分泌的神经支配。

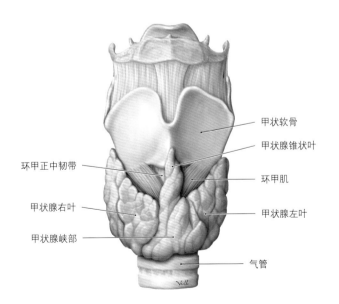

A. 甲状腺。前视图。（引自 Gilroy AM，MacPherson BR，Wikenheiser JC. Atlas of Anatomy. Illustrations by Voll M and Wesker K. 4th ed. New York: Thieme Publishers; 2020.）

甲状软骨
甲状腺锥状叶
环甲正中韧带
环甲肌
甲状腺右叶
甲状腺左叶
甲状腺峡部
气管

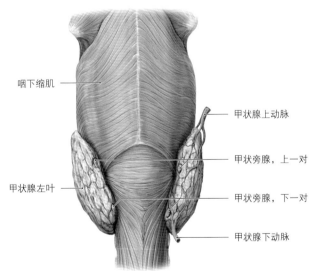

B. 甲状腺和甲状旁腺，后视图。（引自 Schuenke M，Schulte E，Schumacher U. THIEME Atlas of Anatomy，Vol 3. Illustrations by Voll M and Wesker K. 3rd ed. New York: Thieme Publishers; 2020.）

咽下缩肌
甲状腺上动脉
甲状旁腺，上一对
甲状腺左叶
甲状旁腺，下一对
甲状腺下动脉

图 25.14　甲状腺和甲状旁腺

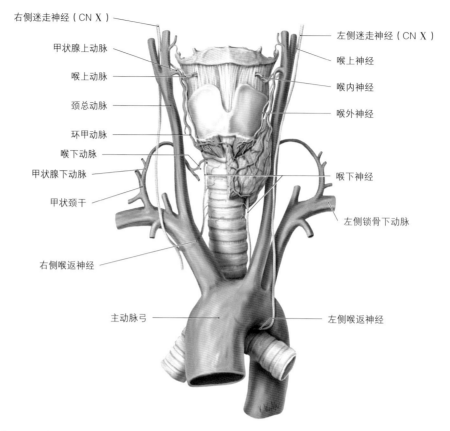

右侧迷走神经（CN X）
甲状腺上动脉
喉上动脉
颈总动脉
环甲动脉
喉下动脉
甲状腺下动脉
甲状颈干
右侧喉返神经
主动脉弓

左侧迷走神经（CN X）
喉上神经
喉内神经
喉外神经
喉下神经
左侧锁骨下动脉
左侧喉返神经

图 25.15　喉、甲状腺和甲状旁腺的动脉与神经
前视图。移除：甲状腺（右半部分）。（引自 Gilroy AM，MacPherson BR，Wikenheiser JC. Atlas of Anatomy. Illustrations by Voll M and Wesker K. 4th ed. New York: Thieme Publishers; 2020.）

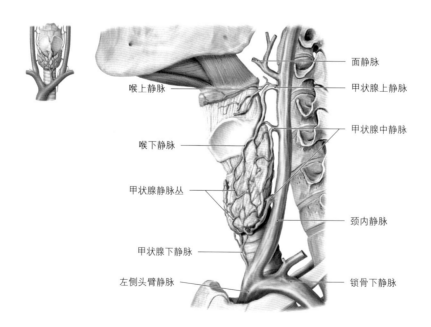

喉上静脉
喉下静脉
甲状腺静脉丛
甲状腺下静脉
左侧头臂静脉

面静脉
甲状腺上静脉
甲状腺中静脉
颈内静脉
锁骨下静脉

图 25.16　喉、甲状腺和甲状旁腺静脉
左侧视图。注意：甲状腺下静脉通常汇入左侧头臂静脉。（引自 Schuenke M，Schulte E，Schumacher U. THIEME Atlas of Anatomy，Vol 3. Illustrations by Voll M and Wesker K. 3rd ed. New York: Thieme Publishers; 2020.）

25.8 颈部分布结构（图 25.17~ 图 25.20）

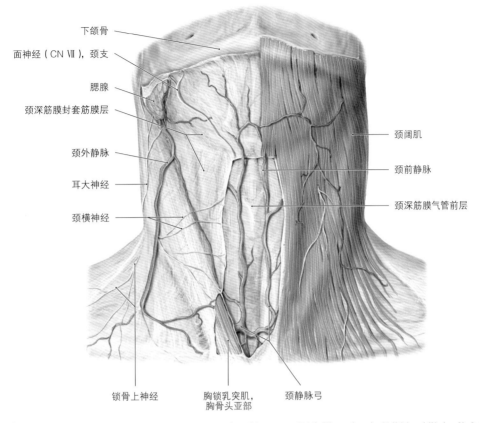

下颌骨
面神经（CN Ⅶ），颈支
腮腺
颈深筋膜封套筋膜层
颈外静脉
耳大神经
颈横神经

颈阔肌
颈前静脉
颈深筋膜气管前层

锁骨上神经
胸锁乳突肌，胸骨头亚部
颈静脉弓

A. 体表解剖。（引自 Schuenke M、Schulte E、Schumacher U. THIEME Atlas of Anatomy，Vol 3. Illustrations by Voll M and Wesker K. 3rd ed. New York: Thieme Publishers; 2020.）

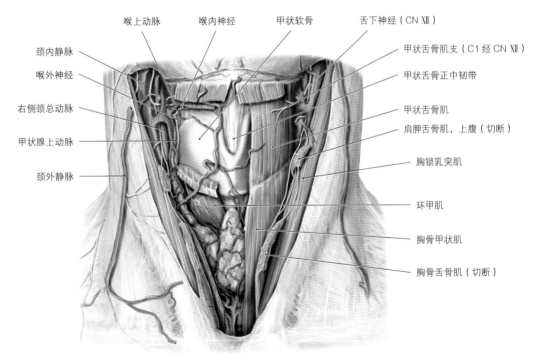

喉上动脉
喉内神经
甲状软骨
舌下神经（CN Ⅻ）

颈内静脉
喉外神经
右侧颈总动脉
甲状腺上动脉
颈外静脉

甲状舌骨肌支（C1 经 CN Ⅻ）
甲状舌骨正中韧带
甲状舌骨肌
肩胛舌骨肌，上腹（切断）
胸锁乳突肌
环甲肌
胸骨甲状肌
胸骨舌骨肌（切断）

B. 深层解剖。（引自 Gilroy AM、MacPherson BR、Wikenheiser JC. Atlas of Anatomy. Illustrations by Voll M and Wesker K. 4th ed. New York: Thieme Publishers; 2020.）

图 25.17　颈前区分布结构
前视图。

C. 颈前深部区。（引自 Gilroy AM，MacPherson BR，Wikenheiser JC. Atlas of Anatomy. Illustrations by Voll M and Wesker K. 4th ed. New York: Thieme Publishers; 2020.）

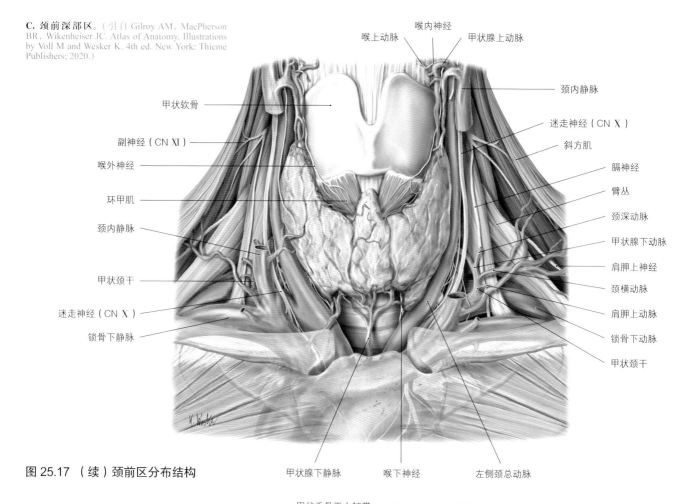

喉上动脉　喉内神经　甲状腺上动脉

甲状软骨

副神经（CN XI）

喉外神经

环甲肌

颈内静脉

甲状颈干

迷走神经（CN X）

锁骨下静脉

颈内静脉

迷走神经（CN X）

斜方肌

膈神经

臂丛

颈深动脉

甲状腺下动脉

肩胛上神经

颈横动脉

肩胛上动脉

锁骨下动脉

甲状颈干

图 25.17　（续）颈前区分布结构

甲状腺下静脉　　喉下神经　　左侧颈总动脉

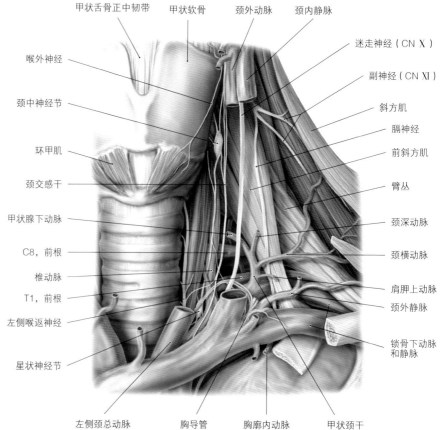

甲状舌骨正中韧带　甲状软骨　颈外动脉　颈内静脉

喉外神经

颈中神经节

环甲肌

颈交感干

甲状腺下动脉

C8，前根

椎动脉

T1，前根

左侧喉返神经

星状神经节

迷走神经（CN X）

副神经（CN XI）

斜方肌

膈神经

前斜方肌

臂丛

颈深动脉

颈横动脉

肩胛上动脉

颈外静脉

锁骨下动脉和静脉

图 25.18　颈根部

主视图，左侧。切除甲状腺、颈总动脉和颈内静脉，显示颈根部的深层结构。（引自 Schuenke M，Schulte E，Schumacher U. THIEME Atlas of Anatomy，Vol 3. Illustrations by Voll M and Wesker K. 3rd ed. New York: Thieme Publishers; 2020.）

左侧颈总动脉　　胸导管　　胸廓内动脉　　甲状颈干

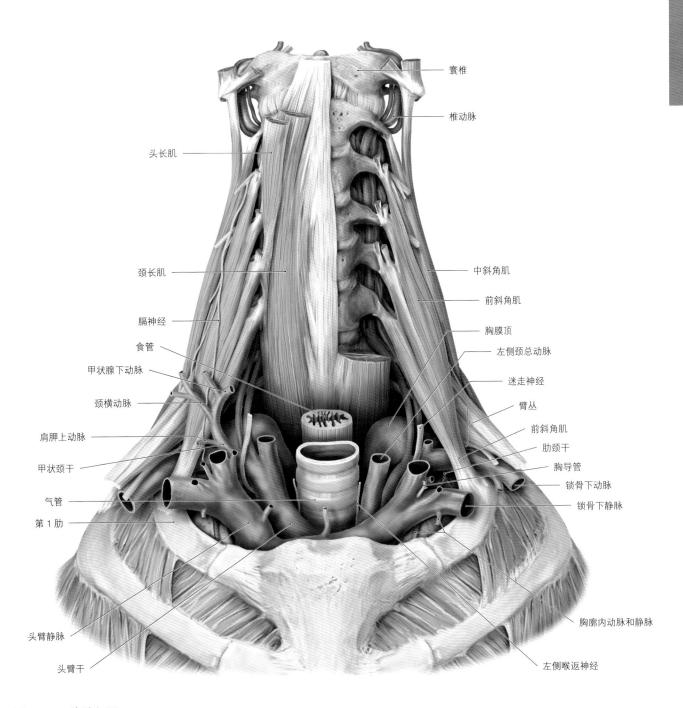

图 25.19 胸腔入口

前视图。切除颈部内脏，切断食管、气管、颈总动脉和颈静脉，以显示通过胸腔入口的结构之间的关系。左侧椎前肌已被切除，以显示椎动脉的走向。（引自 Schuenke M, Schulte E, Schumacher U. THIEME Atlas of Anatomy, Vol 3. Illustrations by Voll M and Wesker K. 3rd ed. New York: Thieme Publishers; 2020.）

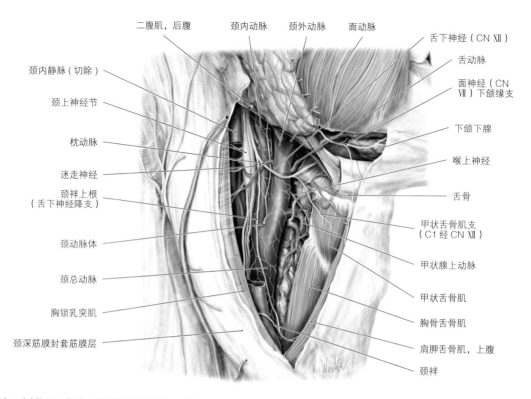

二腹肌，后腹　　颈内动脉　　颈外动脉　　面动脉

舌下神经（CN XII）

舌动脉

面神经（CN VII）下颌缘支

颈内静脉（切除）

颈上神经节

枕动脉

迷走神经

颈袢上根（舌下神经降支）

颈动脉体

颈总动脉

胸锁乳突肌

颈深筋膜封套筋膜层

下颌下腺

喉上神经

舌骨

甲状舌骨肌支（C1 经 CN XII）

甲状腺上动脉

甲状舌骨肌

胸骨舌骨肌

肩胛舌骨肌，上腹

颈袢

A. 颈动脉三角，右侧视图。切除：颈内静脉和面静脉。（引自 Gilroy AM，MacPherson BR，Wikenheiser JC. Atlas of Anatomy. Illustrations by Voll M and Wesker K. 4th ed. New York: Thieme Publishers; 2020.）

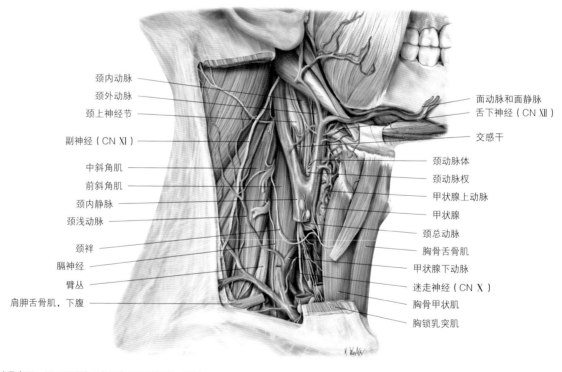

颈内动脉

颈外动脉

颈上神经节

副神经（CN XI）

中斜角肌

前斜角肌

颈内静脉

颈浅动脉

颈袢

膈神经

臂丛

肩胛舌骨肌，下腹

面动脉和面静脉

舌下神经（CN XII）

交感干

颈动脉体

颈动脉杈

甲状腺上动脉

甲状腺

颈总动脉

胸骨舌骨肌

甲状腺下动脉

迷走神经（CN X）

胸骨甲状肌

胸锁乳突肌

B. 切开胸锁乳突肌，显示颈动脉三角区和颈根部结构。（引自 Schuenke M，Schulte E，Schumacher U. THIEME Atlas of Anatomy，Vol 3. Illustrations by Voll M and Wesker K. 3rd ed. New York: Thieme Publishers; 2020.）

图 25.20　颈部外侧区
右侧视图。

26　脑膜、脑和脑神经

与脊髓被膜相连的颅脑膜，以及来自大脑的 12 对脑神经，是头颈部大体解剖的重要组成部分，将在下文中进行详细介绍。然而，对大脑的研究一般都在神经解剖学课程中进行，这里只作简要概述。

26.1 脑膜

颅脑膜是保护大脑的覆盖物，由外部纤维样的**硬脑膜**、中间较薄的**蛛网膜**和内部脆弱的**软脑膜**组成（**图 26.1**）。

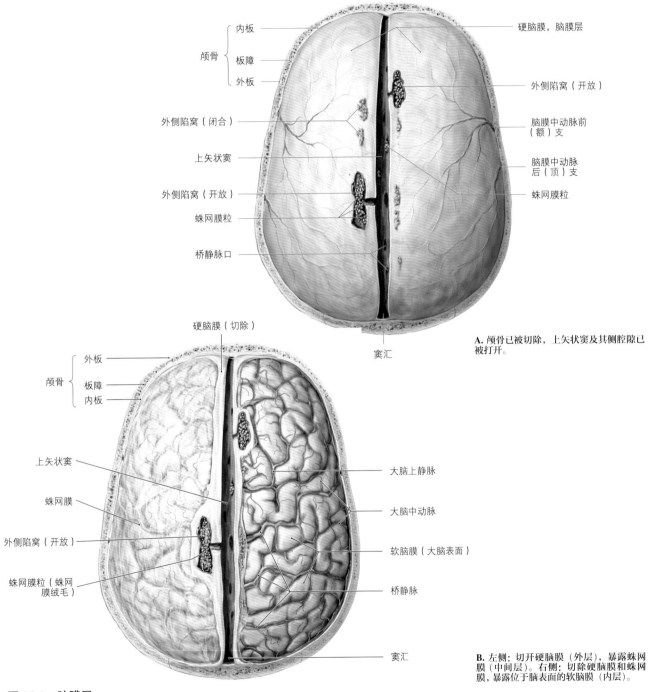

A. 颅骨已被切除，上矢状窦及其侧腔隙已被打开。

B. 左侧：切开硬脑膜（外层），暴露蛛网膜（中间层）。右侧：切除硬脑膜和蛛网膜，暴露位于脑表面的软脑膜（内层）。

图 26.1　脑膜层
颅骨开放，上面观。蛛网膜颗粒是脑脊液重新吸收到静脉血中的部位，是脑膜蛛网膜层进入静脉窦系统的突起。（引自 Schuenke M, Schulte E, Schumacher U. THIEME Atlas of Anatomy, Vol 3. Illustrations by Voll M and Wesker K. 3rd ed. New York: Thieme Publishers; 2020.）

硬脑膜

- 硬脑膜，是包裹在大脑周围的坚硬的外膜，由**骨膜（骨内膜）**层和**脑膜层**组成。这两层是不可分割的，除了它们包围着引流大脑的静脉窦（如上矢状窦；详见**图 26.4**）。
  - 外骨膜层，由颅骨的骨膜形成，紧密地附着在颅骨的内表面，特别是在骨缝处。这一层止于枕骨大孔，与脊髓周围的硬膜不相连。
  - 内脑膜层是附着在骨膜层内表面的坚固膜层，在脑神经通过颅孔时为其提供鞘。虽然没有附着，但与底层**蛛网膜**紧密相连。它继续进入椎管，形成硬脊膜（**图 26.2**）。
- 脑膜中动脉，即上颌动脉的分支，供应大部分的硬脑膜，眼动脉、枕动脉和椎动脉也有分支。静脉与动脉伴行并流入翼静脉丛。
- 三叉神经（CN Ⅴ）的分支从颅前窝和颅中窝的硬脑膜传递感觉。脊神经 C1、C2 和 C3 以及迷走神经（CN Ⅹ）的小分支支配颅后窝的硬脑膜。

硬脑膜的分区

　　硬脑膜层的内折形成不完整的膜性分区，分隔并支持大脑的各个部分（**图 26.3**）。

- **大脑镰**是一种垂直的镰刀状隔板，分隔左右大脑半球，前端连于鸡冠和额骨的内嵴，后端连于小脑幕。大脑镰的下缘游离。
- **小脑幕**是大脑镰的水平延伸，它将大脑的枕叶与颅后窝的小脑半球分开。
  - 它前端附着于后床突和颞骨岩部，后外侧附着于顶骨和枕骨。

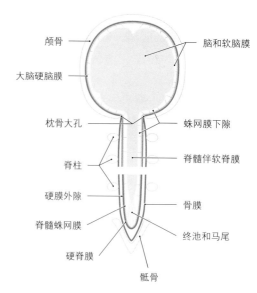

图 26.2　颅腔和脊髓的被膜
硬脑膜的两层（骨膜层和脑膜层）在颅腔内形成一个单一的结构单位，附着在颅骨的内表面。然而，在椎管中，硬膜与椎骨骨膜被硬膜外隙分离。（引自 Schuenke M, Schulte E, Schumacher U. THIEME Atlas of Anatomy, Vol 3. Illustrations by Voll M and Wesker K. 3rd ed. New York: Thieme Publishers; 2020.）

- U 形的**小脑幕切迹**将两侧的岩嵴分开，并连接颅中窝和颅后窝。
- **小脑镰**是分隔小脑半球的垂直隔板，向上连于小脑幕，向后连于枕嵴。
- **鞍膈**是一个小的硬脑膜褶皱，附着于前、后床突，形成蝶鞍上方的顶，封闭垂体。

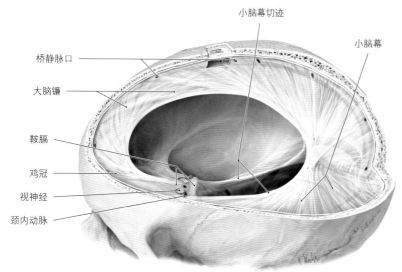

图 26.3　硬脑膜隔（褶皱）
左前斜视图。（引自 Schuenke M, Schulte E, Schumacher U. THIEME Atlas of Anatomy, Vol 3. Illustrations by Voll M and Wesker K. 3rd ed. New York: Thieme Publishers; 2020.）

知识拓展 26.1：临床相关

小脑幕裂孔疝

由水肿或肿瘤等占位性病变引起的颅中窝内压增加会挤压脑组织，迫使部分颞叶通过小脑幕切迹疝出。在这种情况下，对邻近脑干的压力可能是致命的。动眼神经（CN Ⅲ）也可以被拉伸或损伤，导致固定的瞳孔扩张（副交感神经功能丧失）和由于大部分眼外肌瘫痪而向下和向外的凝视。

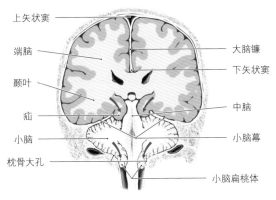

A. 轴向疝通常由一般脑水肿引起，可能危及生命。当颞叶下部突出小脑幕切迹时，将对包含呼吸和循环中枢的脑干产生压力。

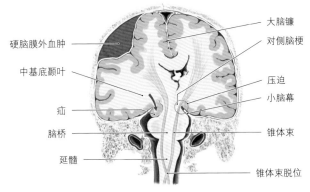

B. 侧疝是由单侧肿块（如肿瘤或颅内出血）引起的。当一侧颞叶通过小脑幕切迹疝出时，对侧可被小脑幕的边缘压迫，导致损伤部位对侧出现症状。

脑膜游离边缘下的潜在突出部位

冠状面切面，前视图。（引自 Schuenke M，Schulte E，Schumacher U. THIEME Atlas of Anatomy，Vol 3. Illustrations by Voll M and Wesker K. 3rd ed. New York: Thieme Publishers; 2020.）

硬脑膜静脉窦

硬脑膜静脉窦是由硬脑膜的骨膜层和脑膜层分离而形成的无瓣膜的静脉间隙。大脑、颅骨、眼眶和内耳的大部分大静脉通过硬脑膜窦引流，进入颈部的颈内静脉（**图 26.4 和图 26.5；表 26.1**）。

– **窦汇**位于小脑幕的后缘，是上矢状窦、直窦、枕窦和横窦的汇合处。

– **上矢状窦**位于大脑镰的上缘，流入窦汇。

– **下矢状窦**位于大脑镰的下缘，流入直窦。

– **直窦**位于大脑镰和小脑幕连接处。它接收下矢状窦和**大脑大静脉**，并流入窦汇。

– **横窦**成对，沿着小脑幕后外侧缘延伸。在后面连于窦汇，在前面汇入乙状窦，沿着其路线在枕骨和顶骨上形成凹槽。

– **枕窦**位于小脑镰的游离缘，流入窦汇。

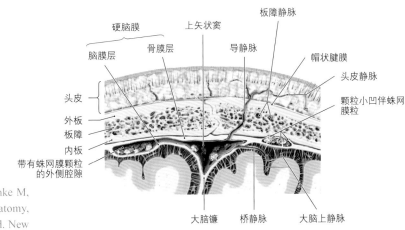

图 26.4　硬脑膜窦的结构

上矢状窦，冠状切面，前视图。（引自 Schuenke M，Schulte E, Schumacher U. THIEME Atlas of Anatomy, Vol 3. Illustrations by Voll M and Wesker K. 3rd ed. New York: Thieme Publishers; 2020.）

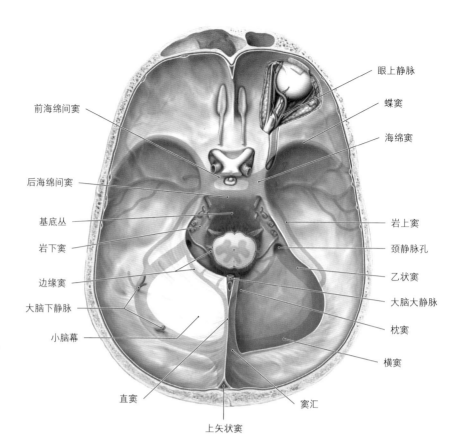

图 26.5　颅腔内的硬脑膜窦
打开颅腔暴露硬脑膜窦系统，间隙呈蓝色，俯视。从右侧移出：小脑幕和眼眶顶部。（引自 Schuenke M, Schulte E, Schumacher U. THIEME Atlas of Anatomy, Vol 3. Illustrations by Voll M and Wesker K. 3rd ed. New York: Thieme Publishers; 2020.）

图中标注：眼上静脉、蝶窦、海绵窦、岩上窦、颈静脉孔、乙状窦、大脑大静脉、枕窦、横窦、窦汇、上矢状窦、直窦、小脑幕、大脑下静脉、边缘窦、岩下窦、基底丛、后海绵间窦、前海绵间窦

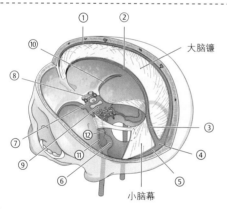

（引自 Gilroy AM，MacPherson BR，Wikenheiser JC. Atlas of Anatomy. Illustrations by Voll M and Wesker K. 4th Edition. New York: Thieme Publishers; 2020.）

表 26.1　主要的硬脑膜窦

上群	下群
①上矢状窦	⑦海绵窦
②下矢状窦	⑧前海绵间窦
③直窦	⑨后海绵间窦
④窦汇	⑩蝶窦
⑤横窦	⑪岩上窦
⑥乙状窦	⑫岩下窦

注：枕窦也包括在上群。

- **海绵窦**成对，位于蝶鞍两侧，具有区别于其他硬脑膜窦的特征（**图 26.6 和图 26.7**）。
  - 每个海绵窦都包含一个大的薄壁静脉丛。
  - 每个海绵窦都与一些重要的结构相关：
    颈内动脉，被交感颈内神经丛围绕。
    动眼神经（CN III）。
    滑车神经（CN IV）。
    三叉神经的分支眼神经（CN V₁）和上颌神经（CN V₂）。
    展神经（CN VI）。

知识拓展 26.2：临床相关

海绵窦血栓性静脉炎

　　海绵窦血栓性静脉炎可继发于面静脉血栓性静脉炎。虽然来自眼、唇、鼻和面部的角度的血液通常从下方流出，但它也可以通过眼眶的静脉引流到海绵窦。来自面部的感染，特别是面部的危险区域（从鼻梁延伸到口腔的角度）可将血栓扩散到海绵窦（见知识拓展 24.6）。这可能会影响穿过鼻窦的神经（动眼神经、滑车神经、眼神经和上颌神经，以及展神经），并导致急性脑膜炎。

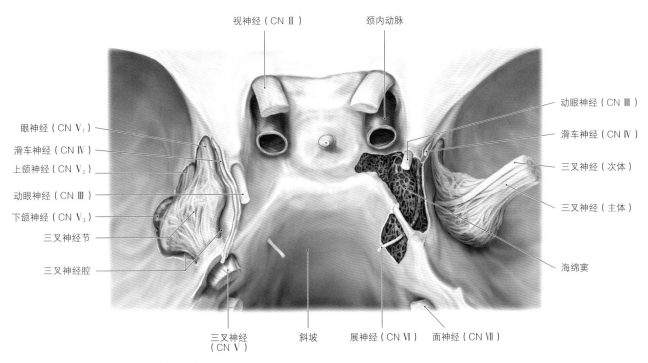

视神经（CN Ⅱ）　颈内动脉

眼神经（CN V₁）
滑车神经（CN Ⅳ）
上颌神经（CN V₂）
动眼神经（CN Ⅲ）
下颌神经（CN V₃）
三叉神经节
三叉神经腔

动眼神经（CN Ⅲ）
滑车神经（CN Ⅳ）
三叉神经（次体）
三叉神经（主体）
海绵窦

三叉神经
（CN Ⅴ）　斜坡　展神经（CN Ⅵ）　面神经（CN Ⅶ）

图 26.6　脑神经通过海绵窦的传导路径
颅内观。
右侧有部分开放的海绵窦。在右侧，切除外侧硬脑膜壁和海绵窦顶部，切除三叉神经节并向外侧牵拉。
CN，脑神经。（引自 Gilroy AM, MacPherson BR, Wikenheiser JC. Atlas of Anatomy. Illustrations by Voll M and Wesker K. 4th ed. New York: Thieme Publishers; 2020.）

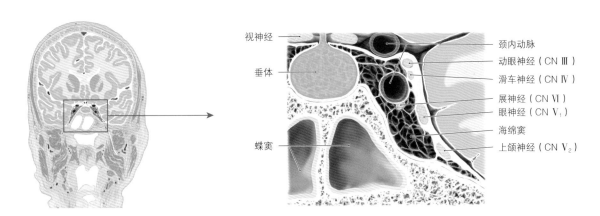

视神经　颈内动脉
垂体　动眼神经（CN Ⅲ）
滑车神经（CN Ⅳ）
展神经（CN Ⅵ）
眼神经（CN V₁）
海绵窦
蝶窦　上颌神经（CN V₂）

图 26.7　海绵窦
颅中窝，冠状切面，前视图。（引自 Gilroy AM, MacPherson BR, Wikenheiser JC. Atlas of Anatomy. Illustrations by Voll M and Wesker K. 4th ed. New York: Thieme Publishers; 2020.）

- 海绵窦接收眼上静脉、眼下静脉、蝶顶窦、大脑中浅静脉和视网膜中央静脉。
- 海绵窦向后流入岩上、下窦，向下流入翼静脉丛。
- 前后**海绵间窦**（详见**图 26.5**）连接左右海绵窦。
- 成对的**岩上窦**引流海绵窦，沿着颞骨岩部的上缘在小脑幕的附着边缘内流动，最终流入乙状窦。
- 成对的**岩下窦**引流海绵窦，通过颞骨岩部和枕骨基底部之间的沟槽，在颈内静脉的起始部流入乙状窦。岩下窦通过**基底丛**与椎静脉丛相通。

蛛网膜和软脑膜（详见图 26.1、图 26.4 和图 26.8）

- **蛛网膜**是硬脑膜脑膜层下的一层薄且无血管的纤维层。
  - 蛛网膜下隙的脑脊液将蛛网膜压在上盖的硬脑膜上，但这两层没有附着。网状**蛛网膜小梁**将蛛网膜附着在**软脑膜上**。
  - 蛛网膜层细微的指状突起，即**蛛网膜绒毛**，穿透硬脑膜，使脑脊液重新吸收进入静脉循环，尤其是在上矢状窦中大量存在。它们形成聚集物，被称为**蛛网膜粒**，突出到最大的硬脑膜静脉窦，并能将硬脑膜推向顶骨，形成"凹坑"。
  - 蛛网膜粒的聚集也发生在**外侧陷窝**，上矢状窦的外侧扩张。
- **软脑膜**薄而富含血管，附着在大脑的表面，并紧挨着它的轮廓。

脑膜间隙（图 26.8）

- **硬膜外隙**在颅骨和硬脑膜之间，不是一个自然腔隙，因为硬脑膜附着在颅骨上。供应颅骨和硬脑膜的脑膜血管在此腔隙中走行。
- **硬膜下隙**在硬脑膜和蛛网膜之间，是一个潜在腔隙，仅在病理条件下如硬膜下血肿时开放。大脑浅静脉（"桥静

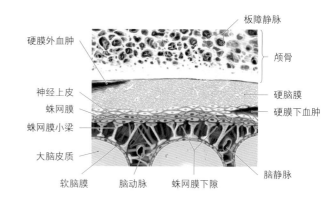

图 26.8 脑膜腔
脑膜，冠状面，前视图。（引自 Schuenke M, Schulte E, Schumacher U. THIEME Atlas of Anatomy, Vol 3. Illustrations by Voll M and Wesker K. 3rd ed. New York: Thieme Publishers; 2020.）

脉"）穿过此腔隙，连接大脑的静脉循环和硬脑膜静脉窦。
- **蛛网膜下隙**在蛛网膜和软脑膜之间，内含脑脊液、动脉和静脉。
  - **蛛网膜下池**是蛛网膜下隙在大脑皱褶周围扩大的部位。其中最大的包括**小脑延髓池、桥池、脚间池、交叉池、四叠体池、环池**（详见 26.2；详见**图 26.11**）。

知识拓展 26.3：临床相关

脑外出血

颅骨和脑之间的血管出血（脑外出血）会增加颅内压，并可能损害脑组织。根据它们与脑膜层的关系来区分三种类型的脑出血。

硬膜外血肿通常起源于翼状骨骨折后的脑膜中动脉破裂，导致硬膜外隙出血。出血性扩散通常受到缝合线的限制，因为硬脑膜在这些点附着在颅骨上。结果是，局部血液的积累导致该区域的大脑受压。

硬膜下血肿是由桥静脉在穿过硬脑膜窦和大脑皮质之间的

间隙时被撕裂造成的。老年人更容易发生这种类型的出血，因为随着大脑的收缩，这些静脉形成更大的间隙，更容易受到头部创伤的伤害。这种情况可能模拟缓慢发展的脑卒中，有一个波动的意识水平和定位的神经体征。

大多数蛛网膜下隙出血是由于与 Willis 环的血管相关的动脉瘤破裂，最常见的是与前脑循环的血管相关的血管破裂。这些蛛网膜下隙出血始于突然的严重头痛、颈部僵硬和嗜睡，但可发展为严重的后果，如偏瘫和昏迷。

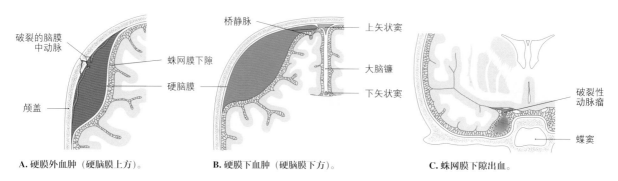

A. 硬膜外血肿（硬脑膜上方）。　　**B.** 硬膜下血肿（硬脑膜下方）。　　**C.** 蛛网膜下隙出血。

脑外出血
（引自 Schuenke M, Schulte E, Schumacher U. THIEME Atlas of Anatomy, Vol 3. Illustrations by Voll M and Wesker K. 3rd ed. New York: Thieme Publishers; 2020.）

26.2 脑

　　脑，位于颅骨所构成的颅腔内，是中枢神经系统的最大组成部分。它通过脊髓和脊神经以及 12 对脑神经与周围神经系统联系。

脑的区域划分

　　脑的主要区域是端脑、间脑、脑干（中脑、脑桥、延髓）和小脑（**图 26.9**）。

- **端脑**是脑最大的组成部分，也是中枢神经系统整合的中心。
  - 大脑镰位于**左右大脑半球**之间的**纵裂**中。
  - 每个大脑半球进一步分为**额叶**、**顶叶**、**枕叶**和**颞叶**，占据颅前窝和颅中窝。
  - 在后方，大脑枕在小脑幕上。
  - 大脑的表层（皮质）形成由**沟**（凹槽）分隔的**脑回**（褶皱）。
- **间脑**形成了脑的中心，由**丘脑**、**垂体**和**下丘脑**组成。
- **中脑**是脑干最前面的部分，穿过颅中、后窝之间的小脑幕凹迹。
  - 它与动眼神经（CN Ⅲ）和滑车神经（CN Ⅳ）相连。
- **脑桥**是脑干的中部，位于中脑下方的颅后窝的前部。

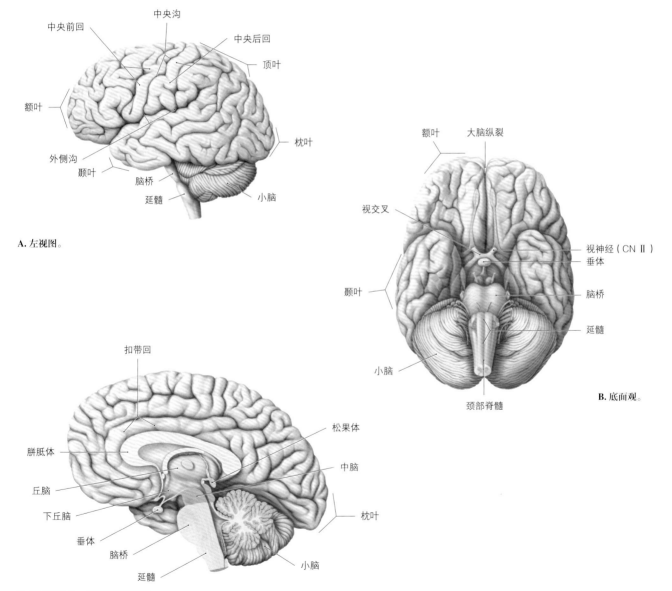

A. 左视图。

B. 底面观。

C. 正中矢状位，右半球内侧视图。

图 26.9　成人脑

（引自 Gilroy AM, MacPherson BR, Wikenheiser JC. Atlas of Anatomy. Illustrations by Voll M and Wesker K. 4th ed. New York: Thieme Publishers; 2020.）

- 一些上升和下降的纤维束连接着脑桥和小脑。
- 脑桥与三叉神经（CN Ⅴ）、展神经（CN Ⅵ）和面神经（CN Ⅶ）相连。
- **延髓**是脑干的最后端部分，连接着大脑和脊髓。
  - 它包含前庭蜗神经（CN Ⅷ）、舌咽神经（CN Ⅸ）、迷走神经（CN Ⅹ）和舌下神经（CN Ⅻ）的核团。
- **小脑**占据了颅后窝的大部分区域，它位于大脑的下方，两侧小脑被小脑幕分隔。
  - 它由成对的小脑半球和位于中间的小的蚓部组成。

脑室系统和脑脊液

　　脑和脊髓浮于脑脊液中。由脑脊液创造的浮力环境降低了大脑对其下表面的神经和血管的压力。

- 脑脊液产生于**脉络丛**，即大脑的四个脑室内的血管网络。前两个脑室较大且成对；第三和第四脑室较小，位于中线处（**图 26.10**）。
  - **第一、二（侧）脑室**是成对的腔，占据每个大脑半球的大部分，通过**室间孔**与第三脑室相通。
  - **第三脑室**，间脑两部分之间的分裂状空腔，向后通过一条狭窄通道，即穿过中脑的**中脑导水管**与第四脑室相连。
  - **第四脑室**是一个锥体形状的空腔，从脑桥延伸到延髓，与椎管相连，通过顶部的**正中孔**和**外侧孔**与蛛网膜下隙相连。
- 脑脊液通过脑室循环，并通过第四脑室的正中孔和外侧孔进入蛛网膜下隙和蛛网膜下池。它向上流过大脑的裂缝和沟，并通过突出到上矢状窦的蛛网膜颗粒重新吸收进入静脉循环（**图 26.11**）。

> **知识拓展 26.4：临床相关**
>
> **脑积水**
>
> 　　脑积水是脑室内脑脊液的蓄积，可由脑室系统内脑脊液流动的部分阻塞、脑脊液重吸收进入静脉循环的障碍，或在极少数情况下由脑脊液的过量产生而引起。脑室中过量的脑脊液导致它们扩张并对周围的皮质施加压力，导致颅骨分离，从而使头部尺寸增加。治疗方法包括在脑室和腹部之间放置一个分流器，使脑脊液引流到腹膜腔，促进其吸收。

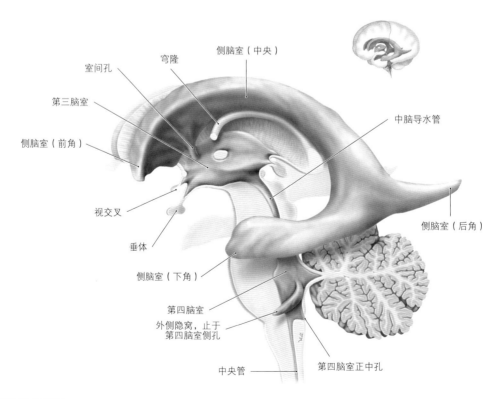

图 26.10 原位脑室系统

脑室系统与邻近结构，左视图。（引自 Schuenke M, Schulte E, Schumacher U. THIEME Atlas of Anatomy, Vol 3. Illustrations by Voll M and Wesker K. 3rd ed. New York: Thieme Publishers; 2020.）

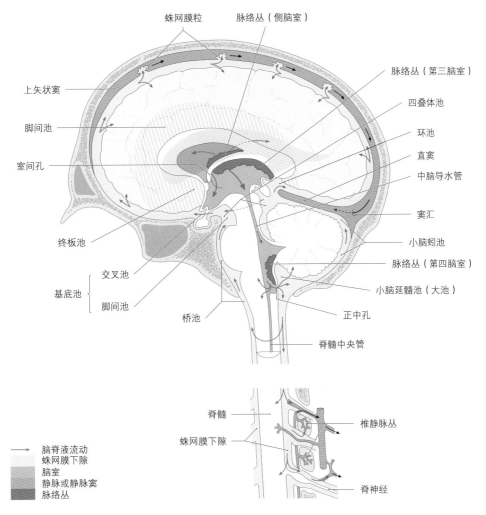

蛛网膜粒　脉络丛（侧脑室）

脉络丛（第三脑室）

四叠体池

环池

直窦

中脑导水管

窦汇

小脑蚓池

脉络丛（第四脑室）

小脑延髓池（大池）

正中孔

脊髓中央管

上矢状窦

脚间池

室间孔

终板池

交叉池

脚间池

基底池

桥池

脊髓

蛛网膜下隙

椎静脉丛

脊神经

→ 脑脊液流动
　蛛网膜下隙
　脑室
　静脉或静脉窦
　脉络丛

图 26.11　脑脊液循环
(引自 Schuenke M, Schulte E, Schumacher U. THIEME Atlas of Anatomy, Vol 3. Illustrations by Voll M and Wesker K. 3rd ed. New York: Thieme Publishers; 2020.)

脑的动脉

　　由于其较高的代谢需求，大脑在静息时接受 1/6 的心输出量和身体消耗的 1/5 的氧气。该血液供应来源于颈内动脉和椎动脉，分为**大脑前**、**后循环**（**图 26.12**），在脑腹侧面联合形成**大脑动脉环**（Willis 环）。

– 颈内动脉供给脑前循环（详见**图 24.25**）。
  • 它的**岩部**进入颅骨并在颞骨内侧水平进入颈动脉管时较为曲折。细小分支进入中耳和翼管。
  • **海绵窦部**穿过破裂孔，并在海绵窦内向前延伸（**图 26.13**）。小分支供应海绵窦内的脑膜、垂体和脑神经。
  • 颅中窝的**大脑部**分出眼动脉（详见**图 28.12**），立即掉头向后走行，分为大脑前动脉和大脑中动脉。

– 椎动脉和基底动脉供应脑后循环。
  • 椎动脉通过枕骨大孔进入颅内，向脊髓和小脑发出分支，然后与相对的椎动脉合并形成一条单一的基底动脉。
  • 椎动脉的颅内分支包括小脑下后动脉和脊髓前后动脉。

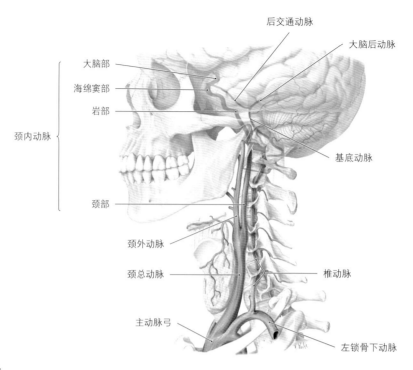

图 26.12 颈内动脉
左视图。（引自 Schuenke M, Schulte E, Schumacher U. THIEME Atlas of Anatomy. Vol 3. Illustrations by Voll M and Wesker K. 3rd ed. New York: Thieme Publishers; 2020.）

- **基底动脉**升到脑干的腹侧表面，分支分布到脑干、小脑和大脑。它终止于左右**大脑后动脉**。

  基底动脉的主要分支是**小脑下前动脉**和**小脑上动脉**。

- **大脑动脉环**（Willis 环），是在脑的腹侧面的一个重要的动脉吻合，供养大脑，并连接颈内动脉和椎动脉的循环（**图 26.14** 和**图 26.15**）。

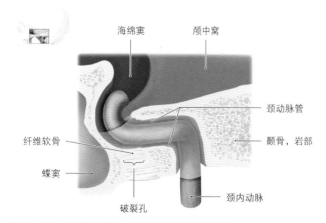

图 26.13 颈动脉管内的破裂孔和颈内动脉
左视图。破裂孔不是一个真正的孔，一般被一层纤维软骨阻塞；它只在干燥的颅骨上有一个开口。它与穿过颈动脉管的颈内动脉密切相关。（引自 Schuenke M, Schulte E, Schumacher U. THIEME Atlas of Anatomy. Vol 3. Illustrations by Voll M and Wesker K. 3rd ed. New York: Thieme Publishers; 2020.）

- 一条小的**前交通动脉**连接着两条大脑前动脉，联系左右大脑前循环。
- 一对**后交通动脉**连接颈内动脉和大脑后动脉，完成大脑前后循环之间的沟通。
- 形成大脑动脉环的血管有：
  - 前交通动脉。
  - 大脑前动脉。
  - 颈内动脉。
  - 后交通动脉。
  - 大脑后动脉。
- 来自大脑动脉环的大脑动脉为大脑半球提供血液供应（**表 26.2**）。

表 26.2 大脑动脉的分布情况

动脉	起源	分布
大脑前动脉	颈内动脉	额极和大脑半球的内侧和上表面
大脑中动脉	颈内动脉	大脑半球的大部分侧表面
大脑后动脉	基底动脉	枕叶及颞叶下部

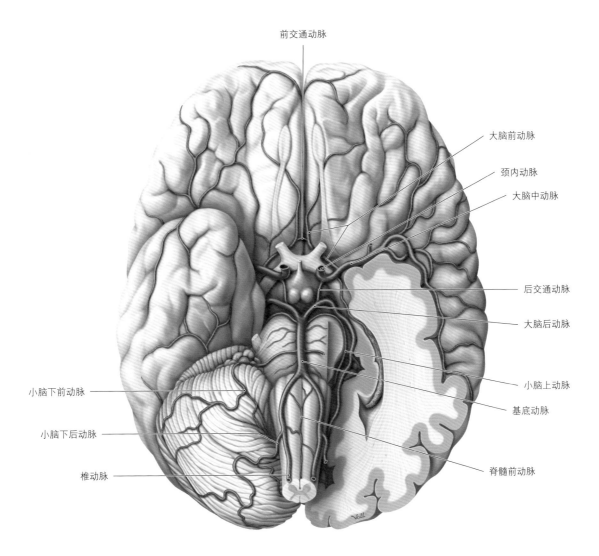

前交通动脉

大脑前动脉

颈内动脉

大脑中动脉

后交通动脉

大脑后动脉

小脑上动脉

基底动脉

脊髓前动脉

小脑下前动脉

小脑下后动脉

椎动脉

图 26.14　脑的动脉

底面观。（引自 Schuenke M, Schulte E, Schumacher U. THIEME Atlas of Anatomy, Vol 3. Illustrations by Voll M and Wesker K. 3rd ed. New York: Thieme Publishers; 2020.）

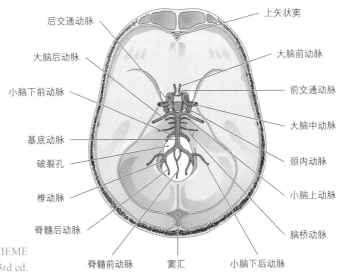

后交通动脉

大脑后动脉

小脑下前动脉

基底动脉

破裂孔

椎动脉

脊髓后动脉

上矢状窦

大脑前动脉

前交通动脉

大脑中动脉

颈内动脉

小脑上动脉

脑桥动脉

小脑下后动脉

脊髓前动脉　　窦汇

图 26.15　颅底对应的 Willis 环

上视图。（引自 Schuenke M, Schulte E, Schumacher U. THIEME Atlas of Anatomy, Vol 3. Illustrations by Voll M and Wesker K. 3rd ed. New York: Thieme Publishers; 2020.）

脑的静脉

引流脑的静脉壁薄且无瓣膜，通常排入硬脑膜静脉窦（图 26.16）。

- 引流大脑半球的浅表（外）静脉包括：
  - **大脑上静脉**：引流上外侧和内侧。这些"桥静脉"穿过硬膜下隙并流入上矢状窦（**图 26.17**）。
  - **大脑中静脉**：引流外侧半球，进入海绵窦，从那里进入岩窦和横窦。

- **大脑下静脉**：引流大脑下侧，连接大脑上静脉或**基底静脉**。
- 基底静脉引流大脑小前静脉和大脑中深静脉。
- **大脑内静脉**引流大脑第三、第四脑室和大脑深部。联合起来形成**大脑大静脉**。
- 大脑大静脉接收基底静脉，并与下矢状窦合并形成直窦。
- **小脑上、下静脉**将小脑血液引流入邻近的硬脑膜窦或从表面进入大脑大静脉。

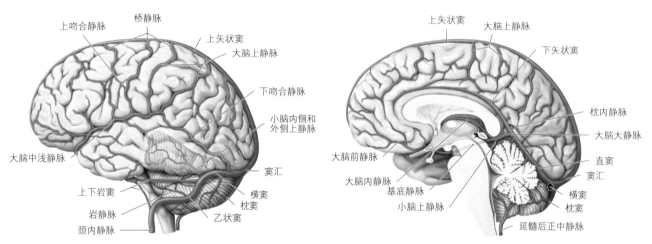

A. 左侧大脑半球侧视图。

B. 右侧大脑半球的内侧视图。

图 26.16 脑的静脉

（引自 Schuenke M, Schulte E, Schumacher U. THIEME Atlas of Anatomy, Vol 3. Illustrations by Voll M and Wesker K. 3rd ed. New York: Thieme Publishers; 2020.）

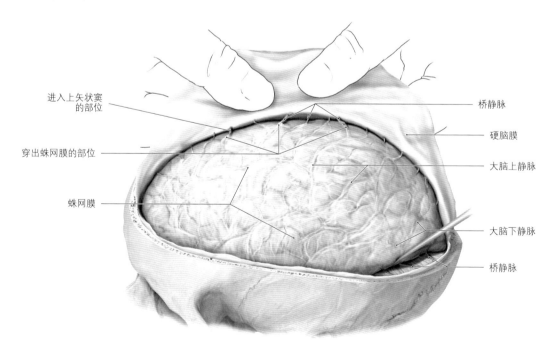

图 26.17 桥静脉

左上角视图；硬脑膜已被打开并向上翻起。在大脑浅静脉终止于硬脑膜窦之前，它们离开蛛网膜下隙，从蛛网膜层和脑膜层一直延伸到上矢状窦。这些大脑静脉节段（被称为"桥静脉"）的损伤会导致硬膜下出血。（引自 Schuenke M, Schulte E, Schumacher U. THIEME Atlas of Anatomy, Vol 3. Illustrations by Voll M and Wesker K. 3rd ed. New York: Thieme Publishers; 2020.）

26.3 脑神经

　　这 12 对脑神经起源于大脑基底部（**图 26.18** 和 **图 26.19**；**表 26.3** 和 **表 26.4**）。与脊神经一样，脑神经可以支配肌肉或将感觉从外周结构传递到中枢神经系统。一些脑神经也携带来自副交感神经系统的脑神经部分的纤维。在脑神经中发现了 7 种类型的神经纤维（单独或联合）。

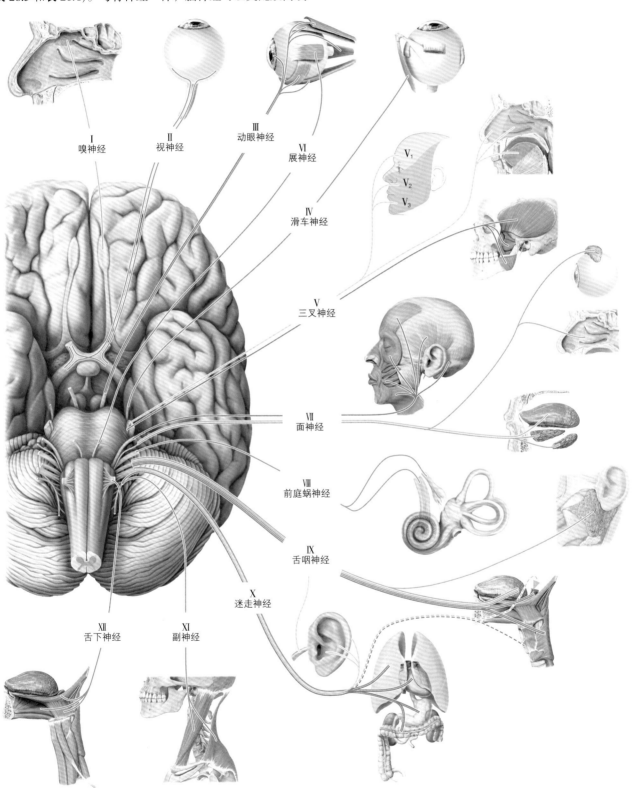

I 嗅神经

II 视神经

III 动眼神经

VI 展神经

IV 滑车神经

V 三叉神经

VII 面神经

VIII 前庭蜗神经

IX 舌咽神经

X 迷走神经

XII 舌下神经

XI 副神经

图 26.18　脑神经
底面观。12 对脑神经（CN）根据离开脑干的位置进行编号（颜色编码说明见表 26.3）。（引自 Gilroy AM, MacPherson BR, Wikenheiser JC. Atlas of Anatomy. Illustrations by Voll M and Wesker K. 4th ed. New York: Thieme Publishers; 2020.）

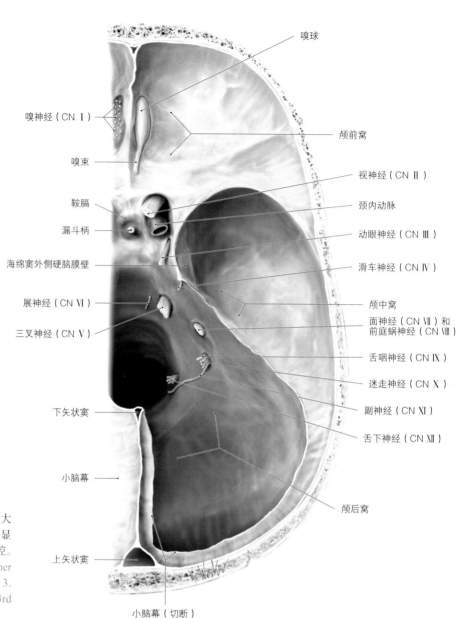

图 26.19　离开颅腔的脑神经
颅腔（内颅底上视图），右侧。移除：大脑和小脑幕。脑神经的末端被切断，以显示它们通过颅窝的裂缝、窝或硬脑膜腔。（引自 Schuenke M, Schulte E, Schumacher U. THIEME Atlas of Anatomy, Vol 3. Illustrations by Voll M and Wesker K. 3rd ed. New York: Thieme Publishers; 2020.）

图中标注（自上而下、自左而右）：嗅球、嗅神经（CN Ⅰ）、颅前窝、嗅束、视神经（CN Ⅱ）、鞍膈、颈内动脉、漏斗柄、动眼神经（CN Ⅲ）、海绵窦外侧硬脑膜壁、滑车神经（CN Ⅳ）、展神经（CN Ⅵ）、颅中窝、三叉神经（CN Ⅴ）、面神经（CN Ⅶ）和前庭蜗神经（CN Ⅷ）、舌咽神经（CN Ⅸ）、迷走神经（CN Ⅹ）、下矢状窦、副神经（CN Ⅺ）、舌下神经（CN Ⅻ）、小脑幕、颅后窝、上矢状窦、小脑幕（切断）

表 26.3　脑神经纤维的分类

纤维类型	功能
一般躯体运动	⬤ 支配随意肌
一般内脏运动（副交感神经）	⬤ 构成副交感神经系统的脑神经部分，支配不随意肌肉和腺体
特殊内脏运动（鳃运动肌神经）	⬤ 支配由原始咽（鳃弓）衍化的肌肉
一般躯体感觉	⬤ 传递诸如触觉、温度、疼痛和压力等感觉
特殊躯体感觉	⬤ 传递从眼、耳而来的视觉和听觉以及头部的位置觉
一般内脏感觉	⬤ 传递从颈动脉体、心脏、食道、气管、胃肠道等内脏信息
特殊内脏感觉	⬤ 传递有关气味和味觉的信息

注：颜色编码说明见**图 26.18**。

表 26.4　脑神经：功能概述

脑神经	穿过颅骨	感觉区（传入）/ 靶器官（传出）
CN Ⅰ：嗅神经	筛骨（筛板）	嗅觉：来自鼻腔嗅黏膜的特殊内脏感觉纤维
CN Ⅱ：视神经	视神经管	视觉：来自视网膜的特殊躯体感觉纤维
CN Ⅲ：动眼神经	眶上裂	躯体运动神经支配：上睑提肌和四块眼外肌（上直肌、内直肌、下直肌、下斜肌）
		副交感神经支配：神经节前纤维到睫状神经节；神经节后纤维到眼内肌（睫状肌和瞳孔括约肌）
CN Ⅳ：滑车神经	眶上裂	躯体运动神经支配：一块眼外肌（上斜肌）
CN Ⅴ：三叉神经	CN V₁：眶上裂	一般躯体感觉：来自眼眶、鼻腔、鼻窦、颅前窝、颅中窝的硬脑膜，以及面部
	CN V₂：圆孔	一般躯体感觉：来自鼻腔、鼻窦、上鼻咽、上口腔、颅前窝、颅中窝的硬脑膜，以及面部
	CN V₃：卵圆孔	一般躯体感觉：来自口腔底、耳、颅前窝、颅中窝的硬脑膜，以及面部
		鳃运动肌神经支配：鳃弓衍化而来的八块肌肉（包括咀嚼肌）
CN Ⅵ：展神经	眶上裂	躯体运动神经支配：一块眼外肌（外直肌）
CN Ⅶ：面神经	内耳道	一般躯体感觉：来自外耳
		味觉：来自舌（前 2/3）和软腭的特殊内脏感觉纤维
		副交感神经支配：下颌下神经节和翼腭神经节的节前纤维；节后纤维到腺体（如泪腺、下颌下腺、舌下腺、腭）和鼻腔、腭和鼻窦的黏膜
		鳃运动肌神经支配：来源于第二咽弓的肌肉（包括面部表情肌、茎突舌骨肌、二腹肌后腹和镫骨肌）
CN Ⅷ：前庭蜗神经	内耳道	听觉和平衡：来自耳蜗（听觉）和前庭器官（平衡）的特殊躯体感觉纤维
CN Ⅸ：舌咽神经	颈静脉孔	一般躯体感觉：来自口腔、咽、舌（后 1/3）、中耳
		味觉：来自舌的特殊内脏感觉（后 1/3）
		一般内脏感觉：来自颈动脉体和鼻窦
		副交感神经支配：神经节前纤维至耳神经节；节后纤维至腮腺和颊腺唇腺
		鳃运动肌神经支配：来自第三咽弓的一块肌肉（茎突咽肌）
CN Ⅹ：迷走神经	颈静脉孔	一般躯体感觉：来自颅后窝的耳部和硬脑膜
		味觉：来自会厌和舌根的特殊内脏感觉
		一般内脏感觉：来自主动脉体、咽、喉、呼吸道、胸腹脏器
		副交感神经支配：节前纤维至靶器官附近或嵌入平滑肌壁的小神经节；节后纤维至腺体、黏膜、咽喉、胸腹脏器的平滑肌
		鳃运动肌神经支配：至咽部和喉部肌肉。来源于第四和第六咽弓；也分布着来自 CN Ⅺ 的鳃运动纤维
CN Ⅺ：副神经	颈静脉孔	脊髓根：躯体运动神经支配：至斜方肌和胸锁乳突肌
		颅根（现在被认为是迷走神经的一部分）：鳃运动神经支配：加入咽部神经丛和迷走神经，至喉部肌肉（环甲肌除外）
CN Ⅻ：舌下神经	舌下神经管	躯体运动神经支配：所有舌内肌和舌外肌（腭舌肌除外）

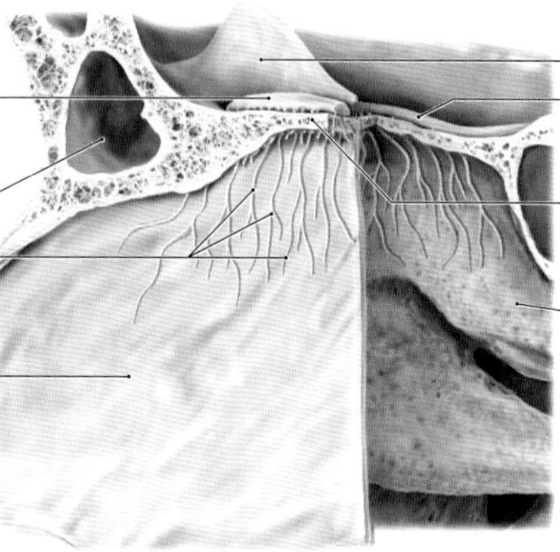

嗅球

额窦

嗅觉纤维

鼻中隔
（筛骨垂直板）

鸡冠

嗅束

筛板

上鼻甲

筛骨

图 26.20　嗅神经（CN Ⅰ）
嗅觉纤维、嗅球和嗅束。部分左侧鼻中隔及右侧鼻腔侧壁，左视图。（引自 Schuenke M, Schulte E, Schumacher U. THIEME Atlas of Anatomy, Vol 3. Illustrations by Voll M and Wesker K. 3rd ed. New York: Thieme Publishers; 2020.）

　　嗅神经（CN Ⅰ），携带特殊的感觉纤维，从鼻腔侧壁和鼻中隔壁的上部传递嗅觉（图 26.20）。
- 嗅觉神经元通过筛骨的筛板，并与**嗅球**中的次级神经元形成突触。
  - 这些次级神经元的轴突形成了**嗅束**。
  - 嗅球和嗅束是大脑皮质的延伸。

　　视神经（CN Ⅱ），是特殊的感觉神经纤维的集合，起源于眼睛的**视网膜**，并汇聚在眼球后部的**视神经盘**（图 26.21；另见 28.1）。
- 该神经通过视神经管离开眼眶，与对侧视神经连接，形成**视交叉**。
- 视交叉是一个再分配中心，神经纤维从每个视神经的内半部交叉到另一侧。
- 两条**视束**偏离交叉处。每条视束包含来自一只眼睛内半部和另一只眼睛外半部的神经纤维。

　　动眼神经（CN Ⅲ）、**滑车神经（CN Ⅳ）** 和 **展神经（CN Ⅵ）** 支配眼眶结构（图 26.22；另见 28.1）。它们通过海绵窦，然后通过眶上裂进入眼眶。
- 动眼神经有躯体和内脏两部分。
  - 一般躯体运动纤维支配移动眼球的四种眼外肌（上直肌、内直肌、下直肌和下斜肌），移动眼球，还支配上睑提肌，抬高眼睑。
  - 一般内脏运动纤维携带神经节前副交感神经纤维，这些纤维在**睫状神经节**换元，支配**瞳孔括约肌**（使瞳孔收缩）和**睫状体**（改变眼睛晶状体的曲率）（详见图 28.7）。
- 滑车神经携带一般的躯体运动纤维，并支配上斜肌，抑制并向内侧旋转眼球。
- 展神经携带一般躯体运动纤维，并支配外展眼球的外直肌。

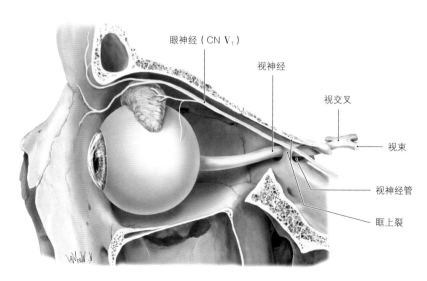

眼神经（CN V₁）

视神经

视交叉

视束

视神经管

眶上裂

图 26.21　视神经（CN Ⅱ）
左眼眶视神经，左视图。（引自 Schuenke M, Schulte E, Schumacher U. THIEME Atlas of Anatomy, Vol 3. Illustrations by Voll M and Wesker K. 3rd ed. New York: Thieme Publishers; 2020.）

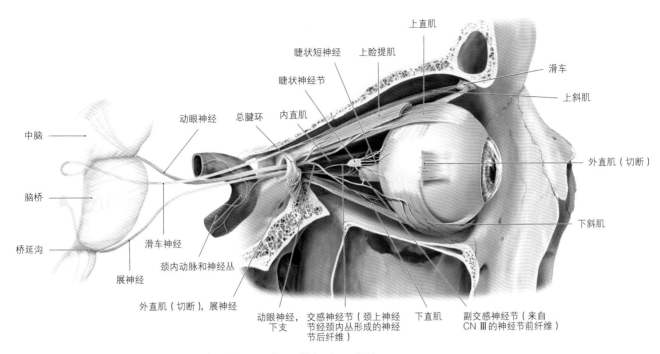

图 26.22　动眼神经（CN Ⅲ），滑车神经（CN Ⅳ），展神经（CN Ⅵ）
支配眼外肌的神经的走行，右眼眶，侧视图。（引自 Gilroy AM, MacPherson BR, Wikenheiser JC. Atlas of Anatomy. Illustrations by Voll M and Wesker K. 4th ed. New York: Thieme Publishers; 2020.）

　　三叉神经（CN Ⅴ），是面部的初级感觉神经（**图 26.23** 和**图 26.24**）。它的小的运动纤维支配咀嚼肌。

– 一般躯体感觉神经元，形成感觉神经根，在感觉核中形成突触，沿着脑干向下分布到脊髓。

– 下颌神经（CN Ⅴ₃）中一个小的运动根包含鳃运动纤维。

– 三叉神经分支在空间上与头部副交感神经节相关，并将

副交感神经节后纤维分到其靶器官。

– 三叉神经有 3 个分支。

　• **眼神经（CN Ⅴ₁）**（详见 28.1）
　　只含躯体感觉纤维。
　　通过海绵窦壁和眶上裂进入眼眶。
　　与睫状神经节有关（详见 24.4）。
　　通过泪腺神经将内脏运动纤维从面神经（CN Ⅶ）分配到泪腺。
　　支配眼眶、角膜和鼻部、前额和头皮顶部的皮肤。
　　通过**鼻睫支**作为角膜反射的感觉纤维。
　　有**泪腺神经、额神经和鼻睫神经**。

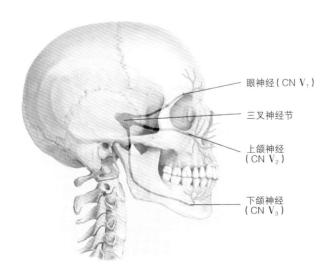

图 26.23　三叉神经的分支
右视图。（引自 Schuenke M, Schulte E, Schumacher U. THIEME Atlas of Anatomy, Vol 3. Illustrations by Voll M and Wesker K. 3rd ed. New York: Thieme Publishers; 2020.）

知识拓展 26.6：临床相关

三叉神经痛

　　三叉神经痛是三叉神经（CN Ⅴ）感觉根的一种病理学表现，最常影响上颌神经（CN Ⅴ₂），最不常影响眼神经（CN Ⅴ₁）。该疾病的特征是在由神经供应的区域的单侧电击样疼痛。通常会持续几秒钟到几分钟。随着病情的进展，疼痛持续的时间可能更长，发作间隙也可能更短。疼痛可能是通过进食、说话、刷牙或剃须来触碰脸上的触发点引起的。通常认为，三叉神经痛是由于异常血管的压力导致感觉根上髓鞘的缺失而引起的。手术破坏神经根或神经节或许有效，但可能会导致永久性的面部麻木。

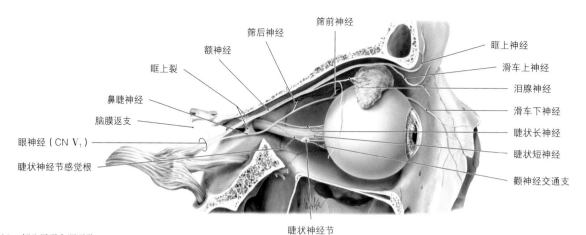

A. 眼神经（CN V₁），部分暴露右眼通路。

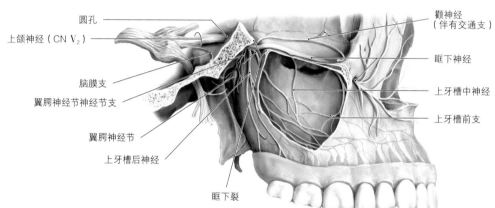

B. 上颌神经（CN V₂），部分暴露右上颌窦，切除颧弓。

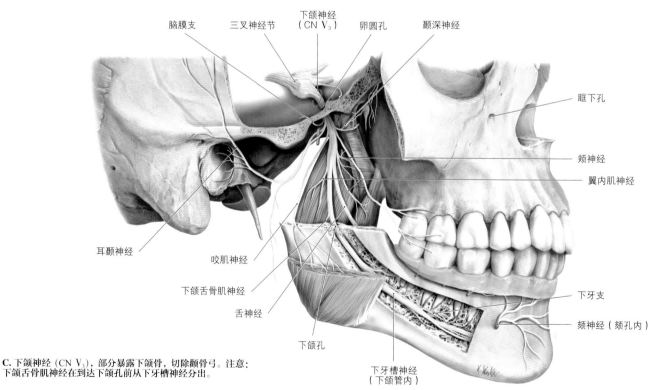

C. 下颌神经（CN V₃），部分暴露下颌骨，切除颧骨弓。注意：下颌舌骨肌神经在到达下颌孔前从下牙槽神经分出。

图 26.24　三叉神经（CN V）

三叉神经分支的走行。（引自 Schuenke M, Schulte E, Schumacher U. THIEME Atlas of Anatomy, Vol 3. Illustrations by Voll M and Wesker K. 3rd ed. New York: Thieme Publishers; 2020.）

- **上颌神经**（CN V₂）（详见 27.6）

  只含躯体感觉纤维。

  通过海绵窦和圆孔进入**翼腭窝**。

  与**翼腭神经节**联系（详见 26.4）。

  通过鼻腭和大大小小的腭神经分布于腭和鼻腺。

  将内脏运动纤维通过眼神经中泪腺神经的颧支分布到泪腺。

  支配面中部的皮肤（从下眼睑到上唇）和与上颌骨相关的结构，如上颌窦、硬腭、鼻腔和上颌牙。

  有眶下支、颧支、大腭支、小腭支、上牙槽支和鼻腭支。

- **下颌神经**（CN V₃）（详见 27.4 和 27.5）

  含有躯体感觉和鳃运动纤维。

  通过卵圆孔进入颞下窝。

  与**耳部和下颌下神经节**有关（详见 26.4）。

通过舌神经将面神经（CN Ⅶ）分布到下颌下腺和舌下腺。

通过耳颞神经将舌咽神经（CN Ⅸ）的内脏运动纤维分布到腮腺。

感觉成分，支配下颌和面部外侧的皮肤以及与下颌骨相关的结构，如下牙、颞下颌关节、口底和前舌。

运动成分，支配二腹肌（前腹）、**下颌舌骨肌、腭帆张肌、鼓室张肌和咀嚼肌**（详见 27.2 和 27.8）。

有**脑膜支、颊支、耳颞支、舌支、下牙槽支和肌支**（支配如上所述的肌肉）。

　　面神经（CN Ⅶ），是面部的主要运动神经，但也有感觉和内脏成分（**图 26.25～图 26.27**）。它包含一个支配面部表情肌的运动根，以及一个携带特殊感觉纤维（味觉）、内脏运动纤维（副交感神经）和躯体感觉纤维的中间神经。运动支和中间神经均通过内耳道进入颞骨的**面神经管**。

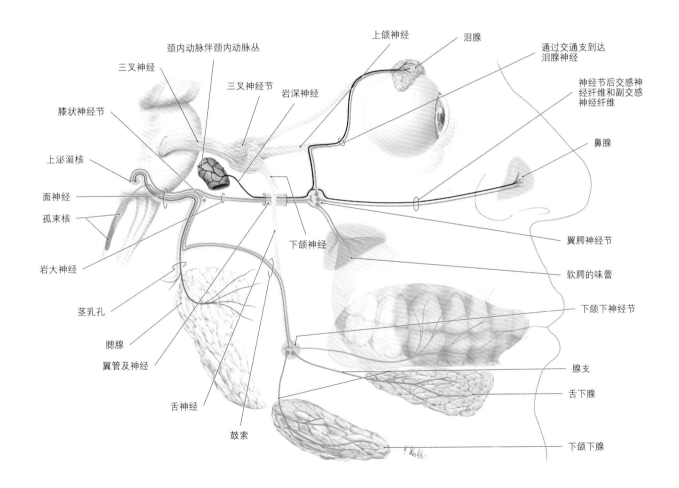

图 26.25　面神经的走行

内脏运动（副交感神经）和特殊内脏感觉（味觉）纤维分别显示为蓝色和绿色。右侧可见黑色所示的交感神经节后纤维。（引自 Gilroy AM, MacPherson BR, Wikenheiser JC. Atlas of Anatomy. Illustrations by Voll M and Wesker K. 4th ed. New York: Thieme Publishers; 2020.）

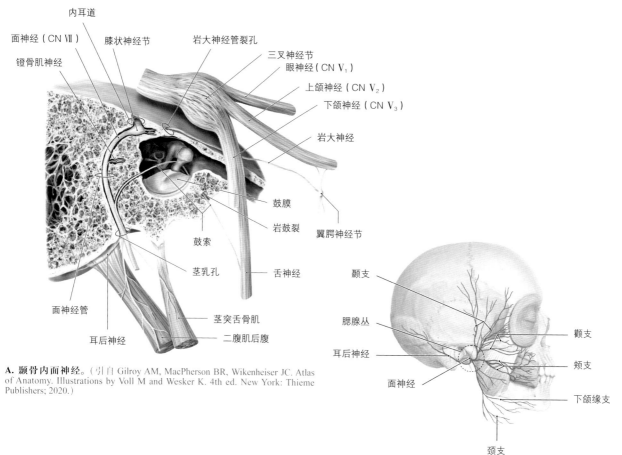

A. 颞骨内面神经。（引自 Gilroy AM, MacPherson BR, Wikenheiser JC. Atlas of Anatomy. Illustrations by Voll M and Wesker K. 4th ed. New York: Thieme Publishers; 2020.）

图 26.26　面神经（CN Ⅶ）
面神经的分支，右视图。

B. 腮腺丛。（引自 Schuenke M, Schulte E, Schumacher U. THIEME Atlas of Anatomy, Vol 3. Illustrations by Voll M and Wesker K. 3rd ed. New York: Thieme Publishers; 2020.）

- 运动根：
  • 通过茎乳孔离开颅骨。
  • 包含鳃运动纤维：
    支配茎突舌骨肌、镫骨肌和二腹肌（后腹）（详见图 27.28 和图 27.29）。
    形成大部分耳后神经，支配耳后肌和枕额肌后腹。
    在腮腺内形成**腮腺丛**，支配面部表情肌（详见 27.1）。
    腮腺丛的分支包括颞支、颧支、颊支、下颌缘支和颈支。
- 中间神经的三个分支出现在面管内，包括：
  • **岩大神经**（副交感神经）：穿过颅中窝，与岩深神经（交感神经）结合形成翼管神经（详见 27.6）。内脏运动（副交感神经）纤维在翼腭神经节中换元，分布于鼻黏膜和上颚的腺体和泪腺。
  • **鼓索**：穿过中耳，通过岩鼓裂到达颞下窝，与下颌神经的舌神经伴行。携带：
    在下颌下神经节换元并支配下颌下腺和舌下腺的内

脏运动纤维。
    来自舌和上腭的前部的味觉的特殊内脏感觉纤维。
  • 由耳后神经携带的一般躯体感觉纤维：将感觉从外耳传递到位于颞骨内的面神经的感觉神经节，即**膝状神经节**。

知识拓展 26.7：临床相关

贝尔麻痹

　　贝尔麻痹（Bell's palsy）是由于面神经（CN Ⅶ）损伤而导致的面部肌肉瘫痪。症状通常会突然出现，并且只影响一侧的脸，包括嘴角、眉毛和下眼睑的下垂，以及不能微笑、吹口哨、鼓起脸颊、皱前额、眨眼或用力闭上眼睛。前 2/3 的舌头味觉受损（由于鼓索的受累），泪液减少导致眼干（由于岩大神经的受累），对声音的敏感性增加（由于镫骨肌瘫痪），下颌和舌头偏向另一侧（由于二腹肌后腹瘫痪）。

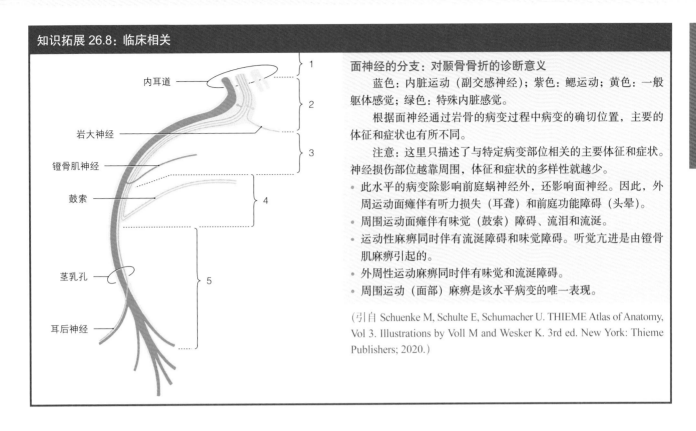

前庭蜗神经（CN Ⅷ），是听觉和平衡觉的感觉神经。神经通过内耳道与面神经一起进入颞骨。

- 前庭耳蜗神经的两个分支携带特殊的感觉纤维（**图 26.27**；另见 28.2）：

- **蜗根**支配**耳蜗**和它的**螺旋器**，即听觉器官。
- **前庭根**，包含**前庭神经节**，支配**椭圆囊、球囊**和**膜半规管**，即平衡器官。

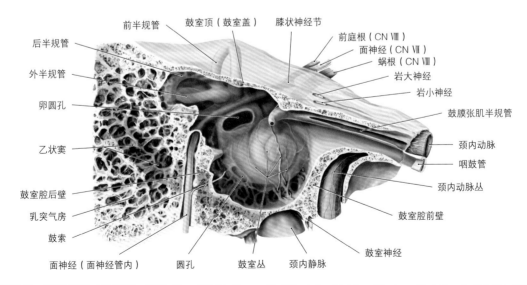

A. 颞骨内前庭蜗神经，鼓室内侧壁，斜矢状面。（引自 Gilroy AM, MacPherson BR, Wikenheiser JC. Atlas of Anatomy. Illustrations by Voll M and Wesker K. 4th ed. New York: Thieme Publishers; 2020.）

图 26.27　前庭蜗神经（CN Ⅷ）

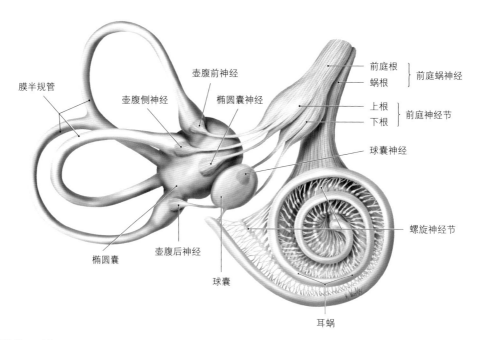

B. 前庭神经节和蜗神经节。（引自 Schuenke M, Schulte E, Schumacher U. THIEME Atlas of Anatomy, Vol 3. Illustrations by Voll M and Wesker K. 3rd ed. New York: Thieme Publishers; 2020.）

图 26.27　（续）前庭蜗神经（CN Ⅷ）

　　舌咽神经（CN Ⅸ），通过颈静脉孔离开颅骨，包含特殊的感觉（味觉）、内脏感觉、躯体运动和内脏运动成分（图 26.28 和图 26.29；表 26.5）。
- 躯体运动纤维支配**茎突咽肌**。
- 内脏运动纤维起源于**鼓室神经**，这是舌咽神经的一个分支。它携带感觉和内脏运动纤维，穿过**中耳的鼓室**（详见 28.2），形成**鼓室丛**。它发出岩小神经。
　　岩小神经穿过颅中窝和卵圆孔，携带内脏运动纤维

（副交感神经节前纤维）在耳部神经节形成突触。节后神经纤维与耳颞神经（CN V₃）伴行，支配腮腺。鼓室丛的感觉纤维供应鼓室和**咽鼓管**。
- 特殊感觉纤维从舌后 1/3 传递味觉。
- 内脏感觉纤维从**扁桃体**、**软腭**、舌后 1/3、**咽**，通过**颈动脉窦的分支**，从颈动脉体和颈总动脉分叉处的颈动脉窦受体传递信息。

知识拓展 26.9：解剖相关

头部的岩神经
　　三根岩神经与头部的自主神经支配有关。
　　两条神经携带节前副交感神经：
- 岩大神经是 CN Ⅶ的一个分支，形成翼管的副交感神经部分，在翼状神经节形成突触。节后神经纤维通过颧神经（CN V₂）到达泪腺神经（CN V₁），支配泪腺。它们还通过上颌神经（CN V₂）的分支支配鼻腔内的腺体。

- 岩小神经是 CN Ⅸ的一个分支，起源于中耳的鼓室丛，在耳神经节换元。节后神经纤维在支配腮腺前与耳颞神经（CN V₃）短暂伴行。
　　一条神经携带节后交感神经纤维：
- 岩深神经起源于颈内丛，形成翼管神经的交感神经成分。这些纤维通过翼腭窝，在神经节中没有换元，沿着与岩大神经相同的路线分布到泪腺和鼻腺。

表 26.5　舌咽神经的分支

①	鼓室神经
②	颈动脉窦支
③	茎突咽肌支
④	扁桃体支
⑤	舌支
⑥	咽支

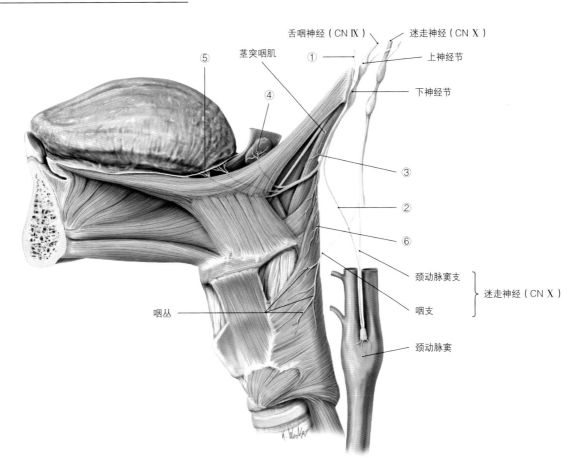

图 26.28　舌咽神经（CN Ⅸ）
舌咽神经的走行，左视图。序号说明见表 26.5。（引自 Schuenke M, Schulte E, Schumacher U. THIEME Atlas of Anatomy, Vol 3. Illustrations by Voll M and Wesker K. 3rd ed. New York: Thieme Publishers; 2020.）

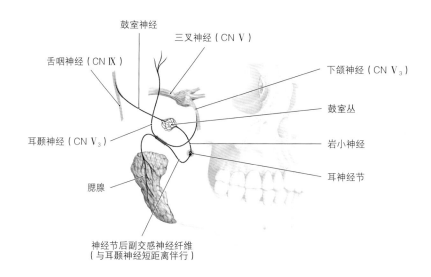

咽鼓管分支　　颈鼓神经

岩小神经

咽鼓管

颈内动脉丛

鼓室小管和鼓室神经

上神经节

舌咽神经（CN Ⅸ）

下神经节

鼓室丛

迷路壁岬部

A. 鼓室内的舌咽神经，左前外侧视图。

鼓室神经

舌咽神经（CN Ⅸ）　　三叉神经（CN Ⅴ）

下颌神经（CN Ⅴ₃）

耳颞神经（CN Ⅴ₃）

鼓室丛

岩小神经

耳神经节

腮腺

神经节后副交感神经纤维
（与耳颞神经短距离伴行）

B. 舌咽神经的内脏运动纤维，右视图。

图 26.29 舌咽神经的分支

（引自 Schuenke M, Schulte E, Schumacher U. THIEME Atlas of Anatomy, Vol 3. Illustrations by Voll M and Wesker K. 3rd ed. New York: Thieme Publishers; 2020.）

迷走神经（CN Ⅹ），脑神经分布最广（**图 26.30**；**表 26.6**）。

- 鳃运动纤维支配软腭肌肉（腭帆张肌除外）、咽（茎突咽肌除外）、喉和舌腭肌。
- 内脏运动纤维支配咽、喉、胸部器官、腹部前肠和中肠的平滑肌和腺体。
- 一般躯体感觉纤维从颅后窝的硬脑膜、外耳的皮肤和外耳道传递感觉。
- 内脏感觉纤维通过下咽、喉、肺和气道、心脏、腹部前肠和中肠黏膜、主动脉体化学感受器和主动脉弓压力感

受器传递感觉。
- 特殊感觉纤维传递从会厌而来的味觉。
- 迷走神经有颈段、胸段和腹部节段。
  - 在颈部：

    每根迷走神经通过颈静脉孔离开颅骨，下降到颈部的颈动脉鞘内。

    其分支为**咽支**、**喉上神经**、**颈心支**（副交感神经）以及**右侧喉返神经**（起源于右侧迷走神经，并在右侧锁骨下动脉周围返折）。

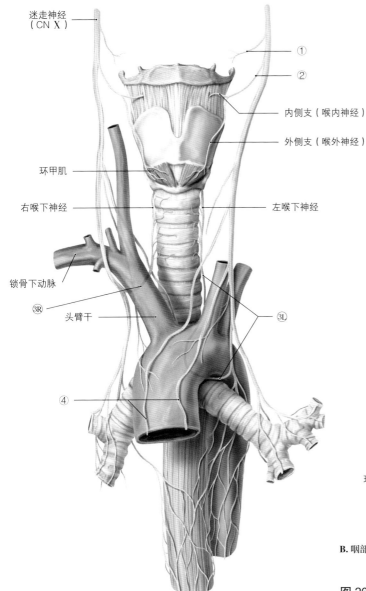

A. 迷走神经在颈部的分支。前视图。

表 26.6 颈部的迷走神经分支

①	咽支
②	喉上神经
③R	右喉返神经
③L	左喉返神经
④	颈心支

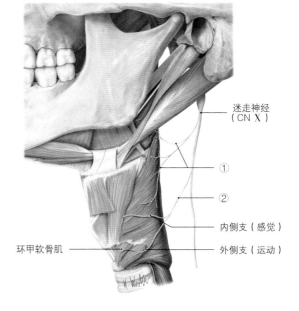

B. 咽部和喉部肌肉的神经支配。左视图。

图 26.30　迷走神经（CN Ⅹ）
数字标记见表 26.6。（引自 Schuenke M, Schulte E, Schumacher U. THIEME Atlas of Anatomy, Vol 3. Illustrations by Voll M and Wesker K. 3rd ed. New York: Thieme Publishers; 2020.）

- 在胸部：

  左、右迷走神经在胸锁关节后进入胸腔，在食管表面合并形成食管丛（详见 5.2）。

  它们的分支是左喉返神经（起源于左迷走神经，在主动脉弓周围再返回喉部，在那里它被称为**喉下神经**）、胸心支和肺支（副交感神经）。

- 在腹部：

  左、右迷走神经干起源于食管丛，通过膈肌的食管裂孔分为迷走神经前、后干。

  它们的副交感神经分支分布在前肠、中肠和腹膜后的器官。

副神经（CN XI），包含一般躯体运动纤维，起源于脊髓上节段的细胞核（**图 26.31**）。

- 该神经与上 5 或 6 根颈部脊神经一起出现，并在椎管内上升。通过枕骨大孔进入颅内，并与迷走神经（CN X）和舌咽神经（CN IX）通过颈静脉孔出颅。
- 它支配胸锁乳突肌，然后穿过颈部的外侧区来支配斜方肌。
- 如上所述，传统上，副神经被认为有一个脊髓根和一个颅根，起源于髓质中的疑核。这两个根一起穿过颈静脉孔，然后颅根分裂，加入迷走神经。目前的主流观点是，颅根为迷走神经的一部分；脊髓根现在被认为是副神经（CN XI）。

舌下神经（CN XII），只包含一般躯体运动纤维（**图 26.32**）。

- 舌下神经通过舌下神经管离开颅骨，向前至下颌角，进入口腔。
- 它支配除腭舌肌外的所有舌肌。

知识拓展 26.10：临床相关

舌下神经损伤

　　舌下神经损伤导致同侧半舌头瘫痪。当伸舌时，舌尖向瘫痪的一侧偏离，因为未损伤的一侧颏舌肌的运动不受影响。症状主要表现为口齿不清。随着时间的推移，舌头会变得无力和萎缩。

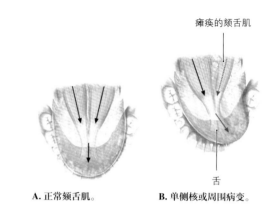

A. 正常颏舌肌。　　**B.** 单侧核或周围病变。

舌下神经病变

（引自 Schuenke M, Schulte E, Schumacher U. THIEME Atlas of Anatomy, Vol 3. Illustrations by Voll M and Wesker K. 3rd ed. New York: Thieme Publishers; 2020.）

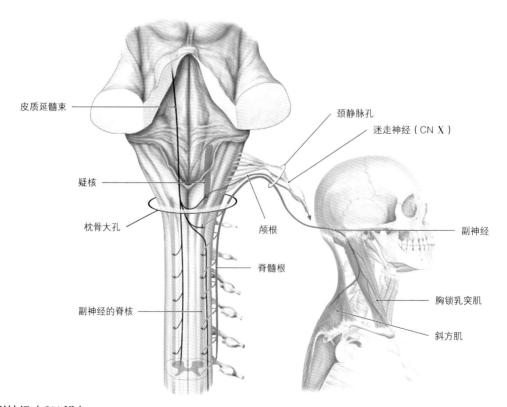

图 26.31　副神经（CN XI）

切除小脑的脑干，后视图。（引自 Schuenke M, Schulte E, Schumacher U. THIEME Atlas of Anatomy, Vol 3. Illustrations by Voll M and Wesker K. 3rd ed. New York: Thieme Publishers; 2020.）

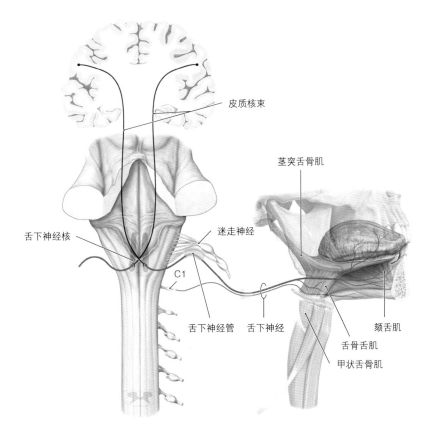

图 26.32 舌下神经（CN Ⅻ）

脑干，切除小脑，后视图。注意：C1 支配甲状舌骨肌和颏舌肌，与舌下神经短暂伴行。（引自 Schuenke M, Schulte E, Schumacher U. THIEME Atlas of Anatomy, Vol 3. Illustrations by Voll M and Wesker K. 3rd ed. New York: Thieme Publishers; 2020.）

26.4 头部的自主神经

- 头部交感神经由颈上神经节的节后纤维形成（**图 26.33；表 26.7**；详见 25.4）。
  - 交感神经的**颈内动脉丛**包围颈内动脉及其颅骨内的分支。一个类似的**颈外动脉丛**沿着面部的颈外动脉分支延伸。
  - 交感神经纤维通常与副交感神经伴行，但它们不在副交感神经节中换元。
- 副交感神经（内脏运动）系统的颅内部分与动眼神经（CN Ⅲ）、面神经（CN Ⅶ）、舌咽神经（CN Ⅸ）和迷走神经（CN Ⅹ）相联系（图 26.34；表 26.8）。
  - 节前副交感神经纤维与动眼神经（CN Ⅲ）、面神经（CN Ⅶ）和舌咽神经（CN Ⅸ）伴行，在头部四个副交感神经节（睫状神经节、翼腭神经节、下颌下神经节和耳神经节）形成突触。
  - 副交感神经与迷走神经（CN Ⅹ）一起延伸到胸部和腹部，并在这些区域的神经丛的神经节处换元。
  - 头部的副交感神经节通常附着于三叉神经（CN Ⅴ）的一个分支上，或与之密切联系。神经节后副交感神经纤维"附着"在这些三叉神经分支上到达它们的靶器官。

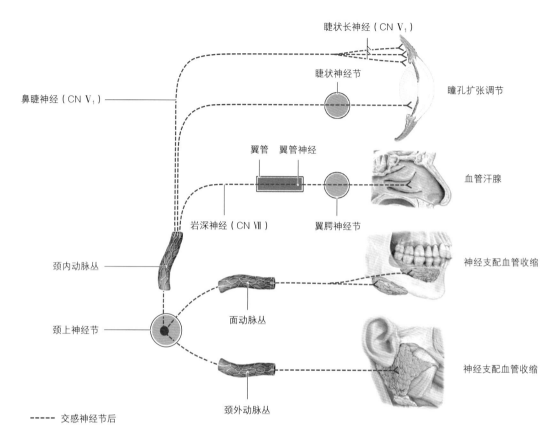

图 26.33　头部的交感神经支配
头部的交感神经节前纤维起源于 T1~T3 脊髓的侧角。它们进入交感神经干，并上升到颈上神经节换元。节后纤维随即与动脉丛（颈内动脉、面动脉和颈外动脉）伴行。虽然这些纤维经常与副交感神经纤维一起经过副交感神经节，但它们在这些神经节中不换元。与副交感神经纤维类似，交感神经可以"背带"在三叉神经（CN V）的分支上，以到达其靶器官。(引自 Schuenke M, Schulte E, Schumacher U. THIEME Atlas of Anatomy, Vol 3. Illustrations by Voll M and Wesker K. 3rd ed. New York: Thieme Publishers; 2020.)

表 26.7　头部的交感神经纤维

核团	突触前纤维途径	神经节	突触后纤维	靶器官
脊髓侧角（T1~L2）	进入交感神经干并上升至颈上神经节	颈上神经节	颈内动脉神经丛→鼻睫神经（CN V₁）→睫状长神经（CN V₁）	瞳孔开大肌（瞳孔扩张）
			节后纤维→睫状神经节*→睫状短神经（纤维数量有限）	睫状肌（稀疏的交感神经纤维有助于调节）
			颈内动脉神经丛→岩深神经→翼管神经*→上颌神经的分支（CN V₂）	鼻腔腺体 汗腺 血管
			面动脉神经丛→下颌下神经节*	下颌下腺 舌下腺
			颈外动脉神经丛	腮腺

注：*途径没有换元。→，延续为。

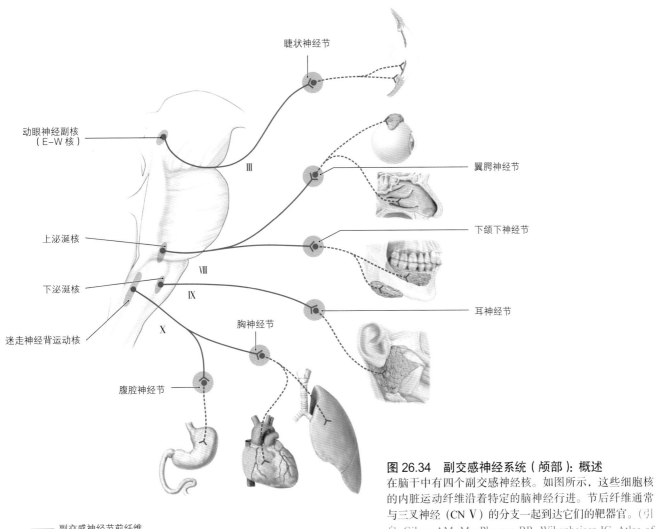

图 26.34　副交感神经系统（颅部）: 概述
在脑干中有四个副交感神经核。如图所示，这些细胞核的内脏运动纤维沿着特定的脑神经行进。节后纤维通常与三叉神经（CN V）的分支一起到达它们的靶器官。（引自 Gilroy AM, MacPherson BR, Wikenheiser JC. Atlas of Anatomy. Illustrations by Voll M and Wesker K. 4th ed. New York: Thieme Publishers; 2020.）

—— 副交感神经节前纤维
----- 副交感神经节后纤维

表 26.8　头部的副交感神经节

核团	换元前纤维途径	神经节	突触后纤维	靶器官
动眼神经副核	动眼神经（CN Ⅲ）	睫状神经节	睫状短神经（CN V₁）	睫状肌（调节） 瞳孔括约肌（缩瞳）
上泌涎核	中间神经（CN Ⅶ根）→岩大神经→翼管神经	翼腭神经节	• 上颌神经（CN V₂）→颧神经→吻合→泪腺神经（CN V₁） • 眶支 • 鼻后上支 • 鼻腭神经 • 腭大、小神经	• 泪腺 • 鼻腔和鼻窦腺 • 牙龈腺 • 硬腭和软腭腺 • 咽腺
	中间神经（CN Ⅶ根）→鼓索→舌神经（CN V₃）	下颌下神经节	腺支	下颌下腺 舌下腺
下泌涎核	舌咽神经（CN Ⅸ）→鼓室神经→岩小神经	耳神经节	耳颞神经（CN V₃）	腮腺
迷走神经背核	迷走神经（CN Ⅹ）	器官旁神经节	器官中的细纤维，不单独命名	胸腹脏器

注: →，延续为。

27　头的前部、外侧和深层区域

头部解剖可分为前下方的面部和后上方的颅部，其中面部可分为面深部和面浅部。它们包括了头皮，腮腺区，颞窝、颞下窝和翼腭窝，以及鼻腔和口腔。

27.1　头皮和面部

头皮覆盖脑颅骨并从后部由枕骨的上项线（其标记颈部的上界）向前延伸至额骨的眶上嵴。面部上界为前额，下界为颏部，两侧至耳。

- 头皮由五层组成（**图 27.1**）：
  - 皮肤（Skin）。
  - 含血管的结缔组织（Connective tissue）。
  - **枕额肌、颞顶肌、耳上肌的腱膜（帽状腱膜）**（Aponeurosis）。
  - 疏松结缔组织（Loose areolar tissue）。
  - 颅骨骨膜（Periosteum）。
    注：每一层次的英文首字母正好可以拼出"SCALP"（即

头皮）这个单词，便于记忆。
- 面部表情肌位于面部和头皮的疏松结缔组织层。它们起于面部骨骼并插入到上覆皮肤里，从而控制面部运动（**图 27.2；表 27.1 和表 27.2**）。
- 供应面部和头皮的动脉大多是颈外动脉的分支（详见**图 24.21**），包括以下内容：
  - 上唇和下唇动脉、鼻外侧动脉和面动脉的分支内眦动脉：供应眼睛和下唇之间的面部。
  - 下牙槽动脉的颏支：供应颏部。
  - 颞浅动脉、耳后动脉和枕动脉：供应头皮的外侧部和后部。
  - 眼动脉（颈内动脉的分支）的分支滑车上动脉和眶上动脉：供应头皮前部，它们与面部的内眦动脉形成吻合支，从而实现颈内动脉和颈外动脉的联系（详见**知识扩展 24.5**）。

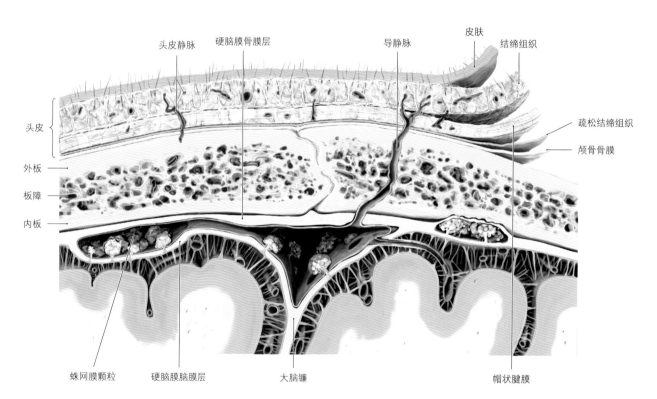

图 27.1　颅顶层次

- 头部浅静脉引流面部和头皮的静脉血。这些静脉中大多数与动脉有着相似的名称和区域，但引流到面静脉和下颌后静脉，两者分别终止于颈内静脉和颈外静脉。
- 头皮的静脉与以下静脉存在广泛的联系：
  - **板障静脉**：走行于颅骨板障层。
  - **导静脉**：穿过颅骨引流硬脑膜静脉窦的血液。

知识扩展 27.1：临床相关

头皮感染

　　头皮感染很容易穿过疏松结缔组织层扩散到颅盖上。枕额肌附着在枕骨和颞骨上会抑制感染扩散到颈后部。在横向上帽状腱膜通过颞筋膜附着到颧弓上可以抑制感染向颧弓以下扩散。然而前额的感染可以扩散至额肌以下的眼睑和鼻子。此外，导静脉可能携带感染至颅内硬脑膜静脉窦并导致脑膜炎。

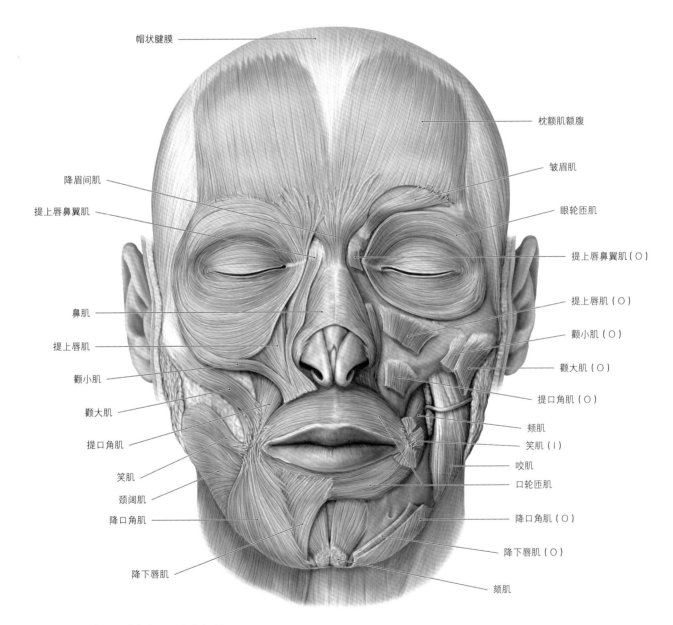

帽状腱膜
枕额肌额腹
皱眉肌
降眉间肌
提上唇鼻翼肌
眼轮匝肌
提上唇鼻翼肌（O）
提上唇肌（O）
鼻肌
颧小肌（O）
提上唇肌
颧大肌（O）
颧小肌
提口角肌（O）
颧大肌
颊肌
提口角肌
笑肌（I）
笑肌
咬肌
颈阔肌
口轮匝肌
降口角肌
降口角肌（O）
降下唇肌（O）
降下唇肌
颏肌

A. 前面观。面部左侧显示肌肉起点（O）和止点（I）。

图 27.2　面部表情肌

（引自 Schuenke M，Schulte E，Schumacher U. THIEME Atlas of Anatomy，Vol 3. Illustrations by Voll M and Wesker K. 3rd ed. New York: Thieme Publishers; 2020.）

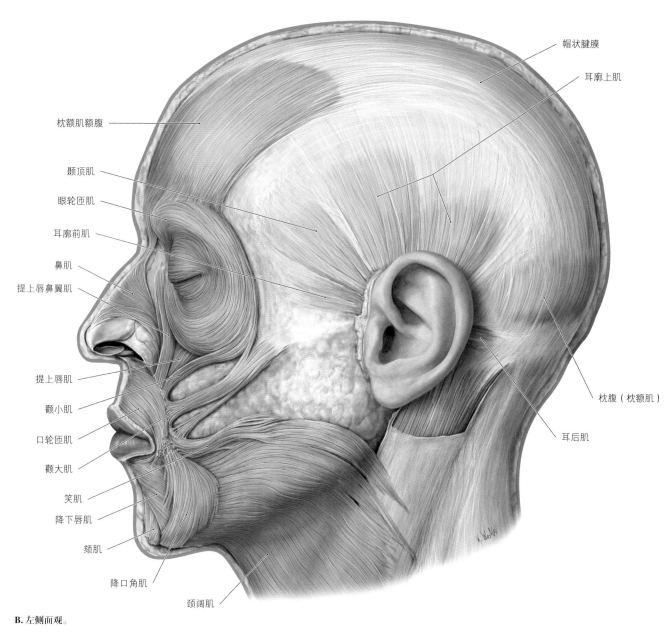

枕额肌额腹

颞顶肌

眼轮匝肌

耳廓前肌

鼻肌

提上唇鼻翼肌

提上唇肌

颧小肌

口轮匝肌

颧大肌

笑肌

降下唇肌

颏肌

降口角肌

颈阔肌

帽状腱膜

耳廓上肌

枕腹（枕额肌）

耳后肌

B. 左侧面观。

图 27.2 （续）面部表情肌

表 27.1　面部表情肌：前额、鼻和耳

肌肉	起点	止点 *	主要动作 **
颅顶			
枕额肌（额腹）	帽状腱膜	眉毛和前额的皮肤及皮下组织	提眉，皱额头
睑裂和鼻			
降眉间肌	鼻骨，鼻外侧软骨（上部）	前额眉间皮肤	向下拉动眉毛的内侧角，在鼻梁上产生横向皱纹
眼轮匝肌	眶内侧缘，睑内侧韧带；泪骨	眶缘以及上、下睑板周围的皮肤	充当眼眶括约肌（闭合眼裂） ·睑部使眼裂轻微闭合 ·眶部使眼裂紧密闭合（当眨眼时）
鼻肌	上颌骨（尖牙崎上区）	鼻软骨	通过将鼻翼（侧面）拉向鼻中隔来张开鼻孔

(续表)

肌肉	起点	止点 *	主要动作 **
提上唇鼻翼肌	上颌骨（额突）	鼻翼软骨和上唇	提上唇
耳 耳廓前肌	颞筋膜（前部）	耳轮	向上、向前拉耳
耳廓上肌	头一侧的帽状腱膜	耳廓上部	上提耳
耳后肌	乳突	耳甲隆起	向上、向后拉耳

注：* 面部的表情肌无骨性止点。
　　** 所有面部表情肌都由面神经（CN Ⅶ）通过腮腺丛分支的颞支、颧支、颊支、下颌缘支或颈支支配。

表 27.2　面部表情肌：口和颈部

肌肉	起点	止点 *	主要动作 **
口 颧大肌	颧骨（后部外侧面）	口角皮肤	向外上拉动口角
颧小肌		口角内侧的上唇	上唇上提
提上唇鼻翼肌	上颌骨（额突）	鼻翼软骨和上唇	提上唇
提上唇肌	上颌骨（额突）和眶下区	上唇皮肤，鼻翼软骨	提上唇，扩张鼻孔，提口角
降下唇肌	下颌骨（斜线前部）	下唇中线；与对侧同名肌相交错	向下外侧拉下唇
提口角肌	上颌骨（眶下孔下方）	口角的皮肤	提口角，帮助形成鼻唇沟
降口角肌	下颌骨（尖牙、前磨牙以及第一磨牙下方的斜线）	口角皮肤；与口轮匝肌相交错	向下外侧拉口角
颊肌	下颌骨，上、下颌骨牙槽突，翼突下颌缝	口角，口轮匝肌	使颊部贴近磨牙，协助舌将食物保持在咬合面和口腔前庭之间；从口腔中排出空气或在吹气时抵抗膨胀。单侧肌作用：将口拉向一侧
口轮匝肌	皮肤深面 上：上颌骨（正中面） 下：下颌骨	唇黏膜	充当口腔括约肌 • 压缩和凸起嘴唇（例如当吹口哨、吮吸和亲吻时） • 抵抗膨胀（当吹气时）
笑肌	咬肌筋膜	口角皮肤	做鬼脸时收缩口角
颏肌	下颌骨（切牙窝）	颏部皮肤	提高并凸起下唇
颈部 颈阔肌	颈部下方和胸部上方的皮肤	下颌骨（下缘），面部下部皮肤，口角	下拉并使面下部和口周围皮肤产生皱纹；拉紧颈部皮肤；辅助下拉下颌骨

注：* 面部的表情肌无骨性止点。
　　** 所有面部表情肌都由面神经（CN Ⅶ）通过腮腺丛分支的颞支、颧支、颊支、下颌缘支或颈支支配。

- 面部和头皮的感觉神经（**图 27.3**）主要包括：
  - **眶上神经**和**滑车上神经**（CN V₁）。
  - 眶下神经、**颧颞神经**和**颧面神经**（CN V₂）。
  - 耳颞神经、颊神经和**颏神经**（下牙槽神经的一个分支）（V₃）。
  - **耳大神经**和**枕小神经**：是颈丛 C2 和 C3 的前支。

- **枕大神经和第三枕神经**：分别是 C2 和 C3 的后支。
- 面部和头皮的运动神经（**图 27.4**）包括：
  - 面神经（CN Ⅶ）的颞支、颧支、颊支和下颌缘支：支配面部肌肉。
  - 面神经的颞支和耳后支：支配头皮的肌肉。
  - 三叉神经下颌支的肌支（CN V₃）支配咀嚼肌。

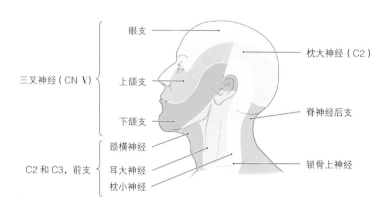

A. 头颈部的感觉神经支配，左侧面观。枕部和项部区域（蓝色）由脊神经后支支配感觉（枕大神经是 C2 的后支）。

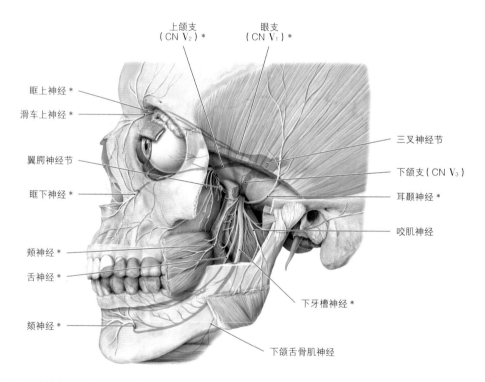

B. 三叉神经的分支，左侧面观。 *代表感觉神经。

图 27.3　面部皮肤神经支配

（引自 Gilroy AM，MacPherson BR，Wikenheiser JC. Atlas of Anatomy. Illustrations by Voll M and Wesker K. 4th ed. New York: Thieme Publishers; 2020.）

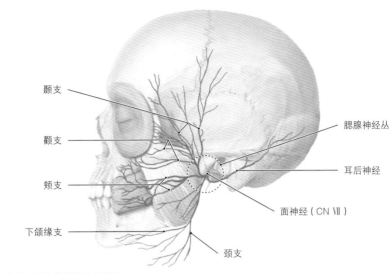

A. 支配面部表情肌的运动神经。

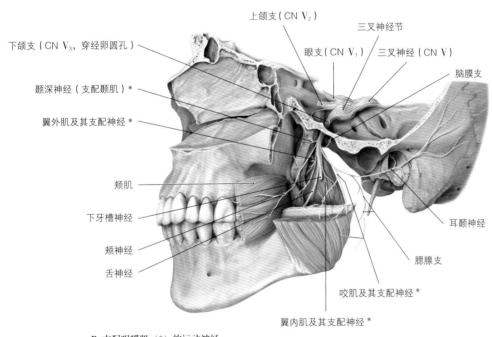

B. 支配咀嚼肌（＊）的运动神经。

图 27.4 面部运动神经支配

左侧面观。A. 面神经（CN Ⅶ）的五个分支支配面部表情肌运动。B. 三叉神经下颌支（CN V₃）支配咀嚼肌运动。（引自 Gilroy AM，MacPherson BR，Wikenheiser JC. Atlas of Anatomy. Illustrations by Voll M and Wesker K. 4th ed. New York: Thieme Publishers; 2020.）

27.2 颞下颌关节及咀嚼肌

　　颞下颌关节是下颌头和颞骨下颌窝之间的关节，位于颞下窝内。下颌窝是颞骨鳞部的凹陷；关节结节位于前方，外耳道位于后方（**图 27.5**）。

－ 颞下颌关节被一个纤维关节囊包绕并由外侧几个韧带进行固定：**颞下颌外侧韧带**是其中最强韧的，它加强了关节周围的纤维囊。在咀嚼过程中，**蝶下颌韧带**和茎突下

颌韧带也支持该关节（**图 27.6**）。

－ 在关节内并连接到关节囊的纤维软骨关节盘将关节分为用于滑动运动的上部和用于铰合样运动的下部。

－ 四块肌肉——**颞肌、咬肌、翼外肌和翼内肌**作用于颞下颌关节并在咀嚼过程中移动下颌（**图 27.7~ 图 27.10**；**表 27.3**）。它们位于腮腺区、颞窝和颞下窝。以上肌肉都由三叉神经下颌支（CN V₃）支配。

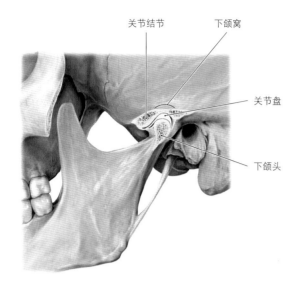

图 27.5　颞下颌关节
颞下颌关节中下颌头与下颌窝相关节。矢状面，左侧面观。(引自 Gilroy AM，MacPherson BR，Wikenheiser JC. Atlas of Anatomy. Illustrations by Voll M and Wesker K. 4th ed. New York: Thieme Publishers; 2020.)

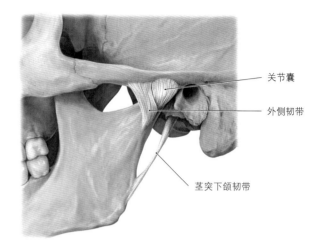

A. 左侧颞下颌关节的外侧视图。

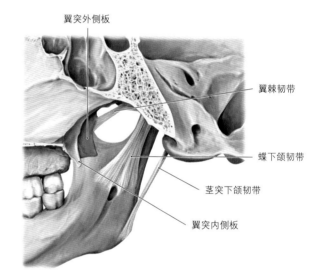

B. 右侧颞下颌关节内侧视图。

图 27.6　颞下颌关节韧带
(引自 Schuenke M，Schulte E，Schumacher U. THIEME Atlas of Anatomy，Vol 3. Illustrations by Voll M and Wesker K. 3rd ed. New York: Thieme Publishers; 2020.)

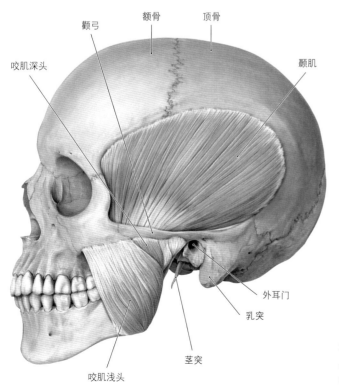

图 27.7　咬肌和颞肌
左侧面观。(引自 Schuenke M，Schulte E，Schumacher U. THIEME Atlas of Anatomy，Vol 3. Illustrations by Voll M and Wesker K. 3rd ed. New York: Thieme Publishers; 2020.)

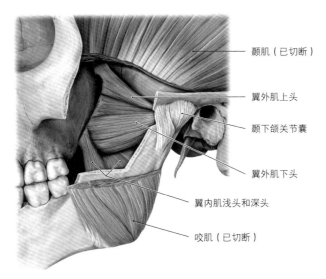

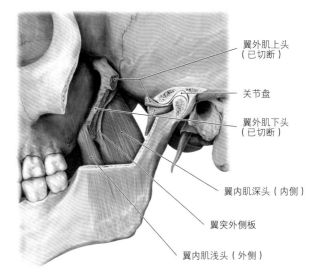

A. 翼外肌。已移除：上颌骨冠突。

B. 翼内肌。已移除：颞肌，咬肌；已切断：翼外肌。

图 27.8　翼外肌和翼内肌
左侧面观。（引自 Schuenke M，Schulte E，Schumacher U. THIEME Atlas of Anatomy，Vol 3. Illustrations by Voll M and Wesker K. 3rd ed. New York: Thieme Publishers; 2020.）

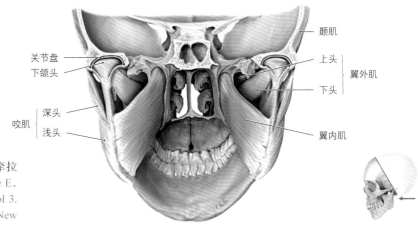

图 27.9　咀嚼肌吊带
下后视图。已显示：由咬肌和翼内肌形成的牵拉下颌骨的肌吊带。（引自 Schuenke M，Schulte E，Schumacher U. THIEME Atlas of Anatomy，Vol 3. Illustrations by Voll M and Wesker K. 3rd ed. New York: Thieme Publishers; 2020.）

表 27.3　咀嚼肌

肌肉		起点	止点	神经支配	动作
咬肌	浅层：颧弓（前 2/3）		下颌角（咬肌粗隆）	下颌支（CN V$_3$）咬肌神经	上提（整块肌肉）和前伸（浅层纤维）下颌骨
	深层：颧弓（后 1/3）				
颞肌		颞窝（颞下线）	下颌骨冠突（顶点和内侧面）	下颌支（CN V$_3$）颞深神经	垂直纤维：上提下颌骨 水平纤维：后缩（后移）下颌骨 单侧：下颌骨侧向运动（咀嚼）
翼外肌	上头	蝶骨大翼（颞下嵴）	颞下颌关节（关节盘）	下颌支（CN V$_3$）翼外肌神经	双侧：下颌前伸（向前拉关节盘） 单侧：下颌骨侧向运动（咀嚼）
	下头	翼突外侧板（外侧面）	下颌骨（髁突）		
翼内肌	浅头	上颌骨（结节）	下颌角内侧面的翼肌粗隆	下颌支（CN V$_3$）翼内肌神经	双侧：与咬肌协同上提下颌骨；也协助下颌前伸 单侧：小幅度研磨运动
	深头	蝶骨翼突外侧板内侧面和翼窝			

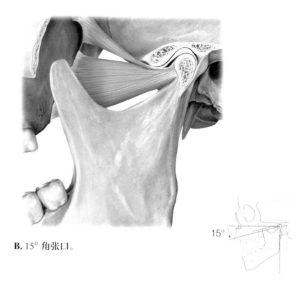

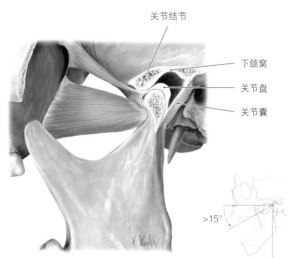

A. 闭口。

B. 15°角张口。

C. 大于15°角张口。

图27.10　颞下颌关节的运动

左侧面观。当下颌骨下降（张口）不超过15°时，下颌头仍保持在下颌窝中。超过15°后，下颌头滑向前方的关节结节。（引自 Gilroy AM、MacPherson BR、Wikenheiser JC. Atlas of Anatomy. Illustrations by Voll M and Wesker K. 4th ed. New York: Thieme Publishers; 2020.）

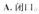

知识拓展 27.2：临床相关

颞下颌关节脱位

　　在打哈欠（或其他张口较大的动作）期间，下颌头从下颌窝向前移动到关节结节上。在一些个体中，这可能造成下颌头滑动至关节结节前面，造成下颌骨限制在前伸位置；进而，支撑关节的韧带拉伸，导致咬肌、翼内肌和颞肌严重痉挛（牙关紧闭）。

- 咀嚼肌主要作用为闭口以及通过上、下颌牙齿相对运动对食物进行研磨。张口主要在翼外肌的辅助下通过舌骨上肌群实现。
- 颞肌是咀嚼肌中最有力的，实现了近一半的咀嚼功能。
- 咬肌分为深部和浅部，作用为抬高下颌和闭口。
- 翼外肌在开始张口时发挥作用，之后由舌骨上肌群作用继续张口。因为翼外肌连于关节盘，它引导了关节的运动。
- 翼内肌几乎垂直于翼外肌，为**咀嚼肌吊带**的一部分。
- 咬肌和翼内肌构成了使下颌悬吊的咀嚼肌吊带。在两块肌肉的共同作用下吊带可以使下颌强有力的关闭。

27.3 腮腺区

腮腺区位于下颌骨下颌支的浅面，包括腮腺及其周围结构（图 27.11 和图 27.12）。

- **腮腺**是三对大唾液腺中最大的一对，位于面外侧耳前区域。
  - 腮腺浅部覆盖于咬肌浅面。
  - 腮腺深部环绕于下颌支的后缘。
  - 颈深筋膜（封套筋膜）来源的坚韧的腮腺筋膜包绕着腺体。

- 支配腮腺分泌的神经纤维为副交感性质。节前纤维自舌咽神经（CN Ⅸ）发出后，在耳神经节内换元。节后纤维随耳颞神经分布于腮腺。
- **腮腺导管（Stensen 导管）**从咬肌表面走行，穿过颊肌并进入口腔。开口于口腔前庭内上颌第二磨牙正对的颊黏膜处。
- 由面神经（CN Ⅶ）形成的腮腺丛穿入腮腺内，并发出支配面部肌肉的五支神经：颞支、颧支、颊支、下颌缘支和颈支（详见图 27.24）。

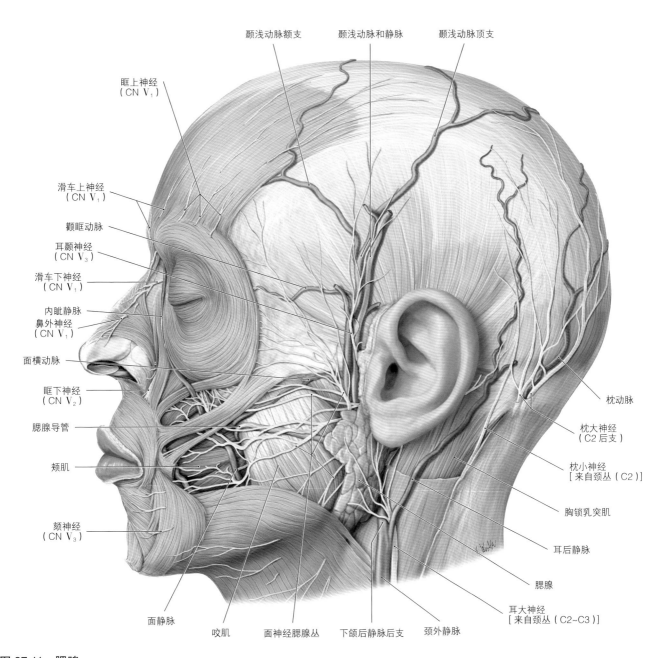

图 27.11　腮腺
左侧面观。注意：腮腺导管穿过颊肌并开口于正对上颌第二磨牙的颊黏膜处。（引自 Gilroy AM，MacPherson BR，Wikenheiser JC. Atlas of Anatomy. Illustrations by Voll M and Wesker K. 4th ed. New York: Thieme Publishers; 2020.）

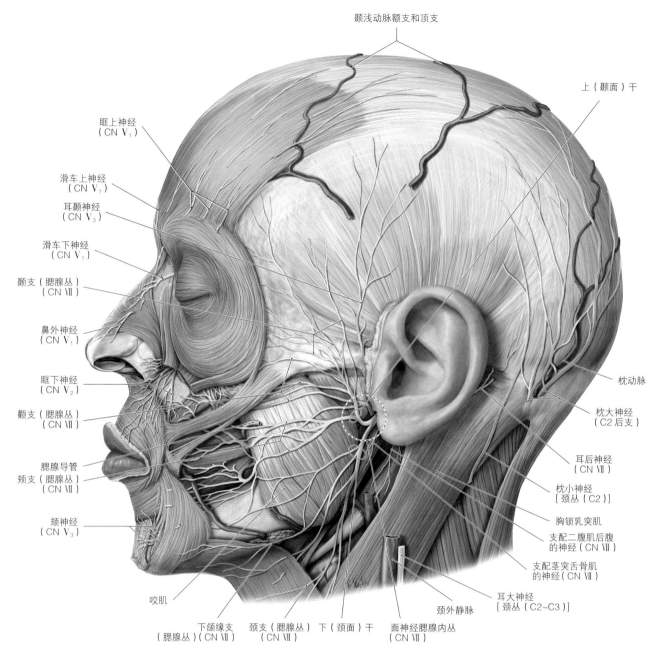

图 27.12 腮腺区

左侧面观。已移除：腮腺，胸锁乳突肌，头部静脉。（引自 Gilroy AM、MacPherson BR、Wikenheiser JC. Atlas of Anatomy. Illustrations by Voll M and Wesker K. 4th ed. New York: Thieme Publishers; 2020.）

- 穿过或嵌入腮腺内的结构包括：
  - 面神经（CN Ⅶ）腮腺丛。
  - 下颌后静脉（由颞浅静脉和上颌静脉形成）。
  - 颈外动脉及其终支的起始段、颞浅动脉和上颌动脉。
  - 腮腺淋巴结：引流腮腺、外耳、前额和颞区的淋巴液。

27.4 颞窝

颞窝位于腮腺区的上内侧，覆盖头部外侧（**图 27.13** 和

图 27.14）。

- 颞窝的边界为：
  - 前界为颧骨额突和额骨颧突。
  - 外侧界为颧弓。
  - 内侧界为额骨、顶骨、蝶骨大翼和颞骨鳞部。
  - 下界为颞下窝。

图 27.13　颞窝

左侧面观。颞窝位于颅骨的外侧面，颧弓
的内上方。(引自 Gilroy AM，MacPherson
BR，Wikenheiser JC. Atlas of Anatomy.
Illustrations by Voll M and Wesker K. 4th ed.
New York: Thieme Publishers; 2020.)

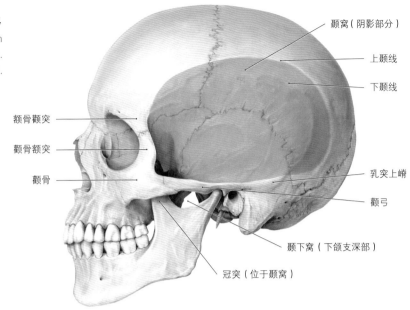

- 颞窝(阴影部分)
- 上颞线
- 下颞线
- 乳突上嵴
- 颧弓
- 颞下窝(下颌支深部)

- 额骨颧突
- 颧骨额突
- 颧骨
- 冠突(位于颞窝)

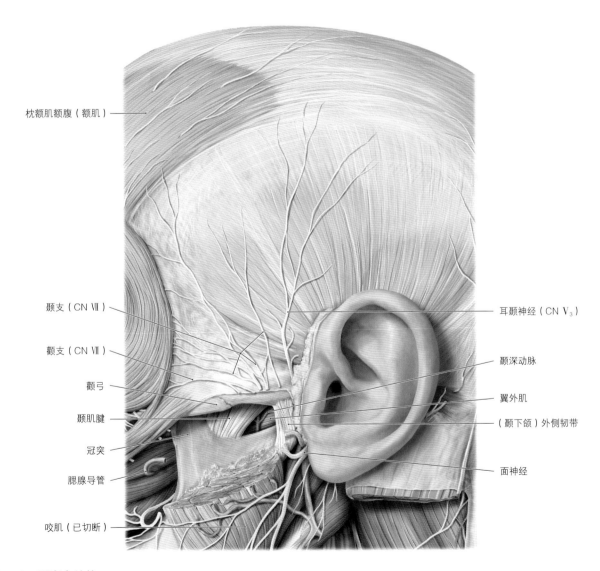

- 枕额肌额腹(额肌)
- 颞支(CN Ⅶ)
- 颧支(CN Ⅶ)
- 颧弓
- 颞肌腱
- 冠突
- 腮腺导管
- 咬肌(已切断)

- 耳颞神经(CN V₃)
- 颞深动脉
- 翼外肌
- (颞下颌)外侧韧带
- 面神经

图 27.14　颞窝内结构

左侧面观。已切断：咬肌。显示：颞窝和颞下颌关节。(引自 Baker EW. Anatomy for Dental Medicine，2nd ed. New York: Thieme; 2015.)

– 颞窝内含：
  • 颞肌和**颞筋膜**。
  • 颞浅动脉和静脉。
  • 上颌动脉**颞深支**。
  • 三叉神经下颌支（CN V₃）的**颞深神经**和耳颞神经。

27.5 颞下窝

颞下窝位于下颌支的深面，在上方与颞窝相连续（**图 27.15**）。

– 颞下区的骨性边界为：
  • 前界为上颌骨的后壁。
  • 后界为颞骨下颌窝。
  • 内侧界为蝶骨翼突外侧板。
  • 外侧界为下颌支。
  • 上界为颞骨和蝶骨大翼。

– 颞下窝在前方与眶部相通，在内侧与翼腭窝相通，在上方与颅中窝相通。
– 颞下窝的内容物包括（**图 27.16** 和 **图 27.17**）：
  • 颞下颌关节。
  • 翼内肌、翼外肌和颞肌下部。
  • 上颌动脉及其分支（**表 27.4**）。
  • 翼静脉丛。
  • 三叉神经下颌支（CN V₃）及其分支。
  • 耳神经节。
  • 面神经鼓索（CN Ⅶ）。

– 下颌神经（CN V₃）是颞下窝中的神经，也是三叉神经中唯一一支含一般感觉和一般躯体运动纤维的分支。它发出节后副交感神经（内脏运动）纤维分布于耳神经节和下颌下神经节（**图 27.18**；**表 27.5**；另见**图 27.4**）。

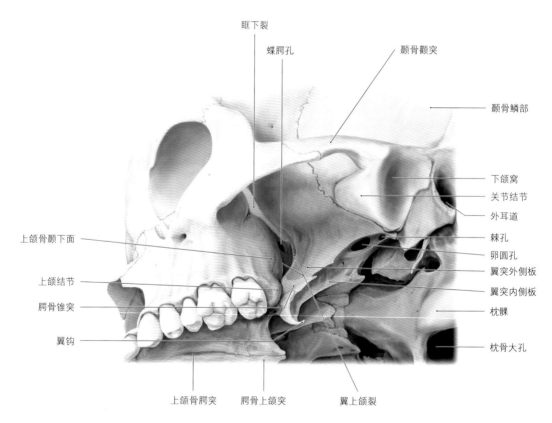

图 27.15　颞下窝骨性边界
颅底的外下斜视图。（引自 Gilroy AM、MacPherson BR、Wikenheiser JC. Atlas of Anatomy. Illustrations by Voll M and Wesker K. 4th ed. New York: Thieme Publishers; 2020.）

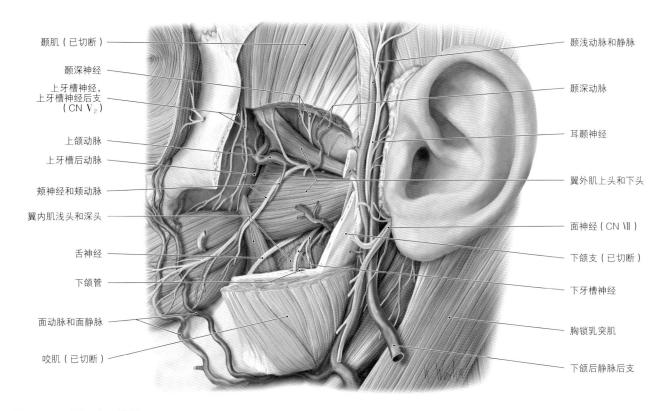

颞肌（已切断）
颞深神经
上牙槽神经，
上牙槽神经后支
（CN V₂）
上颌动脉
上牙槽后动脉
颊神经和颊动脉
翼内肌浅头和深头
舌神经
下颌管
面动脉和面静脉
咬肌（已切断）

颞浅动脉和静脉
颞深动脉
耳颞神经
翼外肌上头和下头
面神经（CN Ⅶ）
下颌支（已切断）
下牙槽神经
胸锁乳突肌
下颌后静脉后支

图 27.16 颞下窝：浅层
左侧面观。已移除：下颌支。（引自 Gilroy AM，MacPherson BR，Wikenheiser JC. Atlas of Anatomy. Illustrations by Voll M and Wesker K.
4th ed. New York: Thieme Publishers; 2020.）

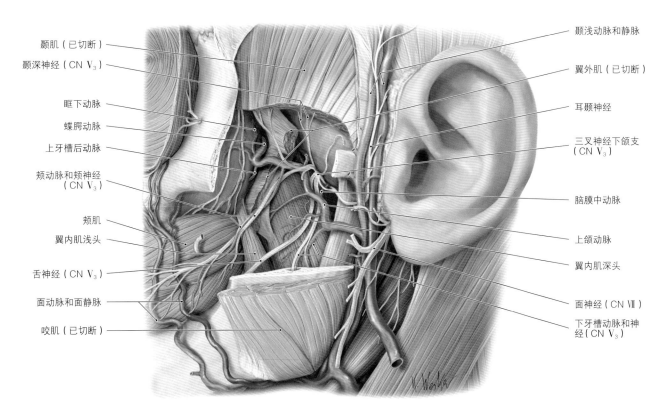

颞肌（已切断）
颞深神经（CN V₃）
眶下动脉
蝶腭动脉
上牙槽后动脉
颊动脉和颊神经
（CN V₃）
颊肌
翼内肌浅头
舌神经（CN V₃）
面动脉和面静脉
咬肌（已切断）

颞浅动脉和静脉
翼外肌（已切断）
耳颞神经
三叉神经下颌支
（CN V₃）
脑膜中动脉
上颌动脉
翼内肌深头
面神经（CN Ⅶ）
下牙槽动脉和神
经（CN V₃）

图 27.17 颞下窝：深层解剖
左侧面观。已移除：翼外肌（两头）。
已显示：颞下窝深层，以及下颌神经通过窝顶的卵圆孔进入下颌管。

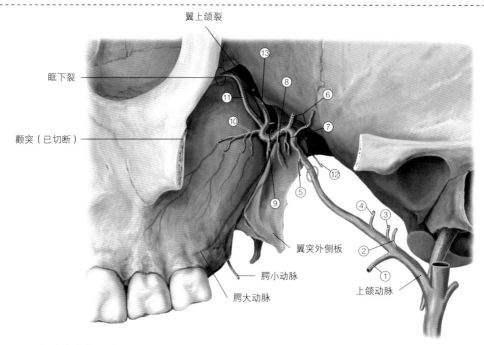

上颌动脉分支，左侧面观。（引自 Gilroy AM，MacPherson BR，Wikenheiser JC. Atlas of Anatomy. Illustrations by Voll M and Wesker K. 4th ed. New York: Thieme Publishers; 2020.）

表 27.4 上颌动脉分支

部分	动脉		分布
下颌部（从起始段至第一个圈）	①下牙槽动脉		下颌骨，牙齿，牙龈
	②鼓室前动脉		鼓室
	③耳深动脉		颞下颌关节，外耳道
	④脑膜中动脉		颅骨，硬脑膜，颅前窝，颅中窝
翼肌部（两个圈之间）	⑤咬肌动脉		咬肌
	⑥颞深动脉		颞肌
	⑦翼肌支		翼肌
	⑧颊动脉		颊黏膜
翼腭部（从第二个圈穿过翼上颌裂）	⑨腭降动脉	腭大动脉	硬腭
		腭小动脉	软腭，腭扁桃体，咽壁
	⑩上牙槽后动脉		上颌磨牙，上颌窦，牙龈
	⑪眶下动脉		上颌牙槽，上颌切牙和尖牙，上颌窦，面中部皮肤
	⑫翼管动脉		上鼻咽，咽鼓管，蝶窦
	⑬蝶腭动脉	鼻后外侧动脉	鼻腔外侧壁，鼻后孔
		鼻中隔后支	鼻中隔

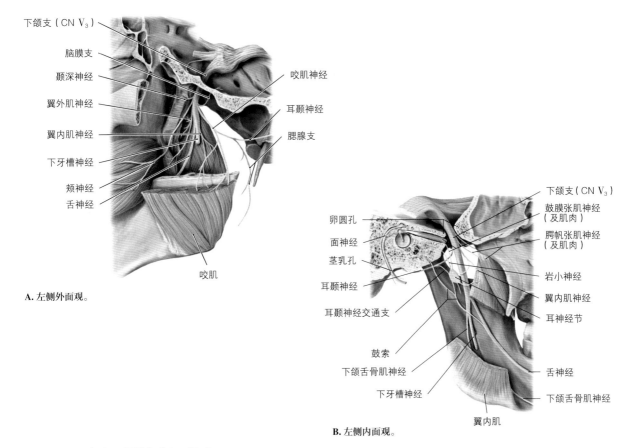

A. 左侧外面观。

B. 左侧内面观。

图 27.18　颞下窝中下颌神经（CN V₃）

（引自 Gilroy AM，MacPherson BR，Wikenheiser JC. Atlas of Anatomy. Illustrations by Voll M and Wesker K. 4th ed. New York: Thieme Publishers; 2020.）

表 27.5　颞下窝的神经

神经	神经纤维	分布
肌支（CN V₃）	特殊内脏运动	咀嚼肌，下颌舌骨肌，鼓膜张肌，腭帆张肌，二腹肌前腹
耳颞神经（CN V₃）	一般感觉	耳廓，颞区，颞下颌关节
	来自舌咽神经的内脏运动纤维（CN IX）	腮腺
下牙槽神经（CN V₃）	一般感觉	下颌牙齿；颏支支配下唇和颏部的皮肤
舌神经（CN V₃）	一般感觉	舌前 2/3，口底，下颌舌侧牙龈
颊神经（CN V₃）	一般感觉	颊部皮肤和黏膜
脑膜支（CN V₃）	一般感觉	颅中窝硬脑膜
鼓索（CN VII）	特殊感觉（味觉）	舌前 2/3
	内脏运动	经由下颌下神经节和舌神经（CN V₃）支配下颌下腺和舌下腺

27.6　翼腭窝

翼腭窝是位于颞下窝内侧的一个狭窄空间，是三叉神经上颌支（CN V₂）以及伴行的上颌动脉的分布中心。

- 翼腭窝的骨性边界（**图 27.19**）为：
  - 上界为眶顶。
  - 前界为上颌窦。
  - 后界为蝶骨翼突外侧板。
  - 外界为**翼上颌裂**。
  - 内界为腭骨垂直板。
- 翼腭窝的内容物为：
  - 上颌动脉翼腭部和分支，以及其伴行静脉。
  - 翼管神经。
  - 翼腭神经节。
  - 三叉神经上颌支（CN V₂）及其分支。
- 翼腭窝在前方与眶部相通，在内侧与鼻腔、腭部相通，在后方与颅中窝、颅底相通（**表 27.6**）。
- 上颌动脉通过翼上颌裂从颞下窝进入翼腭窝（详见**表 27.4**）。其分支伴行于上颌神经 (CN V₂) 的分支并供应鼻、

腭和咽部结构。
- **翼管神经**由颅中窝进入翼腭窝，是自主神经，包含：
  - 来自**岩大神经**[面神经（CN Ⅶ）的分支]的副交感节前纤维。
  - 来自**岩深神经**的交感节后纤维，起源于颈内动脉丛。
- 翼腭神经节接受来自上颌神经（CN V₂）的一般感觉纤维以及来自翼管神经的副交感神经和交感神经纤维。只有副交感神经纤维在神经节中换元，而一般感觉纤维和交感纤维直接穿过神经节而不在神经节换元（**表 27.7**）。
- 三叉神经上颌支（CN V₂）：
  - 从颅中窝经**圆孔**进入翼腭窝。
  - 上颌神经中两条传递一般感觉信息的**神经节支**穿过翼腭神经节。
  - 副交感节后纤维（促分泌）和交感纤维（促血管收缩）分布至泪腺，以及鼻、腭和咽部腺体。
  - 一般感觉纤维分布至面中部、上颌窦、上颌牙齿、鼻腔、上腭和咽上部。

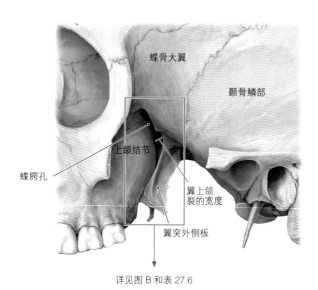

A. 左侧面观。经翼上颌裂通向颞下窝的通道。

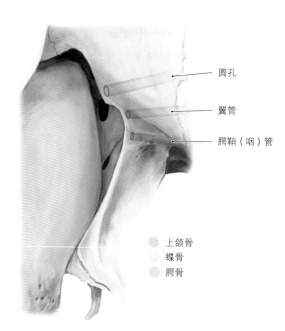

B. 左侧面观。彩色图展示了腭骨的位置。

图 27.19　翼腭窝

（引自 Gilroy AM，MacPherson BR，Wikenheiser JC. Atlas of Anatomy. Illustrations by Voll M and Wesker K. 4th Edition. New York: Thieme Publishers; 2020.）

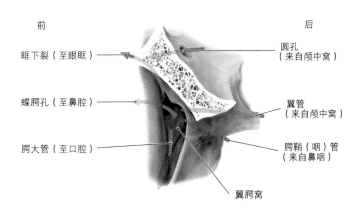

前　　　　　　　　　　　　　　　后

眶下裂（至眼眶）────────────────────────── 圆孔（来自颅中窝）

蝶腭孔（至鼻腔）────────────────────────── 翼管（来自颅中窝）

腭大管（至口腔）────────────────────────── 腭鞘（咽）管（来自鼻咽）

翼腭窝

（引自 Gilroy AM，MacPherson BR，Wikenheiser JC. Atlas of Anatomy. Illustrations by Voll M and Wesker K. 4th Edition. New York: Thieme Publishers; 2020.）

表 27.6　翼腭窝的交通

交通	方向	经过	通过的结构
颅中窝	后上方	圆孔	·上颌神经（CN V₂）
颅中窝	后方（破裂孔前壁）	翼管	·构成翼管神经的有： 　岩大神经（来自 CN Ⅶ的副交感节前纤维） 　岩深神经（来自颈内动脉丛的交感节后纤维） ·翼管动脉 ·翼管静脉
眼眶	前上方	眶下裂	·上颌神经分支（CN V₂）： 　眶下神经 　颧神经 ·眶下动脉和眶下神经 ·眼下静脉和翼静脉丛之间的交通静脉
鼻腔	内侧	蝶腭孔	·鼻腭神经（CN V₂），鼻后上内侧／外侧支 ·蝶腭动脉和静脉
口腔	下方	腭大管（孔）	·腭大神经（下行）（CN V₂）和动脉 ·通过腭小管出现的分支： 　腭小神经（CN V₂）和动脉
鼻咽	后下方	腭鞘（咽）管	·上颌神经咽支（CN V₂）和咽动脉
颞下窝	外侧	翼上颌裂	·上颌动脉翼腭部（第三段） ·上牙槽后神经、动脉以及静脉

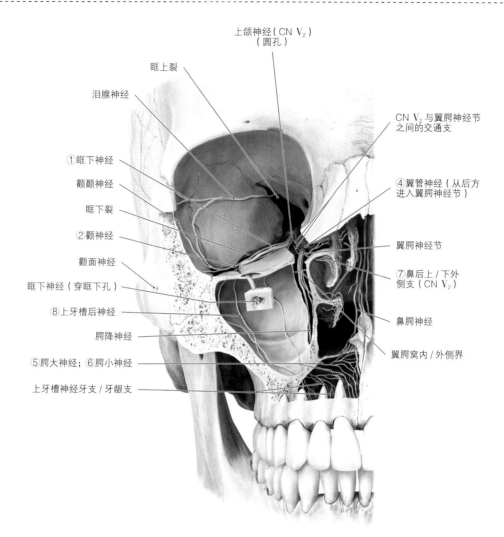

翼腭窝的冠状视图

（引自 Gilroy AM、MacPherson BR、Wikenheiser JC. Atlas of Anatomy. Illustrations by Voll M and Wesker K. 4th ed. New York: Thieme Publishers; 2020.）

表 27.7　翼腭窝的神经

神经	运动支配	感觉分布
① 眶下神经 (CN V$_2$)		面中部皮肤，上颌窦，牙齿，牙龈
② 颧神经 (CN V$_2$) – 来自颧颞神经的交通支		两侧颊部皮肤，颞部
③ 眶支 (CN V$_2$)		眶部，筛窦和蝶窦
④ 翼管神经 (CN Ⅶ)	内脏运动神经（副交感节前纤维和交感节后纤维）至鼻黏膜、腭部腺体；泪腺	
⑤ 腭大神经 (CN V$_2$)		硬腭和腭部牙龈
⑥ 腭小神经 (CN V$_2$)		软腭，腭扁桃体
⑦ 鼻后上（下）内（外）侧神经 (CN V$_2$)		鼻中隔，鼻上外侧壁，筛窦
⑧ 上牙槽后神经 (CN V$_2$)		上颌窦，颊部，颊侧牙龈，上颌磨牙

27.7 鼻腔

鼻腔位于眼眶和上颌窦之间的面中部，口腔的上方。

鼻腔结构

鼻具有外部结构和一对由鼻中隔分隔开的内部鼻腔（**图27.20 和图 27.21**）。

- 外鼻包括以下结构：
  - 在前方，**鼻翼软骨**和**鼻外侧软骨**形成围绕鼻孔和鼻尖的**鼻翼**和**鼻脚**。
  - 在后方，额骨、上颌骨和鼻骨形成了鼻的**根部**或鼻梁。
- 鼻腔是金字塔形的空间，通过**鼻孔**（前鼻腔开口）向前与外界相通，通过**鼻后孔**向后与鼻咽相通。
- 鼻腔的侧壁由筛骨的上鼻甲和中鼻甲、下鼻甲、上颌骨、腭骨、泪骨和鼻骨组成。
  - 上鼻甲、中鼻甲和下鼻甲是卷曲状的骨质突起，突入鼻腔。
  - **上鼻道**、**中鼻道**和**下鼻道**是位于相应鼻甲下方的空间。
- 鼻中隔是构成每个鼻腔中央壁的结构，由犁骨、筛骨垂直板和鼻中隔软骨组成。
- **硬腭**由上颌骨和腭骨组成，构成鼻腔底部，并将鼻腔与口腔分开（详见 27.8）。

- **鼻旁窦**是位于头骨骨骼内部的空腔，与鼻腔相同并充满空气（**图 27.22；表 27.8**）。
  - 成对的**额窦**通常不对称，位于鼻根上方，经**额鼻导管**流入中鼻道，进入半月裂孔。
  - **蝶窦**形成于蝶骨体内，位于左、右海绵窦之间，流入上鼻甲上方的鼻腔后上部分的**蝶窦隐窝**。
  - **筛窦**构成眼眶的内侧壁，由许多薄壁筛窦气房形成。它们位于鼻腔上方的眼眶之间，并流入上鼻道和中鼻道。
  - 成对的**上颌窦**是鼻窦中最大的一个，位于鼻腔两侧，低于眼眶，并流入中鼻道。
- **鼻泪管**从每只眼睛的内侧角向外排出眼泪，并流入两侧的下鼻道。

知识拓展 27.3：临床相关

上颌窦感染

鼻腔感染可能会扩散至任何鼻窦，但上颌窦感染最为常见。黏液在上颌窦内堆积，由于窦口位于上颌窦上壁的高处，黏液无法排出。窦口通常也会受到鼻窦黏膜炎症（上颌窦炎）的阻碍。上颌窦炎通常发生在普通感冒或流感病毒感染之后，但也可能由上颌后牙感染的扩散引起。

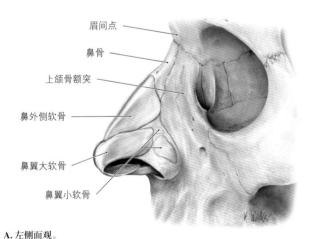

A. 左侧面观。

眉间点
鼻骨
上颌骨额突
鼻外侧软骨
鼻翼大软骨
鼻翼小软骨

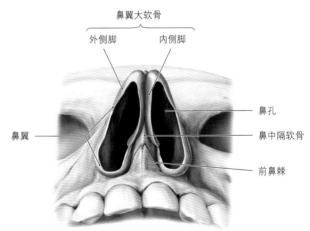

B. 下面观。

鼻翼大软骨
外侧脚　内侧脚
鼻孔
鼻翼
鼻中隔软骨
前鼻棘

图 27.20　鼻骨架

鼻骨架由上部骨质和下部软骨构成。鼻孔的近端（翼）由结缔组织和嵌入的小块软骨组成。（引自 Schuenke M, Schulte E, Schumacher U. THIEME Atlas of Anatomy, Vol 3. Illustrations by Voll M and Wesker K. 3rd ed. New York: Thieme Publishers; 2020.）

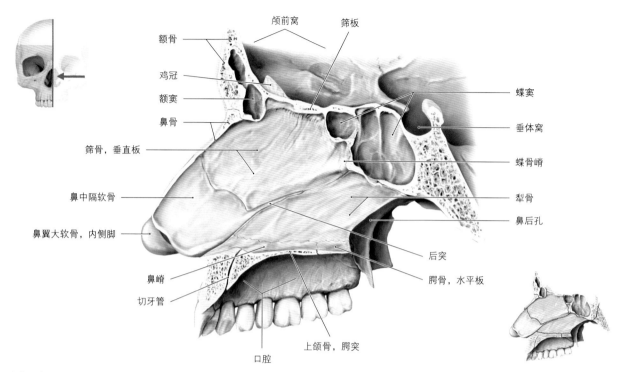

A. 左鼻腔鼻中隔，矢状旁切面，左侧面观。

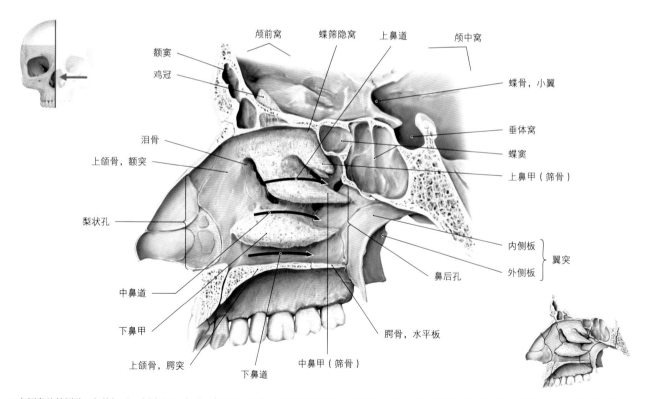

B. 右侧鼻腔外侧壁，矢状切面，内侧面观。切除：鼻中隔。注意：上鼻甲和中鼻甲是筛骨的一部分，而下鼻甲是单独的骨骼。箭头表示气体通过鼻甲的方向。

图 27.21　鼻腔骨骼

左、右鼻腔两侧为外侧壁，中间由鼻中隔隔开。空气通过前鼻孔进入鼻腔并通过上、中和下鼻道流通（图 B 中的箭头）。这些流通通道被上、中和下鼻甲隔开。空气通过鼻后孔离开鼻部，进入鼻咽部。（引自 Schuenke M, Schulte E, Schumacher U. THIEME Atlas of Anatomy, Vol 3. Illustrations by Voll M and Wesker K. 3rd ed. New York: Thieme Publishers; 2020.）

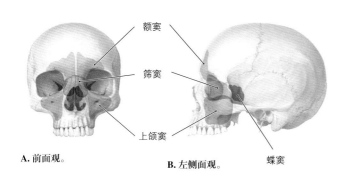

A. 前面观。　　　**B. 左侧面观。**

图 27.22　鼻窦位置图
鼻窦（额窦、筛窦、上颌窦和蝶窦）是一种空气填充的腔隙，可以减轻头骨的重量。（引自 Schuenke M, Schulte E, Schumacher U. THIEME Atlas of Anatomy, Vol 3. Illustrations by Voll M and Wesker K. 3rd ed. New York: Thieme Publishers; 2020.）

鼻腔神经血管系统

- 颈外动脉通过其上颌和面部分支供应鼻腔，颈内动脉通过其眼部分支供应鼻腔。两者的重叠区域称为 Kiesselbach 区（**图 27.23**）。
  - 上颌动脉的鼻支包括：
    - 鼻后外侧动脉和鼻中隔后动脉，蝶腭动脉的分支。
    - 腭大动脉，腭降动脉的一个分支。
  - 面动脉的分支包括鼻外侧动脉和鼻中隔动脉，鼻中隔动脉是上唇动脉的一个分支。
  - 眼动脉的分支包括筛前动脉和筛后动脉。
- 鼻腔的静脉汇集形成黏膜下静脉丛，流入眼静脉、面静脉和蝶腭静脉。
- 嗅神经（CN Ⅰ）和三叉神经的眼支（CN V₁）和上颌支（CN V₂）支配鼻部（**图 27.24**）。
  - 嗅神经支配嗅觉，产生于鼻腔顶部的嗅觉上皮，穿过筛板，最后进入嗅球。
  - CN V₁ 的筛前支和筛后支以及 CN V₂ 的眶下支支配外鼻。
  - CN V₁ 的筛前支和筛后支通过鼻内支、鼻外支、鼻内侧支和鼻外侧支支配外鼻和前上鼻腔黏膜。
  - 鼻中隔上的鼻腭神经鼻后支和鼻腔侧壁上的腭大神经鼻支（CN V₂ 的两个分支）支配后下鼻腔的黏膜。

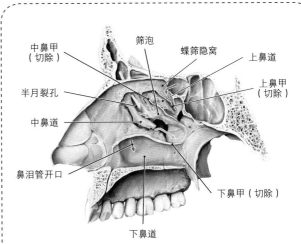

鼻窦和鼻泪管开口
右鼻腔，矢状切面，内侧面观。鼻窦和鼻泪管的黏膜分泌物流入鼻腔。（引自 Schuenke M, Schulte E, Schumacher U. THIEME Atlas of Anatomy, Vol 3. Illustrations by Voll M and Wesker K. 3rd ed. New York: Thieme Publishers; 2020.）

表 27.8　鼻腔内鼻窦排空的通道

窦/管		鼻腔	通道
蝶窦（蓝色）		蝶筛隐窝	直接
筛窦（绿色）	筛窦后小房	上鼻道	直接
	筛窦前小房和中小房	中鼻道	筛泡
额窦（黄色）		中鼻道	经前鼻管进入半月裂孔
上颌窦（橙色）		中鼻道	半月裂孔
鼻泪管（红色）		下鼻道	直接

知识拓展 27.4：临床相关

鼻出血
　　高血管性鼻黏膜出血或鼻出血是鼻外伤的常见后果，即使是轻微的外伤也会破坏前庭静脉。大多数出血源于 Kiesselbach 区的动脉，在这里，颈内动脉和颈外动脉的分支在鼻腔的前 1/3 吻合。这些动脉包括蝶腭动脉、腭大动脉、筛前动脉和上唇动脉。

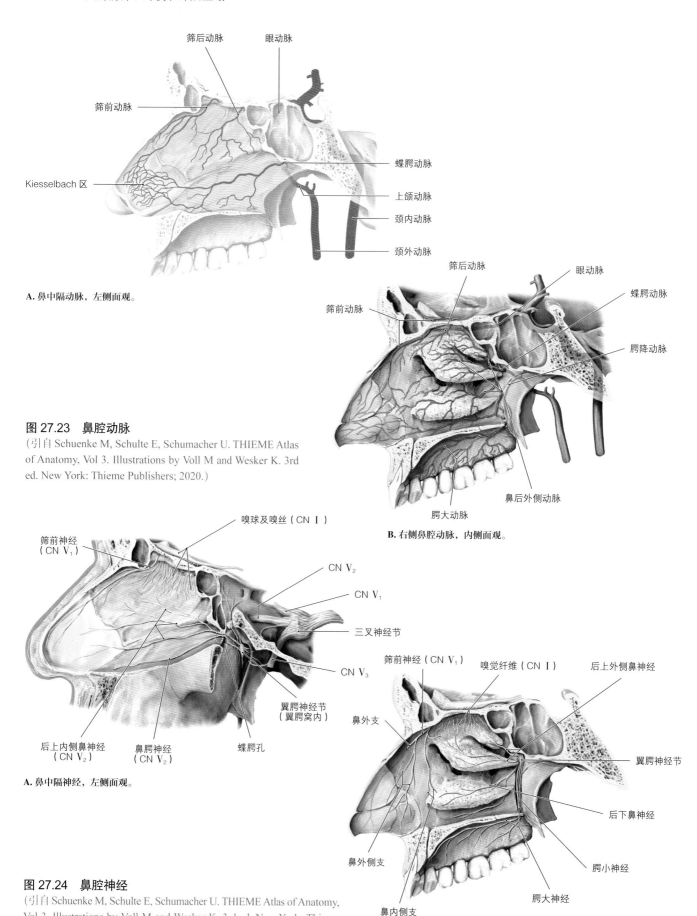

A. 鼻中隔动脉，左侧面观。

图 27.23 鼻腔动脉
（引自 Schuenke M, Schulte E, Schumacher U. THIEME Atlas of Anatomy, Vol 3. Illustrations by Voll M and Wesker K. 3rd ed. New York: Thieme Publishers; 2020.）

B. 右侧鼻腔动脉，内侧面观。

图 27.24 鼻腔神经
（引自 Schuenke M, Schulte E, Schumacher U. THIEME Atlas of Anatomy, Vol 3. Illustrations by Voll M and Wesker K. 3rd ed. New York: Thieme Publishers; 2020.）

A. 鼻中隔神经，左侧面观。

B. 右侧鼻腔神经，内侧面观。

27.8 口区

口腔位于鼻腔下方和咽部前方，上界为腭，下界为舌和口底肌，前界为嘴唇，后界为悬雍垂，侧边界为脸颊（**图 27.25**）。

口唇、面颊、牙龈、牙齿和口腔

- **口唇**组成口腔，包围**口裂**。口裂是通向口腔的开口。
  - 口唇包含口轮匝肌、上唇肌和下唇肌，为括约肌样肌群。在外部，口唇被皮肤覆盖；在内部，口唇被口腔黏膜覆盖。
  - **人中**，上唇中线处的凹陷，向上延伸至鼻中隔。
  - **唇系带**是口腔黏膜中线上的皱襞，将上唇和下唇的内表面与牙龈相连。
- **面颊**与口唇相连，形成口腔壁和**面颊部**。

- 颊肌由面神经（CN Ⅶ）的颊支支配，形成面颊的可活动壁。
  - 颊脂体是位于颊肌表面的脂肪包裹垫，在婴幼儿中占比较大，在成年人中占比较小。
  - 颧骨和颧弓构成"颊骨"。
- 牙齿固定在**上颌和下颌牙弓的牙槽**（窝）中（**图 27.26**）。
  - 儿童有 20 颗乳牙，在 7~25 岁之间每隔一段时间会进行乳恒牙替换。
  - 成人有 32 颗牙齿，包括切牙、尖牙、前磨牙和磨牙。牙齿沿着上颌弓从右到左编号为 1~16，沿着下颌弓从左到右编号为 17~32。
- **牙龈**由口腔黏膜覆盖的纤维结缔组织构成，牢固地附着于上颌骨和下颌骨表面。
- 口腔分为两个区域：**口腔前庭和固有口腔**（**图 27.27**）。
  - 口腔前庭是口唇、面颊和上、下颌牙列弓之间的狭窄区域。
  - 固有口腔是由上、下牙列弓在前部和侧面包绕而成的。**腭**构成顶部；底部为舌和口腔肌底。
- 口腔通过一个狭窄的空间，即**咽峡**，在后方与咽部相连。
- 构成口腔底部的肌肉，即**舌骨上肌群**，附着在颈部的舌骨上（**图 27.28；表 27.9**）。它们具有复杂的神经支配，由三叉神经和面神经以及 C1 脊神经通过舌下神经支配（**图 27.29；另见图 25.7**）。
- 颈外动脉的舌支、面支和上颌支营养口唇、面颊、口腔底部以及上牙和下牙。

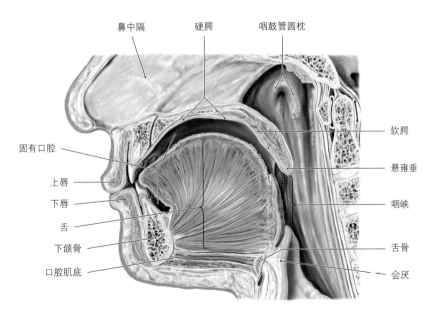

图 27.25　口腔的构成与边界

矢状面，左侧面观。（引自 Schuenke M, Schulte E, Schumacher U. THIEME Atlas of Anatomy, Vol 3. Illustrations by Voll M and Wesker K. 3rd ed. New York: Thieme Publishers; 2020.）

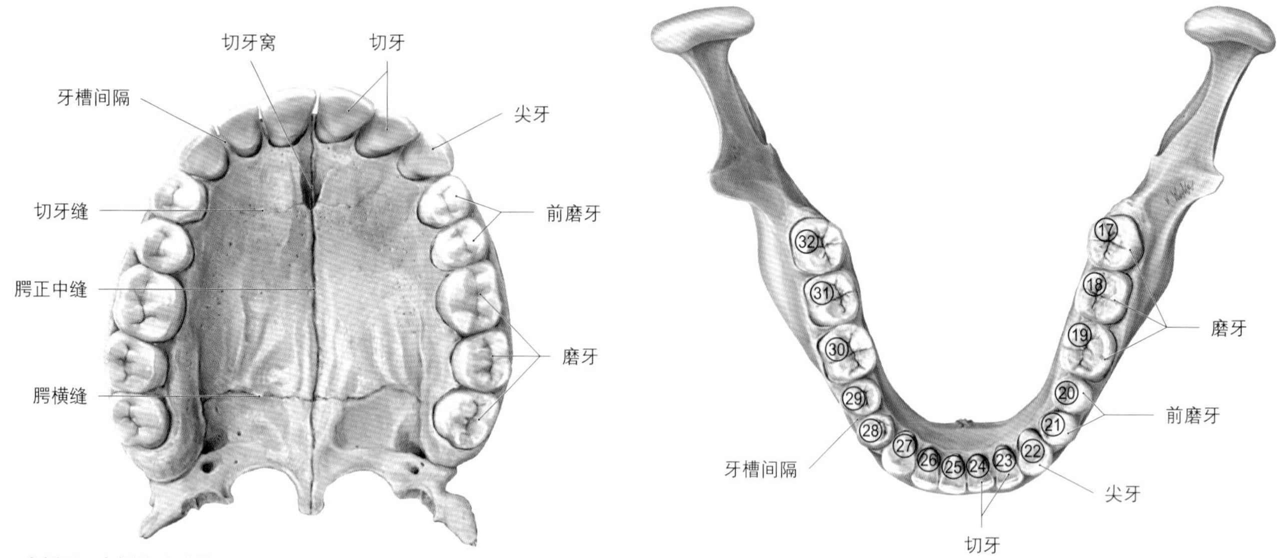

切牙窝　切牙

牙槽间隔

尖牙

切牙缝

前磨牙

腭正中缝

磨牙

腭横缝

A. 上颌牙。上颌骨下面观。

磨牙

前磨牙

牙槽间隔

尖牙

切牙

B. 下颌牙。下颌骨上面观。

图 27.26　恒牙
（引自 Gilroy AM, MacPherson BR, Wikenheiser JC. Atlas of Anatomy. Illustrations by Voll M and Wesker K. 4th ed. New York: Thieme Publishers; 2020.）

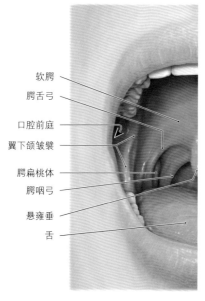

软腭

腭舌弓

口腔前庭

翼下颌皱襞

腭扁桃体

腭咽弓

悬雍垂

舌

A. 开放式口腔。

翼突下颌缝

舌神经

腭舌肌

颊神经

腭咽肌

翼内肌

腭扁桃体

B. 口腔。移除顶部和侧壁黏膜。

图 27.27　口腔结构图
右侧，前面观。（引自 Gilroy AM, MacPherson BR, Wikenheiser JC. Atlas of Anatomy. Illustrations by Voll M and Wesker K. 4th ed. New York: Thieme Publishers; 2020.）

- 三叉神经（CN V）传递来自口腔的感觉。
  - 上颌支（CN V_2）的上牙槽分支支配上颌牙感觉。
  - 下颌支（CN V_3）的下牙槽分支、舌支和颊支支配面颊、下颌牙和口腔底部的感觉。
- 鼓索（CN Ⅶ）携带的内脏运动纤维位于口腔底部的下颌下神经节。节后纤维通过舌神经支配下颌下腺和舌下腺（**图 27.29**）。

腭

　　腭构成口腔的顶部和鼻腔的底部，并在后部将口腔与咽部分隔开。

- 鼻黏膜覆盖腭的上表面，口腔黏膜（密布分泌黏液的腭腺）覆盖腭的下表面。
- 腭具有前部和后部。
  - 硬腭由上颌骨的腭突和腭骨的水平突构成，占腭的前 2/3 区（**图 27.30**）。

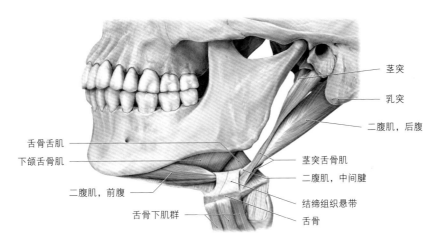

A. 左侧面观。

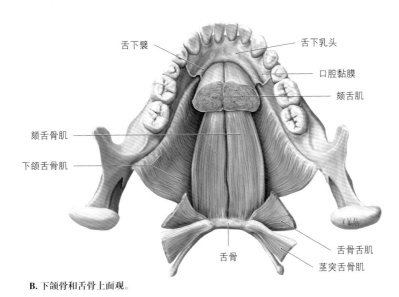

B. 下颌骨和舌骨上面观。

图 27.28 口腔底部肌肉：舌骨上肌群

（引自 Gilroy AM, MacPherson BR, Wikenheiser JC. Atlas of Anatomy. Illustrations by Voll M and Wesker K. 4th ed. New York: Thieme Publishers; 2020.）

表 27.9 舌骨上肌群

肌肉		起点	止点 / 定位		支配	功能
二腹肌	前腹	下颌骨（二腹肌窝）	通过具有纤维环的中间腱		下颌舌骨肌神经（来自 CN V₃）	抬高舌骨（吞咽过程中），协助打开下颌骨
	后腹	颞骨（乳突切迹，乳突内侧）			面神经（CN Ⅶ）	
茎突舌骨肌		颞骨（柄突）	舌骨（体）	通过分裂的肌腱		
下颌舌骨肌		下颌骨（下颌舌骨肌线）	经过插入的正中肌腱（下颌舌骨肌线）		下颌舌骨肌神经（来自 CN V₃）	收紧并抬高口腔底部，向前牵引舌骨（吞咽时），协助打开下颌骨并左右移动（咀嚼）
颏舌骨肌		下颌骨（颏下棘）	舌骨体		C1 前支经舌下神经（CN Ⅻ）	向前牵引舌骨（吞咽过程中），协助打开下颌骨
舌骨舌肌		舌骨（大角上缘）	舌侧		舌下神经（CN Ⅻ）	压低舌部

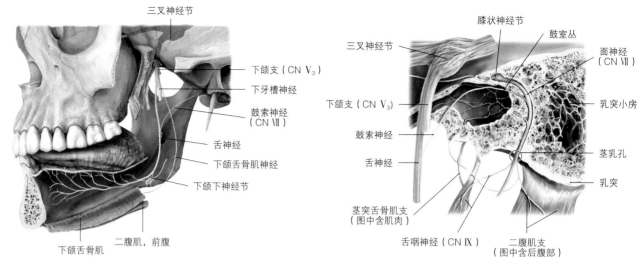

A. 舌骨神经（CN V₃），左侧面观，左半下颌被切除。

B. 面神经（CN Ⅶ）。位于乳突水平的左侧颞骨的矢状切面，侧面观。

图 27.29　口腔底部神经
（引自 Schuenke M, Schulte E, Schumacher U. THIEME Atlas of Anatomy, Vol 3. Illustrations by Voll M and Wesker K. 3rd ed. New York: Thieme Publishers; 2020.）

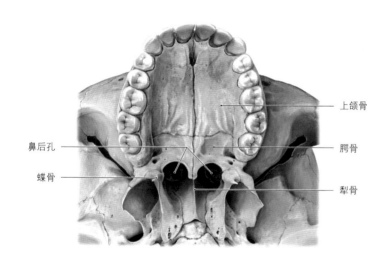

图 27.30　硬腭
下面观。（引自 Schuenke M, Schulte E, Schumacher U. THIEME Atlas of Anatomy, Vol 3. Illustrations by Voll M and Wesker K. 3rd ed. New York: Thieme Publishers; 2020.）

知识拓展 27.6：发育相关

腭裂

　　腭裂是一种先天性缺陷，发生在胚胎早期，当外侧腭突无法相互融合，无法与鼻中隔和（或）正中腭突融合时。在新生儿中占比约为 1∶2 500，女性比男性更常见。腭裂（裂隙或开口）在发生于软腭和硬腭时被描述为完全性腭裂，而在口腔顶部（通常在软腭）以"洞"的形式出现时则被描述为不完全性腭裂。在以上两种情况下，悬雍垂通常都是分裂的。腭裂将口腔直接与鼻腔相连。最初的治疗包括使用一种名为腭填充器的假体装置来密封腭裂，直到婴儿在 6~12 个月时进行矫正手术。

- **软腭**是腭的后 1/3，由附着在硬腭上的前筋膜部分，和没有附着在后缘的后肌肉部分组成。后缘终止于圆锥形凸起，即悬雍垂（详见**图 27.25**）。

- 在吞咽过程中，软腭的肌肉会紧张并抬高至咽后壁，以防止食物进入鼻腔。还可以将腭向下拉至舌，以防止食物进入咽部。软腭的肌肉包括**腭帆张肌**、**腭帆提肌**、**腭垂肌**、**腭舌肌**和**腭咽肌**（**图 27.31**；**表 27.10**）。

- 由**腭舌肌**和**腭咽肌**分别构成的成对**腭舌弓**和**腭咽弓**将软腭固定在舌和咽部（详见**图 27.27**）。

- 上颌动脉的腭大支、腭小支和蝶腭支供应腭（**图 27.32**；另见**图 27.23B**）。

- 上颌支（CN V₂）的腭大支、腭小支和鼻腭支负责来自腭的感觉支配（见**图 27.24B**）。

图 27.31　软腭肌肉

下面观，软腭形成口腔的后边界，将口腔与口咽分隔。（引自 Gilroy AM, MacPherson BR, Wikenheiser JC. Atlas of Anatomy. Illustrations by Voll M and Wesker K. 4th ed. New York: Thieme Publishers; 2020.）

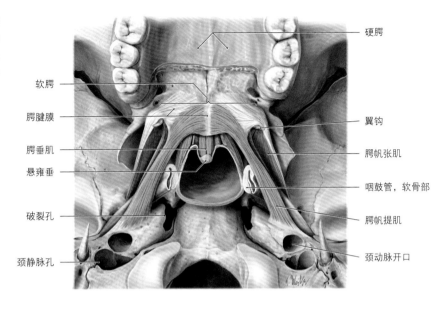

硬腭

软腭

腭腱膜

腭垂肌

悬雍垂

破裂孔

颈静脉孔

翼钩

腭帆张肌

咽鼓管，软骨部

腭帆提肌

颈动脉开口

表 27.10　软腭肌肉

肌肉	起点	止点	支配	功能
腭帆张肌	翼突内侧板（舟状窝）；蝶骨（脊柱）；咽鼓管软骨部	腭腱膜	翼内肌神经（CN V_3）	收紧软腭；打开咽鼓管（吞咽、打哈欠时）
腭帆提肌	咽鼓管软骨部；颞骨（岩部）		迷走神经经咽丛	抬高软腭至水平位置
腭垂肌	悬雍垂（黏膜）	腭腱膜；鼻后棘		缩短并抬高悬雍垂
腭舌肌				使舌（后部）抬高；将软腭拉至舌面
腭咽肌	舌（侧面）	腭腱膜		收紧软腭；吞咽过程中向上、向前和向内拉动咽壁

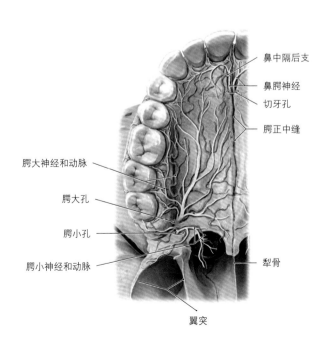

鼻中隔后支

鼻腭神经

切牙孔

腭正中缝

腭大神经和动脉

腭大孔

腭小孔

腭小神经和动脉

犁骨

翼突

图 27.32　硬腭神经血管系统

下面观。硬腭主要接受来自三叉神经上颌支（CN V_2）末端分支的感觉神经支配。硬腭的动脉起源于上颌动脉。（引自 Schuenke M, Schulte E, Schumacher U. THIEME Atlas of Anatomy, Vol 3. Illustrations by Voll M and Wesker K. 3rd ed. New York: Thieme Publishers; 2020.）

舌

　　舌是一肌性器官，在吞咽的初始阶段参与发音、味觉的产生和食物的处理。舌的前 2/3 位于口腔中；其余部分形成口咽的前壁，即咽位于口腔后部的部分。

– 舌包括三部分（图 27.33）：
  • **舌根**：用于连接的后部。
  • **舌体**：最大的部分，在舌根和舌尖之间。
  • **舌尖**：前段的部分。
– **界沟**是舌背上的凹槽，将舌分为前 2/3 和后 1/3 两个部分。盲孔是界沟中心的一个小窝，标志着甲状腺的胚胎起源。
– 大量舌乳头，其中许多含有味蕾，使舌前 2/3 的黏膜粗糙。
  • **轮廓乳头**是舌乳头中最大的一种，排列在界沟正前方。
  • **叶状乳头**位于舌黏膜的小型侧状皱襞上，发育不全。
  • **丝状乳头**含有对触觉敏感但对味觉不敏感的传入神经末梢。这类舌乳头是高度角质化的，有助于进行锉状舔舐活动。
  • **菌状乳头**在舌尖和舌缘数量最多。
– **舌扁桃体**是分布在舌后部黏膜上的淋巴结集合体。舌扁桃体具有被下方腺体冲刷的隐窝。
– **舌系带**是一种中线黏膜皱襞，将舌的下表面连接到口腔底部并限制其运动。
– 舌外肌主要负责舌的运动，包括**颏舌肌**、**舌骨舌肌**和**茎突舌肌**，这些肌肉起源于舌外部（图 27.34；表 27.11）。腭舌肌作用于舌，但实际上是腭部肌肉，因此由迷走神经（CN X）支配。
– 舌固有肌没有骨性附着，负责改变舌的形状，包括**上纵肌**、**下纵肌**、**舌横肌**和**舌垂直肌**。
– 舌外肌和舌固有肌都由舌下神经（CN XII）支配。
– 舌动脉是颈外动脉的分支，为舌部提供血液。伴随舌动脉的是舌静脉，将血液回流至颈内静脉。
– 虽然舌部不同部位的淋巴最终都汇入颈部的颈深淋巴结

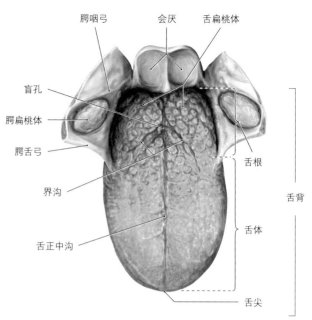

图 27.33　舌部结构
上视图。V 形界沟将舌头分为前部（口部、沟前部）和后部（咽部、沟后部）。（引自 Schuenke M, Schulte E, Schumacher U. THIEME Atlas of Anatomy, Vol 3. Illustrations by Voll M and Wesker K. 3rd ed. New York: Thieme Publishers; 2020.）

和颈内淋巴结，但它们遵循了四条不同的路径（图 27.35；表 27.12）。这些淋巴引流途径在舌癌转移的临床意义上非常重要。
– 支配舌部的 5 对脑神经（三叉神经、面神经、舌咽神经、迷走神经和舌下神经）携带运动、一般感觉和特殊感觉纤维（图 27.36；表 27.13）。

表 27.11　舌肌 *

舌外肌	舌固有肌
• 颏舌肌	• 上纵肌
• 舌骨舌肌	• 下纵肌
• 茎突舌肌	• 舌横肌
	• 舌垂直肌

注：* 所有舌外肌和舌固有肌均由舌下神经（CN XII）支配。

表 27.12　舌部的淋巴引流

舌的部位	引流模式	原发淋巴结
舌根	双侧	上颈深淋巴结
舌体内侧部	双侧	下颈深淋巴结
舌体外侧部	同侧	下颌下淋巴结
舌尖和系带	中线：双侧 边缘：单侧	颏下淋巴结

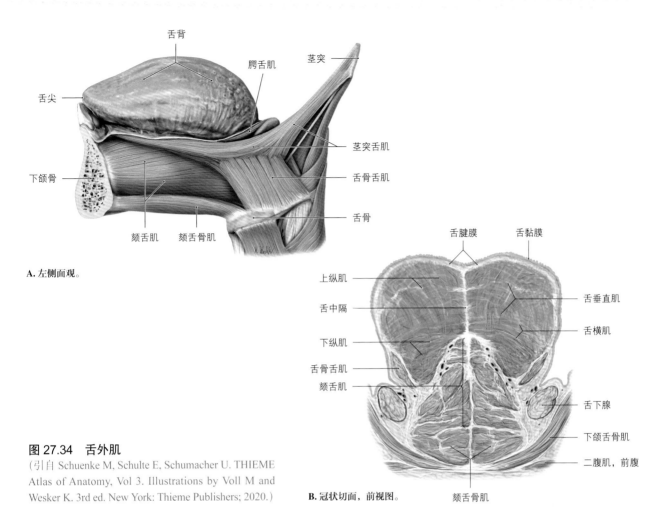

图 27.34 舌外肌

（引自 Schuenke M, Schulte E, Schumacher U. THIEME Atlas of Anatomy, Vol 3. Illustrations by Voll M and Wesker K. 3rd ed. New York: Thieme Publishers; 2020.）

A. 左侧面观。

B. 冠状切面，前视图。

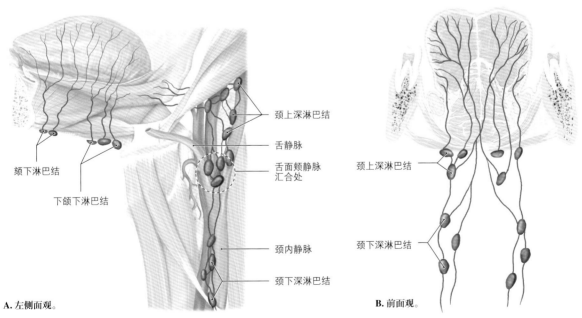

A. 左侧面观。

B. 前面观。

图 27.35 舌和口腔的淋巴引流

来自舌部和口腔底部的淋巴流向下颌下和颏下淋巴结，最终汇入与颈内静脉伴行的颈内淋巴结。由于淋巴结接收来自同侧和对侧的引流（图 B），肿瘤细胞可能在该区域广泛扩散（例如，转移性鳞状细胞癌，尤其是在舌的外侧缘，常常转移到对侧）。（引自 Schuenke M, Schulte E, Schumacher U. THIEME Atlas of Anatomy, Vol 3. Illustrations by Voll M and Wesker K. 3rd ed. New York: Thieme Publishers; 2020.）

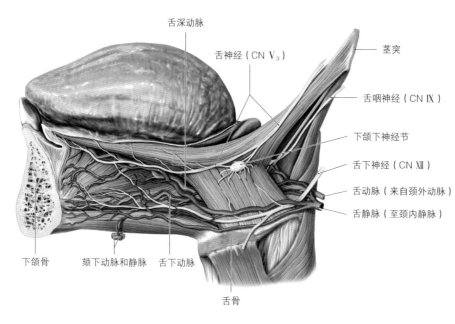

舌深动脉
舌神经（CN V₃）
茎突
舌咽神经（CN IX）
下颌下神经节
舌下神经（CN XII）
舌动脉（来自颈外动脉）
舌静脉（至颈内静脉）
下颌骨
颏下动脉和静脉
舌下动脉
舌骨

图 27.36 舌神经血管系统
左侧面观。（引自 Schuenke M, Schulte E, Schumacher U. THIEME Atlas of Anatomy, Vol 3. Illustrations by Voll M and Wesker K. 3rd ed. New York: Thieme Publishers; 2020.）

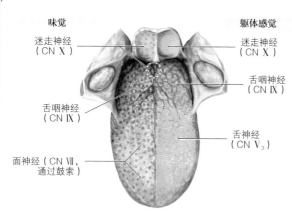

味觉
躯体感觉
迷走神经（CN X）
迷走神经（CN X）
舌咽神经（CN IX）
舌咽神经（CN IX）
舌神经（CN V₃）
面神经（CN VII，通过鼓索）

舌部感觉和味觉的神经支配
上视图。（引自 Gilroy AM, MacPherson BR, Wikenheiser JC. Atlas of Anatomy. Illustrations by Voll M and Wesker K. 4th ed. New York: Thieme Publishers; 2020.）

表 27.13　舌的神经支配

神经	神经纤维	分布
舌神经（CN V₃）	一般感觉	舌前 2/3
鼓索（CN VII）	特殊感觉	舌前 2/3
舌咽神经（CN IX）	一般感觉和特殊感觉	舌后 1/3
迷走神经（CN X）	一般感觉和特殊感觉	舌根
舌下神经（CN XII）	躯体运动	舌肌除了腭舌肌外，其余均由舌下神经（CN XII）支配

唾液腺

　　三对唾液腺——腮腺、舌下腺和下颌下腺，产生并分泌唾液至口腔（**图 27.37**）。

- **舌下腺**是三对唾液腺中最小的，位于口腔底部黏膜深处，形成**舌下襞**，通过许多小管分泌唾液。
- **下颌下腺**由位于颈部的浅部和位于口腔底部的深部构成，两者在咬肌后缘相连。**下颌下导管**（Wharton 导管）通过舌系带基部的**舌下乳头**开口。
- 腮腺是三对唾液腺中最大的，位于头部侧面耳前方的腮腺区。腮腺导管通过腮腺乳头开口进入口腔前庭，开口处位于上颌第二磨牙的颊黏膜处（详见 27.3）。
- 面动脉、舌动脉、上颌动脉和颞浅动脉供应唾液腺。同名静脉伴行动脉并汇入下颌后静脉。
- 舌下腺和下颌下腺通过鼓索（CN VII 的一分支）和下颌下神经节受到副交感神经促分泌纤维的支配。
- 腮腺接受舌咽神经（CN IX）的促分泌（副交感）纤维，这些纤维在耳神经节合并。
- 腺体的交感神经支配来自颈上神经节的节后纤维，并沿着颈外动脉的分支走行。

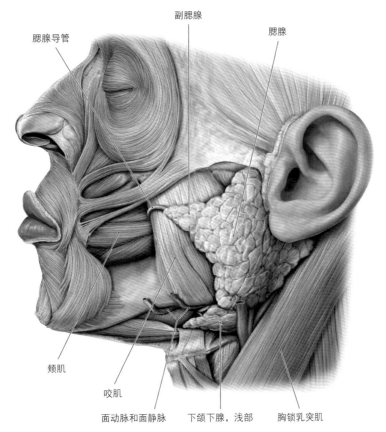

腮腺导管
副腮腺
腮腺

颊肌
咬肌
面动脉和面静脉
下颌下腺，浅部
胸锁乳突肌

A. 腮腺，左侧面观。

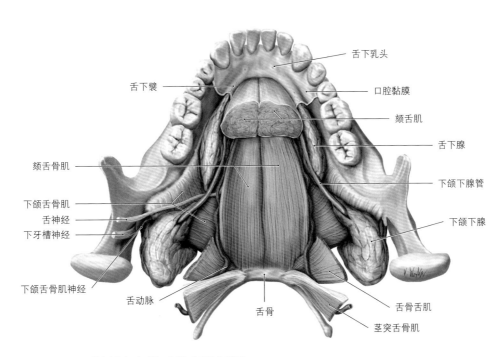

舌下襞
舌下乳头
口腔黏膜
颏舌肌
舌下腺

颏舌骨肌
下颌舌骨肌
舌神经
下牙槽神经
下颌下腺管
下颌下腺

下颌舌骨肌神经
舌动脉
舌骨
舌骨舌肌
茎突舌骨肌

B. 下颌下腺和舌下腺，切除舌后的上面观。

图 27.37 唾液腺

（引自 Schuenke M, Schulte E, Schumacher U. THIEME Atlas of Anatomy, Vol 3. Illustrations by Voll M and Wesker K. 3rd ed. New York: Thieme Publishers; 2020.）

27.9 咽和扁桃体

咽是一种纤维肌性管道,是上呼吸道和上消化道的一部分,将空气从鼻腔传输到气管,将食物从口腔运输到食管。

咽部区域

咽部从颅底延伸到喉部(环状软骨的下方),分为三个区域(**图 27.38** 和**图 27.39**):鼻咽、口咽和喉咽。

- **鼻咽**是咽的最上部,位于鼻腔后方和软腭上方。蝶骨体形成其顶部。在前方,鼻咽通过成对的鼻后孔与鼻腔相通。
  - 咽鼓管的开口位于咽侧壁上。在开口上方,管的软骨部分突出到咽部形成一个隆起,称为**咽鼓管圆枕**。
  - 咽鼓管咽肌深层黏膜下的组织形成的**咽鼓管咽襞**向下延伸,与咽鼓管圆枕相连。
- **口咽**位于口腔后方,向上延伸至软腭,向下延伸至喉的顶部。后舌构成了前界。
  - 由腭舌肌和腭咽肌分别形成的前腭舌弓(襞)和后腭咽弓(襞)将口咽与口腔分开。这两个肌肉都由迷走神经(CN X)支配。

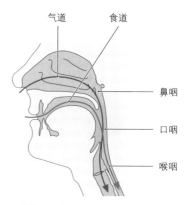

图 27.38   咽部区域
正中矢状面,左侧视图。蓝色箭头表示气流通道,红色箭头表示食物通道。(引自 Schuenke M, Schulte E, Schumacher U. THIEME Atlas of Anatomy, Vol 3. Illustrations by Voll M and Wesker K. 3rd ed. New York: Thieme Publishers; 2020.)

- 腭扁桃体位于腭舌弓和腭咽弓之间的扁桃体窝中。
- 黏膜的中央襞将舌根和会厌之间的空间分开。襞的两侧空间称为**会厌谷**。

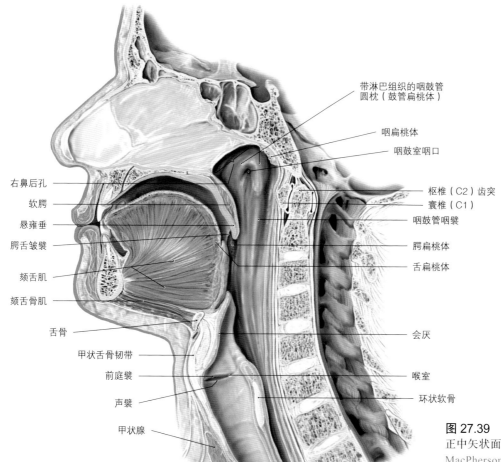

右鼻后孔
软腭
悬雍垂
腭舌皱襞
颏舌肌
颏舌骨肌
舌骨
甲状舌骨韧带
前庭襞
声襞
甲状腺

带淋巴组织的咽鼓管圆枕(鼓管扁桃体)
咽扁桃体
咽鼓室咽口
枢椎(C2)齿突
寰椎(C1)
咽鼓管咽襞
腭扁桃体
舌扁桃体
会厌
喉室
环状软骨

图 27.39   咽
正中矢状面,左侧视图。(引自 Gilroy AM, MacPherson BR, Wikenheiser JC. Atlas of Anatomy. Illustrations by Voll M and Wesker K. 4th ed. New York: Thieme Publishers; 2020.)

- **喉咽**位于喉后方，从会厌延伸到环状软骨的下缘，在那里变窄并与食管相连。
  - 喉咽通过**喉口**与喉相通。
  - **杓状会厌襞**将喉口与咽侧壁黏膜内衬的**梨状隐窝**分开。

知识拓展 27.7：临床相关

梨状隐窝

梨状隐窝是位于喉口两侧的小窝。偶尔，被吞咽或吸入的小异物或食物碎片（如花生）可能会卡在这些空间中。在这种情况下，位于该区域黏膜下深处的喉内神经和喉下神经可能会受到损伤。

咽肌

咽部的外环形肌层和内纵向肌层由骨骼肌组成，构成了咽部的壁（**图 27.40** 和**图 27.41**；**表 27.14** 和**表 27.15**）。咽部肌肉在吞咽过程中与口底和软腭的肌肉协同作用（**图 27.42**）。

- 环形的咽上、中、下缩肌将食物推向口咽和喉咽；所有这些肌肉都由迷走神经（CN X）支配。
- 纵向肌肉包括咽鼓管咽肌和腭咽肌 [由迷走神经（CN X）和咽丛支配]，以及茎突咽肌 [由舌咽神经（CN IX）支配]。它们将咽部向上抬升，防止食物进入鼻咽部。

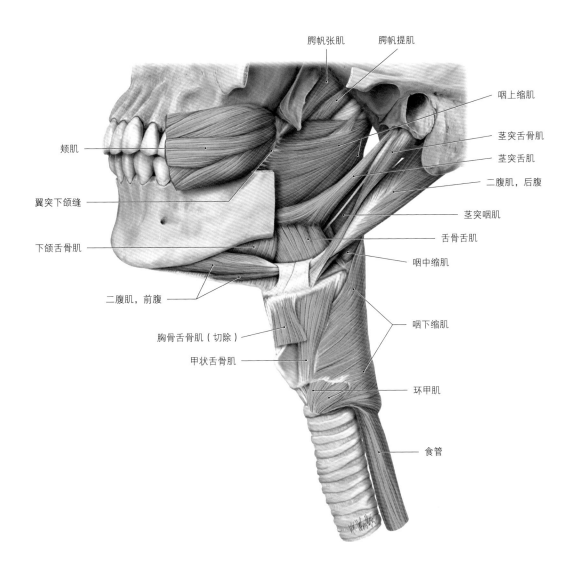

图 27.40　咽肌

左侧视图。（引自 Gilroy AM, MacPherson BR, Wikenheiser JC. Atlas of Anatomy. Illustrations by Voll M and Wesker K. 4th ed. New York: Thieme Publishers; 2020.）

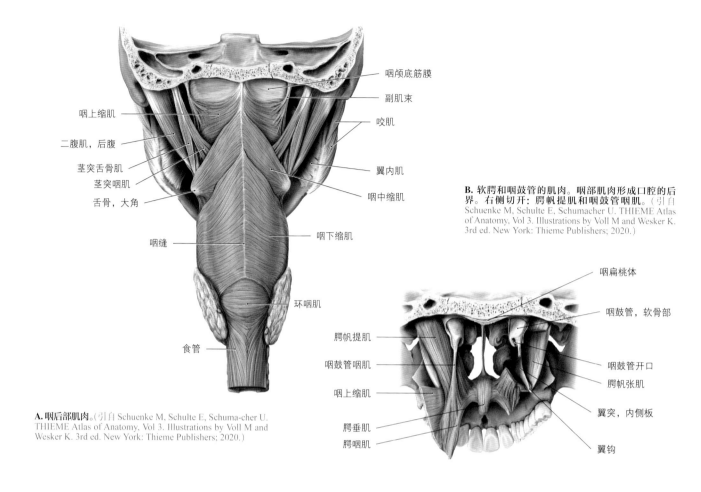

咽颅底筋膜

副肌束

咬肌

翼内肌

咽中缩肌

咽上缩肌

二腹肌，后腹

茎突舌骨肌

茎突咽肌

舌骨，大角

咽缝

咽下缩肌

环咽肌

食管

A. 咽后部肌肉。（引自 Schuenke M, Schulte E, Schumacher U. THIEME Atlas of Anatomy, Vol 3. Illustrations by Voll M and Wesker K. 3rd ed. New York: Thieme Publishers; 2020.）

B. 软腭和咽鼓管的肌肉。 咽部肌肉形成口腔的后界。右侧切开：腭帆提肌和咽鼓管咽肌。（引自 Schuenke M, Schulte E, Schumacher U. THIEME Atlas of Anatomy, Vol 3. Illustrations by Voll M and Wesker K. 3rd ed. New York: Thieme Publishers; 2020.）

咽扁桃体

咽鼓管，软骨部

咽鼓管开口

腭帆张肌

翼突，内侧板

翼钩

腭帆提肌

咽鼓管咽肌

咽上缩肌

腭垂肌

腭咽肌

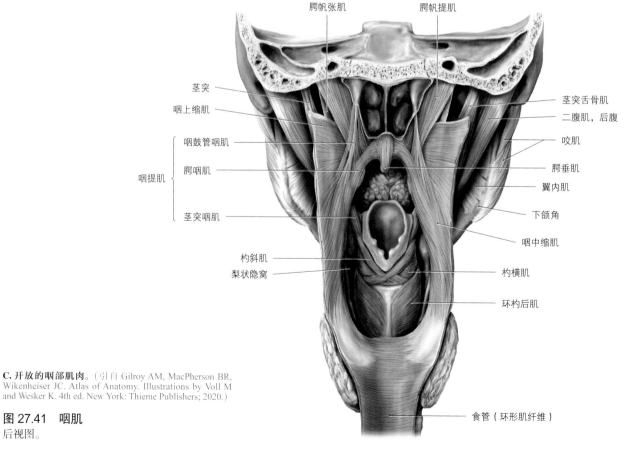

腭帆张肌

腭帆提肌

茎突

咽上缩肌

咽鼓管咽肌

腭咽肌

咽提肌

茎突咽肌

杓斜肌

梨状隐窝

茎突舌骨肌

二腹肌，后腹

咬肌

腭垂肌

翼内肌

下颌角

咽中缩肌

杓横肌

环杓后肌

食管（环形肌纤维）

C. 开放的咽部肌肉。（引自 Gilroy AM, MacPherson BR, Wikenheiser JC. Atlas of Anatomy. Illustrations by Voll M and Wesker K. 4th ed. New York: Thieme Publishers; 2020.）

图 27.41 咽肌
后视图。

表 27.14　咽肌：咽缩肌

肌肉	起点	止点	支配	功能
咽上缩肌	翼钩，翼突下颌缝，下颌舌骨肌线，舌侧	经咽正中缝的枕骨咽结节	迷走神经（CN X）经由咽丛	收缩上咽
咽中缩肌	舌骨大角和小角，舌骨柄	咽缝		收缩中咽
咽下缩肌	甲状腺基板，舌骨下角，环状软骨	咽缝；环咽肌环绕咽食管交界处	迷走神经经由咽丛、喉返神经和喉外神经（CN X）	收缩下咽 环咽肌：喉咽和食管之间的括约肌

表 27.15　咽肌：咽提肌

肌肉	起点	止点	支配	功能
腭咽肌（腭咽弓）	腭腱膜（上表面）腭骨后缘	甲状软骨（后缘）或咽侧壁	迷走神经（CN X）经由咽丛	双侧：向前内侧抬升咽部
咽鼓管咽肌	咽鼓管软骨（下表面）	沿咽鼓管咽襞到腭咽肌		双侧：抬升咽部；也可能打开咽鼓管
茎突咽肌	茎突（基底内侧面）	咽侧壁，与咽缩肌、腭咽肌和甲状软骨（后缘）混合	舌咽神经（CN IX）	双侧：抬升咽喉

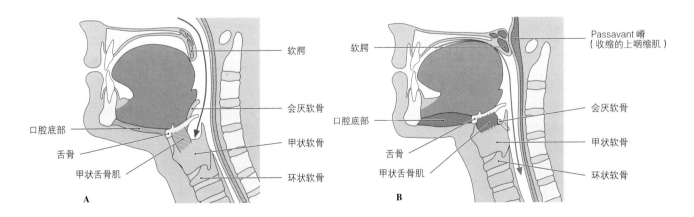

图 27.42　吞咽的解剖

作为呼吸道的一部分，成年人的喉部位于消化道入口处（A）。因此，在吞咽过程中，必须短暂地阻塞呼吸道，以防止食物进入气管。在吞咽的反射性阶段，口底和甲状舌骨上的肌肉抬升喉部，同时会厌盖住喉入口，封闭下呼吸道。此外，软腭收紧、抬升并与咽后壁相对，封闭上呼吸道（B）。（引自 Schuenke M, Schulte E, Schumacher U. THIEME Atlas of Anatomy, Vol 3. Illustrations by Voll M and Wesker K. 3rd ed. New York: Thieme Publishers; 2020.）

扁桃体

- **扁桃体**是发现于咽黏膜内的淋巴组织团块，形成一个不完整的环状结构，称为**咽淋巴环**（Waldeyer），环绕在咽的上部（**图 27.43**）。其包括：
  - 一个**咽扁桃体**（也称腺样体）：位于咽的顶部和后壁的黏膜内。
  - 成对的**咽鼓管扁桃体**：是咽扁桃体的延伸，在咽鼓管口附近。
  - 成对的**腭扁桃体**：位于腭舌弓和腭咽弓之间的窝内。
  - **舌扁桃体**：位于舌后 1/3 的背面。
  - 成对的**咽侧索**：位于咽鼓管咽襞沿线。
- 扁桃体由面动脉、腭升动脉、舌动脉、腭降动脉和咽升动脉的分支供应。

- 扁桃体淋巴管经颈内静脉二腹肌淋巴结引流至颈深淋巴结。
- 舌咽神经（CN Ⅸ）和迷走神经（CN Ⅹ）形成扁桃体神经丛。

知识拓展 27.8：临床相关

扁桃体切除术

在扁桃体切除术中，腭扁桃体与其伴随的筋膜一起从扁桃体窝中切除。舌咽神经位于咽侧壁上，手术过程中易受损伤，可能导致舌后 1/3 失去感觉和味觉。大的外侧腭静脉或面动脉、咽升动脉、上颌动脉和舌动脉的扁桃分支也可能引起出血。由于颈内动脉就在扁桃体的侧面，颈内动脉也可能受到损伤。

咽神经血管系统

- 颈外动脉的直接和间接分支供应咽部，包括面部动脉、舌动脉、腭升动脉、腭降动脉和咽升动脉（详见**图 24.21**）。
- 咽部静脉引流经咽静脉丛汇入颈内静脉（详见**图 24.26**）。
- 咽黏膜的感觉神经支配因区域而异（**图 27.44**）。
  - 上颌神经（CN V₂）支配鼻咽部的上部。
  - 舌咽神经（CN Ⅸ）主要支配口咽部，但其领域延伸到鼻咽部和喉咽部。
  - 迷走神经（CN Ⅹ）通过其喉内支支配喉咽部。

知识拓展 27.9：临床相关

咽反射

咽反射是咽部肌肉的反射性收缩，通过防止意外吞咽和呼吸道吸入来保护呼吸道。咽反射可以通过触摸软腭或舌根诱发。舌咽神经（CN Ⅸ）是反射的传入神经，迷走神经（CN Ⅹ）是反射的传出神经。

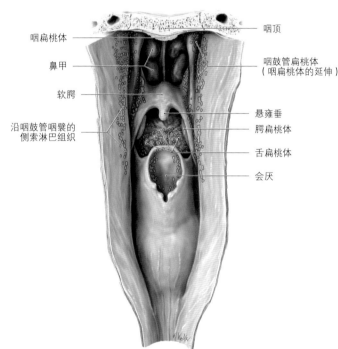

咽扁桃体　　　　　　　　　　咽顶

鼻甲　　　　　　　　　　咽鼓管扁桃体
　　　　　　　　　　（咽扁桃体的延伸）

软腭　　　　　　　　　　悬雍垂
　　　　　　　　　　腭扁桃体

沿咽鼓管咽襞的
侧索淋巴组织　　　　　　　　　舌扁桃体

　　　　　　　　　　会厌

图 27.43　扁桃体：咽淋巴环（Waldeyer 环）

开放咽部的后视图。（引自 Schuenke M, Schulte E, Schumacher U. THIEME Atlas of Anatomy, Vol 3. Illustrations by Voll M and Wesker K. 3rd ed. New York: Thieme Publishers; 2020.）

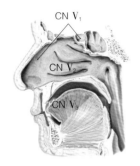
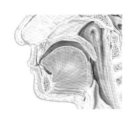
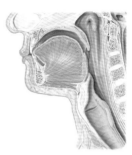

A. 上颌神经，位于鼻咽部。　　　**B.** 舌咽神经，位于口咽部。　　　**C.** 迷走神经，位于喉咽部。

图 27.44　咽部感觉的神经支配
（引自 Schuenke M, Schulte E, Schumacher U. THIEME Atlas of Anatomy, Vol 3. Illustrations by Voll M and Wesker K. 3rd ed. New York: Thieme Publishers; 2020.）

知识拓展 27.10：临床相关

头部的筋膜和潜在组织间隙

　　筋膜边界是描绘感染传播途径的关键。下图中显示了头部的潜在间隙，当它们被感染物质渗入时就会成为真正的间隙。

这些间隙由骨骼、肌肉和筋膜定义，最初限制感染的范围，但最终通过间隙之间的通路使其扩散。

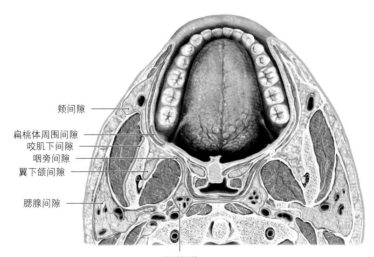

颊间隙
扁桃体周围间隙
咬肌下间隙
咽旁间隙
翼下颌间隙
腮腺间隙
咽后间隙

横断面，位于扁桃体窝水平位置，上面观。（引自 Gilroy AM, MacPherson BR, Wikenheiser JC. Atlas of Anatomy. Illustrations by Voll M and Wesker K. 4th Edition. New York: Thieme Publishers; 2020.）

28 眼和耳

眼睛、视觉器官和耳（包含听觉和平衡的器官），在解剖学上是最复杂的感觉器官。眼睛被包裹在骨性眼眶内，是面部的突出特征。耳有表面和深层两部分，与头部两侧的颞骨密切相关。

28.1 眼

眼的解剖结构包括骨性眼眶、眼睑和泪器、眼球和六块眼外肌。

骨性眼眶

成对的**眼眶**位于鼻腔上部的两侧，位于上颌窦上方和前颅窝下方（详见**图 24.15**）。这些空腔呈底面为四边形的锥体，顶点向后延伸，底面向面部开放（**图 28.1**）。

- 骨性眼眶有七块骨：
  - 额骨：形成顶。
  - 上颌骨：形成底。
  - 筛骨。

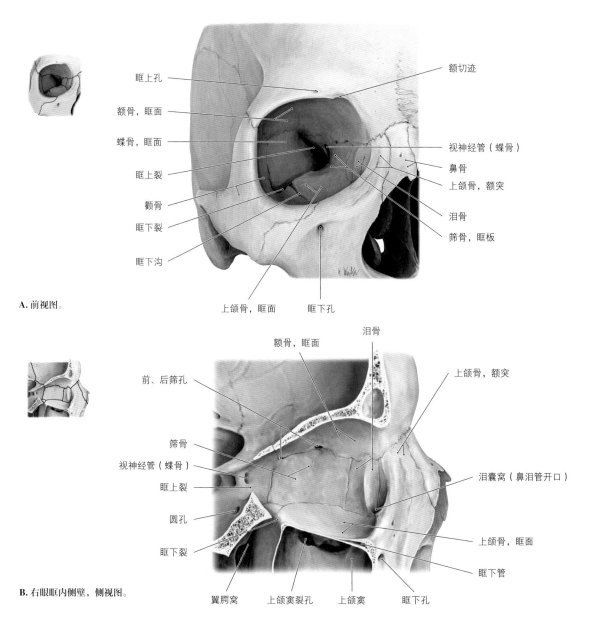

A. 前视图。

眶上孔　额骨，眶面　蝶骨，眶面　眶上裂　颧骨　眶下裂　眶下沟

额切迹　视神经管（蝶骨）　鼻骨　上颌骨，额突　泪骨　筛骨，眶板

上颌骨，眶面　眶下孔

B. 右眼眶内侧壁，侧视图。

额骨，眶面　泪骨　上颌骨，额突

前、后筛孔　筛骨　视神经管（蝶骨）　眶上裂　圆孔　眶下裂

泪囊窝（鼻泪管开口）　上颌骨，眶面　眶下管

翼腭窝　上颌窦裂孔　上颌窦　眶下孔

图 28.1　眼眶的骨性结构

（引自 Schuenke M, Schulte E, Schumacher U. THIEME Atlas of Anatomy, Vol 3. Illustrations by Voll M and Wesker K. 3rd ed. New York: Thieme Publishers; 2020.）

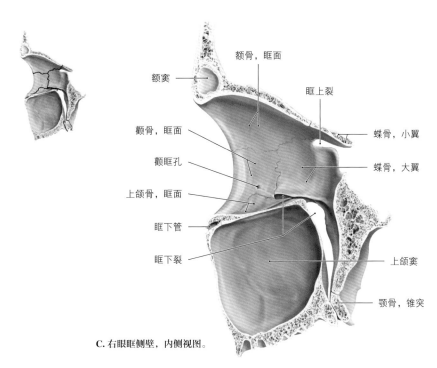

C. 右眼眶侧壁, 内侧视图。

图 28.1（续）眼眶的骨性结构

- 泪腺。
- 腭骨。
- 蝶骨：形成内侧壁。
- 颧骨：与蝶骨一起形成侧壁。

- 眼球占据眼眶前部, 伴有 6 块眼外肌、眼血管、6 条脑神经 [视神经（CN Ⅱ）、动眼神经（CN Ⅲ）、滑车神经（CN Ⅳ）、三叉神经（CN Ⅴ）、展神经（CN Ⅵ）、面神经（CN Ⅶ）]（图 28.2）。眶周脂肪支持和包围着这些结构。

- 眶部顶端的三个开口允许神经和血管在颅中窝和眶部之间通过。这三个开口为**视神经管、眶上裂和眶下裂**（表 **28.1**）。

- 其他几个开口将神经和血管传递到面部的**眶上孔和眶下孔、额切孔和颧眶孔**, 并进入鼻腔的**前筛孔和后筛孔**。**鼻泪管**是连通眼眶和鼻腔之间的**膜性管道**。

表 28.1　神经血管结构在眼眶的开口

开口 *	神经	血管
视神经管	视神经（CN Ⅱ）	眼动脉
眶上裂	动眼神经（CN Ⅲ） 滑车神经（CN Ⅳ） 展神经（CN Ⅵ） 三叉神经眼支（CN V₁） 　•泪腺神经 　•额神经 　•鼻睫神经	眼上静脉
眶下裂	眶下神经（CN V₂）, 颧神经（CN V₂）	眶下动脉和静脉, 眼下静脉
眶下管	眶下神经（CN V₂）	眶下动脉和静脉
眶上孔	眶上神经（外侧支）	眶上动脉
额切迹	眶上神经（内侧支）	滑车上动脉
筛前孔	筛前神经	筛前动脉和静脉
筛后孔	筛后神经	筛后动脉和静脉

注：* 鼻泪管连通的膜性管道。

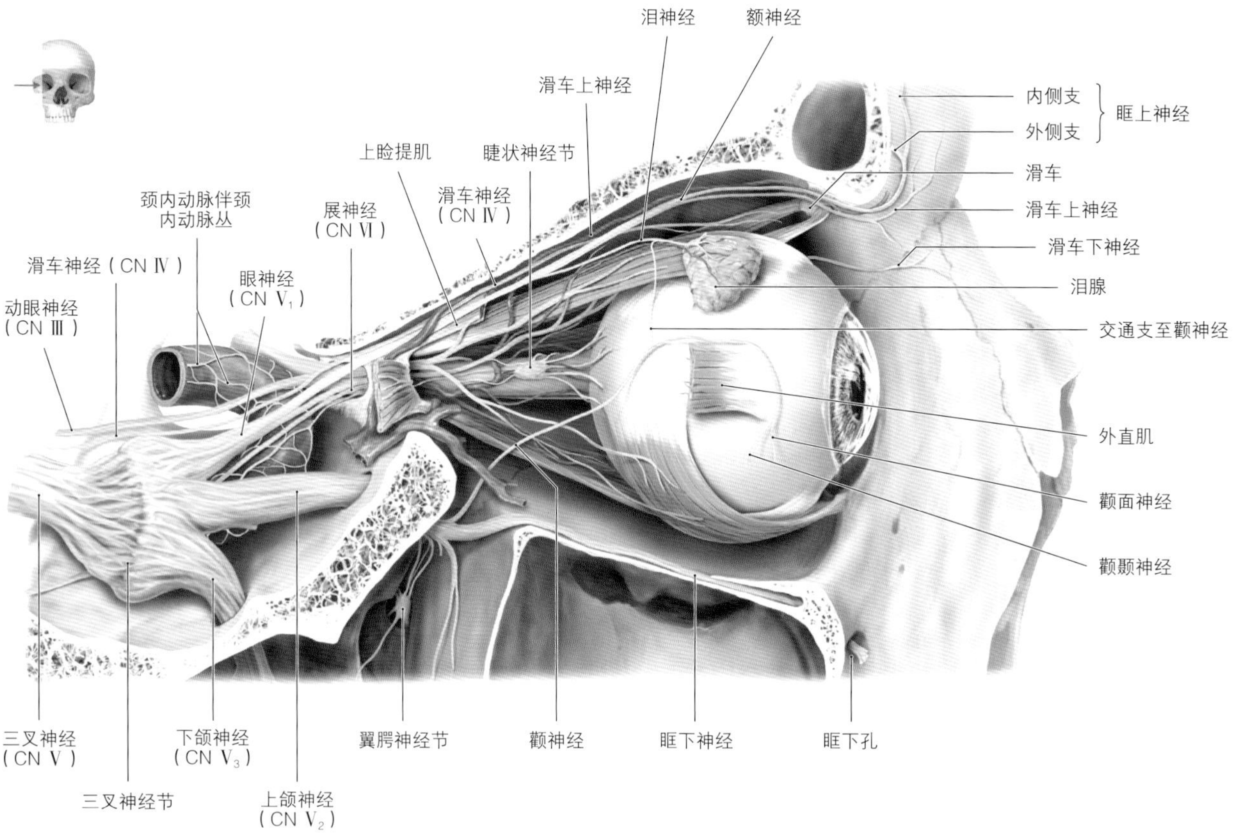

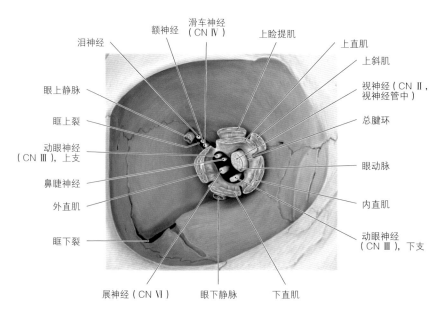

图 28.2　眼眶内容物
右眼眶，侧视图。（引自 Schuenke M, Schulte E, Schumacher U. THIEME Atlas of Anatomy, Vol 3. Illustrations by Voll M and Wesker K. 3rd ed. New York: Thieme Publishers; 2020.）

图 28.3　神经血管结构通过眼眶的顶端
前视图。（引自 Gilroy AM, MacPherson BR, Wikenheiser JC. Atlas of Anatomy. Illustrations by Voll M and Wesker K. 4th ed. New York: Thieme Publishers; 2020.）

- **总腱环**在眼眶顶端环绕视神经管和部分眶上裂，是四块眼外肌的起点（**图 28.3**）。视神经（CN Ⅱ）和眼动脉通过视神经管进入眼眶，从而通过肌腱环。其他通过环包围的眶上裂进入的结构包括动眼神经（CN Ⅲ）**上、下支**，眼神经（CN Ⅴ₁）**鼻睫支**，以及展神经（CN Ⅵ）。

眼眶区、眼睑和泪器

　　上、下**眼睑**是可移动的皮肤褶皱，可以保护眼球免受损伤、刺激和光线的照射。它们通过**睑裂**彼此分开（**图 28.4**）。

- 眼睑外部被皮肤覆盖，内部被**睑结膜**覆盖。这种薄薄的内膜在上、**下穹隆**反折到前眼球上，作为**球（眼）结膜**。当闭上眼睛时，眼睑和球结膜形成**结膜囊**。
- **睑板**，是致密的结缔组织带，为上眼睑和下眼睑提供支持，附着于**睑内、外侧韧带**，分别连接到眼眶的内侧缘和外侧缘。睑板内的睑板腺润滑眼睑的边缘，以防止它

们粘连在一起。
- **眼轮匝肌**（详见**图 27.2**），由面神经（CN Ⅶ）支配，以括约肌样方式闭眼。**上睑提肌**由动眼神经（CN Ⅲ）支配，附着在上睑板上，通过抬起上眼睑来睁眼。
- **眶隔**，是一种薄薄的膜片，在眶缘与骨膜连续，延伸到眼睑的睑板。在上眼睑，与上睑提肌的肌腱混合。隔膜保持眼眶脂肪在眼眶内，并参与限制感染在眼眶内的传播。

　　泪器产生并排出泪液，以清洁和润滑眼睛的外表面（**图 28.5**）。

- **泪腺**可产生和分泌泪液，位于眼眶上外侧的泪窝内。来自面神经（CN Ⅶ）的运动性副交感神经纤维刺激腺体产生和分泌泪液（详见**图 26.25**）。
- 眨眼将泪液扫向内侧角，通过上、下**泪点**（开口）进入**泪小管和泪囊**，即鼻泪管扩张的上部分。

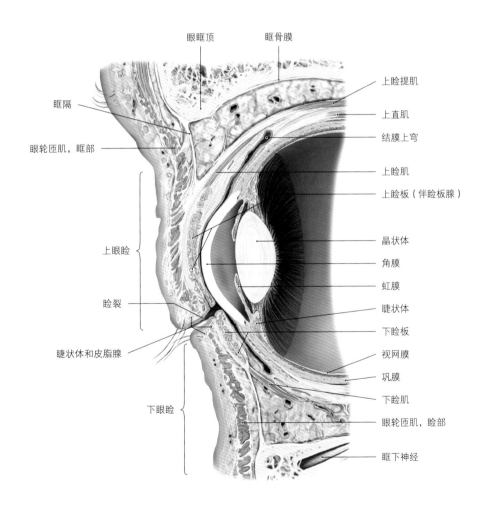

图 28.4　眼睑和结膜
眶前腔矢状面。

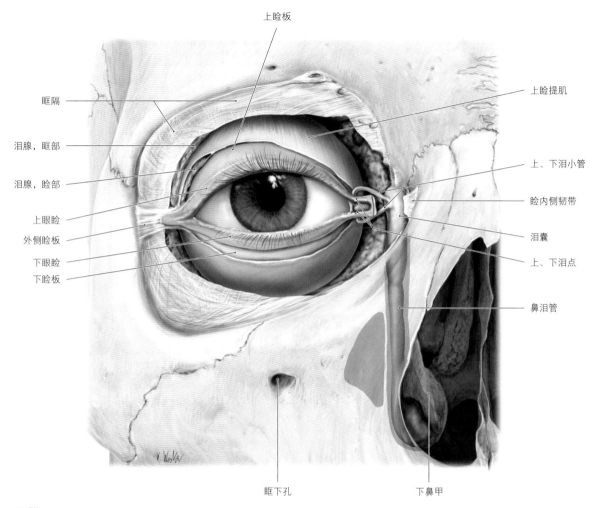

上睑板

眶隔

泪腺，眶部

泪腺，睑部

上眼睑

外侧睑板

下眼睑

下睑板

眶下孔

上睑提肌

上、下泪小管

睑内侧韧带

泪囊

上、下泪点

鼻泪管

下鼻甲

图 28.5　泪器

右眼，前视图。切除：眼眶间隔（部分）。分割：上睑提肌（插入肌腱）。（引自 Schuenke M, Schulte E, Schumacher U. THIEME Atlas of Anatomy, Vol 3. Illustrations by Voll M and Wesker K. 3rd ed. New York: Thieme Publishers; 2020.）

- **鼻泪管**是一种膜性结构，始于眼睛的内侧角，止于鼻腔的下鼻道。眼泪通过这个导管进入鼻腔。

眼球

　　眼球，即视觉器官，由三个同心结构层形成其外壁：巩膜、脉络膜和视网膜（**图 28.6**）。

- **巩膜**是眼睛的白色部分，形成眼睛外纤维层的后 5/6；**角膜**，巩膜的透明部分，形成前 1/6。这个外层大部分是无血管的，但结构上对眼球起到保护作用。
- **脉络膜**是中间血管层，为视网膜提供氧气和营养（**图 28.7**）。
  · **睫状体**连接着脉络膜和虹膜的一周。短的平滑肌纤维，即**悬韧带**，将睫状体与晶状体相连，控制晶状体的厚度和屈光能力，从而控制眼睛的焦点。
  · **虹膜**是一个可调节的肌肉隔膜，围绕着一个中央孔，即**瞳孔**（**图 28.8**）。

虹膜**瞳孔括约肌**对副交感神经刺激做出应答，收缩瞳孔。

虹膜**瞳孔开大肌**对交感神经刺激做出应答，扩张瞳孔。

- **视网膜**是内感觉层，有一个对光敏感的中心凹区域（黄斑中心凹），以及一个在睫状体和虹膜上方延续的**非视觉部分**。
  · **视神经盘**是视网膜上视神经离开眼球的一个点，它缺乏光感受器，因此对光不敏感，被称为**盲点**。
  · **视网膜黄斑**是视盘外侧的一个斑点，是一个视力较强的区域。
  · **中央凹**是黄斑的凹陷，是视力最敏锐的区域。
- 光通过四种屈光介质，然后聚焦于眼睛的视网膜。它们是：
  · **角膜**：是进入眼睛的光的主要屈光介质。

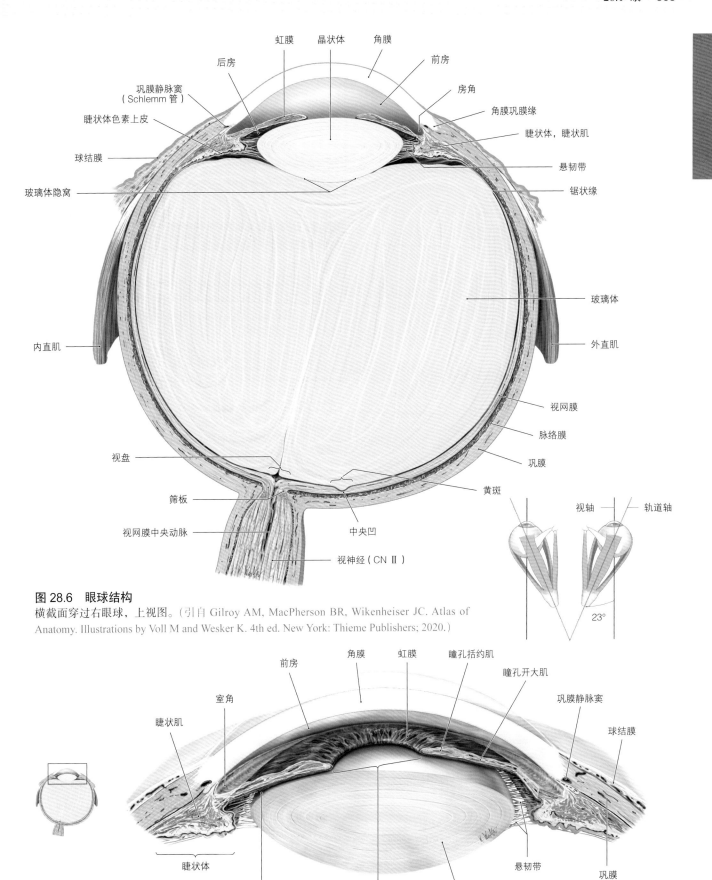

图 28.6　眼球结构

横截面穿过右眼球，上视图。(引自 Gilroy AM, MacPherson BR, Wikenheiser JC. Atlas of Anatomy. Illustrations by Voll M and Wesker K. 4th ed. New York: Thieme Publishers; 2020.)

图 28.7　角膜、虹膜和晶状体

横切面通过眼的前段，前上视图。(引自 Gilroy AM, MacPherson BR, Wikenheiser JC. Atlas of Anatomy. Illustrations by Voll M and Wesker K. 4th ed. New York: Thieme Publishers; 2020.)

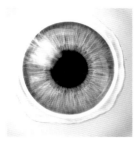

A. 正常瞳孔大小。

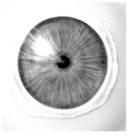

B. 最大收缩（瞳孔收缩）。

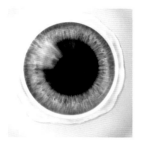

C. 最大扩张（瞳孔扩张）。

图 28.8　瞳孔

瞳孔的大小由虹膜的两块眼内肌调节：瞳孔括约肌，使瞳孔变窄（副交感神经支配）；瞳孔开大肌，使瞳孔扩张（交感神经支配）。（引自 Schuenke M, Schulte E, Schumacher U. THIEME Atlas of Anatomy, Vol 3. Illustrations by Voll M and Wesker K. 3rd ed. New York: Thieme Publishers; 2020.）

知识拓展 28.1：临床相关

老花眼和白内障

眼睛的晶状体的变化与年龄相关，这影响了老年患者的视力。晶状体弹性的丧失，以及随后的适应能力的丧失，削弱了患者关注邻近物体的能力，这种情况被称为老花眼。晶状体或被囊的不透明，称为白内障，会减少到达视网膜的光量，导致视力模糊。治疗包括手术切除受影响的晶状体，用塑料晶状体植入物替换。

知识拓展 28.2：临床相关

青光眼

青光眼是指一组涉及眼压升高和视神经萎缩的眼病。在原发性开角型青光眼中，最常见的形式是角膜和虹膜之间的静脉通道和房水从前房和后房引流的虹膜被阻塞。随后的房水积聚导致眼压升高，并最终损害视神经。这会导致周边视力逐渐丧失，并发展为视野狭窄。施加在视网膜上的压力会导致失明。

- **房水**：是一种充满位于晶状体和睫状体前方的眼球**前、后房**的水溶液。它的产生和引流之间的平衡决定了眼压。
- **晶状体**：是一个透明的双凸体，通过改变视网膜的厚度来将物体聚焦在视网膜上。在由副交感神经刺激介导的**调节过程**中，睫状肌收缩，导致晶状体变厚，并使附近的物体聚焦。当睫状肌放松时，晶状体变平，使眼睛聚焦于较远的物体（**图 28.9**）。
- **玻璃体**：是一种果冻状物质，充满晶状体后的眼室。

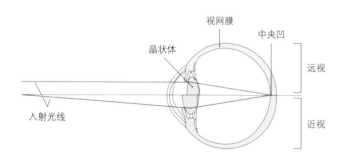

A. 正常晶状体轨迹。　　　**B.** 异常晶状体轨迹。

图 28.9　晶状体的光折射

横截面，上面观。

在正常（正视眼）的眼中，光线被晶状体（和角膜）折射到视网膜表面（中央凹）的一个焦点。对于远源平行光（远视），随着睫状肌的松弛，悬韧带紧张，晶状体变得较为扁平。睫状肌的收缩，以及悬韧带的松弛，使晶状体呈近为圆形（近视）。（引自 Gilroy AM, MacPherson BR, Wikenheiser JC. Atlas of Anatomy. Illustrations by Voll M and Wesker K. 4th ed. New York: Thieme Publishers; 2020.）

源于眼眶顶端的总腱环。

- 两块斜肌：**上斜肌**，起源于顶端附近，通过滑车反折到眼球上；**下斜肌**，起源于眶底内侧。
- 肌肉支配六个主要的注视方向，这在临床上可以用来测试眼球是否正常运动，以评估眼部活动度。

眼眶的神经血管系统

眼眶区为动脉和静脉吻合区域（**图 28.11**；详见 24.3 和 24.4）。

- 颈外动脉、眶下动脉（上颌动脉的一个分支）和面动脉的分支，与颈内动脉的眶上分支吻合。如果上颌动脉结扎（例如为了治疗严重的鼻出血），这种潜在的吻合可以发挥重要的作用。
- 颅外角静脉与颅内上眼静脉的吻合可成为面部细菌感染进入颅内静脉通路的通道。
- 眼动脉供给眼眶的大部分结构（**图 28.12**）。它的一个分支——**视网膜中央动脉**，在视神经内运行，是通过其末端分支供给视网膜的唯一动脉。
  - 眼动脉通过滑车上分支与面动脉吻合，通过前、后筛窦和中脑膜分支与上颌动脉吻合。
- **眼上、下静脉**引流眼眶血供，主要流入海绵窦，但也与面静脉和翼状静脉丛相连（**图 28.13**）。

眼外肌

- 控制眼球运动的 6 块眼外肌（**图 28.10**；**表 28.2**）包括：
  - 四块直肌：**上直肌、内直肌、下直肌和外直肌**。它们起

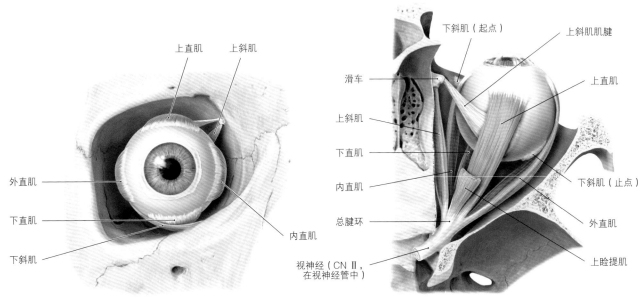

A. 前视图。

B. 打开眼眶，上面观。

图 28.10　眼外肌

右眼。（引自 Schuenke M, Schulte E, Schumacher U. THIEME Atlas of Anatomy, Vol 3. Illustrations by Voll M and Wesker K. 3rd ed. New York: Thieme Publishers; 2020.）

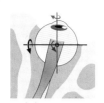 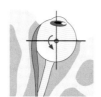   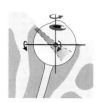

| A. 上直肌。 | B. 内直肌。 | C. 下直肌。 | D. 外直肌。 | E. 上斜肌。 | F. 下斜肌。 |

（引自 Schuenke M, Schulte E, Schumacher U. THIEME Atlas of Anatomy, Vol 3. Illustrations by Voll M and Wesker K. 3rd ed. New York: Thieme Publishers; 2020.）

表 28.2　眼外肌的活动

肌肉	起点	止点	活动 *			神经支配
			垂直轴（红色）	水平轴（黑色）	前后轴（蓝色）	
上直肌	总腱环	眼巩膜	向上	向内	沿轴旋转	动眼神经（CN Ⅲ）上支
内直肌			—	向内	—	动眼神经（CN Ⅲ）下支
下直肌			向下	向内	沿轴旋转	
外直肌			—	向内	—	展神经（CN Ⅵ）
上斜肌	蝶骨 +		向下	向内	沿轴旋转	滑车神经（CN Ⅳ）
下斜肌	眶内侧缘		向上	向内	沿轴旋转	动眼神经（CN Ⅲ）下支

注：* 从目光导向前方开始。
+ 上斜肌插入肌腱通过附着在眶内侧缘的肌腱环（滑车）。

知识拓展 28.5：临床相关

动眼神经损伤

　　动眼神经支配大部分的眼外肌。当这些肌肉瘫痪时，由于外直肌（由展神经支配）和上斜肌（由滑车神经支配）的无对抗作用，眼睛向下和向外斜视（A）。瞳孔开大肌也不是相对的，所以瞳孔仍然完全扩张。上睑提肌麻痹导致上睑下垂（B）。

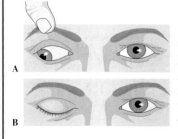

（引自 Schuenke M, Schulte E, Schumacher U. THIEME Atlas of Anatomy, Vol 3. Illustrations by Voll M and Wesker K. 3rd ed. New York: Thieme Publishers; 2020.）

- 三叉神经的眼支（CN V₁）携带眼眶的一般感觉纤维，并将节后自主神经纤维分布到眼眶和面部的靶器官。
- 面神经（CN Ⅶ）为泪腺提供促分泌（副交感神经）神经支配。
- 眼眶结构的自主神经支配包括：
  - 来自颈动脉丛的交感神经纤维支配睫状肌和瞳孔开大肌（负责瞳孔扩张）。
  - 来自动眼神经（CN Ⅲ）的副交感神经纤维在睫状神经节换元，通过睫状短神经支配睫状肌和瞳孔括约肌（负责瞳孔收缩）。
  - 来自面神经（CN Ⅶ）的副交感神经纤维在翼腭神经节换元，并通过颧神经（CN V₂）支配泪腺（负责泪液分泌）。

- 6 条脑神经（视神经、动眼神经、滑车神经、三叉神经、展神经和面神经）支配眼眶内的结构。所有这些神经在海绵窦顶端进入眼眶（表 28.3；图 28.14 和图 28.15）。
  - 视神经（CN Ⅱ）从视网膜上传输图像。
  - 动眼神经（CN Ⅲ）、滑车神经（CN Ⅳ）和展神经（CN Ⅵ）支配眼外肌。

知识拓展 28.6：临床相关

Horner 综合征

　　Horner 综合征（霍纳综合征）是由颈部交感神经干断裂引起的各种症状。交感神经支配的缺失表现为瞳孔收缩、眼球内陷、上睑下垂、出汗减少（无汗）和血管舒张。

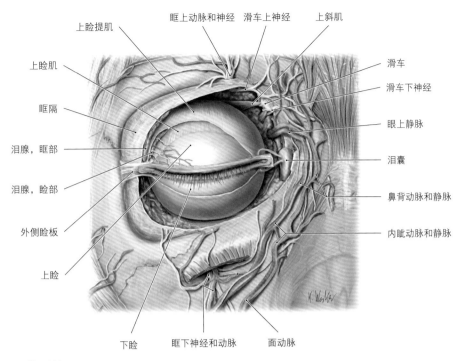

上睑提肌　　眶上动脉和神经　滑车上神经　上斜肌

上睑肌

眶隔

泪腺，眶部

泪腺，睑部

外侧睑板

上睑

滑车

滑车下神经

眼上静脉

泪囊

鼻背动脉和静脉

内眦动脉和静脉

下睑　　眶下神经和动脉　　面动脉

图 28.11　眼眶的神经血管系统
眶前结构已通过部分切除眶隔而暴露。（引自 Schuenke M, Schulte E, Schumacher U. THIEME Atlas of Anatomy, Vol 3. Illustrations by Voll M and Wesker K. 3rd ed. New York: Thieme Publishers; 2020.）

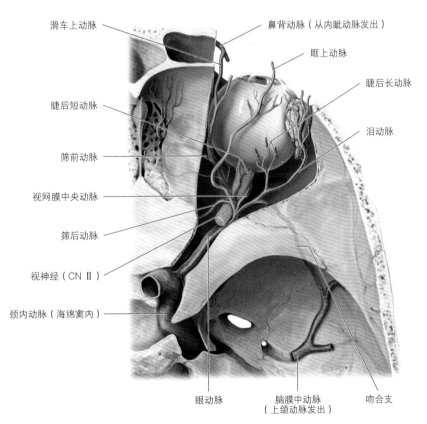

滑车上动脉　　　　　　鼻背动脉（从内眦动脉发出）

眶上动脉

睫后长动脉

泪动脉

睫后短动脉

筛前动脉

视网膜中央动脉

筛后动脉

视神经（CN Ⅱ）

颈内动脉（海绵窦内）

眼动脉　　脑膜中动脉　　　吻合支
　　　　（上颌动脉发出）

图 28.12　眼眶的动脉
右眼眶，上面观。打开：视神经管和眼眶顶。（引自 Schuenke M, Schulte E, Schumacher U. THIEME Atlas of Anatomy, Vol 3. Illustrations by Voll M and Wesker K. 3rd ed. New York: Thieme Publishers; 2020.）

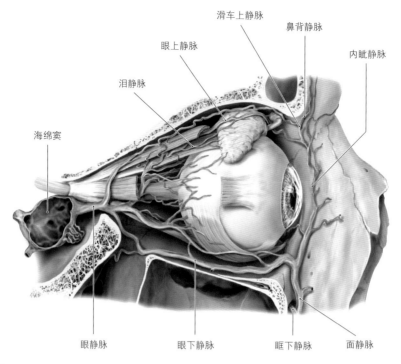

图 28.13 眼眶的静脉

右眼眶，侧视图。移除：眶外侧壁。打开：上颌窦。(引自 Schuenke M, Schulte E, Schumacher U. THIEME Atlas of Anatomy, Vol 3. Illustrations by Voll M and Wesker K. 3rd ed. New York: Thieme Publishers; 2020.)

表 28.3 眼眶的神经

神经	神经纤维	分布
视神经（CN Ⅱ）	视觉的特殊感觉	视网膜
动眼神经（CN Ⅲ）	躯体运动 副交感神经：睫状神经节中换元；节后纤维与睫状短神经（CN V₁）伴行	眼眶的肌肉，除外直肌和上斜肌 瞳孔括约肌和睫状体
滑车神经（CN Ⅳ）	躯体运动	上斜肌
眼神经（CN V₁） • 泪神经	 一般感觉	 泪腺，眼球上外侧

• 额神经
    滑车上神经
    眶上神经
	
	一般感觉
	一般感觉
		
		前头皮
		前头皮

• 睫状短神经	一般感觉 副交感神经（CN Ⅲ）和交感神经	睫状体和虹膜

• 鼻睫神经
    筛前、筛后神经
    滑车下神经
    睫状长神经
	
	一般感觉
	一般感觉
	一般感觉
	交感神经（颈动脉丛）
		
		鼻腔、筛窦和蝶窦
		外鼻、结膜和泪囊
		虹膜和角膜
		瞳孔开大肌

展神经（CN Ⅵ）	躯体运动	外直肌
面神经（CN Ⅶ）	副交感神经：翼腭神经节中换元；节后纤维与颧神经（CN V₂）伴行	泪腺

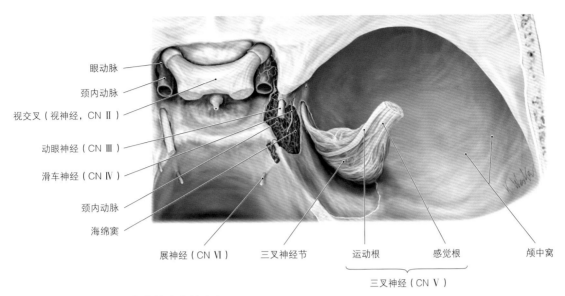

眼动脉
颈内动脉
视交叉（视神经，CN Ⅱ）
动眼神经（CN Ⅲ）
滑车神经（CN Ⅳ）
颈内动脉
海绵窦

展神经（CN Ⅵ）　三叉神经节　运动根　感觉根　颅中窝

三叉神经（CN Ⅴ）

图 28.14　进入眼眶的脑神经在海绵窦内的走行
右侧蝶鞍和颅中窝，上面观。海绵窦的外侧壁和上壁已被打开，三叉神经节已向外侧牵拉。支配眼肌的三条脑神经（CN Ⅲ、CN Ⅳ 和 CN Ⅵ）通过 CN V$_1$ 和 CN V$_2$ 穿过海绵窦和颈内动脉。除 CN Ⅵ 靠近动脉直接穿过海绵窦外，其余所有神经均沿海绵窦侧壁走行。由于这种关系，CN Ⅵ 可能因颈内动脉的窦性血栓形成或颈内动脉的海绵体内动脉瘤而受损。（引自 Gilroy AM, MacPherson BR, Wikenheiser JC. Atlas of Anatomy. Illustrations by Voll M and Wesker K. 4th ed. New York: Thieme Publishers; 2020.）

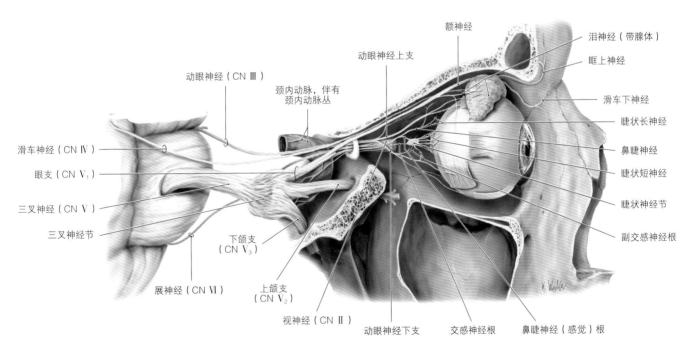

额神经
动眼神经上支
动眼神经（CN Ⅲ）
颈内动脉，伴有颈内动脉丛
泪神经（带腺体）
眶上神经
滑车下神经
睫状长神经
鼻睫神经
睫状短神经
睫状神经节
副交感神经根
滑车神经（CN Ⅳ）
眼支（CN V$_1$）
三叉神经（CN Ⅴ）
三叉神经节
下颌支（CN V$_3$）
展神经（CN Ⅵ）
上颌支（CN V$_2$）
视神经（CN Ⅱ）
动眼神经下支
交感神经根
鼻睫神经（感觉）根

图 28.15　眼眶的神经支配
右眼眶，侧视图。移除：颞骨壁。（引自 Schuenke M, Schulte E, Schumacher U. THIEME Atlas of Anatomy, Vol 3. Illustrations by Voll M and Wesker K. 3rd ed. New York: Thieme Publishers; 2020.）

28.2　耳

耳包括听觉器官和平衡器官，分为外耳、中耳和内耳三个部分（**图 28.16**）。

外耳

外耳收集和传导声音。

- 耳廓是耳部可见的外部部分，主要由弹性软骨骨架组成，其表面覆盖着皮肤（**图 28.17**）。
  - 在下方是软性（非软骨）**耳垂**。
  - 在前方，向后突出于外耳道开口上方的小部分是**耳屏**，它与**对耳屏**之间有一个小缺口。
  - 耳廓的后缘由**耳轮**定义，它环绕着**舟状窝**弯曲，并在外耳道入口处结束于**耳甲**凹陷。
  - **对耳轮**的边缘从对耳屏开始，向上弯曲，形成了**耳甲艇**。在上缘，对耳轮的脚分开形成**三角窝**。
- **外耳道**（外听道）是一条管道，从耳廓延伸 2~3 cm 到鼓膜，将声波传到中耳。外耳道的外 1/3 是由软骨组成的，内 1/2 是由颞骨形成的。软骨部分的皮下组织中有耵聍腺和皮脂腺分泌耳垢。
- **鼓膜**是一层薄而透明的膜，分隔外耳和中耳。
  - 皮肤覆盖在鼓膜的外部，而黏膜则覆盖在鼓膜的内部。

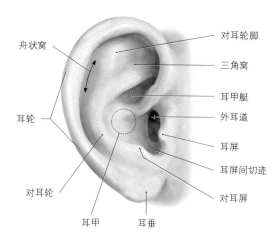

图 28.17　耳廓的结构

右耳廓，侧面观。（引自 Gilroy AM, MacPherson BR, Wikenheiser JC. Atlas of Anatomy. Illustrations by Voll M and Wesker K. 4th ed. New York: Thieme Publishers; 2020.）

- 鼓膜凹陷的外表面有一个锥形的中央凹陷，即**鼓膜脐**。
- 鼓膜的上部是一薄层，称为**松弛部**，与鼓膜的其余部分（即**紧张部**）区别明显。

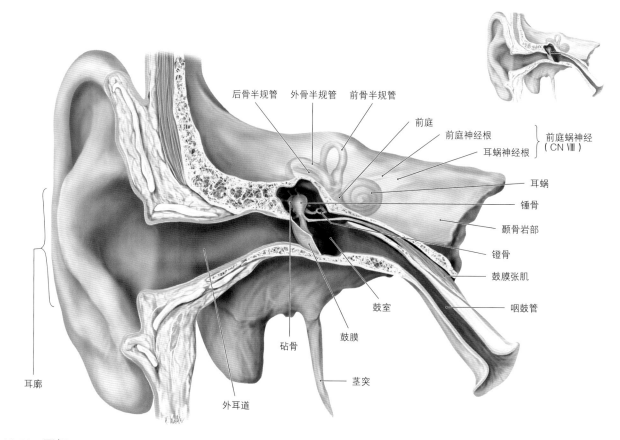

图 28.16　耳部

右耳冠状切面，前面观。（引自 Schuenke M, Schulte E, Schumacher U. THIEME Atlas of Anatomy, Vol 3. Illustrations by Voll M and Wesker K. 3rd ed. New York: Thieme Publishers; 2020.）

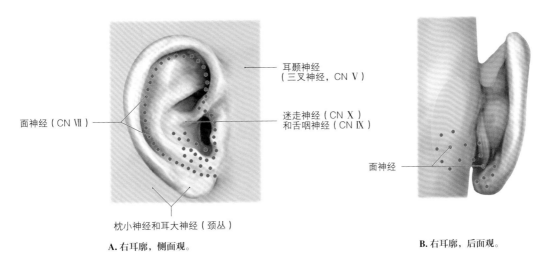

A. 右耳廓，侧面观。　　　　B. 右耳廓，后面观。

图 28.18　耳廓的神经支配

（引自 Schuenke M, Schulte E, Schumacher U. THIEME Atlas of Anatomy, Vol 3. Illustrations by Voll M and Wesker K. 3rd ed. New York: Thieme Publishers; 2020.）

– 耳后动脉和颞浅动脉的耳前支供应外耳。
– 外耳的感觉由颈丛和三对脑神经传递（详见**图 28.18**）：
  • 颈丛的耳大神经，分布于耳廓。
  • 三叉神经（CN V₃）的耳颞神经，分布于耳廓和鼓膜的外侧。
  • 迷走神经（CN X）的耳支，分布于鼓膜的外侧。
  • 舌咽神经（CN IX），分布于鼓膜的内侧。

中耳

– 中耳，也称**鼓室**，是位于颞骨岩部的充满空气的腔室（**图 28.19~ 图 28.21**）。
  • 在前方，**咽鼓管**将鼓室与鼻咽连接，有助于平衡中耳内的压力。
  • 在后方，**乳突窦口**（入口）（颞骨乳突内的一个空腔）将鼓室与**乳突气房**的骨质网状结构连接起来。

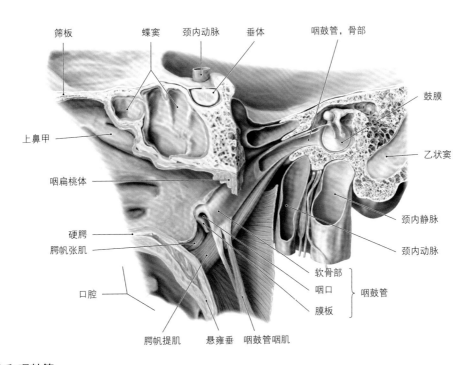

图 28.19　鼓室和咽鼓管

已打开的鼓室的内侧面观。（引自 Gilroy AM, MacPherson BR, Wikenheiser JC. Atlas of Anatomy. Illustrations by Voll M and Wesker K. 4th ed. New York: Thieme Publishers; 2020.）

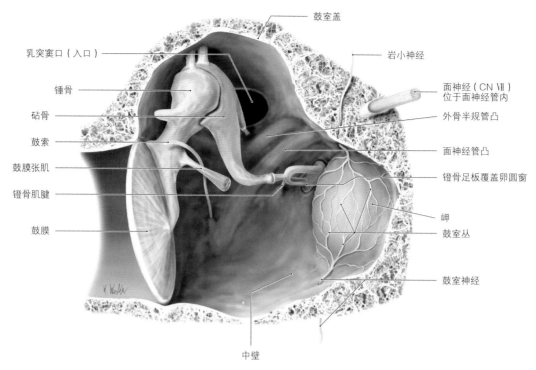

图 28.20　鼓室
右侧鼓室，前面观。切除：前壁。（引自 Gilroy AM, MacPherson BR, Wikenheiser JC. Atlas of Anatomy. Illustrations by Voll M and Wesker K. 4th ed. New York: Thieme Publishers; 2020.）

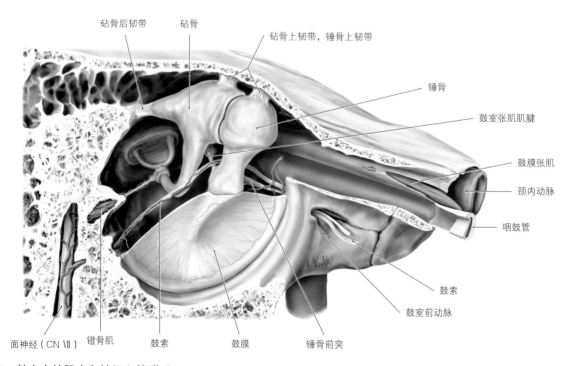

图 28.21　鼓室内的肌肉和神经血管联系
右侧中耳，侧面观。（引自 Schuenke M, Schulte E, Schumacher U. THIEME Atlas of Anatomy, Vol 3. Illustrations by Voll M and Wesker K. 3rd ed. New York: Thieme Publishers; 2020.）

- 一个薄的骨板，即**鼓室盖**，构成了鼓室的顶部，并将其与颅中窝分开。
- 分隔鼓室和内耳的内壁有一个岬，被鼓膜丛覆盖，并有两个开口，即**卵圆窗**和**圆窗**（详见**图 28.20**）。
- **听小骨**包括中耳的**锤骨**、**砧骨**和**镫骨**，它们通过滑膜关节相互连接，形成一个骨链，连接鼓膜和内耳的卵圆窗。
  - 锤骨的柄嵌入鼓膜中，其头部与砧骨相连。
  - **砧骨**与锤骨和镫骨相连。
  - **镫骨**的头部与砧骨相连，其底部适配于内耳的骨质迷路的卵圆窗。
- 中耳肌肉减弱听小骨的运动，从而减少从外耳传输的声音。
  - **鼓膜张肌**由下颌神经（CN V₃）的一个分支支配，通过紧张鼓膜减轻大音量的损伤。
  - **镫骨肌**由面神经（CN Ⅶ）的一个分支支配，减弱镫骨在卵圆窗上的振动。
- 咽升动脉、上颌动脉和颈外动脉的耳后支及颈内动脉的一个小分支供应中耳。
- 面神经（CN Ⅶ）的鼓膜神经在中耳内没有分支，但其通过锤骨和砧骨之间穿行颞骨的小开口离开鼓室。
- 舌咽神经（CN Ⅸ）传递来自鼓室和咽鼓管的感觉。鼓索（舌咽神经的一个分支）携带的节前副交感神经纤维在耳神经节汇合。节后纤维与颈内动脉丛的交感神经纤维结合形成鼓室丛（详见**图 26.29**）。

知识拓展 28.7：临床相关

中耳炎

　　中耳炎是中耳感染，常见于儿童，通常是在上呼吸道感染后发生的。在中耳积聚的液体可以造成暂时的听力减退，鼓室内的炎症可以造成咽鼓管阻塞。

知识拓展 28.8：临床相关

听觉过敏

　　镫骨肌通过调节经中耳传输到镫骨的响声的振动来保护精细的内耳。面神经损伤导致肌肉瘫痪，引起对声音的极度敏感，这种情况称为听觉过敏。

内耳

- 内耳包含听觉器官和前庭器，位于颞骨岩部骨质内（**图 28.22 和图 28.23**），由以下部分组成：
  - **耳囊**，形成骨迷路壁。

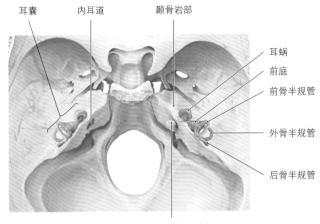

图 28.22　内耳耳囊在颅骨上的投影
颞骨岩部，上视图。（引自 Schuenke M, Schulte E, Schumacher U. THIEME Atlas of Anatomy, Vol 3. Illustrations by Voll M and Wesker K. 3rd ed. New York: Thieme Publishers; 2020.）

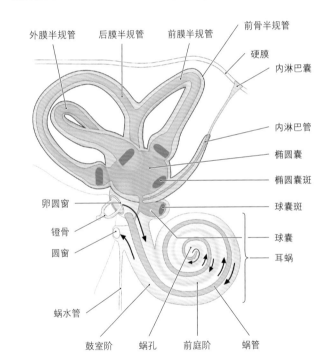

图 28.23　内耳示意图
右侧视图。内耳嵌入在颞骨岩部内，由一个充满内淋巴的膜状迷路和一个充满外淋巴的类似形状的骨质迷路组成。（引自 Schuenke M, Schulte E, Schumacher U. THIEME Atlas of Anatomy, Vol 3. Illustrations by Voll M and Wesker K. 3rd ed. New York: Thieme Publishers; 2020.）

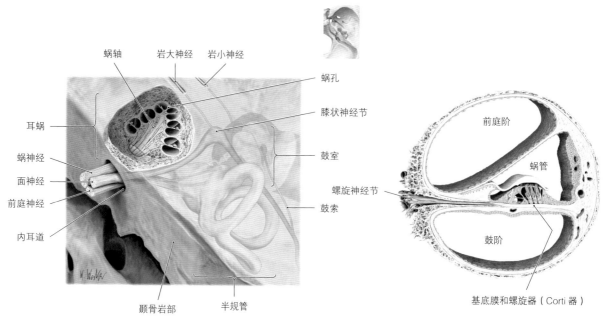

A. 耳蜗的位置。颞骨岩部的上视图，耳蜗横截面。

B. 蜗管的隔室，横截面。

图 28.24 听觉器官
（引自 Schuenke M, Schulte E, Schumacher U. THIEME Atlas of Anatomy, Vol 3. Illustrations by Voll M and Wesker K. 3rd ed. New York: Thieme Publishers; 2020.）

- **骨迷路**，位于耳囊内的一系列腔室和管道，包含**外淋巴**。它包括**耳蜗**、**前庭**和**半规管**。
- **膜迷路**，悬挂在骨迷路内的一系列囊和管道，内部充满**内淋巴**。膜迷路由以下部分组成：

  位于耳蜗内的**蜗管**。

  前庭内包含的**椭圆囊**和**球囊**。

  半规管内包含的**膜半规管**。
- 听觉器官由以下部分组成：
  - **耳蜗**：位于骨迷路内的空间，包括骨质蜗（螺旋）管，其围绕轴心（即**蜗轴**）旋转 2.5 圈（**图 28.24**）。耳蜗的底回形成了中耳内侧壁的突起，并包含由膜关闭的圆窗。
  - **蜗管**：膜迷路的一部分，是一个盲端管道，充满内淋巴，悬挂在蜗管内（**图 28.24**）。

    耳蜗骨管将蜗管分成上、下两部，上部称为**前庭阶**，下部称为**鼓室阶**，两部分在蜗顶处的蜗孔相通。

    在耳蜗的基底，前庭阶靠近卵圆窗，鼓室阶靠近圆窗。
  - **螺旋器**（Corti 器）：其中包含听觉感受器，并嵌入蜗管底部的**基底膜**中。
- 声音通过耳朵传输的顺序包括（**图 28.25**）：
  - 将声波从外耳和外耳道传输到中耳的鼓膜。波动使听

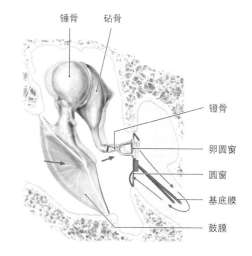

图 28.25 听骨链传导声波
（引自 Schuenke M, Schulte E, Schumacher U. THIEME Atlas of Anatomy, Vol 3. Illustrations by Voll M and Wesker K. 3rd ed. New York: Thieme Publishers; 2020.）

小骨振动，进而使附着在镫骨基底的卵圆窗振动。
- 将卵圆窗的振动传输到前庭阶的外淋巴中，形成压力波，使蜗管基底膜和螺旋器振动。螺旋器中的神经末梢沿着耳蜗神经向大脑传递冲动。

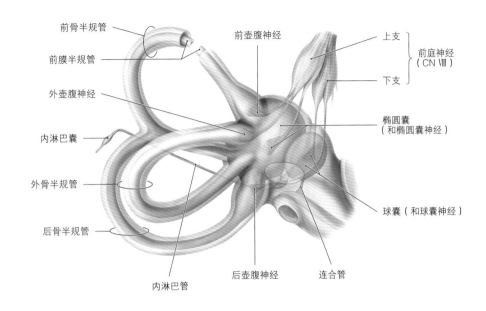

前骨半规管
前膜半规管
外壶腹神经
内淋巴囊
外骨半规管
后骨半规管
内淋巴管
后壶腹神经
连合管
前壶腹神经
上支
下支
前庭神经（CN Ⅷ）
椭圆囊（和椭圆囊神经）
球囊（和球囊神经）

图 28.26　前庭器的结构
（引自 Gilroy AM, MacPherson BR, Wikenheiser JC. Atlas of Anatomy. Illustrations by Voll M and Wesker K. 4th ed. New York: Thieme Publishers; 2020.）

- 将外淋巴的压力波从前庭阶沿着鼓室阶传输到圆窗，并在鼓室中消散。
- 前庭器由以下部分组成（**图 28.26**）：
  - 骨迷路的前庭：与耳蜗和半规管相通。
    一个小的延伸部分，即前庭水管，与颅后窝相通，并包含内淋巴囊（一个用于储存过量内淋巴的膜状空间）。
  - 椭圆囊和球囊：前庭内的膜迷路的一部分。
    椭圆囊与膜半规管相通；球囊与蜗管相通。
    椭圆囊和球囊均包含称为**囊斑**的专门感觉区域，这些囊斑占据不同的空间位置，并对内淋巴在水平和垂直平面上的运动敏感。
  - 骨迷路中的三个相互垂直的半规管：与前庭相通。每个半规管的一端有一个膨胀部分，即**骨性壶腹**。
  - 三个膜半规管：是膜迷路的一部分，包含在半规管内，与椭圆囊相通。
    每个膜半规管的一端有一个**壶腹**，包含**壶腹嵴**，是一个感觉上皮区。壶腹嵴对由头部旋转引起的管道内的内淋巴运动做出反应。
- 膜迷路的血液供应来自内听动脉，它是基底动脉通过小脑下前动脉的一个分支。
- 内耳道内的**前庭神经**和**耳蜗神经**形成前庭蜗神经（CN Ⅷ）（详见**图 26.27**）。

- 前庭神经支配前庭器的器官：椭圆囊和球囊的囊斑，以及半规管的壶腹嵴。神经元胞体位于前庭神经节内。
- 耳蜗神经支配耳蜗中的螺旋器（Corti 器）。神经元胞体位于螺旋神经节中，位于骨质迷路的轴心部。

知识拓展 28.9：临床相关

梅尼埃病
　　梅尼埃病（Meniere's disease）是一种由蜗管阻塞导致的内耳疾病。反复发作的症状包括耳鸣（耳中响声或嗡嗡声）、眩晕（运动错觉）和听力丧失。听力损失可能在强度和双耳之间会有波动，但最终会变成永久性的听力丧失。

知识拓展 28.10：临床相关

眩晕、耳鸣和听力丧失
　　对耳朵的创伤可能会引起三种类型的症状：眩晕、耳鸣和听力丧失。眩晕指的是运动错觉或头晕，是由半规管受伤引起的。耳鸣指的是耳鸣声，是涉及蜗管的一种疾病。听力丧失的原因可以是外周性的或中枢性的。传导性听力丧失是指声波通过外耳道传播到听小骨时传播受损。感觉神经性耳聋是指耳蜗和大脑之间的通路受损。

29　头颈部临床影像学基础

超声波可以快速、廉价地提供颈部表面结构 [如甲状腺（图 29.1）和颈部血管] 极好的高分辨率细节，并且安全，即无辐射暴露。评估更深层次和颅内结构的情况需要计算机断层（CT）扫描或磁共振成像（MRI）。CT 检查速度快，且最适合用于紧急情况，如创伤或其他急性临床情况（图 29.2）。CT 在评估颅骨和颅底骨方面也很优越。然而，MRI 是头颈部非紧急成像的主要方法。MRI 优良的软组织对比使其非常适用于大脑以及评估头颈部肿瘤（表 29.1）。

血管结构是头颈部解剖放射学的一个重要焦点。血管可通过超声（图 29.3）、CT 血管造影、MRI 血管造影或透视导管血管造影（图 29.4）进行成像。为了评估颅骨的骨和空腔，CT 提供了最清晰的细节（图 29.5），但 MRI 能最清楚地显示大脑的软组织（图 29.6 和图 29.7）。

颅骨 X 线片的临床作用有限，但可用于对儿童颅骨发育异常或获得性异常（如颅骨形状或大小异常）的筛查评估（图 29.8）。

表 29.1　头颈部成像方法的适用性

成像方法	临床应用
X 线摄影	主要用于评估儿童的颅骨和颈部软组织。也用于颈部和颅内血管的血管造影研究（透视）
CT 扫描	非常适用于颅骨和颅底、鼻窦、颈椎的高精度评估，以及颈部较深间隙的评估
MRI	非常适合评估颈部、眼眶、脑神经和大脑的软组织
超声	主要用于评估甲状腺和颈部血管。也用于评估颈部周边软组织结构的其他异常，特别是儿童（如淋巴结、鳃裂囊肿、甲状舌管囊肿）

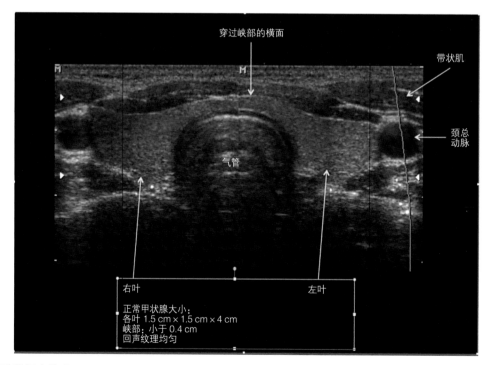

图 29.1　甲状腺的超声检查

横向（轴向）平面。

甲状腺非常适合用超声检查，因为它位于颈部的皮肤和皮下组织的深处。这种情况使用高频线性换能器探头，为超声提供最高的分辨率。甲状腺回声均匀，回声略大于肌肉（更白）。注意回声筋膜平面是如何描绘带状肌的。颈总动脉由于其含有的液体（血液）而呈黑色。超声波不能很好地通过空气，所以气管呈一条曲线，在那里声波从充满空气的结构上反弹。（引自 Joseph Makris, MD, Baystate Medical Center.）

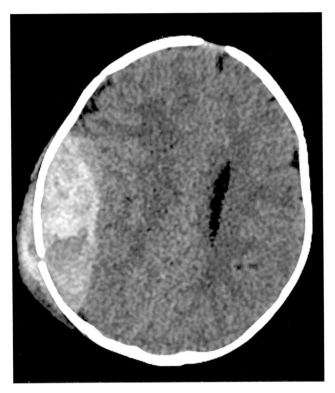

图 29.2 颅脑 CT 显示较大的硬膜外血肿
这是一个在严重车祸后的昏迷患者颅脑 CT 扫描的轴位图像。显示一个大的右侧硬膜外血肿（白色＝脑内急性血肿）导致大脑受压和移位。这个患者需要立即通过手术清除血肿。（引自 Joseph Makris, MD, Baystate Medical Center.）

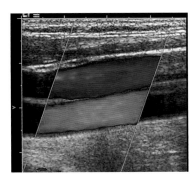

A. 彩色多普勒用于评估运动，更具体地说，是血管内的血流。图像中的梯形的盒子是彩色多普勒"窗口"。在这个窗口的外面是简单的灰度超声波。请注意，在灰度中，血管是黑色的。红色和蓝色的尺度表示流动的方向，并给出了速度的估计值。（引自 Schmidt G. Clinical Companions Ultrasound. Stuttgart: Thieme Publishers; 2007.）

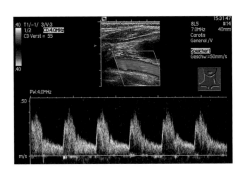

B. 光谱超声可以提供流速与时间的关系图。在这幅图像中，光谱窗口是放置在更深的容器内的小平行线。显示的波形为动脉形。注意收缩期峰值和舒张期平台期。这个更深的血管是颈总动脉。（引自 Schmidt G. Clinical Companions Ultrasound. Stuttgart: Thieme Publishers; 2007.）

图 29.3 颈总动脉和颈静脉的超声检查
皮肤表面在图像的顶部。

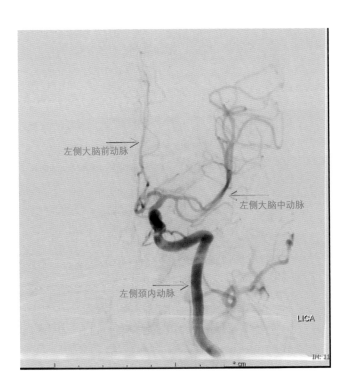

图 29.4 左侧颈内动脉的血管造影图
前后视图。
在这项透视检查中，骨骼以数字化减影方式被去除，以清晰显示血管。图像是 X 射线的照片底片，血管中的对比度是黑色的。该导管插入患者的腹股沟并穿过主动脉，进入左侧颈内动脉。然后将造影剂直接注射到动脉中，并在注射过程中对该区域进行透视 X 线检查。值得注意的是，在正常情况下，血管光滑，没有局灶性或弥漫性扩张，血管口径均匀，随着向远端延伸而逐渐变细，没有狭窄或突然终止。（引自 Joseph Makris, MD, Baystate Medical Center.）

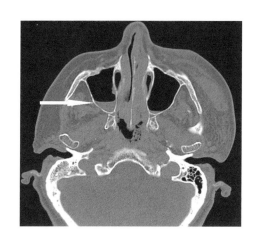

图 29.5 鼻腔和上颌窦平面的颅脑 CT 图像

横轴位，下视图。

CT 在鼻窦上方成像，因为高对比度很容易区分空气和骨与其他结构。充满空气的鼻窦与软组织形成鲜明对比，与白色的骨更是相反。这一特征也使 CT 成为颅底成像的最佳选择。注意，在该患者中，右侧上颌窦有一些液体产生气液平（患者仰卧，因此液体沉积在鼻窦的后侧），右侧的乳突含气小腔内充满液体而不是空气。正常的左侧和异常的右侧进行对比，该患者患有右侧上颌鼻窦炎和乳突炎。（引自 Joseph Makris, MD, Baystate Medical Center.）

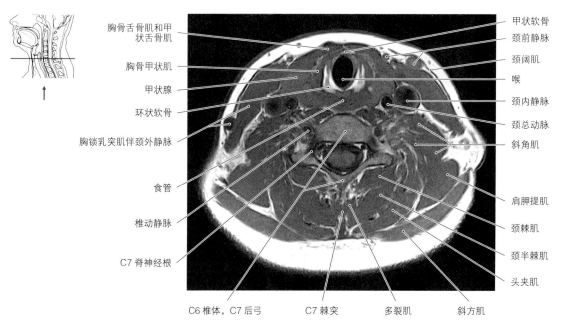

图 29.6 颈部 MRI

横轴位，下视图。

在这个 MRI 序列中，脂肪是高信号的，肌肉是灰色的。肌肉之间的脂肪层允许区分相邻的肌肉和识别颈部的空间。（引自 Moeller TB, Reif E. Pocket Atlas of Sectional Anatomy, Vol 1, 4th ed. New York: Thieme Publishers; 2013.）

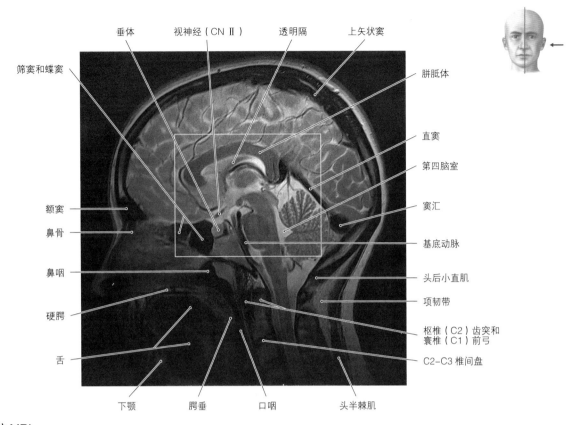

图 29.7　颅脑 MRI
正中矢状位。
在这个 MRI 序列中，液体是高信号的（注意第四脑室明亮的脑脊液），软组织是灰色的。然而，请注意灰度的细微差异，代表各种软组织的不同。这一特性使得 MRI 在大脑成像方面优于 CT。脑干结构和胼胝体是清晰的。在大脑沟之间交错的少量液体突出了大脑的大体结构。头皮层和颅骨层也能很好区分。（引自 Moeller TB, Reif E. Pocket Atlas of Sectional Anatomy, Vol 1, 4th ed. New York: Thieme Publishers; 2013.）

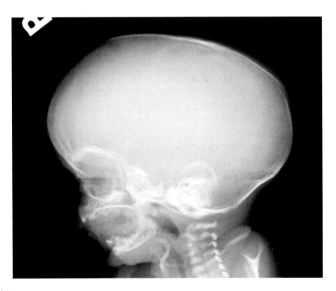

图 29.8　婴儿颅骨 X 射线检查
这个婴儿因"头部形状异常"而进行成像检查。值得注意的是，其颅骨细长（舟状头），矢状颅缝早闭（矢状缝过早融合）。颅骨的缝合线在儿童时期通常保持开放，以促进大脑和头部的生长。矢状缝线的过早融合限制了颅骨的横向生长。作为代偿，头骨长得异常长。这些婴儿需要手术矫正，重新打开受影响的闭合颅缝。（引自 Joseph Makris, MD, Baystate Medical Center.）

-